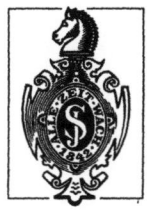

Hans Schaefer   Heinrich Schipperges
Gustav Wagner (Hrsg.)

Präventive Medizin

Aspekte und Perspektiven
einer vorbeugenden Medizin

Mit 26 Abbildungen und 17 Tabellen

Springer-Verlag Berlin Heidelberg New York
London Paris Tokyo

Professor Dr. Hans Schaefer
Physiologisches Institut
Im Neuenheimer Feld 326
6900 Heidelberg

Professor Dr. Heinrich Schipperges
Institut für Geschichte der Medizin
Im Neuenheimer Feld 305
6900 Heidelberg

Professor Dr. Gustav Wagner
Institut für Dokumentation, Information und Statistik
Deutsches Krebsforschungszentrum
Im Neuenheimer Feld 280
6900 Heidelberg

ISBN-13:978-3-540-17523-0   e-ISBN-13:978-3-642-71887-8
DOI: 10.1007/978-3-642-71887-8

CIP-Kurztitelaufnahme der Deutschen Bibliothek

Präventive Medizin : Aspekte u. Perspektiven e. vorbeugenden Medizin /
Hans Schaefer ... (Hrsg.). –
Berlin ; Heidelberg ; New York ; London ; Paris ; Tokyo : Springer, 1987.
ISBN-13:978-3-540-17523-0

NE: Schaefer, Hans [Hrsg.]

Dieses Werk ist urheberrechtlich geschützt. Die dadurch begründeten Rechte, insbesondere die der Übersetzung, des Nachdruckes, des Vortrags, der Entnahme von Abbildungen und Tabellen, der Funksendung, der Mikroverfilmung oder der Vervielfältigung auf anderen Wegen und der Speicherung in Datenverarbeitungsanlagen, bleiben, auch bei nur auszugsweiser Verwertung, vorbehalten. Eine Vervielfältigung dieses Werkes oder von Teilen dieses Werkes ist auch im Einzelfall nur in den Grenzen der gesetzlichen Bestimmungen des Urheberrechtsgesetzes der Bundesrepublik Deutschland vom 9. September 1965 in der Fassung vom 24. Juni 1985 zulässig. Sie ist grundsätzlich vergütungspflichtig. Zuwiderhandlungen unterliegen den Strafbestimmungen des Urheberrechtsgesetzes.

© Springer-Verlag Berlin Heidelberg 1987

Die Wiedergabe von Gebrauchsnamen, Handelsnamen, Warenbezeichnungen usw. in diesem Werk berechtigt auch ohne besondere Kennzeichnung nicht zu der Annahme, daß solche Namen im Sinne der Warenzeichen- und Markenschutz-Gesetzgebung als frei zu betrachten wären und daher von jedermann benutzt werden dürften.

Produkthaftung: Für Angaben über Dosierungsanweisungen und Applikationsformen kann vom Verlag keine Gewähr übernommen werden. Derartige Angaben müssen vom jeweiligen Anwender im Einzelfall anhand anderer Literaturstellen auf ihre Richtigkeit überprüft werden.

2121-3145-543210

Geleitwort

Vor 20 Jahren bereits wurde an der Bezirksärztekammer Nordwürttemberg eine Studienkommission ins Leben gerufen, die sich „Prospektive Untersuchungen über die Medizin im Jahre 2000" zum Thema macht. In den letzten Jahren konnte aus der Arbeit dieser Kommission eine Reihe von Publikationen vorgelegt werden, die das Interesse einer breiten Öffentlichkeit fanden, so – um nur einige Beispiele zu nennen –: *Computer verändern die Medizin* (1969), *Entwicklung moderner Medizin* (1971), *Medizinische Dienste im Wandel* (1975), *Medizinische Ökologie* (1979), *Effektivität und Effizienz in der Medizin* (1981), *Gesundheitspolitik* (1984).

Die vorliegende Publikation stützt sich auf Referate, die in einem interdisziplinären Kolloquium in den Jahren 1983 bis 1986 am Institut für Geschichte der Medizin der Universität Heidelberg unter dem Thema „Probleme einer präventiven Medizin" gehalten wurden. Die „präventive Medizin" – seit Jahrtausenden ein Thema der Heilkunde, seit hundert Jahren aber mehr und mehr vergessen – ist in den letzten Jahren auffallend in den Mittelpunkt des öffentlichen Interesses gerückt. Im Zeitalter der bedrohlich anwachsenden chronischen Krankheiten hat sich auch die naturwissenschaftlich orientierte Medizin mit vollem Ernst wieder der Problematik der Vorbeugung und der Nachbehandlung zugewandt.

Die Ärztekammer begrüßt eine Veröffentlichung, in der neben historischen und zeitkritischen Analysen der Medizin auch die Vertreter benachbarter Fachbereiche zu Worte kamen; sie dankt vor allem den Studenten verschiedener Fakultäten für das Interesse an dieser akademischen Veranstaltung und wünscht der Publikation ein weites Echo.

Stuttgart, im Frühjahr 1987

Dr. Boeckh,
Präsident der
Bezirksärztekammer
Nordwürttemberg

Inhaltsverzeichnis

Einführung 1
H. Schaefer, H. Schipperges, G. Wagner

Das Problem der Vorsorge

Zur Problematik der Prävention 11
H. Schaefer

Entwicklung und Situation der Präventivmedizin 25
H. Schipperges

Kritische Übersicht über das Begriffsfeld 39
P. Ridder

Psychologische Voraussetzungen präventiven Verhaltens . . . 65
R. Verres

Vorbild und Nachahmung als Vehikel der Prävention . . . 75
J. Schlemmer

Arzt und Recht im Wandel der Zeit 83
A. Laufs

Aspekte der Prävention

Wirtschaftliche Aspekte der Prävention 101
F. E. Münnich

Die gesetzliche Rentenversicherung in der Bundesrepublik
Deutschland 111
G. Möllhoff

Unfallverhütung als Primärprävention 135
H. Schaefer

Problematik der Krebsprävention 147
G. Wagner

Prävention bei Herz-Kreislauf-Erkrankungen 155
U. Laaser

Gruppenarbeit in der Prävention 167
B. Geue

Perspektiven einer Vorsorgemedizin

Gesundheitserziehung und Gesundheitsbildung als
Gegenstand der ärztlichen Aus- und Weiterbildung 179
W. Jacob

Ein Modell der Gesundheitsüberwachung und
medizinischen Betreuung 199
G. Wagner

Modelle einer primären Prävention 209
G. Vescovi

Leben in bedingtem Gesundsein 233
F. Hartmann

Mit der Krankheit leben – Stile und Strategien des
Patientencoping 255
D. v. Engelhardt

Prävention in der Medizin – Eine Bibliographie 269
G. Wagner, U. Wolber

Mitarbeiterverzeichnis

Prof. Dr. Dietrich v. Engelhardt
Institut für Medizin- und Wissenschaftsgeschichte,
Ratzeburger Allee 160, 2400 Lübeck

Dr. Bernhard Geue
Institut für Gesundheitsbildung im Haus des Kurgastes,
Kurpark, 6990 Bad Mergentheim

Prof. Dr. Fritz Hartmann
Med. Hochschule Hannover, Dept. für Innere Medizin,
Karl-Wichert-Allee 9, 3000 Hannover-Kleefeld

Prof. Dr. Wolfgang Jacob
Institut für Sozial- und Arbeitsmedizin,
Im Neuenheimer Feld 368, 6900 Heidelberg

Priv.-Doz. Dr. med. Ulrich Laaser
Institut für Dokumentation und Information über Sozialmedizin
und öffentl. Gesundheitswesen (IDIS),
Westerfeldstr. 15–17, 4800 Bielefeld 1

Prof. Dr. Adolf Laufs
Juristische Fakultät der Universität, Wilhelmstr. 7,
7400 Tübingen

Prof. Dr. med. Gerhard Möllhoff
Institut für Rechtsmedizin, Voss-Str. 2, 6900 Heidelberg

Prof. Dr. Frank Münnich
Med. Pharmazeutische Studiengesellschaft, Bilhildisstr. 2,
6500 Mainz 1

Priv.-Doz. Dr. Paul Ridder
Königsstr. 87, 4402 Greven

Prof. Dr. Hans Schaefer
Physiologisches Institut, Im Neuenheimer Feld 326,
6900 Heidelberg

Prof. Dr. Heinrich Schipperges
Institut für Geschichte der Medizin, Im Neuenheimer Feld 305,
6900 Heidelberg

Dr. Johannes Schlemmer
Wiesenhaus, 6901 Neckarsteinach-Grein

Priv.-Doz. Dr. med. Rolf Verres
Psychosomatische Universitätsklinik, Landfriedstr. 12,
6900 Heidelberg

Dr. Gerhard Vescovi
Institut für Gesundheitsbildung im Haus des Kurgastes,
Kurpark, 6990 Bad Mergentheim

Prof. Dr. Gustav Wagner
Institut für Dokumentation, Information und Statistik, DKFZ,
Im Neuenheimer Feld 280, 6900 Heidelberg

Einführung

H. Schaefer, H. Schipperges, G. Wagner

„Prävention" ist zum Schlagwort unserer Tage geworden, ein Schlagwort, das immer weiter wuchert und wildert und gleichzeitig immer blasser und welker wird. Daß mit dem Schlagwort „Prävention" in der Regel nicht einmal ein begrifflich fixierter Sachverhalt verbunden ist und wie wenig es ernst genommen wird, möchten wir an einigen Beispielen darlegen, die aus jüngster Zeit stammen.

Als ein Muster begrifflicher Verwirrung greifen wir das Programm der Bundesregierung auf, das auch für die Jahre 1983 bis 1986 unter dem Titel „Forschung und Entwicklung im Dienste der Gesundheit" läuft (1983 herausgegeben von den Bundesministerien für Forschung und Technologie, für Arbeit und Sozialordnung und für Jugend, Familie und Gesundheit). Die Verwirrung beginnt bereits mit dem einleitenden Schaubild, wonach die „Ausgaben für Gesundheit" von 70 Mrd. im Jahre 1970 auf über 200 Mrd. im Jahre 1980 angestiegen sind. Das Bild zeigt eindeutig, daß weit über 90% aller Leistungen für Behandlung und Krankheitsfolgeleistungen erbracht werden, so daß es heißen müßte: „Ausgaben für Krankheit" (und eben nicht „für Gesundheit").

Konkreter erscheint der Begriff Prävention, wenn vom „Aktionsprogramm der Bundesregierung" die Rede ist. Da heißt es einleitend, das System der Medizin sei bisher überwiegend auf die Behandlung von Krankheiten ausgerichtet gewesen. Der Schutz der Gesundheit mache es jedoch erforderlich, u.a. auch den Bereich der Prävention auszubauen. „Dies ist als vorrangiges gesundheitspolitisches Ziel allgemein anerkannt". Damit die Prävention „umfassend" ansetzen könne, müsse sowohl auf die Umwelteinflüsse als auch auf das Verhalten des einzelnen abgezielt werden. Nur so könne man den Bürger unterstützen, „möglichst gesund zu leben". Voraussetzung für eine solche Prävention sei es, „die für die Gesundheit schädlichen Einflüsse sowohl aus der Umwelt als auch aus der individuellen Lebensführung weiter zu erforschen".

Mit dieser Präambel scheint schon alles gesagt: „Schaffung gesundheitsgerechter Lebensbedingungen" wird in der Folge als eine „gesamtgesellschaftliche Aufgabe" angesehen. Gezählt werden hierzu noch das „Umweltprogramm" der Bundesregierung sowie das Programm „Forschung zur Humanisierung des Arbeitslebens", Themen, die – wie zugegeben wird – „aus anderen Forschungsprogrammen" stammen. Das ist alles. Von „Gesundheit" wird nur ein einziges Mal noch gesprochen, nämlich da, wo davon die Rede ist, daß die Bürger „sich selbst für ihre Gesundheit einsetzen müssen". Unter den aufgeführten Förderungsschwerpunkten, die Millionen verschlingen, kommt das Wort „Prävention" nicht einmal mehr vor.

Wesentlich griffiger erscheint ein weiteres Beispiel. Ende 1984 erschien das Buch „*Prävention in der Praxis*" (München 1984) hg. u. a. von H. Neumeister und E. Nüssel. Da heißt es im Vorwort: „Schwerpunkt der Prävention ist die Gestaltung unseres Lebensalltags." Gestalten aber sollte den Alltag u. a. die Medizin, weil sie hinreichend Erkenntnisse hat über „risikoreiche Lebensweisen". In den Grußworten zu einem davorliegenden Kongreß (Oktober 1983 in Heidelberg) heißt es, schon Rudolf Virchow habe im vergangenen Jahrhundert „ein Zusatzstudium der Pädagogik für den Mediziner" gefordert. Besondere Beachtung fand das von G. Schettler vorgetragene „Konzept zu einer umfassenden Prävention", wonach „Vorsorge- und Behandlungsmaßnahmen" im Konzept der modernen Medizin „als gleichrangig" betrachtet werden.

Es heißt dann weiter und noch weitergehend: „Wir müssen von der vorwiegend kurativ bestimmten Medizin weg und hin zur Prävention und auch zur Rehabilitationsmedizin." Die Erfahrungen jüngster Feldstudien hätten eindeutig gezeigt, daß Prävention nicht nur auf junge Menschen zu beschränken sei, daß vielmehr auch und gerade die höheren Altersklassen miteinbezogen werden müßten. Gerade dies werde die Gesellschaft „unerhört entlasten" und die Gesamtkosten senken. Schettler ist davon überzeugt, daß bei diesen Bemühungen die Ärzteschaft „das entscheidende Ferment" sei, da wir hier an einer „gewissen Wende der Medizin" stünden.

Über die Rolle der Universität bei der Prävention sprach E. Nüssel. Er stellte drei Thesen auf: 1) Im Grunde ist die Medizin immer stark präventiv orientiert gewesen, und auf diesem Gebiete hat sie auch das meiste geleistet. 2) Kuration und Prävention sind in praxi untrennbar miteinander verbunden. 3) Wir streben eine Prävention an, die letztlich von der Medizin geleistet werden muß, d.h. von der Ärzteschaft und den von uns auszubildenden Ärzten.

Und die Ärzte selbst? Nun, hier haben sich nach unserer bisherigen Erfahrung fünf Gegenargumente herausgebildet, die beachtet werden sollten und in unsere „Apologetik der primären Prävention" eingebracht werden müssen. Die Argumente lauten:

1) Prävention – das machen wir Ärzte schon immer, indem wir die Ursachen der Krankheit erforschen, um dann auch eine rationale Prophylaxe zu entwickeln.
2) Der Gesunde sucht den Arzt nicht auf. Ärztlichen Rat erteilen können wir erst bei entsprechendem Leidensdruck.
3) Sicher und geborgen fühlen wir uns allein im Bereich der kurativen Medizin, und hier sind wir auch zuständig; dafür wurden wir ausgebildet.
4) „Gesundheit" hat in der Gebührenordnung keine Ziffer und läßt sich im Versicherungssystem nicht abrechnen.
5) Hätten wir mit der Gesundheitsbildung breite Erfolge, so hätten wir ja nichts mehr zu tun, würden uns also ins eigene Fleisch schneiden.

Prävention – so hat es den Anschein – ist und bleibt ein Problem! Von dieser Problematik ausgehend, haben wir in unseren Kolloquien versucht, mit den Analysen immer auch Programme zu verbinden, die als Konzept für eine gesunde Lebensführung dienen könnten. Denn „Prävention" ist in erster Linie primäre Prävention; sie zielt auf Erhaltung, Schutz und Förderung der Gesundheit.

Die Möglichkeiten einer solchen Prävention aber liegen in erster Linie in der Lebensführung, von der hier auch immer wieder die Rede sein soll.

Wege zu gesunder Lebensführung

Die moderne Medizin hat sich ein Jahrhundert lang als System einer angewandten Naturwissenschaft verstanden, und sie hat auf diesem Modell ein „Gesundheitswesen" aufgebaut, das den heiltechnischen Erfordernissen der operativen Disziplinen auf eine bewunderungswürdige Weise gerecht geworden ist, den Bedürfnissen des leidenden Menschen aber nicht genug zu entsprechen vermochte.

Wir erleben in der kritischen Situation der 80er Jahre nicht nur einen Wandel der Lebensauffassungen und Weltanschauungen, sondern auch einen auffälligen Wechsel der wissenschaftlich vorherrschenden Paradigmata, ohne daß uns schon klar wäre, wie das neue Modell der Wirklichkeit und daraus folgend der Weltbewältigung aussehen könnte.

Das neue Weltbild ist, so hat es den Anschein, gekennzeichnet durch eine Wendung vom rein mechanistischen zu einem eher ganzheitlichen Denken, vom bloß ökonomischen zum mehr ökologischen Handeln, durch einen Wechsel auch von der reduzierten krankheitsorientierten Heiltechnik weg zu einer auch die Bereiche der Umwelt und der Mitwelt umfassenden Heilkunde. In dieser dramatischen Übergangssituation haben wir neue Konzepte einer Lebensführung und Daseinsstilisierung zu suchen und zu verwirklichen.

Als heuristisches Leitbild dieser Lebensführung dient uns zunächst einmal der altgriechische Begriff der „diaita", was wörtlich die Lebensordnung meint, jene charakteristische Art und Weise des Menschen, wirklich menschlich zu leben, was einfach nicht möglich scheint ohne eine gewisse Kunst, eine Kultur, einen eigenen Lebensstil, die Kunst eben, vernünftig zu leben.

Diese Lebenskunst mit allen Möglichkeiten gesunder Lebensführung war ganz selbstverständlich eingebaut in die ältere Heilkunde, die es seit Jahrtausenden als ihre erste und oberste Aufgabe angesehen hat, die Gesundheit zu kennen, zu bewahren und womöglich zu steigern, und die erst danach sich der Aufgabe verpflichtet wußte, die verlorene Gesundheit wiederherzustellen oder bei chronischen Leiden zu lindern oder zu trösten. Vorrangig erschien dabei immer der Auftrag, den Krankheiten zuvorzukommen und damit Prävention zu betreiben.

„Prävention" heißt die große Herausforderung an unsere Zeit, eine Provokation, ganz ähnlich und gleichrangig gelagert wie andere provokative Parolen, z.B. Frieden, Umweltschutz, Lebensqualität. Prävention in diesem Sinne bedeutet nichts Geringeres als Aufbau eines Programms für den modernen Lebensstil.

Wir werden uns angesichts dieser Herausforderung aber auch zunächst einmal über drei Probleme klarwerden müssen: 1) ob das Thema „Gesundheit" überhaupt in den Aufgabenkatalog der Ärzteschaft gehört, 2) ob und mit welchen Methoden sich der Begriff „Gesundheit" wissenschaftlich behandeln läßt, 3) auf welche Weise sich Gesundheitsbildung, Gesundheitsplanung und Gesundheitspolitik verwirklichen lassen. Erst danach können wir uns Perspektiven, Programme und Modelle einer „präventiven Medizin" zum Thema machen, wobei wir gleicherweise auf begriffsgeschichtliche Analysen wie auch auf sachgebundene Projektstudien angewiesen sind.

Grenzen einer Präventivmedizin

Wir sollten neben den Chancen aber auch die Bedenken gegen die Prävention bereits einleitend erwähnen. Es kann kaum geleugnet werden, daß eine Bewegung im Aufkommen ist, die Gesundheit nicht nur als „persönliches Gut" betrachtet, sondern auch als „politisches Gut" behandelt wissen möchte. An die Stelle der Ärzte sollen „Gesundheitsberufe" treten. Immer neue Krisenfelder werden aufgestöbert, immer neue Gruppen künstlich aufgebaut, immer neue Gesundheitsmärkte erschlossen. Wer nicht mehr krank ist, ist keineswegs gesund, sondern muß permanent nachbehandelt, wer noch nicht krank ist, sollte prophylaktisch mitbetreut werden. Der Mensch soll einfach, ob er will oder nicht, gesund sein. Der Mensch wird auf diesem Wege nach und nach zum Objekt von gesellschaftlichen Bedingungen und politischen Machtstrategien. Gesundheit wird zu einer herstellbaren und zu verwaltenden Sache und dient wie nichts anderes der Entmündigung des Bürgers.

Als der schärfste Warner vor einer solchen Präventivmedizin als einem der gefährlichsten „Herrschaftsmittel des Sozialstaates" ist in den letzten Jahren der Konstanzer Soziologe und Mediziner Horst Baier aufgetreten, der allerdings immer dann, wenn er von „Gesundheit" spricht, das sozialversicherungsrechtlich totalisierte Medizinalsystem meint.

Die Präventivmedizin sei, so Baier, der Zielpunkt der gesamten bisherigen Entwicklung in der Medizin, einer Medizingeschichte, die von der palliativen Phase über die kurative zur prothetischen Medizin fortgeschritten sei und die nun unmittelbar vor ihrem qualitativen Sprung in die Präventivmedizin stehe. Hier zeige nun erstmals der Sozialstaat (der „Vater Staat") sein wahres Gesicht: Er bediene sich der Sozialtechniken der präventiven Medizin zum Zwecke der „Herrschaft durch kollektive Daseinsfürsorge".

Dem Staat gehe es letztlich nur um die Herrschaft über die Instrumentarien der sozialen Kontrolle. Für solche Kontrollaufgaben gäbe es kein wirksameres Hilfsmittel als die präventive Medizin. Der Arztberuf werde dann endlich zu einer „Agentur für gesellschaftspolitische Zwecke". Die Gesundheitserziehung bediene sich heute schon des Zwangs zur „gesunden Lebensführung". Das Recht auf Gesundheit werde verkehrt „zur öffentlich sanktionierten Pflicht zur Gesundheit". Mit einem Satz: „Gesundheit wird für die Medizin zur beherrschbaren Sache – im Auftrage des Sozialstaates", der ja nichts anderes will als „Herrschaft durch organisierte kollektive Daseinsvorsorge".

Noch einen Schritt weiter geht ein Autorenkollektiv moderner Soziologen, das die kühne Parole ausgegeben hat: „Der Prävention vorbeugen!" Auch hierzu sollen die wichtigsten Thesen genannt werden. Die Behauptung – so heißt es einleitend – „vorbeugen sei besser als heilen" ist zu einem reinen Glaubenssatz geworden, heute, wo alle Welt sich anschickt, den Übeln zuvorzukommen, um dabei nur einen umso größeren Schaden anzurichten. Prävention ist zu einem politischen Schlachtruf geworden in einem Kampf der Ideologien, deren Strategien für uns alle - so meint man - üble Folgen haben könnten.

Die neuen Präventionsstrategien versuchen nämlich - mehr oder weniger bewußt - den Begriff des Subjekts aufzulösen und durch einen Komplex von Faktoren zu ersetzen, die man einfach „Risikofaktoren" nennt, um das präventive Einschleichen wissenschaftlich zu legitimieren. Die sachliche Expertise verdrängt mehr und mehr die konkrete Arzt-Patient-Beziehung. Wir erleben einen Wandel „vom professionellen Blick" (früher sagte man: „ärztlichen" Blick) „zur objektiven Speicherung von Daten". Es kommt zum „Übergang von einer Klinik des Subjekt zu einer epidemiologischen Klinik". Die gesamte moderne Medizin - schreibt der Pariser Soziologe Robert Castel - wird so allmählich von einer höchst gefährlichen Strömung erfaßt, „mit dem Resultat, daß die Vielzahl all der ‚Untersuchungen' äußerstenfalls dazu führt, die Begegnung des Arztes mit seinem Klienten überflüssig zu machen"; d.h., Primärprävention ist nicht anderes als ein ausgeklügeltes „Programm politischer Intervention".

Als Folge dieser neuartigen Präventionspolitik erscheint den Autoren schließlich ein System der Überwachung, wie es die Weltgeschichte bisher nicht gekannt habe, eine neue Methode der Hexenjagd, die den Arzt zu einem Planer und Technokraten mache, der das Risiko zu eliminieren habe, so wie man ein Unkraut ausreißt. So ist es wörtlich zu finden im Sammelband *Der Mensch als Risiko*, in dem Wambach et al. (1983) „die Frage nach der Logik und der Finalität von Früherkennung und Prävention" für „eine der wichtigsten gesellschaftsanalytischen Fragestellungen der nächsten Zeit" halten, der wichtigsten, aber auch der gefährlichsten!

Eine falsch verstandene Sozialpolitik sei heute schon dabei, alle somatischen, psychischen oder sozialen Fehlentwicklungen möglichst früh zu erkennen und über „polizeiförmige Fahndungsmethoden" im Keime zu ersticken. Auch die personenbezogene medizinische Prävention, möge sie noch so sehr „die schönsten Motive der Lebensstilgewinnung" vertreten, diene letztlich doch nur einer Manipulationsagentur, die versuche, mit Hilfe immer raffinierterer Sozialtechniken in das gesamte menschliche Leben einzudringen. Die „beste Form von Prävention" werde daher künftighin die sein, „vor Prävention zu warnen" (Wambach, 1983).

Attackiert werden folglich: alle medizinischen Einkreisungsstrategien diagnostischer oder therapeutischer Natur „gebenüber den Risikopopulationen"; alle öffentlichen präventiven Agenturen, u. a. im System der Psychiatrie, die auf „eine nahezu lückenlose Durchdringung aller Lebenssphären der Gesellschaft" aus sind; ferner alle sozialpolitischen Maßnahmen zur „Vermeidung von Risikoverhalten im sozialen Sicherheitsstaat"; schließlich die Therapeutisierung und damit auch Medikalisierung von kindlichen und jugendlichen Verhaltensweisen, vom Ungezogensein angefangen bis in jene pubertären Krisen, die uns allen ja bis ins hohe Alter hinein nachgehen. Mit anderen Worten: Eine Zukunft wird heraufbeschworen, in der es nicht mehr möglich sein wird, „zwischen Diensten *für* den Menschen und Kontrollen *über* den Menschen zu unterscheiden". Vor allem die Früherfassung mit Hilfe der EDV werde dafür sorgen, „daß die Computer sanft, aber wirkungsvoll die Freiheit des Menschen ersticken". Daher die unmißverständliche Parole: „Der Prävention vorbeugen!"

Wir sollten uns allen Ernstes aber auch fragen, ob Menschen, die im Grunde genommen gar nicht richtig krank sind, – und sei es nur im Interesse ihrer künftigen Gesundheit – eine ärztliche Betreuung oder Beratung brauchen! Sollte man nicht lieber das von der christlichen Sozialethik entwickelte, altbewährte, vielverlästerte Prinzip der Subsidiarität wieder ernster nehmen? Subsidiarität aber bedeutet, daß man sich zunächst einmal selber hilft, ehe man Hilfe von außen oder von oben beansprucht.

Sollen denn alle diese kleinen Molesten des Alltags betreut und betütelt und verwaltet werden, und sollte dafür ausgerechnet der Staat zuständig sein? Soll es neben dem „Recht auf Krankheit" nun auch noch ein „Recht auf Gesundheit" geben? Wäre dann nicht wirklich bald schon die ganze Erde ein Hospital und einer des anderen humaner Krankenwärter? Besteht der Sinn des Lebens denn ausschließlich im Wohlergehen?

Wir sollten uns angesichts solcher Bedenklichkeiten erinnern lassen an den Hygieniker Eduard Reich, der bereits 1896 ganz ähnlich gefragt hatte: „Ob es wohl gut und nützlich wäre, die Leitung des Staates Ärzten anzuvertrauen?" Und dann als Antwort: „Überlieferte man die Welt den Ärzten, so würden bald alle Verbrecher viviseziert, alle Staatsbürger jährlich zweimal geimpft, alle Menschen gleich nach der Geburt in Schafwollwäsche gesteckt, um erst nach dem Tode daraus hervorgezogen zu werden, es würde aller Welt Fleischnahrung mit scharfen Gewürzen, bayerisches Bier und saurer Rheinwein aufgezwungen und jedes Individuum so malträtiert, daß es Gesichter schnitte wie der Teufel, wenn er die schwere Not kriegt; es gingen Häscher und Büttel umher, die allen Leuten mit Gewalt Apothekenmittel einlöffelten und tausenderlei Pustelsäfte einimpften. Kurzum, es wäre ein Skandal, wie er noch niemals dagewesen, wenn die Rezeptschreiber hohe Politik zu ihrem Handwerk machten."

Es ist ganz gewiß ein hohes Ideal und sicherlich eine große Kunst, es ist die eigentlich positive Heilkunst, die Gesunden so zu führen, daß sie nicht krank werden, Lebensregeln aufzustellen, die einen wirklichen Wohlstand und ein Wohlbefinden garantieren; es ist aber auch ein utopisches Ideal, das wohl zum Scheitern verurteilt ist, da sich das Leben nicht auf wissenschaftliche Formeln reduzieren, nicht in Regeln zwingen läßt, da Gesundheit als Totalplanung nur dort geplant und politisch realisiert werden könnte, wo ein Totalwissen vorausgesetzt werden könnte. Dieses aber haben wir nicht, und damit steht es uns auch nicht zu, Gesundheit in großem Stil verwalten zu lassen. Immer haben wir es nur mit einem einzelnen zu tun, der uns anspricht, wenn er in die Sprechstunde kommt, der deshalb auch eine ganz persönliche Antwort und Beratung will.

Prävention als Theorie vom rechten Leben

Aus diesen Gründen kann Prävention immer nur eine Theorie sein, welche die Lehre vom „rechten Leben" für denjenigen begründet darlegt, der eine solche Lehre aus eigenem Antrieb befolgen will. Sie kann darüber hinaus nur die

Grundlage eines organisierten Angebots an das Individuum sein, durch ein allgemeines oder spezifisches "Screening" den Stand seiner Gesundheit festzustellen, also „Diagnose" zu liefern.

Wir wissen inzwischen ziemlich viel von der Krankheitsentstehung, um ein solches Angebot an Theorie und Beratung zu rechtfertigen. Ein solches Angebot liegt auf der Linie der klassischen „Hygiene", wenn auch mit einer bemerkenswerten Einschränkung. Im 19. Jahrhundert wollte – nach der Entdeckung der Bakterien als Krankheitsursache – jedermann vor solchen Erkrankungen (durch eine Prophylaxe) geschützt werden, die der heutigen Prävention im Prinzip der Krankheitsbekämpfung gleicht. Ungleich freilich sind sich die damalige Prophylaxe und die heutige Prävention in der Methode der Intervention. Die präventive Theorie der modernen („chronischen") Volkskrankheiten besagt, daß die meisten Krankheitsfälle wenn nicht zur Gänze, so doch mit einem wesentlichen Anteil vom Verhalten des Individuums verursacht werden. Ein solches Argument der „Selbstverursachung" traf auf die Infektionskrankheiten nicht zu. Während also Prophylaxe einen anderen Adressaten hatte als ihre Nutznießer, fallen beide bei der modernen Prävention zusammen.

Das hier vorgelegte Buch ist als eine Anleitung für das Individuum zu verstehen und sicherlich nicht als eine vorbereitende Theorie einer politischen Intervention.

Nun ist die neuerdings – von Baier wie von Wambach – vorgebrachte antipräventive Argumentation, auf die oben hingewiesen wurde, sofort verständlich, wenn das von Johann Peter Frank so bezeichnete System einer „medizinischen Polizey" auf die Methode und Strategie der heutigen Prävention übertragen werden sollte. Die Formen einer zwangsweise dem Individuum auferlegten Prävention müßten nach der hier vorgelegten Theorie notwendigerweise aus einer Reihe massiver Eingriffe (Steuerungen) in persönliches Verhalten bestehen, und, würde man (wie das in dem von Wambach herausgegebenen Buch geschieht) Prävention von der Medizin aus verallgemeinern und auf alle sozialen Auffälligkeiten und auf jede Art sozial unerwünschten Verhaltens (auf Devianzen im weitesten und unpräzisesten Sinn) ausdehnen wollen, so wäre in der Tat ein Zwangsstaat zu fordern, in dem jede Form persönlicher Freiheit rasch beendet sein würde.

Nun sind leider auch die Argumente gegen die Primärprävention medizinischen Charakters noch nicht zu Ende gedacht worden. So wie nämlich die hygienische Prophylaxe einen Schutz des Individuums vor fremden Gefahren sicherstellen wollte, so obliegt auch der Primärprävention von heute neben dem (schwerlich kritisierbaren) Recht des Individuums auf Beratung zum *eigenen* Schutz ein Schutz des Individuums vor *fremden* Insulten. Diese Insulte gehen freilich dann selten von Dritten aus, wenn die Produktion direkter Gesundheitsrisiken zur Rede steht, wenn also diese Risiken in toxikologischen Regionen gesucht werden. Passivrauchen, toxische Beeinträchtigungen am Arbeitsplatz oder Umweltnoxen sind die heute bedeutsamsten Stichworte. Noxen dieser Art spielen in der Skala der Krankheitsursachen vermutlich eine relativ geringe Rolle.

Überdies ist die öffentliche Diskussion hier bereits lebhaft geworden, und Schutzmaßnahmen gegen solche Umweltrisiken rechnet man nicht der Primärprävention in unserem Sinne zu, obgleich sie sich theoretisch mit keinem ver-

nünftigen Argument aus der primärpräventiven Argumentation aussondern lassen. Es bleiben aber drei Argumente übrig, welche eine Verhaltenssteuerung von Individuen als Schutz anderer Individuen fordern, also dem Begründungs-Schema klassischer hygienischer Prophylaxe gleichen:
1) die Verhaltensweisen des Menschen, durch die ein psychosozialer Streß als Krankheitsursache entsteht;
2) die Verhaltensweisen, durch die unmittelbar Krankheit anderer entsteht;
3) die Verhaltensweisen eines Individuums, welche für die Solidargemeinschaft der Kostenträger kostenintensiv sind, auch wenn sie nur eigene Krankheit bewirken.

Gegen diese Argumente kann man nicht mit dem soziologischen Denkschema angehen, wie es von Baier und Wambach entwickelt wurden, obgleich die radikalen politischen Konsequenzen derartiger Präventionen denselben, jede Freiheit bedrohenden Charakter haben.

Nun sollten wir aus der Geschichte der Hygiene gelernt haben, wie man, analog der klassischen Prophylaxe, eine moderne Prävention ohne den am Horizont auftauchenden Polizeistaat betreiben könnte. Alle Maßnahmen, die den Schutz des anderen betreffen, aber die eigene Freiheit einschränken, müßten zumutbar im Sinne ethischer Prinzipienfindung sein: Sie müßten als letztlich das Wohl aller betreffende Maßnahmen einen gesellschaftlichen Konsens erhalten können.

Dieser Konsens wird am ehesten erreichbar sein, wenn man die Maßnahmen in demokratischer Politik durchsetzen kann, so wie das überall im politischen Leben einer Demokratie geschieht, wenn es gilt, die Rechte der Individuen gegen die Eingriffe anderer zu schützen. Wo dieser Konsens nicht erzielbar ist, sind in der Regel die Vorteile der Intervention für die Masse der Bürger den Nachteilen nicht überlegen.

Solche demokratischen Strategien sind z. B. die Beschränkung der solidaren Haftung bei offenbar durch eigenes Verhalten erzeugten Kosten und die Durchsetzung eines Rechtsschutzes gegen fremde Willkür. Daß solche Maßnahmen u. U. erhebliche strategische Schwierigkeiten aufweisen werden, wird kein Fachmann bestreiten. Sie sind aber auf die Dauer der einzige Weg, Freiheit zu sichern. Das Prinzip der unbegrenzten Sicherung vor den Folgen eigenen Verhaltens, wie es in der unbegrenzten Sozialversicherung theoretisch vorgezeichnet ist, ist bei zunehmender Problematik auf dem Gebiet der finanziellen Belastungen mit dem Prinzip der unbegrenzten Freiheit des Verhaltens grundsätzlich nicht zu Ende gedacht worden.

Unsere hier vorliegende Darstellung klammert diese Problematik aus. Wir gehen jedoch davon aus, daß – ungeachtet dessen, wie eine spätere Politik die schwierigen Probleme zu lösen versuchen wird – jedem Lösungsversuch eine Theorie der medizinischen Prävention vorausgehen muß, und zwar von der Art, wie wir sie hier vorzulegen versuchen.

Das Problem der Vorsorge

Zur Problematik der Prävention

H. Schaefer

Vom Optimismus zur Skepsis

Nach 1970 brach eine optimistische präventive Welle in das erstarrte kurative System der Medizin ein. Der Grundtenor vieler damals vorgetragener Meinungen war, daß eine zukünftige Medizin vorwiegend eine präventive Medizin sein werde. Diese optimistische Grundansicht wird heute, eineinhalb Jahrzehnte später, wohl von niemandem mehr geteilt. Die Gründe für diese Skepsis gilt es im folgenden darzulegen.

In erster Linie hat sich Skepsis aus der (noch zu erklärenden, aber unabweisbaren) Tatsache hergeleitet, daß trotz einer erheblichen präventiven Tätigkeit sich die Krankheitshäufigkeiten nur wenig haben reduzieren lassen, mit bescheidenen Erfolgen auf dem Gebiet u. a. der koronaren Herzkrankheiten und des Bluthochdrucks sowie der Krebsfrüherkennung. Zwar ist in der präventiven Reduktion der Krankheit noch nicht aller Tage Abend, aber die Mortalitäten stehen ebenso wie die Morbiditätsziffern als beinahe unerschütterliche Konstante da. Wenn eine Änderung erfolgte, so in der Regel in der Richtung auf eine Zunahme.

Diese Skepsis wird unterstützt durch eine Entwicklung der Kosten des Gesundheitswesens, das man besser ein Krankheitswesen nennen sollte; denn es nimmt sich der Gesundheit im eigentlichen Wortbegriff quantitativ in einem sehr geringen Umfang an. Die Kosten steigen. Nun ist die Kostenentwicklung ein sehr komplexes Phänomen, in das neben der Höhe der Morbiditäten weit gravierender die Behandlungskosten pro Fall, die allgemeine Teuerung und die enorme Steigerung der Kosten stationärer Behandlungen als wesentlichste Determinanten eingehen, doch bleibt es mindestens korrekt zu sagen, daß präventive Maßnahmen die allgemeine Kostensteigerung nicht haben kompensieren können. Ihr Nutzen ist trotz der bestehenden Meßsysteme nur in wenigen Einzelfällen meßbar, wobei sich gezeigt hat, daß einige präventive Maßnahmen zwar die Erkrankungsrisiken senken, aber praktisch nicht finanzierbar sind (Schwartz et al. 1984).

Dieser sicher berechtigten Skepsis gegenüber muß mit Nachdruck betont werden, daß Krankheitsverhütung grundsätzlich und auch quantitativ erfolgreich möglich ist. Die Skepsis bezieht sich also nicht auf die Theorie der Prävention und die von ihr darlegbaren Erfolgschancen; sie bezieht sich vielmehr auf die praktische Durchführbarkeit. Es gehört nämlich zu den elementaren Lehrsätzen jeder Prävention, daß sie das Engagement jener Menschen voraussetzt, an denen Prävention praktiziert werden soll. Prävention ist nur durch Mitwirkung der Menschen, die sie angeht, möglich, steht und fällt also mit der *Akzeptanz* der Menschen hinsichtlich präventiver Strategien.

Prävention ist nicht mit allen Strategien erfolgreich möglich, aber es gibt erfolgsversprechende Möglichkeiten, für die passende Strategien zu ihrer Verwirklichung freilich nur ungenügend ausgebildet sind. Prävention ist also nicht zuletzt ein Problem der gesellschaftlichen Mentalität und der in einer Gesellschaft entwickelten Einwilligung in präventive Praxis.

Primärprävention und Früherkennung

Wir unterscheiden heute zwei grundsätzlich verschiedene präventive Methoden. Die eine Methode versucht, krankmachende Einflüsse aus der Außenwelt oder durch eigenes Verhalten auszuschalten. Wir nennen solche pathogenen Außenwelteinflüsse und Verhaltensformen jetzt bekanntlich Risikofaktoren. Ihre Eliminierung wäre der primäre Weg der Krankheitsverhütung; wir bezeichnen ihn als *primäre Prävention*. Der zweite Weg, der zu Beginn der präventiven Ära vor 20 Jahren überall dominierte, war die Bekämpfung von Krankheit in einem prämorbiden Stadium durch die sog. *Früherkennung* oder *Pränotation* von Krankheit, die aber immer schon zu spät kommt (Pflanz). Wir nennen diese Methode (welche der ersten schon zeitlich nachgeordnet sein muß, weil Risikofaktoren bereits ihre Wirkung entfaltet haben) *Sekundärprävention*.

Es wird selten klar gesehen, daß die Theorie der klassischen Medizin diesen beiden Methoden nur in einer eingeschränkten Form Eingang in ihr Denken gestattete. Die Primärprävention ist als Prophylaxe der Infektionskrankheiten zwar ein uraltes Prinzip der medizinischen Hygiene, doch über die Infektionskrankheiten hinaus war eine Primärprävention nicht konzipierbar. Die Früherkennung dagegen entsprach dem Gedankengebäude der kurativen klassischen Medizin durchaus, denn diese Medizin kannte sehr wohl das Phänomen der Pathogenese, in der ein Frühstadium der Krankheit evident ist. Die Theorie der Krankheitsentstehung in dieser klassischen naturwissenschaftlichen Medizin läßt sich gut an der Gliederung von L. Krehls Buch *Pathologische Physiologie* ablesen.

Dies hat sich zwischen 1923 und 1933 noch nirgendwo grundsätzlich geändert: Den Infektionskrankheiten läßt sich eine primäre Krankheitsursache zuordnen, der Infektionserreger. Bei den übrigen Krankheiten herrscht eine pathogenetische Theorie, bei der die Frage einer Erstursache, die nicht weiter hinterfragbar ist, gar nicht gestellt wird. Allenfalls werden hie und da Bemerkungen über die „Bedeutung" des Seelischen bei der Krankheitsentstehung eingeflochten, ohne daß sie eine Theorie der Ätiologie begründen.

Dieses „klassische" Konzept der Pathogenese legte es nahe, nach den zeitlich frühesten Manifestationen des pathogenetischen Prozesses zu suchen, d. h. die pränotative Form der Präventivmedizin zu entwerfen. Die Primärprävention, wie sie heute geplant und theoretisch durchdacht ist, ist also das Ergebnis einer völlig gewandelten Ätiologielehre, in der wirkliche Erstursachen, Ätiologien im griechischen Wortsinn, wie sie Arthur Jores definierte, zur Debatte standen. Eine solche Ätiologielehre steckte aber keineswegs schon in dem von der Epidemiologie entwickelten Konzept der Risikofaktoren. Dieses Konzept, in Framingham entwickelt und zur Grundlage großer Studien an einer normalen Bevölkerung gemacht, kannte als Risikofaktoren der koronaren Herzkrankheiten bekanntlich neben dem Rauchen als einem Faktor des Verhaltens nur somatische Meßwerte wie Blutfette, Blutzucker, Blutdruck, die alle daraufhin befragt werden müßten, wie sie entstanden sind. Es war Jenkins, der erstmals das Konzept der „Vorläufer" dieser Risikofaktoren entwickelte. Ich selbst habe es systematisch zum Schema der „Hierarchie der Risikofaktoren" ausgebildet (Schaefer 1976).

Diese Frage nach der möglichen Verursachung von Risikofaktoren beinhaltet bereits ein völlig neues Konzept der Ätiologielehre.

Bevor wir auf dieses Konzept eingehen, muß noch der Begriff der sog. *Tertiärprävention* erläutert werden. Dieser Begriff kommt freilich immer mehr außer Gebrauch. Man hat unter Tertiärprävention jene Methoden subsumieren wollen, welche die Verschlimmerung einer schon bestehenden Krankheit verhüten sollen, so z. B. indem nach einem überstandenen Herzinfarkt jene Formen falscher Lebensführung dem Patienten klargemacht werden, welche einen Reinfarkt begünstigen. Der Begriff hätte eine logische Bedeutung, wenn sich die Formen der Tertiärprävention auf Korrekturen der Lebensführung beschränken würden, da man Korrekturen des Verhaltens bislang nicht im strengen Sinn als Therapie ansieht, weil der Arzt bei ihrer Durchführung nicht selber aktiv handelt, sondern diese Aktivität dem Patienten überläßt (Beckmann). Es ist aber in der Praxis der *Rehabilitation* üblich, solche Verhaltenskorrekturen innerhalb einer zeitlich begrenzten Heilmaßnahme vorzunehmen, so daß Tertiärprävention und Rehabilitation in der Praxis verschmelzen. Man könnte höchstens eine sachliche Unterscheidung derart treffen, daß auch der Begriff Rehabilitation auf solche Methoden eingeschränkt wird, bei denen der Arzt oder sein Hilfspersonal selbst aktiv an der Durchführung beteiligt sind, z. B. bei Bädern, Massagen, Terrainkuren, medikamentösen Methoden usw. Dann freilich werden die Probleme der Tertiärprävention völlig mit denen der Primärprävention identisch und unterscheiden sich von ihnen nur durch den Zeitpunkt, zu dem sie in der „Patientenkarriere" eingesetzt werden.

Prinzip der Risikohierarchie als Theorie der Primärprävention

Wollen wir Primärprävention betreiben, so wollen wir Krankheitsursachen beseitigen. Um das tun zu können, müssen wir die Ursachen kennen. Die klassische Medizin kannte noch bis zum Jahre 1950 diese Ursachen nicht, wie wir sahen, d. h. sie bezeichnete als Ursache etwas, das selber einer Kausalerklärung bedurfte. An der Notwendigkeit, in einen Kausalregreß einzutreten, d. h. nach der Ursache der Zwischenschritte zu fragen und die Ursache von Ursachen festzustellen, ist nicht zu zweifeln. Das Problem bleibt nur, ob wir die Ursachenkette eines solchen Regresses irgendwo bis zu einer Erstursache verfolgen können, die nicht weiter hinterfragbar ist. Erst wenn wir an einer solchen Erstursache angekommen wären, könnten wir sagen, daß unsere Theorie der Primärprävention vollständig geworden ist. An diesem Sachverhalt ändert auch die Tatsache nichts, daß wir für alle Ereignisse ein Bündel von Ursachen annehmen müssen, d. h. daß wir das Prinzip der multifaktoriellen Genese anwenden müssen. Es gibt so gut wie keine monokausalen Krankheitsprozesse. Für die Entstehung der Krankheiten gilt, was für alle Naturvorgänge gilt, in besonderem Maße. Deshalb hat M. Verworn den Begriff des Konditionalismus geprägt, der an die Stelle der Kausalität zu treten hätte.

Nun ist es offenbar, daß uns die Betrachtung vor zwei Schwierigkeiten stellt: 1) Es gibt prinzipiell kein Ende einer Kausalitätskette, es sei denn, wir verfolgen alle Naturvorgänge bis zum „Urknall" der Weltentstehung zurück, und auch er fordert eine Erklärung seines Eintritts. 2) Das Prinzip des Konditionalismus und der multifaktoriellen Genese durch Ursachenbündel führt zu einem Verursachungsbaum, der sich, je mehr wir die Kausalprozesse nach rückwärts verfolgen, immer weiter verzweigt und nicht daran denken läßt, irgendwo auf eine einzige bestimmte Ätiologie zu stoßen, an der man präventiv tätig werden könnte.

Diese beiden Schwierigkeiten lassen sich im Grundsätzlichen tatsächlich nie überwinden. Das aber schließt nicht aus, daß man praktisch zu handhabende ätiologische Konzepte von präventiver Mächtigkeit ermitteln kann. Die Lösung bietet sich wie folgt an, wobei wir zunächst die zweite Schwierigkeit (des Ursachenbaums) betrachten wollen.

Das Ursachenbündel läßt sich zunächst in zwei Gruppen von Einzelursachen aufsplittern: in Teilursachen, die in genetisch bestimmten Eigenschaften der Individuen liegen, und in Ursachen, die in der Umwelt zu lokalisieren sind. Ursachen genetischer Art lassen sich einteilen in genetische Defekte, die als solche spontane Abnormitäten auslösen und, der Natur genetischer Verursachung entsprechend, sich in der Regel auf bestimmte Orte des genetischen Kodes beziehen lassen, ein Bezug, der fast den Charakter einer monokausalen Erklärung annimmt. Meist liegen die Verhältnisse nicht so klar: Es zeigt sich, daß der Körper auf bestimmte, meist vielfältig beschaffene Umwelteinflüsse entweder nicht reagiert, d. h. immun oder geschützt ist, oder umgekehrt eine besonders starke Empfindlichkeit gegen Umwelteinflüsse bestimmter Art entwickelt, die wir in Erweiterung des bekannten Begriffs Allergie nennen könnten. Beide Besonderheiten prägen die Individualität der Krankheit bzw. der Gesundheit. Eine dritte Besonderheit besteht darin, daß der Organismus auf äußere schädliche Einwirkungen („Noxen") mit Reaktionen zu antworten pflegt, die selber genetisch vorgeprägt sind. Diese individuellen Eigenschaften sind vorerst noch keiner präventiven Strategie zugänglich, sofern sie nicht das willkürlich oder durch Konditionierung („Lernen") beeinflußbare Verhalten betreffen.

Das Verhalten des genetisch determinierten Organismus gegenüber den Umwelteinflüssen ist aber relativ monoton. Dem Körper stehen nicht viele Möglichkeiten der Reaktion zur Verfügung. Daher hält sich die Zahl auffindbarer Reaktionen in verhältnismäßig engen Grenzen, die sich in der relativ kleinen Zahl klassifizierbarer Krankheitsformen ausdrücken.

In den Ursachenbündeln, die aus der Umwelt auf uns einwirken, gibt es nun fast immer eine Ursachenkette, die ein hervorragendes, d. h. die anderen Ursachenketten quantitativ überragendes Gewicht besitzt. Diese Kette mündet dann in ein körperliches oder seelisches Ereignis oder einen Zustand, den die Epidemiologie als einen „Risikofaktor" für eine bestimmte Krankheit identifizieren kann. Die Entstehung eines jeden derartigen Risikofaktors wäre also in der Regression der Kausalkette zu ermitteln. Durch die begrenzte Zahl definierbarer Risikofaktoren bleibt trotz der multifaktoriellen Natur all dieser Prozesse eine Interventionsmöglichkeit praktikabel. Die begrenzte Reaktionsfähigkeit des Organismus auf Noxen schränkt also die unendliche Vielfalt ätiologisch-kausaler Möglichkeiten auf relativ wenige Risikoketten mit mehr oder weniger standardisierbarer Krankheitssymptomatik ein.

Die erste der oben definierten Schwierigkeiten macht kompliziertere Überlegungen notwendig. Wie kann die grundsätzlich infinite („endlose") Kette von Teilursachen irgendwo in Form einer „Erstursache" (Ätiologie) zu einem Ende geführt werden? Um diese Begrenzung definieren zu können, muß eine andere Betrachtung angestellt werden. Die Umwelt bietet uns eine große Zahl von Einwirkungen auf Körper und Geist an, die auf ihre „pathogene Mächtigkeit" zu untersuchen wären. Die Vielfalt dieser Einwirkungen läßt sich mit Hilfe einfacher logischer Operationen in sechs Gruppen einteilen:

1) physikalische und chemische Umwelteinflüsse, die vom Menschen unabhängig sind (z. B. Wasser, Erdbeben, Sturm, natürliche Strahlungen, Temperatur);
2) Einwirkungen durch die belebte, aber nicht menschliche Umwelt (z. B. Viren, Bakterien, Parasiten, größere Tiere);
3) Einwirkungen technischer Art durch eine vom Menschen veränderte Natur;
4) Einwirkungen sozialer Vorbilder und sozialer Pressionen (z. B. Verhaltensbeeinflussung, Bildung von Gewohnheiten, Sitten, Rituale, soziale Pflichten etc.), die unreflektiert in Handlungen umgesetzt werden;
5) Antworten emotionaler Art auf die sozialen Verhältnisse (z. B. psychosoziale Ursachen von Emotionen, Streß);
6) Einwirkungen auf die Bildung (Prägung) der Persönlichkeit (z. B. durch Vorbilder, Erzieher, Eltern, Kameraden).

Es ist deutlich, daß die letzten vier Gruppen der Gesellschaft entstammen, in welcher das Individuum lebt. Gesellschaftliche Zustände oder Vorgänge, die hier ätiologisch wirksam werden, lassen sich, wenn sie durch einzelne Individuen dieser Gesellschaft ausgeübt werden, auf diese Individuen beziehen (z. B. Vorgesetzte, welche überfordernde Befehle erteilen oder Angst, Aggression und ähnliche Effekte auslösen). Deren Verhalten müßte dann mit den Methoden der Individual-, Entwicklungs- oder Sozialpsychologie erklärt werden. Oft gehen aber die Ursachenketten auf soziale Prozesse zurück, die jenseits von individuellen, einsehbaren und analysierbaren Verhaltensweisen ablaufen, z. B. Migrationen, Einflüsse der sozialen Schicht, der politischen Strukturen oder Gewalten usw. Diese gesellschaftlichen Prozesse bedürfen zwar auch ihrer Erklärung, doch müßte diese Erklärung in der komplizierten Wechselwirkung zwischen Individuen und in der Reaktion von Massen gesucht werden, die einer Analyse kaum unterworfen werde können, und allenfalls mit historischen Methoden verständlich zu machen sind, aber einer Intervention nicht mehr zugänglich gemacht werden können. An dieser praktischen Grenze der Analysierbarkeit und Intervenierbarkeit beenden wir unseren Kausalregreß aus praktischen Gründen.

Da aber alle sozialen Wirkungen vom Menschen ausgehen und diese Ausgangspunkte festgestellt werden können, ist eine Primärprävention selbst hier nicht ausgeschlossen.

Handelt es sich aber um die beiden ersten der oben klassifizierten Krankheitsursachen, um solche aus der unbelebten oder belebten Umwelt, so ist eine Hinterfragung derselben bezüglich ihrer eigenen Entstehung in der Regel kein medizinisches Problem. Katastrophen, Unfälle durch Technik, Erkrankungsursachen physiko-chemischer Art sind präventiv nur dann manipulierbar, wenn die Einwirkung solcher Umweltursachen von Menschen verschuldet oder bewirkt wird. Wir haben ein solches Problem z. B. in der Unfallverhütung vor uns (vgl. Beitrag Schaefer „Unfallverhütung als Primärprävention"). Man kann dann in derselben, soeben beschriebenen Art nach „Humanfaktoren" bei diesen Einwirkungen suchen und deren Ursachenbäume analysieren, was zur Feststellung von Ursachen führt, die durchaus präventiv zugänglich sein können. Umweltereignisse, die ohne menschliche Mitwirkung auftreten, sind dagegen einer medizinischen Prävention nicht erreichbar, höchstens (wie bei Erdbeben oder Vulkanausbrüchen) einer menschlichen Vorausschau, welche Ausweichmöglichkeiten gestatten mag.

Strategisches Prinzip der Primärprävention

Eingriffsmöglichkeiten (Interventionen) sind nun grundsätzlich auf allen Stufen des pathogenetischen Prozesses gegeben, sofern eine Stufe nur selbst durch eine ärztliche oder soziale Intervention beeinflußbar ist. Da alle Vorstufen noch nicht Krankheit bedeuten, Krankheit aber durch Intervention in der Vorstufe grundsätzlich verhütbar, mindestens ihre Entstehung beeinflußbar (z. B. verzögerbar, umlenkbar) ist, ist eine Intervention dieser Art ein Akt der primären Prävention.

Wie diese Hierarchie teils der Risiken, teils der Interventionen aussehen könnte, sei an einem Schema beispielhaft dargestellt (Abb. 1). Findet sich ein Individuum einer sich wandelnden gesellschaftlichen Umwelt ausgesetzt, z. B. durch Auswanderung oder durch massive soziale Änderung seiner Umgebung, so wird eine der möglichen Folgen die Entwicklung einer emotionalen Reaktion sein, die je nach den näheren Umständen von Angst zu Aggressivität wechseln kann. Deren somatische Folgen sind aus der Psychophysiologie bekannt. Dieselben Reaktionen können aber auch durch die ganz unpersönlichen sozialen Chancen oder durch die Vorgesetzten ausgelöst werden. Auf jeder der in Abb. 1 dargestellten Ebenen ist Intervention und damit primäre Prävention möglich. Es fragt sich höchstens, ob eine resultierende Blutdrucksteigerung schon „Krankheit" ist. Man sollte aber „Krankheit" nur im sozialen Kontext definieren (Schaefer 1976), denn die stufenlosen Übergänge zwischen Hypotonie und Hypertonie erlauben eine qualitative Diagnose nur durch eine völlig willkürliche Festsetzung, so wie es die WHO-Praxis mit der Definition der „Hypertonie" tut.

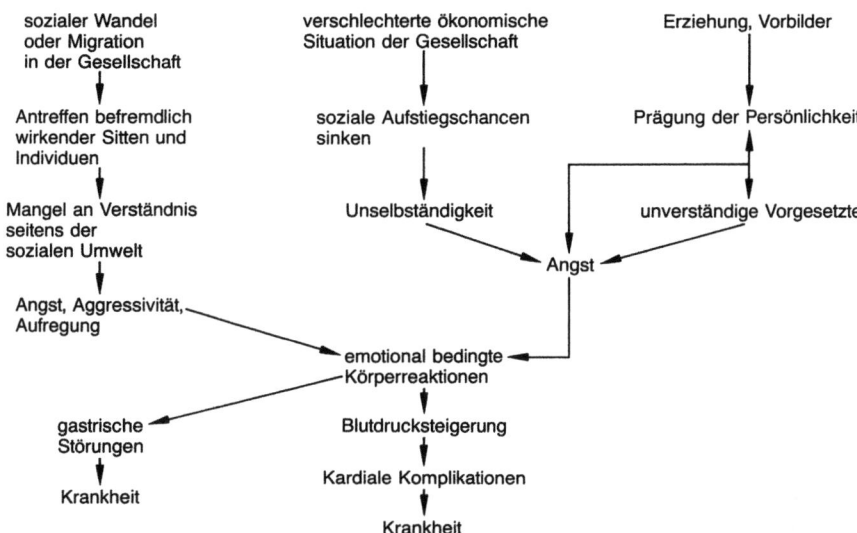

Abb. 1. Schema einer von sehr vielen verschiedenen Möglichkeiten der Entstehung von Krankheit nach dem Prinzip der Hierarchie der Risikofaktoren

Es bleibt also von dieser Definition des Begriffs „Krankheit" abhängig, an welcher Stelle eine primäre Prävention in Früherkennung und damit in sekundäre Prävention überwechselt. Für die Sache der Prävention sind solche semantischen Probleme freilich belanglos.

Präventive Methoden

Prävention kann nun mit prinzipiell verschiedenen Methoden erfolgen, deren Anwendungen sich nicht gegenseitig ausschließen. Man kann versuchen, die Noxe zu beseitigen, was auf den verschiedenen Ebenen der Kausalkette möglich ist. Man kann den Patienten wieder zu einem aktiven Patienten machen (Beckmann 1961), der den Arzt in sich selbst entdeckt (Cousins). Man kann die Fähigkeit des Individuums, mit der Noxe umzugehen („Coping"), verbessern und die Reaktionsfähigkeit des Organismus durch Stärkung seiner Abwehrkraft (im weitesten Sinne) verbessern. Noch in der ersten Hälfte dieses Jahrhunderts war die roborierende Therapie beliebt. Sie ist noch heute eine kaum genutzte Chance der kardialen Prävention (Brunner u. a. 1969; Raab 1966; Kraus 1956). Sie war aber nichts anderes als eine primäre Prävention. Kneipps Erfolge liegen zu einem Teil hier, doch finden sich Konzepte einer präventiven physikalischen Therapie überall im Altertum und Mittelalter, z. B. in den Schriften der Hildegard von Bingen (Schipperges 1983, 1985). Die letzte Stufe der Primärprävention, die noch nicht Therapie im Geiste der kurativen Medizin ist, ist die Ausschaltung von somatischen Risikofaktoren, die beim hypertonen Patienten medikamentös z. B. gut gelingt, zumal man die Hypertonie gut erfassen kann (Wagner 1976), während die Erfolge bei der präventiven Senkung der Blutfette mindestens fragwürdig geblieben sind (Rifkind 1984; Mitchell 1984).

Lebenserwartung und Lebensführung

Am sichersten wirkt bekanntlich ein präventives Konzept, das den alten griechischen Namen „diätetisch" verdienen würde: die Umstellung der Lebensweise in somatischer, psychischer und sozialer Hinsicht. Solche Programme existieren längst bezüglich des schmalen Sektors der „Diät", d. h. der Ernährung, aber erst langsam setzen sich diätetische Programme von soziopsychosomatischem Charakter durch, in bescheidenen Ansätzen z. B. im sog. Wieslocher Modell (Nüssel u. a. 1983) oder in den amerikanischen Coronary Clubs. Besser durchgebildet sind diätetische Konzepte auf dem Sektor der Verhaltenstherapie in Selbsthilfegruppen. Da der Zusammenhang zwischen Lebenserwartung und Lebensführung epidemiologisch leicht aufweisbar ist (Schaefer 1976), liegen die Programme einer Prävention durch Konsumlenkung auf der Hand. Die Rolle des Arztes ist in dieser diätetischen Führung des Patienten fundamental wichtig. Er hat abzuwägen, wo die individuell so verschiedenen Risiken liegen, wo eine präventive Strategie sinnlos ist, wie z. B. beim Alkoholismus des seelisch oder sozial entgleisten Patienten mit Suizidgefahr. Die Lebensordnung, die heutzutage so viele Menschen brauchen würden, setzt eine die ganze Existenz des Menschen erfassende Neuorientierung voraus. Betrachtet man die Praxis der Schulmedizin vor diesem präventiven Anspruch, so erkennt man mit Erschrecken ihre Insuffizienz. Askese als ein total unmodern gewordener Begriff, der nichts anderes als die rechte Lebensordnung, die zur Erreichung eines Zieles notwendig ist, bedeutet, müßte wieder ein moderner medizinischer Begriff werden. Mit unseren derzeit praktizierten und durch die Reichsversicherungsordnung gedeckten „Vorsorgeuntersuchungen" ist nur ein kleiner Teil einer möglichen Prävention angesprochen, dessen Bedeutung nicht abgestritten werden soll, der aber insgesamt eine ökonomische Sinnhaftigkeit bislang nicht überall gezeigt hat, wenngleich jede primäre Prävention von hohem Nutzen für das Individuum ist, das sich ihr unterwirft. Nur sollte es nicht so sein, wie W. Raab es 1964 noch mit vollem Recht sagen konnte: das goldene Zeitalter der Medizin – ein dunkles Zeitalter der Prävention.

Reparation und protektive Faktoren

Wir gehen derzeit von der Hypothese aus, die einzig theoretisch praktikable Strategie einer Primärprävention sei die Verhütung von Risikofaktoren durch eine gesündere „Lebensführung" oder wie es neuerdings von der WHO (1985) genannt wird, durch einen neuen „Life-style". Es gibt aber eine Reihe von derzeit kaum noch beachteten Maßnahmen, die durch persönliches Verhalten möglich werden und nicht in der (negativen) Vermeidung von Risiken bestehen, sondern in der (positiven) Anwendung protektiver und reparativer Faktoren, welche der Vis medicatrix naturae aufhelfen (Schaefer 1985). Bei den Anhängern von Kneipp werden solche Faktoren von jeher hoch geachtet und mit Erfolg präventiv eingesetzt. Hierher gehören auch viele Formen der „Naturheilkunde", z. B. Körpertätigkeit, Ernährungsrezepte, Atemübungen, Kreislauftraining, die nicht nur therapeutisch (reparativ), sondern auch präventiv (protektiv) zugleich wirksam sind. Selbst wenn genetische Faktoren bei dem Schutz vor Krankheit besonders wichtig sein werden, ist nach jahrtausendealter ärztlicher Erfahrung die Wirksamkeit protektiver Praktiken unabweisbar. Solche Protektionen reichen neuerdings freilich auch tief in pharmakologische Methoden hinein, und derzeit sind „Antikarzinogene" einerseits, die protektiven Probleme des Herzinfarkts, die von Beta-Blockern und Kalzium-Antagonisten ausgehen, andererseits wohl die bekanntesten protektiven Prozeduren.

Als Methoden der primären Prävention kommen pharmakologische Hilfsmittel dennoch vorerst nicht in Betracht, solange es „natürliche", d. h. nichtpharmazeutische Methoden protektiver Art gibt. Bei der enormen Bedeutung, welche den zerebralen Prozessen bei der Krankheitserzeugung zukommt und die man als „Krankheitsentstehung durch Streß" vielleicht etwas zu einseitig etikettiert hat, werden geistige Grundhaltungen eine solche protektive Strategie besonders wirksam gestalten lassen. Seelisches Training als präventive Methode ist aber bislang in der Schulmedizin nicht beachtet worden, der allgemeinen Übung entsprechend, seelische Ursachen der Krankheit nicht sonderlich ernst zu nehmen. In diesen protektiven Strategien, welche eine Stärkung von Leib und Seele im Kampf mit Umweltschäden bewirken wollen, liegen große Möglichkeiten künftiger Prävention. Auch sie sind freilich Strategien, welche nur als Ratschlag angeboten werden können. Sie sind durchweg mit einer Form der Lebensführung verknüpft, welche in eine Welt passiver Genußsucht nicht hineinpaßt. Es wird Aktivität gefordert, was unmodern ist. Hier müßte also eine „Mode" neuer protektiver Haltungen entwickelt werden, von der noch zu sprechen sein wird.

Freiheit und Unfreiheit in der Prävention

Schon in der Einführung haben die Herausgeber darauf hingewiesen, daß Prävention ein Angebot an dasjenige Individuum ist, das seine Gesundheit erhalten, sein Leben verlängern will. Dieses Angebot besteht in erster Linie, soweit es die Primärprävention betrifft, in dem Ratschlag, bestimmte gefährdende Verhaltensweisen zu vermeiden. Innerhalb der Primärprävention gibt es, soweit das Individuum, dessen Gesundheit bewahrt werden soll, angesprochen ist, grundsätzlich keine andere präventive Methode als diesen Ratschlag, was die *Medizin* anlangt. (Methoden einer politischen Lebensgestaltung lassen wir hier grundsätzlich unbeachtet.)

Es kann nun keinem Zweifel unterliegen, daß in einer Gesellschaft, in der von jedermann Ansprüche an die Solidargemeinschaft fast aller Mitglieder dieser Gesellschaft gestellt werden (weil fast alle an dieser Solidargemeinschaft durch das System der Sozialen Sicherung beteiligt sind), daß in einer solchen Gesellschaft Kontrollen des Verhaltens legitim sind. Es gibt nirgendwo in der Welt (die Krankheitsversicherungen in der Regel ausgenommen) Versicherungen ohne Kontrollen. Die Kraftfahrzeugversicherung kontrolliert z. B. die Pflicht, sich anzuschnallen, die Einbruchsversicherung verlangt Sicherungen gegen Diebstahl, und private Krankenversicherungen schließen bestimmte Risiken, die sich in Vorerkrankungen kundtun, aus der Versicherungsleistung aus.

Es kann schlechterdings nicht bezweifelt werden, daß solche Kontrollen, die gesellschaftspolitisch gesehen Zwänge darstellen, die Kehrseite jeder Versicherung sein müssen. In allen Fragen solchen Gesundheitsverhaltens greifen solche Zwänge tief in die Intimsphäre des Menschen ein und sind schon aus diesem Grund nur in begrenztem Umfang durchsetzbar.

Es kann ebenfalls nicht bezweifelt werden, daß eine Verhaltenskontrolle, welche das Interesse der Solidargemeinschaft befriedigend absichert, in beliebiger Weise das ganze Dasein der Versicherten umfassen könnte, also schon nicht mehr nur eine Vorstufe eines totalen Staatsdirigismus wäre, ihn vielmehr bereits rigoros praktiziert. Hierauf haben die Autoren des Sammelwerks von Wambach (1983) mit Recht hingewiesen. Diese Gefahr des „Totalen Staates" wächst ins Unerträgliche, wenn (wie es J. A. Schülein bei Wambach tut) jede Art der Vorsorge als Prävention bezeichnet wird und in eine staatliche Kontrollfunktion mündet, sobald es sich um die Verhütung eines gesellschaftlich unerwünschten Zustands beliebiger Art handelt. Dieser Gefahr kann grundsätzlich nur dadurch begegnet werden, daß – erstens – das Anspruchsniveau gesenkt, d.h. die Forderung aufgegeben wird, in jeder Notlage eine volle Sicherung durch die Gemeinschaft auch dann zu garantieren, wenn die Notlage aus eigenem Verhalten entspringt. Eine zweite Lösung des Problems wäre nur so denkbar, daß die Gemeinschaft die üblich gewordenen Formen einer „Selbstschädigung" trotz ihrer hohen Kosten für die Gemeinschaft als subventionspflichtig erachtet, ohne Rücksicht auf das Moment der eigenen Verantwortung. Im Augenblick scheint noch ein gesellschaftlicher Konsens zu bestehen, diesem zweiten Lösungsmuster zu folgen.

Eine dritte Lösung steht in weiter Ferne. Sie würde darin bestehen, gesundheitsgerechtes Verhalten als eine „Mode" anzusehen, deren Außerachtlassung die Gesellschaft mit sozialen Sanktionen beantwortet, so wie man noch vor Jahrzehnten bestimmte Verstöße gegen den allgemeinen Sittenkodex mit gesellschaftlicher Ächtung bedacht hat. Eine allgemeine Verfehmung des Rauchens wäre z. B. eine solche „Modehaltung". In einer Zeit sinkenden ethischen Bewußtseins scheint eine solche Mode jedoch kaum konsensfähig.

Es ergibt sich aus diesen Überlegungen, daß jede Form einer gesellschaftlichen Sicherung ihren oft enorm hohen Preis hat: Sie steigert notwendigerweise entweder die Kosten, oder sie wird mit einem System wachsender Unfreiheit verknüpft. Es gibt als dritte Alternative nur die Steigerung der Selbstverantwortung, welche durch gesellschaftliche Mode durchgesetzt wird. Selbstverantwortung ohne Sanktionen zu fordern ist eine Utopie; es gibt kein Beispiel in der Geschichte, das ihre Realisierbarkeit bezeugt.

Modelle der Prävention

Die Methoden der Prävention sind weit gefächert und verlangen teils eine ärztliche Intervention (so bei der Sekundärprävention oder Früherkennung), teils eine motivierende Beratung des Patienten, sich anders zu verhalten. Die ärztliche Intervention ist bei keiner der präventiven Methoden völlig zu entbehren, hat aber bei der Primärprävention nur die Aufgabe einer Information mit motivierendem Charakter, während sie bei der Sekundärprävention im Vordergrund steht. Nun ist eine Früherkennung dann relativ einfach und billig, wenn sie an vielen Probanden gleichzeitig vorgenommen wird, weil alle Verfahren bei allen Probanden in der Regel identisch sind und es also nicht nötig ist, bei jedem Patienten die Methoden der Untersuchungsvorgänge immer wieder neu bereitzustellen. Auch ist, ökonomisch gesehen, eine Früherkennung trotz der relativ geringen Kosten pro Untersuchung nur sinnvoll, wenn an ihr ein großer Prozentsatz aller im Risiko stehenden Personen teilnimmt. Das aber besagt, daß Frühuntersuchungen für große Gruppen der Bevölkerung geplant und gleichzeitig durchgeführt werden müssen. Da mit jeder Sekundärprävention wenigstens der Versuch einer Primärprävention gekoppelt werden sollte, die sich auch als helfende Methode bei Vorliegen abnormer Befunde einer Sekundärprävention ohnehin aufdrängt, stehen alle präventiven Methoden in einem Zusammenhang, dessen weitgehende Berücksichtigung also einer Gesamtplanung bedarf, die man „Strategie" zu nennen pflegt. Diese Strategien bestehen in methodischer Festlegung (was ist wie zu messen), in organisatorischer Arbeit (wer kommt wann wohin) und endlich in einer psychologisch ärztlichen Wechselwirkung, dem präventiven Orientierungsgespräch (wie sage ich was dem Patienten mit Aussicht auf einen motivierenden Erfolg). Strategien der Prävention bedürfen also einer weitausgreifenden Planung und Koordination.

Verhältnisse, bei denen Tatsachen, Handlungsnormen und Absprachen miteinander abzustimmen sind, lassen sich nur dann praktisch beherrschen, wenn man alle in Betracht kommenden Schritte im Denken, Planen und Handeln durch ein theoretisches System miteinander verbindet, das die Methoden, ihre Schwierigkeiten, bereits vorliegende Erfahrungen und zu erreichende Ziele verbindet. Man nennt ein solches theoretisches System ein *Modell*.

Der Begriff Modell wird sehr verschiedenartig benutzt und dient oft nur dazu, ein System von Hypothesen zu einer umfassenden Naturerklärung zu verbinden. Wir wollen hier nicht auf die Probleme der modernen Modelltheorie eingehen, über die es inzwischen eine große Literatur gibt, die uns hier nicht weiterhilft. Wir wollen im Zusammenhang mit präventiven Strategien dann von Modellen sprechen, wenn verschiedene Strategien auf übergeordnete Gesichtspunkte hin geprüft, z.B. auf ihre Durchführbarkeit oder ihre Kostenproblematik hin untersucht werden. Prävention kann, wenn ihre Zielrichtung wechselt, durch unterschiedliche Modelle planbar gemacht werden. Modelle sind Hilfsmittel, Strategien zu prüfen und Handlungsanweisungen zu formulieren. Vor allem ökonomische Modelle sind derzeit viel diskutiert worden. Ihre Besprechung übersteigt den Rahmen dieses Buches.

Chancen der Prävention

Zusammenfassend kann gesagt werden, daß Krankheitsverhütung durch eine gesunde Lebensführung möglich ist. Das beweisen die zahlreichen Menschen, die eine solche Lebensführung praktizieren. Aber auch die für fast alle Todesursachen erheblich überhöhten Sterbeziffern der Raucher, verglichen mit Nichtrauchern, beweisen das, wenngleich Resultate an eineiigen Zwillingen zu denken geben und dafür sprechen, daß Rauchen *allein* die Übersterblichkeit vielleicht nicht in dem Ausmaß bedingt, wie wir es derzeit annehmen (Friberg u. a. 1973). Daß aber die Unmäßigkeit in unserer Gesellschaft schadet, kann nicht bezweifelt werden. Also muß Konsumeinschränkung präventiv wirksam sein. Primärprävention ist freilich ein Problem der individuellen Haltung, die man mit rationalen Methoden nur schwer beeinflussen kann. Auch das beweist die so schwierige Kampagne gegen das Rauchen.

So erscheinen die Chancen der Prävention groß, soweit es die sachlichen Argumente angeht, aber bescheiden, soweit es die Psychologie der Massen betrifft. Prävention ist eine Methode, demjenigen, der ein langes Leben ohne Krankheit wünscht, den Weg zu diesem Ziel zu weisen. Sie ist aber in ihrer Massenwirkung – oder ihrer Wirkungslosigkeit – ein Spiegel der in einer Gesellschaft herrschenden Genußsucht. Der Erfolg der Prävention ist ein Prüfstein einer gesellschaftlichen Ethik.

Literatur

Beckmann, P.: Der aktive Patient. Ärztl. Praxis (1961) 1887.
Brunner, D., Meshulam, N.: Prevention of recurrent myocardial infarction by physical exercises. Israel J. Medical Sci. 5, No. 4 (1969) 783–785.
Cousins, N.: Der Arzt in uns selbst. Rowohlt, Reinbek 1981.
Friberg, L., Cederlöf, R., Lorich, U., Lundmann, T., de Faire, U.: Mortality in twins in relation to smoking habits and alcohol problems. Arch. Environm. Health 27 (1973) 294–304.
Jenkins, C. D.: Physiologic and social precursors of coronary disease. New England J. Med. *284* (1971) 244.
Jores, A.: Der Mensch und seine Krankheit. Klett, Stuttgart 1956.
Kraus, H.: Principles and practice of therapeutic exercises. Thomas Publ. Springfield (Ill.) 1956.
Krehl, L.: Entstehung, Erkennung und Behandlung innerer Krankheiten. I. Pathologische Physiologie. Vogel, Berlin 1932.
Mitchell, J. R. A.: What constitutes evidence on the dietary prevention of coronary heart disease? Cosy beliefs or harsh facts? Intern. J. Cardiol. 5 (1984) 287–298.
Nüssel, E., Lamm, G. (Hrsg.): Prävention im Gemeinderahmen. Zuckschwerdt, München, Bern, Wien 1983.
Pflanz, M.: Vorsorge statt Früherkennung. In WIdO – Materialien. Gesundheitsvorsorge und Krankheitsfrüherkennung, Teil 2. Wiss. Inst. der Ortskrankenkassen, Bonn o. J., S. 173–197.
Raab, W.: Golden age of medicine – dark age of prevention. New Physician *13* (1964) 125.
Raab, W. (Edit.): Prevention of ischemic heart disease. Thomas, Springfield (Ill.) 1966.
Rifkind, B. M.: The lipid research clinics coronary primary prevention trial results. In: Reduction in incidence of coronary heart disease. J. Amer. Med. Ass. *251* (1984) 351–364.
Schaefer, H.: Die Hierarchie der Risikofaktoren. Medizin, Mensch, Gesellschaft *1* (1976) 141.

Schaefer, H.: Lebenserwartung und Lebensführung. Mensch, Medizin, Gesellschaft *1* (1976) 27–32.

Schaefer, H.: Der Krankheitsbegriff. In: M. Blohmke u. a. (Hrsg.) Handbuch der Sozialmedizin. Enke, Stuttgart, Bd. 3, (1976) 15–30.

Schaefer, H.: Risiko und Reparatur. In: Leitbilder gesunder Lebensführung. Katholische Ärztearbeit Deutschland (Hrsg.). Bachem, Köln 1985.

Schipperges, H.: Alte Wege zu neuer Gesundheit. Modelle gesunder Lebensführung. Atrioc Verlag, Bad Mergentheim 1983.

Schipperges, H.: Der Garten der Gesundheit. Medizin im Mittelalter. Artemis, München, Zürich 1985.

Schwartz, F. W., Brecht, I. G.: Evaluation of German cancer screening by cross-sectional data. Int. J. Epidemiol. *13* (1984) 283–286.

Verworn, M.: Kausale und konditionale Weltanschauung. 2. Aufl. Fischer, Jena 1918.

Wagner, G. (Hrsg.): Hypertonie. (Methodik und Ergebnisse einer Vorsorgeuntersuchung in einem chemischen Großbetrieb). Schattauer, Stuttgart, New York 1976.

Wambach, M. M. (Hrsg.): Der Mensch als Risiko. Zur Logik von Prävention und Früherkennung. Suhrkamp, Frankfurt a. M. 1983.

WHO: Health for all. Global ACMR health research strategy. WHO Chronicle 39 (1985) 68–72.

Entwicklung und Situation der Präventivmedizin

H. Schipperges

Prävention ist sicherlich nichts Neues! Vorsicht, Vorsorge, Vorhut gehörten seit jeher zu den elementaren Voraussetzungen einer Hilfe in Not. Um ihre Gesundheit gekümmert haben sich die Menschen aller Völker und Zeiten. Kein Begriff ist aber auch zwiespältiger und vielschichtiger als der der Gesundheit, wofür allein schon Wortbildungen sprechen wie: Gesundheitswesen, Gesundheitssystem, Gesundheitsplanung, Gesundheitsamt, Gesundheitspflege, Gesundheitsdienst, ganz zu schweigen von Aufgaben einer Gesundheitsförderung, Gesundheitserziehung, Gesundheitsbildung, einer nun wirklich multidisziplinären Aufgabe, die uns zeigt, wie sehr gerade die Präventivmedizin verflochten ist mit allen Fragen der Wirtschafts-, Umwelt- und Bildungspolitik.

Im Grunde ist auch das wieder eine ganz alte Sache, die übrigens auch von den klassischen Pionieren der modernen naturwissenschaftlichen Medizin gesehen wurde, so etwa von Claude Bernard, wenn er schreibt: „Die Gesundheit zu erhalten *und* die Krankheiten zu heilen: das ist das Problem, das die Medizin von Anfang an aufgestellt hat und dessen wissenschaftliche Lösung sie noch immer verfolgt" (1865). Noch immer, auch heute, am Ausgang des 20. Jahrhunderts noch, ist dieses Problem ohne eine wissenschaftliche Lösung.

Die Forderung nach einer präventiven Neuordnung in der Medizin wird u. a. in ärztlichen Kreisen mit einem merkwürdigen Argwohn betrachtet; sie wird als Medizinkritik angesehen, als eine „geradezu feststehende Denkfigur", die in erster Linie dazu dienen soll, der Kritik an der kurativen Medizin neue Nahrung zu geben und „das System Medizin" unheilvoll zu verändern (Schwartz, 1982). Präventivmedizin gerät in Gefahr, zu einer Antimedizin zu werden!

Wir sollten uns von all diesen Vorurteilen, gleich welcher Provenienz, nicht blenden lassen, um in rein heuristischem Vorgehen zunächst einmal an die Phänomene selbst zu gelangen. „Praevenire" bedeutet – darauf muß immer wieder hingewiesen werden – einer Person oder Sache zuvorkommen. Wem aber wohl will man zuvorkommen? Einer konkreten Erkrankung oder auch nur dem Risiko zu erkranken oder aber einer Verschlimmerung des schon bestehenden Leidens? Bei diesen Fragen geht es um die Klärung des begrifflichen Rahmens, in dem man Prävention, Kuration und Rehabilitation unterbringen will. Gerade in Ärztekreisen sollte aber auch immer wieder darauf hingewiesen werden, daß wir es bei dieser Präventivmedizin weder mit einem alternativen noch mit einem kompensatorischen Modell zu tun haben, sondern mit einer ärztlichen Urhandlung, allenfalls noch mit einer schlichten Ergänzung, die den einen Teil mit dem anderen erst zu einem Ganzen werden läßt: die Heilkunde eben *mit* der Heiltechnik, „Curativa" *und* „Defensiva", wie Paracelsus dies nannte, beides in einem integralen Verbundsystem, dem „integrum totum medicinae", beides eben, „sonst steht die ganze Waage falsch".

Freilich werden wir gerade auf einem solch fragilen Gebiet, wo der weichen Daten so viele und der harten Daten sehr wenige sind, nicht daran vorbeikommen, auch die „Alternativen" zu berücksichtigen. Es hat schon etwas „Alternatives" an sich, wenn nun auch die „Natur" wieder eingeführt werden soll in das „System Medizin". Es ist sicherlich „alternativ" gedacht, wenn nun auch das „Politische" an Raum gewinnt in einer Wissenschaft, die sich als „voraussetzungslos" zu verstehen glaubte, und die doch immer wieder angewiesen ist auf die Einheit von Erkenntnis und Interesse. „Alternativ" sind ganz gewiß alle Selbsthilfegruppen zu verstehen, diese neue, gewaltige Bewegung einer „Laienmedizin" mit all ihren Chancen, aber auch allen Risiken. Als „alternativ" würde ich nicht zuletzt jene Vielfalt der Heilmethoden ansehen, wie sie letztlich auf einer Pluralität der Heilsysteme beruht.

Es ist u. a. die Weltgesundheitsorganisation (WHO), die auf der Basis einer solchen Pluralität der Heilsysteme eine „Gesundheit für alle bis zum Jahre 2000" betreibt, wobei hier weniger an „Gesundheit" gedacht ist als an eine sanitäre Primärversorgung der unterentwickelten Länder. Bis zum Jahre 2000 erwartet die WHO aber auch eine „fundamentale Neuordnung der Prioritäten", was bedeutet: *hin* zu einer elementaren Basisversorgung, *weg* von der kostenintensiven Hochleistungsmedizin, was alles nicht möglich scheint ohne ein radikal verändertes Gesundheitsbewußtsein, d. h. ein umfassendes Gesundheitswissen bei einem wachen Gesundheitsgewissen.

Wie aber bringt man die Menschen zu einer solchen „Gesundheitsräson"? Wie bringt man „scientia" wieder in Einklang mit der „conscientia"? Nun, viele heißen uns gerade hier hoffen auf die „Prävention"; aber ob sie wohl trägt und nicht trügt? Viele möchten sie heute schon in Bewegung sehen, eine radikale Trendwende im Gesundheitswesen, jene „zweite sanitäre Revolution", wie sie der Marburger Internist Martini auf der Hamburger Naturforscherversammlung (1980) im Hinblick auf die Vorsorgemedizin schon vor Augen hatte, eine medizinische Revolution mit allen Chancen, aber auch nicht ohne Risiken!

Zur Entwicklung einer präventiven Medizin

Auf der Suche nach Spuren eines präventiven Denkens in der Heilkunde stoßen wir auf eines der ältesten Medizinbücher, den berühmten „Nei-ching" aus der Epoche des „Gelben Kaisers" Huang-Tie im alten China.

Im Nei-ching fragt der Kaiser seinen Arzt:

Ich habe gehört, daß die Menschen in früheren Zeiten bis zu hundert Jahre alt wurden. In unseren Tagen ist man dagegen schon mit fünfzig so gut wie erledigt und völlig erschöpft. Liegt das nun an einer Veränderung der Lebensumstände im Laufe der Zeiten oder liegt vielleicht die Ursache im Menschen selbst?

Darauf antwortet der Arzt seinem Kaiser:

> In den alten Zeiten verhielten sich die Menschen nach den Gesetzen des Tao. Sie beachteten das Yin und das Yang, waren mäßig in ihren Ansprüchen und führten ein geregeltes, einfaches Leben. So blieben sie an Geist und Körper gesund und konnten ein Alter von hundert Jahren erreichen. In unserer Zeit aber, da sind die Menschen anders geworden. Sie trinken alkoholische Getränke, suchen alle möglichen Zerstreuungen und neigen zur Unmäßigkeit. Ihre Leidenschaften erschöpfen ihre Lebenskraft, ihre Begierden zerstreuen das Wesentliche, sie sind nicht geübt in der Beherrschung ihres Geistes und werden deshalb nicht älter als fünfzig Jahre.

Hier finden wir eine ganz klare positive Einstellung zur Präventivmedizin, die sich beruft auf Lao-tse in seinem Tao-te-king, wo es heißt: „Man muß wirken auf das, was noch nicht da ist. Man muß rechtzeitig ordnen, was noch nicht in Verwirrung ist". Ganz ähnlich lautet das im Nei-ching: „Der gute Arzt wird seinen Kranken immer schon behandeln, wenn die Erkrankung noch nicht voll ausgebrochen ist." Vorbeugen aber kann man letztlich nur, wenn sich der Mensch zunächst einmal selbst für seine Gesundheit verantwortlich fühlt.

Der altchinesische Arzt Ch'i Po erklärte seinem Kaiser Huang-Tie dann aber auch sogleich die Prinzipien seiner Theorie: „Meine Theorie der Medizin hat drei Maßstäbe: Nach oben entspricht sie der Astronomie, nach unten der Geographie, in der Mitte orientiert sie sich an den Gewohnheiten der Menschen." Was wir hier vorfinden, ist nichts anderes als eine kosmisch-tellurisch-moralisch orientierte Umweltmedizin. In dem Chaos der Welt war es Tao, der rechte Weg des Seins, das zwar die beiden Prinzipien von „Yin" und „Yang" entwickelte, das aber auch wußte, daß sie nirgendwo in reiner Form vorkommen, sondern immer in einer ungemein vielfältigen Mischung, auf der dann auch die Varietät der Lebensformen und der Lebenskrisen beruht. Die Befolgung der Richtlinien des Tao – wir würden heute sagen: der Gebote der Natur – bedingt Harmonie und damit Gesundheit. Die Nichtbeachtung der Erfordernisse der Natur führt zu Disharmonie und erzeugt Krankheit, ein Kranksein und Krankwerden, das immer den Menschen als Ganzes erfaßt und letztlich zurückzuführen ist auf das Verhalten des Kranken: auf Verstöße nämlich gegen das Tao, gegen das eiserne Gesetz der Natur.

Heilkunst und Lebenskunde waren in diesen archaischen Hochkulturen noch ganz und gar eins. Sie wurden nicht von ungefähr zum Element einer allgemeinverbindlichen Daseinsphilosophie – so in der antiken „paideia", so bei den arabischen Arztphilosophen, so noch in den aufgeklärten Gesundheitskatechismen, wo die Medizin bezeichnet wird als die Elementarwissenschaft eines jeden gebildeten Menschen. Die Heilkunde war eingewoben in das Leben mit seinen alltäglichen Grundbedürfnissen des Essens und Trinkens, des Schlafens und Beischlafens, der Atmung und der Ausscheidung, der Kleidung und Wohnung, der Affekte und Emotionen, die es alle insgesamt zu zivilisieren gilt.

Eine wissenschaftliche Struktur erhielt dieses System der Lebensordnung zum ersten Male bei Galen, dem großen griechischen Arzt der römischen Kaiserzeit. Für Galen ist die Medizin in erster Linie eine Gesundheitskunde und danach erst die Lehre von den Krankheiten und Heilmaßnahmen. In seiner hygienischen Grundschrift *De sanitate tuenda* lesen wir:

> Es gibt zwar nur *eine* Wissenschaft vom menschlichen Körper, aber sie hat zwei prinzipielle und besondere Teilgebiete. Das ist einmal die *Gesundheitspflege,* zum anderen die *Heilkunde.* Beide Teilgebiete verhalten sich in ihren Auswirkungen verschieden. Denn das eine bewahrt den bestehenden Zustand des Körpers, während das andere, die Therapie, ja ihn gerade verändern

will. Da nun die Gesundheit der Zeit wie auch dem Wert nach *vor* der Krankheit steht, müssen wir Ärzte auch zuerst darauf schauen, wie man sie bewahren kann. Dann erst, und in zweiter Linie also, hat man zu bedenken, wie man mit den Krankheiten am besten fertig wird. Beide Aspekte haben einen Weg der erfolgreichen Forschung gemeinsam, wenn wir nämlich wissen, wie die Beschaffenheit des Körpers, die wir Gesundheit nennen, zu erkennen ist. Denn wir können sie weder bewahren, wenn sie vorhanden ist, noch sie wiederherstellen, wenn sie zerstört ist, wenn wir überhaupt nicht wissen, was diese Gesundheit ihrem Wesen nach denn eigentlich sein soll!

In der Heilkunde des Galen steht aber auch zwischen dem Grenzwert „sanitas" und den Grenzsituationen der „aegritudo" noch eine dritte, eine mittlere Kategorie, die „neutralitas", jenes gewaltige Übergangsfeld eines „ne-utrum", wo man nicht ganz heil ist, aber eigentlich auch nicht richtig krank. Hier hatte der Patient noch seinen großen Entscheidungsspielraum und hatten die Ärzte ihre Kompetenzbereiche, ehe die moderne Sozialversicherungsgesetzgebung diese Kategorien verkürzt hat auf nur noch zwei Blöcke: „gesund" oder „krank". Man meldet sich krank: Dann beginnt die Patientenkarriere. Man wird gesund geschrieben: Dann steht man im Arbeitsprozeß. Tertium non datur!

Während des ganzen Mittelalters stand neben der Krankenversorgung (restauratio salutis) gleichrangig der Gesundheitsschutz (tuitio corporis). Beide zusammen erst machen die Heilkunde im ganzen aus, bilden das „totum integrum medicinae".

Beides gehört augenscheinlich zusammen! Dieses Ganze der Heilkunde wollte auch Paracelsus traktieren, und zwar dergestalt, daß „die Welt erkannt werde und aus ihr auch der Mensch, die beide *ein* Ding sind". Gegenstand dieser Medizin ist nicht nur „der Krankheiten Ursprung", sondern auch „das Wiederbringen der Gesundheit". Denn „es ist *ein* Wesen, wie der Mensch gesund ist und wie er krank ist oder wird". Aus diesem Wissen allein folgt dann auch das „Regimen und Diaeta". Dem gesunden Menschen ein solches Regimen vorzusetzen, das ist – meint Paracelsus – weitaus „mehr, als es dem Kranken zu setzen; denn es erhält in Gesundheit". Daraus der Schluß: „Also ist der Mensch sein eigener Arzt. Denn so er der Natur hilft, so gibt sie ihm seine Notdurft und gibt ihm also zu eigen seinen Garten zu eigener Kultivierung. Denn wenn wir nur gründlich genug den Dingen nachdenken und trachten, so ist unsere eigene Natur selbst unser Arzt."

Lebensordnung in diesem Sinne bedeutet mehr als Naturwissenschaft; sie ist gleichsam ein Auftrag, ein Gewissensbefehl, „der da allen Christen bewußt sein soll", wie Joachim Struppius von Gelnhausen (1530–1606) schreibt in seinem Traktat *Nützliche Reformation/zu guter Gesundheit/und Christlicher Ordnung*, gedruckt zu Frankfurt im Jahre 1573, wo es heißt „daß wir unsere Leiber als nicht unser, sondern Gottes Ebenbild in Ehren sollen halten". Ganz ähnlich schreibt Christoph Schorer (1618–1671), Physikus der Reichsstadt Memmingen: „Die Medici, die Aerzte seyn gleichsam Hüter und Wächter über die Gesundheit des Menschen." So in seinem „Vorbericht" zu einem Traktat mit dem barocken Titel: *Reglen der Gesundheit, Hohen und Niedern/Gelehrten und Ungelehrten zu Erhaltung beständiger Gesundheit wohlmeinend vorgeschrieben*, gedruckt zu Ulm 1668 und zu Augsburg 1677. Hüter der Gesundheit und Wächter über die Gesundheit des einzelnen wie die der Gemeinschaft, damit wäre schon eine Perspektive vorgegeben für die „salus privata" wie die „salus publica".

In seinem *System der Hygieine* (1879) hatte Eduard Reich noch die Wissenschaft von der Gesundheit wie folgt definiert: „Die Hygieine umfaßt die ganze physische und moralische Welt und kommuniziert mit allen Wissenschaften, deren Gegenstand die Betrachtung des Menschen und der diesen umgebenden Welt ist." Ähnlich schreibt auch A. Grotjahn 1904, der seine *Sozialgiene* auffaßte als die Lehre von den Bedingungen und den Maßnahmen, „denen die Verallgemeinerung hygienischer Kultur unter der Gesamtheit von örtlich, zeitlich und gesellschaftlich zusammengehörigen Individuen und deren Nachkommen unterliegt".

Hier ist die Hygiene noch „die umfassende Lehre von der Gesundheit", wie sie W. Kollath (1937) in seinem Lehrbuch nannte als ein „System auf physiologischen Grundlagen" und mehr noch: „Hygiene ist Kulturnotwendigkeit, nicht Naturnotwendigkeit".

Vor-sorge aber ist immer auch *Voraus*-schau und erfordert „pro-videntia" und damit jene „prudentia", die nicht von ungefähr im Tugendkatalog an erster Stelle steht, wenn sie auch nicht denkbar ist ohne die anderen Kardinaltugenden, die „iustitia" (die jedem das Seine läßt), die „fortitudo" (als Mut zum Eingreifen) und die „temperantia" (als Mitte und Maß im „temperamentum"). Vor-Sicht, Vor-Hut, Vor-Sorge begleiten den gesamten Indikationsgang und gehören damit zu den ältesten Vorkehrungen des ärztlichen Denkens und Handelns.

Programme einer Präventivmedizin

Vor dem Hintergrund einer vieltausendjährigen Erfahrung und mit der Perspektive einer die Gesundheit wie die Krankheiten umfassenden Heilkunde können wir nun auch versuchen, konkrete Programme einer präventiven Medizin zu entwerfen.

Die moderne Medizin hat sich seit 100 Jahren als ein auf dem naturwissenschaftlichen Modelldenken beruhendes System der Krankenversorgung und Sozialversicherung verstanden und auf eine Gesundheitstheorie und Gesundheitsbildung Verzicht geleistet. Demgegenüber war die ältere Heilkunde vorrangig an einer Lehre von der Gesundheit orientiert und berücksichtigte erst in zweiter Linie heiltechnische Maßnahmen bei der Krankenversorgung.

Erst die modernen Planungsprogramme haben wieder zahlreiche Konzepte einer eher gesundheitsorientierten Heilkunde entwickelt, die sich alle auf die sechs Bildungsbereiche der älteren Hygiene, einer umfassenden Gesundheitsbildung, erstrecken, nämlich auf:

1) Umweltschutz (Umgang mit den natürlichen Lebensbedingungen von Luft, Licht, Wasser, Wärme, Boden, Klima, Landschaft, Wohnbereichen, Erholungszentren);
2) Ernährungskultur (Lebensmittelkunde, Ernährungswandel, Fehlernährung, Abusus in Speise und Trank, Drogenszenerie, Medikamentenkonsum, Lebensmittelhygiene);

3) Humanisierung der Arbeitswelt (Arbeitsphysiologie und Leistungspathologie, Streß und Feierabend, Probleme der Freizeitgesellschaft, Gleichgewicht von Arbeit und Muße);
4) Schlafkultur (Probleme der zirkadianen Rhythmik [Rund-um-die-Uhr-Forschung], Schlafqualität, Wachheitsgrade, Lärmstörung und Lärmschäden, mikrosoziales Milieu);
5) Innersekretorischen Stoffhaushalt (Bedeutung der Ausscheidungen, Absonderungen, anthropologisch orientierte Sexualhygiene);
6) Regulation des Affekthaushalts (Bedeutung animalischer Affekte und humaner Leidenschaften, Regulationsstörungen im emotionalen Haushalt; Aufbau einer anthropologisch orientierten Psychohygiene).

In diesem Spannungsfeld um Natur und Kultur aber hat sich im Laufe der Zeiten ein überraschend geschlossenes und erstaunlich konstantes System gebildet: eine Lebensnaturlehre (Res naturales), die über die Lebenskunstlehre (im psychosozialen Kontext) zu einer Lebensordnungslehre (Res non naturales) geführt hat, und dies prinzipiell auf drei Ebenen: 1) einer „medicina privata", die über eine tagtägliche Lebensstilisierung werden konnte zu einer „diaita privata", und hier ist und bleibt jeder der Architekt seines eigenen Leibes; 2) einer „medicina publica", die über die Großräume der ökologischen Gleichgewichte tendiert auf eine „diaita publica", die dann wirklich öffentliche Gesundheitspflege wäre und damit ein politisches Programm; 3) eine „medicina communis", die in konkreter Gruppenarbeit, und hier immer noch exemplarisch darzulegen an der Familie, führen sollte zu einer „diaita communis". Auf allen drei Ebenen ließen sich nun die Regelkreise der Hygiene und Diätetik vom Arzt operationalisieren und aktualisieren zu einem omnivalenten Modell.

Aus dem Begriff der Diätetik als einer alle Therapie begründenden und begleitenden Maßnahme ergibt sich aber auch, daß primäre, sekundäre und tertiäre Prävention inhaltlich als eine Einheit gesehen werden müssen, wie auch die Inhalte der älteren Diätetik, die „sechs Regelkreise", immer nur im Ensemble gedacht und behandelt wurden.

In das Programm dieser Regelkreise gehören der Tradition nach die folgenden sechs Punkte:
1) der gebildete Umgang mit Licht und Luft, Wasser und Wärme, Boden und Klima, also mit der Natur im weitesten Sinne, die sicherlich ein Lebensmittel ist;
2) die Kultur der Lebensmittel im engeren Sinne: der maßvolle Umgang mit Speise und Trank, aber auch die Vermeidung von Freßsucht, Trunksucht, Drogensucht;
3) der gebildete Umgang mit Bewegung und Ruhe, Arbeit und Muße, Streß und Feierabend, Anstrengung und „Mach mal Pause";
4) die Schlafkultur und damit auch der bewußte Umgang mit unseren Wachzeiten; beide bestehen ja in einem beständigen Wechsel – im Rhythmus eben von Tag und Nacht;
5) die Kultur unseres Stoffwechselhaushalts, den es bis in die intimsten Körperbereiche hinein zu pflegen gilt (Excreta et secreta);
6) der kultivierte Umgang mit uns selbst und unsersgleichen; alle Leidenschaften und Freudenschaften, mit denen wir Tag für Tag umzugehen haben.

Gehen wir – wenn auch in Umrissen nur und an Beispielen – dieser Lebensordnungslehre einmal im einzelnen nach. Wir erfahren es täglich, daß ein Mensch zu seiner Existenz Licht und Luft braucht, Wasser und Boden, ein geeignetes Klima und entsprechende Lebensmittel, seine ihm angemessene Umwelt, der er sich mit all seinen Anlagen jeweils anzupassen hat, damit aus der Welt ein Zuhause wird. In dieser seiner Welt sucht und findet der Mensch Wohnung und Kleidung, Nahrung und Stoffwechsel, seinen Arbeitsraum und seine Freizeit. Die tagtäglichen, ganz banalen Grundbedürfnisse – wie der Drang zu atmen, Hunger und Durst, Geschlechtstrieb und Ermüdung, Harn- und Stuhldrang, Unruhe und Affektstau – vermitteln dem Menschen sein natürliches Feld: als Essen und Trinken, Ein- und Ausatmen, im Geschlechtsverkehr, beim Schlaf, im Gemütsleben, und sie gewähren ihm naturgemäß auch Befriedigung: als Sättigung und Durststillung, im Orgasmus, beim Erwachen, in der verdienten Ruhe, als Heiterkeit. Es sind zu unserer Überraschung immer wieder die uralten „natürlichen Dinge" der alten Medizin, die alle insgesamt kultiviert sein wollen.

Um nur ein Beispiel zu nennen, greife ich ein Dominantproblem unserer arbeitsteiligen Industriegesellschaft heraus: das Verhältnis von Arbeit und Freizeit. Was wir hier brauchen, das wäre eine kritische Analyse der Grundbegriffe „Arbeit" und „Feier", ein historischer Aufriß der modernen „Arbeitswelt", eine Untersuchung über den Verlust des Gleichgewichts von „Arbeit und Muße" (motus et quies), die Durchleuchtung der heutigen „Arbeitspolitik" und „Arbeiterpolitik", die Möglichkeiten und natürlich auch die Grenzen einer Kultur der Freizeit, einer Freizeitgesellschaft. All das wird freilich im ebenso abstrakten Raum einer „Arbeiterbewegung" oder der „Tarifpolitik" hängenbleiben, wenn wir die Problematik nicht hineinnehmen in die konkreten Bereiche unseres Alltags, wo wir nur zu oft erfahren, daß Arbeit uns kaputt macht, kränkt und krankwerden läßt, aber auch, wie gesund Arbeiten im Grunde sein kann.

Auch hier sind es gerade wieder die Risikofaktoren, die uns so energisch hinweisen auf die Restitutionsfaktoren. Eine solche um die Mitwelt und Umwelt erweiterte ökologische Medizin aber wird von völlig neuen anthropologischen Fundamenten ausgehen müssen: Es wird die neue Philosophie des Leibes sein, die einer Heilkunde von morgen die Grundlagen gibt. Aufgezeigt werden soll damit nicht mehr und nicht weniger als das Modell eines Leitmusters, wie es gangbar gemacht werden könnte auf drei Ebenen:

1) der Lebensbahn eines jeden einzelnen von uns, der mit diesem Modell wieder zum Rhythmus seines Alltags fände (Diaeta privata);
2) der Familie als der immer noch exemplarischen Gruppe einer kleinen und überschaubaren Lebensgemeinschaft (Diaeta communis);
3) der Gesellschaft im ganzen als der Rahmenbedingung für eine allgemein verbindliche Lebensordnung, die ihren Ausdruck in den Organisationen des öffentlichen Gesundheitswesens fände (Diaeta publica).

Mit der Familie vor allem haben wir immer noch eine jener Grundkonfigurationen vor uns, die ohne Sozialisation, Erziehung, Bildung, Religiosität gar nicht zu denken wäre. Zwischen der Abstraktion „Individuum" und dem System „Gesellschaft" finden wir ein organisches Medium vor, das immer schon – von Natur aus und über die Natur hinaus – auf Kultur aus ist.

Zum Charakter all dieser Regelkreise gehört nicht zuletzt auch die Grundregel: Spielräume lassen, nur ja nicht alles über einen Kamm scheren –, was übrigens die alte Gesundheitslehre immer gewußt hat, wenn sie meint: Es gibt so viele Gesundheiten, wie es Schönheiten gibt; jeder von uns hat seine eigene Art, schön zu sein. Das bedeutet: Ein wenig Unregelmäßigkeit macht die Regel; auch Chaos gehört in die Ordnung; nur ja keinen Lebensstil von der Stange und keine Diätetik aus dem Labor!

Nach diesem Überblick können wir nun die Regelkreise der gesunden Lebensführung in einem nächsten Schritt noch einmal konkreter betrachten. Beginnen wir mit der äußeren Umwelt, dem Umgang mit Licht und Luft. Licht und Luft sind unser vitales Medium, ein schlagender Beweis dafür, daß der Mensch kein Amphibium ist, sondern – mit seinem Wasserhaushalt und einem Wärmemantel – in einer ganz spezifischen Umwelt lebt, vom ersten bis zum letzten Atemzug, in einer Welt, die hier an der Haut beginnt und da draußen im All endet. Die Haut als Hülle macht einen Teil meines Äußeren zum inneren Milieu und umgekehrt. Hier rühren wir wirklich an Welt, streifen den Kosmos, tangieren das Universum.

Der Mensch als eine „Lichtpflanze" und ein „Lufttier" ist biologisch gesehen ungemein stabil verankert. Es bedarf extremster technischer Mittel, um ihn auch nur für einige Tage aus seiner Atemwelt herauszureißen. Die Bedingungen für dieses mittlere Medium sind äußerst schmal, und sie werden uns auch in Zukunft Maß und Grenze setzen. Wir sind nun einmal auf dieses Maß geeicht.

Man wird bald schon einsehen, daß Luft, Grünpflanzen, Gewässer mehr sind als kosmetisches Ornament oder die Mission von Naturaposteln. Man wird sich zu entscheiden haben, wofür man Opfer bringt: für einen immer fragwürdiger werdenden Lebensstandard mit künstlich übersteigertem Konsum oder für einen Naturplan, der ohne einen Kulturplan gar nicht zu denken wäre. Hier haben wir es mit einem wahrhaft ökologischen Programm zu tun, das in einem unmerklichen Fluidum eine Kultur aller Lebenshüllen bedingt, von der Hautpflege über die Kleidung zum Wohngehäuse, von der Kosmetik zum Kosmos, einem nun wahrhaftig elementaren Ökosystem. Um das einleuchtend zu machen: Ohne Nahrung lebt der Mensch drei Wochen, ohne Wasser drei Tage, ohne Luft keine drei Minuten.

Der zweite Lebenskreis betrifft die Lebensmittel, wahrhaftig die Mittel zum Leben. Die Frage der Ernährung ist in der Tat die Grundfrage jedes privaten wie öffentlichen Haushalts. Essen und Trinken sind weitaus mehr als ein biologischer Akt, ein Problem der Nutrition oder der Assimilation. Essen und Trinken sind ein eminent soziales Geschehen, gerichtet auf Brauch und Sitte und Kultus, sind das Grundproblem aller Kultur. In einer Schrift aus dem Jahre 1590 mit dem schönen Titel *Praeservator sanitatis* lesen wir bei J. Wittich, daß der Mensch nicht nur tötet mit Schwert und Gift, sondern auch „mit Fressen und Saufen, ungesunder Kost, überflüssigen Wollüsten und allerlei Üppigkeiten".

Weitaus dramatischer wirkt sich der dritte Lebenskreis aus, der sich mit der Arbeitswelt und der Freizeit befaßt. Arbeit ist nicht nur Mittel zum Leben, sondern – so Karl Marx – „das erste Lebensbedürfnis" überhaupt, ein Lebensmittel, das einer durchgehenden Kultivierung bedarf und zunächst einmal einer „Ökonomie der Zeit". Daß die Humanisierung der Arbeit wie auch die Humanisierung der Freizeit zu den großen Aufgabenbereichen einer kommenden Präventivmedizin rechnen, daran dürfte kein Zweifel bestehen. Immer mehr wird die Arbeit verkürzt, die freie Zeit ausgeweitet, wobei der alte Topos von einem Gleichgewicht von „motus et quies", von „Arbeit und Muße", eine überraschende Aktualität gewinnen dürfte. Hier geht es um den inneren Rhythmus von Bewegung und Ruhe, ein physiologisches Urphänomen, Grundproblem auch der Präventivmedizin.

Vor dem Jahre 2000 erwarten die Futurologen nicht nur eine Explosion des Tourismus und des Massensports, verquickt mit Verkehrsproblemen, Städteplanung, Reisekybernetik, sondern auch eine eigene „Wissenschaft von der Freizeit", eine Soziologie und Psychologie und Pädagogik der Freizeit, nicht zuletzt auch eine Freizeitmedizin als Physiologie der Erholung, als Prophylaxe der Freizeitlaster und als Therapie der Freizeitschäden. Denn die Mechanisierung der Arbeit und ihre Automatisierung bringt nicht nur immer neue Anpassungsmuster mit sich, sondern auch schleichende Gesundheitsschäden, die erst nach Jahren erkennbar und meist unaufhebbar sind. Die Theoretiker des „Zeitalters der Feste", einer „Ära der Muße", rechnen denn auch heute schon mit einem allgemeinen Nervenzusammenbruch der Menschheit. Zu sehr hat der Mensch der ökonomischen Epoche es verlernt, absichtslos und doch sinnvoll zu agieren, d.h. zu spielen, so wie wir es als Kinder alle konnten und merkwürdigerweise total verlernt, bis auf die letzten atavistischen Reste verloren haben.

Erwähnt sei noch ein letzter Lebenskreis in unserem Modell einer Alltagskultur: der Haushalt unserer Affekte. Die „affectus animi" der alten Ärzte tragen heute wohlklingende wissenschaftliche Namen und werden als „psychische Grundsituationen" umschrieben oder als Grundrisiken systematisiert, als Angst und Zwang, als Frustration oder Aggression, als Neid oder auch Hoffnung. Leidenschaften schädigen, daran besteht kein Zweifel, aber sie stellen auch zweifellos die verlorene Gesundheit wieder her, sind in der Lage, Gesundsein zu erhalten oder gar zu steigern. Affekte gelten hier nicht nur als Risiken, sondern auch als Heilmittel, die – je nach Temperament, Alter, Geschlecht, Beruf – nicht dazu dienen, uns zu verderben, sondern Gesundheit und Leben zu erhalten. Es gibt nicht nur Risikofaktoren, sondern auch Restitutionsfaktoren, nicht nur Leidenschaften, sondern auch „Freudenschaften".

Auf allen diesen Feldern der Lebensführung haben wir es keineswegs mit jenem statischen Gleichgewicht zu tun, wie wir es bei einem Bauwerk oder einer Brücke erwarten. Hier geht es um ein ungemein dynamisches Fließgleichgewicht, wie wir es bei einem Vogel beobachten, der im Sturme dahinsegelt, immer wieder aus der Bahn geworfen, gleichsam hingerissen wird (und das meint ja auch wohl „pathos"), hingerissen, um dennoch stetig sein Ziel zu verfolgen.

Das alles müßte nun nochmals durchexerziert werden, wenn es um die kleine, aber entscheidende Ausweitung unseres Topos auf die Societät geht, um eine „Lebensqualität", eine „qualitas vitae", die indes noch nirgends artikuliert worden ist und die sicherlich auf ein Modell gebracht werden müßte, ehe sie – spontan in uns – wirksam werden könnte.

Strategien einer Lebensführung und Gesundheitsplanung

Die sechs Regelkreise einer diätetischen Lebensführung, die es in allen Punkten zu vertiefen gilt, sollen als ein Modell verstanden werden. Es liegt einfach in unserer Natur, nicht nur zu atmen, zu essen und trinken, sich fortzupflanzen oder Freude und Schmerz zu zeigen, sondern in allen diesen Punkten – den so elementaren Lebensbedingungen – wirklich produktiv zu sein, sich schöpferisch zu entwickeln und kreativ zu entfalten.

Hier hat denn auch nicht von ungefähr die Heilkunst ihre Grenze und damit ihr Maß gefunden, hier, wo es um die Sinnfrage des Daseins geht, um die Daseinserhellung, welche die Medizin natürlich nicht leisten kann, die der Arzt aber auch nicht ausklammern darf. Die Heilkunde muß einfach die „Elementarwissenschaft eines jeden Menschen" werden. Das erkannte schon Novalis, der in diesem Sinne formulierte: „Jetzt suche jeder Einzelne zur beschleunigenden Annäherung dieser glücklichen Zeit das Übel an der Wurzel anzugreifen: Er studiere Medizin und beobachte und forsche – und erwarte mehr gründlichen Nutzen von der Aufklärung seines Kopfes als von allen Tropfen und Extrakten." Jedermann müsse letztlich, meint Novalis, „sein eigener Arzt" sein, jeder von uns auch ein Philosoph, wenn es um die Gestaltung des eigenen Alltags geht.

Für eine effektive Gesundheitsplanung und eine realistisch denkende Gesundheitspolitik dürfte es dabei von ausschlaggebender Bedeutung sein, daß alle diese Punkte nicht isoliert nebeneinander oder konkurrierend zueinander betrachtet werden, sondern als ein in sich geschlossenes Programm, das – in Theorie und Praxis – das Konzept einer Medizin als Gesundheitswissenschaft vorzutragen in der Lage wäre; einer Heilkunde und Heilkultur, die sich nicht nur mit den Krankheiten befaßt, sondern auch mit der Gesundheit des Menschen, mit einer Gesundheitspolitik.

Damit aber wären für eine wissenschaftspolitisch unterbaute Gesundheitsplanung auch schon eindeutige Prioritäten gesetzt: Nach einer Wissenschaft von den Krankheitsprozessen sollten die Bedingungen gesunden Lebens zum Gegenstand der Grundlagenforschung werden. Damit würde der bisher viel zu passive Patient wieder eintreten in die Rolle eines mündigen Partners, der sich für seine Gesundheit und die seiner Mitmenschen verantwortlich erweist. Als Mittelpunkt medizinischer Maßnahmen würden die Bedingungen der privaten Lebenswelt wie auch der Umwelt und Arbeitswelt wieder ihre Geltung erlangen. Dem Arzt der Zukunft würden damit wiederum jene ältesten ärztlichen Aufgabenbereiche zugesprochen werden, die sich neben der Krankenbehandlung auch auf die Bereiche der Gesundheitsbildung, der Lebensführung und der Gesellschaftsplanung erstrecken.

Gerade das aber ist wohl unser Problem. Würde man heute die Frage nach der Aufgabe des Arztes einem mittelalterlichen Scholastiker stellen, so bekäme man eine ganz eindeutige Antwort: Amt eines Arztes ist es 1) den gesunden Leib durch vernünftige Lebensführung zu erhalten (sana corpora in suo statu regendo conservare) und 2) den krankgewordenen Leib wieder der Genesung zuzuführen (aegra corpora ad sanitatem revocare). Das Ziel der Medizin ist daher ein zweifaches: 1) die Erhaltung der Gesundheit durch Diätetik (per regimen sanitatis conservatio), und 2) die Heilung durch spezifische Maßnahmen (per curationem sanatio). So war es, so könnte es bleiben. Dies allein gibt auch uns hier den Mut, Kommendes aus dem Vergangenen zu deuten, historisches Wissen zu übersetzen in Hoffnung.

Was wir hier – erstens und zuoberst – brauchen, sind ganz klare Programme einer Gesundheitsbildung, die uns im Grunde nichts anderes vermitteln als eine neue Philosophie des Lebens und – mehr noch – eine Philosophie des Leibes. Gesundsein dieser Art erfährt man nur im solidarischen Umgang: mit der Natur, mit sich selber und seinesgleichen, im sehr konkreten Umgang mit menschlichen Grundbedürfnissen und der nicht weniger konkreten „Vor-Ort"-Erfahrung in einem ganz unmittelbaren Alltag.

Was wir – zweitens – brauchen, das wäre eine möglichst systematisch durchgeformte Kategorientafel der Gesundheit. Gesundes Sein ist nur zum Teil genetisch fixiert. Der Rest muß errungen und erhalten werden! Es wird uns immer deutlicher bewußt, daß wir es bei „gesund" und „krank" nicht mit definierbaren Zuständen zu tun haben, mit wissenschaftlichen Kategorien oder Begriffen, sondern mit sehr persönlichen Einstellungen, Erwartungen, Verhaltensweisen, höchst individuellen Haltungen also, mit einem Habitus, auf den wir uns einzurichten, mit dem wir umzugehen haben.

Was wir – drittens – brauchen, ist eine neue Wissenschaft von der Gesundheit, nicht nur – um das einmal ganz deutlich zu sagen – als eine neue Dimension der Medizin, als das bißchen Dekoration mit Psychologie oder Soziologie oder Ökologie, sondern als eine Alternative zur Medizin. Es werden in Zukunft ganz verschiedenartige Wissenbereiche sein, die wir in Forschung wie Lehre heranzuziehen haben, die Pädagogik und die Familienforschung ebenso wie die Philosophie und die Theologie, um das viel zu enge Konzept einer rein kurativen Medizin wieder auszuweiten auf die Kategorien einer umfassenden Sorgestruktur. Aus der Heiltechnik würde dann wieder auch Heilkunde!

Im Horizont der Zukunft stünde damit das System einer Gesundheitssicherung, das – wie in den klassischen Konzeptionen der älteren Heilkunde – auf ein Gleichgewicht zielt zwischen Gesunderhaltung und Krankheitsbewältigung, wobei die Heilkunst ihre Prioritäten nicht nur zu erstrecken hätte auf die Instandsetzung (restitutio ad integrum), sondern mehr und mehr und vorrangig auch auf Heilung (restitutio ad integritatem). Dann erst werden unsere jungen Ärzte ihren Hippokratischen Eid wieder mit gutem Gewissen schwören; nicht nur bei Panakeia, der Göttin der Arzneimittel, sondern auch bei Hygieia, der Göttin der Gesundheit.

Im Zeichen dieser Hygiene greifen wir ganz bewußt zurück auf das uralte Programm einer Gesundheitskultur, einer Programmatik der Lebensqualität, einer Gesundheitslehre des Lebens – oder wie immer man das nennen will, was einzig und allein dazu dient, das Leben eines Menschen nicht nur zu verlängern, sondern auch zu vertiefen, zu bereichern, zu verschönern und sinnvoll zu machen. Es handelt sich immer und überall um 1) die Umwelt mit Licht, Luft, Wasser – und damit all die Fragen des Wasserhaushalts, der Luftverschmutzung, einer Landschaftsgestaltung, der Verstädterung und des Verkehrs; 2) die Lebensmittel – und damit den wachsenden Problemkreis der Welternährung, der Rausch- und Suchtmittel, der künstlichen Nahrungsstoffe und der toxischen Zusatzstoffe; 3) die Arbeitswelt mit Beruf und Freizeit, mit allen Fragen der Arbeitsmedizin, der Freizeitgestaltung, einer Feierabendgestaltung; 4) um den Affekthaushalt mit all den wachsenden Problemfeldern einer Sexualkultur und einer Psychohygiene.

Auf all diesen Feldern der Lebensführung gewinnen die Perspektiven der Präventivmedizin konkrete Konturen und werden zu strategischen Programmen, sicherlich nicht ein für allemal und indem man aufs Ganze geht, sondern eher in kleinen Schritten, in einem geduldigen Mitgehen und Voranschreiten. Dies alles wird nicht möglich sein ohne den Aspekt der Ganzheitlichkeit, auch und gerade in der Medizin, und den Aspekt der Eigenverantwortung, einer Selbsthilfe, zu der alle Heilkunst nur Hilfe leisten kann. Ob zur Durchführung solcher Programme eigenständige „Gesundheitszentren" organisiert werden müßten, das ist mir sehr zweifelhaft. Wichtiger erscheint mir eine Wandlung im öffentlichen Bewußtsein, eine neue und wachere Mentalität der Gesundheit gegenüber.

Es kann gar kein Zweifel darüber bestehen, daß es letzten Endes immer der Endverbraucher sein wird, der – unter Verzicht auf andere Bedürfnisse – die Lasten der Gesundheitsleistungen selber zu tragen hat. Wie aber wollen wir die Lasten verteilen? Auf was sollen wir verzichten? Welche Möglichkeiten gibt es nicht gerade hier auch, wenn wir hören, daß für die Genußdrogen Kaffee, Alkohol und Tabak jährlich weit mehr als 50 Milliarden DM verwendet werden, wozu ein Markt kommt für illegale Drogen mit weiteren 50 Milliarden DM. Es kann wohl kaum bezweifelt werden, daß aus dem nahezu uferlosen Angebot an Bedürfnisbefriedigungsmöglichkeiten eine – unter kritischem Vergleich der Wünschbarkeiten – strenge Selektion getroffen werden muß.

Selbstbeteiligung erscheint auch hier wieder als das ebenso sinnvolle wie notwendige Korrelat zur Solidarität, eine Selbstbeteiligung, die eher Mitdenken als Mitsprache meint, ein wirkliches Beteiligtsein in Eigenverantwortung. Zur Prävention gehört daher einfach auch eine angemessene Selbstbeteiligung der Patienten an jenem System, das sie zu tragen haben und das sie einzig und allein durch eine Verantwortung für ihre Gesundheit zu steuern in der Lage sind. Es ist bisher leider nur Programm geblieben, wenn gefordert wird, daß „Selbstverantwortung, Selbstvorsorge und Selbsthilfe" möglichst sinnvoll eingebaut werden sollten in „Konzepte von Prävention, Diagnostik, Therapie und Rehabilitation".

Primäre Prävention wäre demnach – auf die kürzeste Formel gefaßt – Verhütung; sekundäre Prävention bedeutet Früherkennung, tertiäre Prävention aber Rehabilitation im weitesten Sinne, jene Resozialisierung eben, die immer vordringlicher wird, je mehr wir in das Zeitalter der chronisch Kranken hineingeraten. Hier nun treten neuerdings die sog. Coping-Verfahren auffällig in den Mittelpunkt des Interesses. „Coping" meint den Umgang des Kranken mit seiner Krankheit, mit den Heilmaßnahmen und mit dem durch die Krankheit veränderten Leben. Immer geht es bei solchen "Coping-Strategien" um sehr spezifische Reaktionen des Kranken auf sein Krankgewordensein, sei es, daß er die Krankheit übertreibt (aggraviert) oder verringert (minimiert) oder verleugnet (negiert) oder aber auch annimmt (akzeptiert). Die Reaktion auf das Leiden kann konstruktiv oder destruktiv ausfallen, auf die Medizin kooperativ oder unkooperativ, was dann wieder „compliance" oder „non-compliance" ausmacht. Wie man sieht, geht es bei solchen Fragen um den „Coping-Stil" und bei solchen „Coping-Strategien" immer auch um normative Fragen, um die Ethik des Arztes und – was meist vergessen wird – auch um die Ethik des Patienten.

Die Prävention der Zukunft sollte dem einzelnen die Sorge nicht abnehmen, sondern eher zurückgeben, und zwar als „Sorgestruktur" im Heidegger'schen Sinne, um „dem anderen in seinem existentiellen Sein-Können vorauszuspringen". Unter dem Gesichtspunkt einer solchen „Medizin von sozusagen vorsorgender Art" (wie sie schon Leibniz nannte) sollten gerade Ärzte versuchen, die Möglichkeiten einer Gesundheitsbildung in Bewegung zu bringen (Mobilisation), alle interessierten Gruppen daran teilnehmen lassen (Partizipation), um schließlich die Aktivitäten auch einzuspannen in das soziale Netz (Integration). Neben den Risikofaktoren sollten – so haben wir gesehen – auch die Protektionsfaktoren beachtet werden, die Reparationsfunktionen und Restitutionsfaktoren und wie alle diese so wichtigen Faktoren einer umfassenden Lebensordnung heißen könnten.

Hat man einmal diese Position bezogen, dann muß man auch die Konsequenzen ziehen, und dies in drei Punkten: 1) Prävention zielt auf Zukunft. Wir müssen heute schon investieren, um morgen zu ernten. 2) Prävention bedeutet Planung, wobei das Dilemma bleibt, möglichst freiheitlich planen, aber dann kaum effektiv, oder möglichst effektiv, dann aber in Gefahr, totalitär zu werden. Prävention sollte daher 3) niemals kollektive Daseinvorsorge werden, sondern eine Sache des persönlichen Lebensstils bleiben. Es kommt nicht darauf an, ob und wie sehr man gesund ist, sondern was man mit seinem Gesundsein macht. Gesundheit ist keineswegs das höchste Gut, sondern eher ein vitales Medium zu kreativer Existenz. Gesundheit ist ein Weg, der sich bildet, wenn man ihn geht und gangbar macht.

Literatur

Affemann, Rudolf: Erziehung zur Gesundheit. München 1978.
Baier, Horst: Medizin im Sozialstaat. Stuttgart 1978.
Bernard, Claude: Einführung in das Studium der experimentellen Medizin. Paris 1865.
Engelhardt, Dietrich von: Zur Copingsstruktur – Vom Umgang des Kranken mit seiner Krankheit. Erfahrungsheilkunde 31 (1982) 765-73.
Ferber, Christian und Liselotte von: Der kranke Mensch in der Gesellschaft. Reinbek 1978.
Grotjahn, Alfred: Die hygienische Kultur im 19. Jahrhundert. Berlin 1902.
Herder-Dorneich, Philipp: Ordnungstheorie des Sozialstaates. Tübingen 1983.
Herder-Dorneich, Philipp und Alexander Schuller (Hrsg.): Spontanität oder Ordnung. Laienmedizin gegen professionelle Systeme. Stuttgart, Berlin, Köln, Mainz 1982.
Jacob, Wolfgang: Kranksein und Krankheit. Anthropologische Grundlagen einer Theorie der Medizin. Heidelberg 1978.
Kollath, Werner: Grundlagen, Methoden und Ziele der Hygiene. Leipzig 1937.
Martini, Gustav Adolf: Wachstum und Entwicklung aus ärztlicher Sicht. Verhandlungen der Gesellschaft Deutscher Naturforscher und Ärzte. 111. Versammlung Hamburg 1980. Berlin, Heidelberg, New York 1981.
Paracelsus (d.i. Theophrast von Hohenheim): Sämtliche Werke. Abt. 1. Medizinische, naturwissenschaftliche und philosophische Schriften. Hrsg. von Karl Sudhoff. 14 Bde. München 1922-33.

Reich, Eduard: System der Hygieine. 2 Bde. Leipzig 1870/71.
Schaefer, Hans: Plädoyer für eine neue Medizin. München 1979.
Schipperges, Heinrich: Der Arzt von morgen. Von der Heiltechnik zur Heilkunde. Berlin 1982.
Schipperges, Heinrich: Die Vernunft des Leibes. Gesundheit und Krankheit im Wandel. Graz, Wien, Köln 1984.
Schorer, Christoph: Reglen der Gesundheit. Ulm 1668.
Schwartz, Friedrich Wilhelm: Grenzen der Präventivmedizin. Niedersächs. Ärztebl. 36 (1982) 679–685.
Silomon, Hero (Hrsg.): Technologie in der Medizin. Folgen und Probleme. Stuttgart 1983.
Struppius, Joachim: Nützliche Reformation zur guter Gesundheit und christlicher Ordnung. Frankfurt 1573.
Vescovi, Gerhard: Erfahrungen aus der Praxis der Gesundheitsbildung. Medizin, Mensch, Gesellschaft 19 (1985) 91–97.
Wambach, Manfred Max (Hrsg.): Der Mensch als Risiko. Frankfurt 1983.
Wittich, Johann: Von den sechs zur Gesundheit ganz unvermeidlichen Dingen. Leipzig 1590.
Wittich, Johann: Praeservator sanitatis. Schmalkalden 1595.

Kritische Übersicht über das Begriffsfeld

P. Ridder

Einführung

Die Technisierung der Medizin, die Einführung der Gesetzlichen Krankenversicherung und die Verstaatlichung der gesundheitspolitischen Verantwortung für präventive Belange[1] haben das Gesundheitswesen zum Krankheitswesen, die Gesundheits„produktion" zur Krankenversorgung und die Gesundheitspolitik zur Krankenkassenpolitik schrumpfen lassen. Um die Mitte des vorigen Jahrhunderts hat sich die moderne Medizin ein völlig neues Krankheitskonzept geschaffen, ohne bei der Auflösung älterer Traditionen an die Stelle der klassischen Hygiene eine neue Gesundheitslehre zu setzen. Wie uns die Medizingeschichte lehrt, war die alte Medizin in erster Linie eine Lehre von der gesunden Lebensordnung und erst in zweiter Sicht ein System der Krankenversorgung. Die Heilkunde war eingewoben in das alltägliche Leben mit der Pflege von Grundbedürfnissen des Essens und Trinkens, der Bewegung und Ruhe, des Schlafens und Wachens und auch der Kultivierung der Leidenschaften. Die alten Heilkulturen in Mesopotamien, Ägypten, Indien, Israel, Griechenland und Italien fußten in ihrer Theorie auf für sicher gehaltenen Gesundheitslehren, die sich in ihrer Praxis als Gesundheitspflege äußerten. Eine Neubesinnung auf die Definition von Gesundheit und die Frage nach den Bedingungen gesunden Lebens oder gesundheitsförderlichen Handelns als grundlegende Voraussetzung primärer Prävention erscheinen unumgänglich. Nur so kann die Medizin für die Zukunft neue Formen der Prävention entwickeln und diese in irgendeiner Weise mit sich verbinden. Gesundheit würde wieder ein öffentliches, ein allgemeinpolitisches Problem, das die ganze „polis" betrifft.

Bei diesem Vorhaben tut man gut daran, sich auf die Grundlagen zu besinnen, in heuristisch-phänomenologischer Absicht zu den Quellen zurückzukehren und sich dessen zu erinnern, was überhaupt gegeben ist, nämlich der Leib und das am anderen orientierte, sinnhafte Handeln bei dem Umgang mit dem Leib, der Bewältigung von Krankheiten und der gesunden Lebensführung. Gesundheitshandeln (nicht: -verhalten) soll heißen, ein im Verlauf der Biographie sinnhaft auf den Leib und dessen Befindlichkeit ausgerichtetes Tun, Lassen oder Dulden, um durch eigenes oder fremdes Handeln das Wohlbefinden zu erhalten, zu fördern oder wiederherzustellen.

Das Handeln und seine Motivation sind im Gesundheitswesen nur in sozialer Sicht relevant („was es für andere bedeutet"); es wird durch die soziale Umwelt (auch die biographisch frühere) intensiviert und stabilisiert. Erst die soziale Motivation verweist auf den bestehenden Kontext des Gesundheitshandelns, einer Kultur (*Un*-kultur) gesunder Lebensführung. Im Mittelpunkt präventiver Bemühungen stünde offenbar eine gesellschaftliche Praxis gesunder Lebensführung. Letztes Ziel unserer grundlagentheoretischen Überlegungen muß eine Untersuchung konkreten sozialen Handelns zur Gesundheitssicherung in der gesellschaftlichen Wirklichkeit sein. Wir müssen nach den lebensweltlichen Bedingungen gesunden Lebens suchen, wenn wir die Bedingungen wirksamer Prävention finden wollen, um präventives Gesundheitshandeln zu organisieren. Prävention ist die Wissenschaft von der Gesundheit.

Der Begriff der Prävention unterstellt, daß Gesundheit erhalten, Erkrankungen durch geeignete Maßnahmen in ihrem Entstehen verhindert, in ihrem Ausbruch verzögert und in ihrem Ablauf gelindert werden können. *Primäre* Prävention heißt der Umgang mit Gesunden zur Erhaltung ihrer Gesundheit durch Verringerung der Anfälligkeit oder Erhöhen der allgemeinen Widerstandskraft des Körpers. *Sekundäre* Prävention meint die frühe Identifikation der bereits erkrankten oder stark krankheitsgefährdeten Personen mit dem Ziel der Frühtherapie oder der Kontrolle der Risikofaktoren. *Tertiäre* Prävention bedeutet Vermeidung oder vorzeitige Bewältigung der Folgeschäden einer bereits eingetretenen Krankheit bei denjenigen, die mit ihrer Krankheit zu leben haben. In allen Fällen setzt man, eine normative Festlegung hinnehmend, eine Abgrenzung der Begriffe „gesund" und „krank" als gegeben voraus. Es wäre daher methodisch nicht korrekt, sich von vornherein auf eine bestimmte Definition einzulassen, sofern nicht die Grundlagen geklärt sind, auf denen Prävention beruht.

Unsere Vorgehensweise wird bestimmt durch einige spezifische Methoden verstehender Sozialwissenschaft, von denen ein Grundprinzip kurz skizziert werden soll, auch wenn eine Trennung von „Inhalt" und „Methode" ihr nicht angemessen ist: Man kann ein und dasselbe Phänomen „kausaladäquat" und „sinnadäquat" erklären wollen. Eine nur kausalanalytische Erklärung reicht nicht aus. Eine konsequent durchgeführte Kausalanalyse kann es *ohne* vorheriges Sinn-„verstehen", welches den Zugang zu den Intentionen eines gegebenen sozialen Handelns erschließen soll, nicht geben.

... fehlt die Sinnadäquanz, dann liegt selbst bei größter und zahlenmäßig in ihrer Wahrscheinlichkeit präzis angebbarer Regelmäßigkeit des Ablaufs ... nur eine unverstehbare (oder nur unvollkommen verstehbare) statistische Wahrscheinlichkeit vor. ... Andererseits bedeutet ... selbst die evidenteste Sinnadäquanz nur in dem Maße eine richtige kausale Aussage, als der Beweis für das Bestehen einer (irgendwie angebbaren) Chance erbracht wird, daß das Handeln den sinnadäquat erscheinenden Verlauf tatsächlich mit angebbarer Häufigkeit oder Annäherung ... zu nehmen pflegt.[2]

Verstehen und Erklären verhalten sich zueinander komplementär: „Immer muß ... das Verstehen des Zusammenhangs noch mit den sonst gewöhnlichen Methoden kausaler Zurechnung soweit möglich kontrolliert werden, ehe eine noch so evidente Deutung zur gültigen verständlichen Erklärung wird.[3] „... Und umgekehrt sind statistische Daten ..., wo immer sie den Ablauf oder die Folgen eines Verhaltens angeben ... für uns erst dann erklärt, wenn sie auch wirklich im konkreten Fall sinnhaft gedeutet sind".[4]

Die verstehende Methode zur Analyse sozialen Handelns soll uns die Sinnhaftigkeit und den intersubjektiven Zusammenhang von Gesundheit erschließen helfen.

Unsere Ausführungen sind grundlagentheoretisch gemeint. Wir beschränken uns daher auf die sog. primäre Prävention, weil sich bereits hier alle wesentlichen Probleme der Prävention aufzeigen lassen. Die Auseinandersetzung mit bereits vorliegenden Arbeiten, insbesondere den medizinhistorischen, kann — soweit es ihre Konzepte und deren Zuordnung angeht – nicht anders als selektiv erfolgen. Das verwendete Kriterium der Selektivität ist die Suche nach einer allgemeinen Theorie der Gesundheitsförderung, soweit diese aus sozialwissenschaftlicher Forschung gefolgert werden kann.

Das Anliegen moderner Medizintheorie würde erleichtert, wenn es gelänge, für ein Gespräch mit den Autoren der klassischen, der antiken Medizin gewisse Brückenkonzepte und Verständigungshilfen zu finden. Diese Funktion erfüllt für uns der Begriff der „diaita". Wir wollen versuchen, die „diaita" in abstraktester Sicht als intersubjektive Einbindung des Leibes zu rekonstruieren. Die „diaita" sei ein Arbeitsfeld des Arztes und in der neuen Form der Gesundheitsbildung wiederzugewinnen, fordert H. Schipperges. Jenem Anliegen sei aber der Vorwurf des Totalitarismus und der Indienstnahme für Zwecke der Herrschaftsausübung nicht zu ersparen, so seine Kritiker. Denn schließlich unterliege Prävention der Implementation durch Planung und werde zu einer Form gesellschaftlicher Kontrolle im Interesse bestimmter Gruppen und Institutionen. Das Herrschaftsproblem sei dem sozialmedizinischen Begriff der Prävention immanent und werde in dem Modell der Risikofaktoren am unverblümtesten ausgesprochen.

Will man das Ziel der Prävention aber beibehalten und gleichzeitig der Herrschaftsproblematik entkommen, so muß man erneut bei der Leiblichkeit und der alltäglichen Lebensführung ansetzen. Eine leibbezogene Handlungslehre auf der Basis der Selbstverantwortlichkeit muß sich auf den gesellschaftlichen Umgang des Menschen mit der Natur beziehen und diesen immer schon von seiner Sozialität her begreifen. Damit würde der Weg gewiesen in die Untersuchung einer nichtkartesianischen, neuen Grenzbestimmung bewußter Leiblichkeit in ihrem kommunikativen Verbund mit anderen. In ihr erkennen wir zugleich den lebensweltlichen Rahmen von Gesundheit, welcher von den einzelnen in besonderer Weise konstituiert und angeeignet wird. Der lebensweltliche Rahmen steckt die Sinnhorizonte des Gesundheitshandelns ab und ermöglicht dadurch eine Ortsbestimmung der Prävention. Nach diesen Vorarbeiten erst wird es möglich, nach den Bedingungen für das Organisieren präventiven Gesundheitshandelns zu suchen.

Modelle der Prävention

Sekundäre Prävention – Abwehr von Risikofaktoren

Was bedeutet die „Abwehr von Risikofaktoren", und was leistet das „Risikomodell"? Diese Fragen sind bei der Diskussion des „Risikomodells" zu prüfen. Dabei ist die als Präventionsdiskussion getarnte Medizinkritik auszuklammern. Nicht behandeln können wir eine gründliche Analyse der Notwendigkeit von Prävention. Unberücksichtigt bleibt auch die berufspolitisch-taktisch motivierte

Diskussion. Wir vergleichen zunächst einige sozialmedizinische Präventionsbegriffe, prüfen dann die Strukturen und Schwachstellen des Risikomodells, um anschließend die Konsequenzen seiner Mängel aufzuzeigen und Schlußfolgerungen für die zukünftige Forschung zu ziehen.

Den sozialmedizinischen Autoren bedeutet Prävention eine Kontrolle von Risikofaktoren, die durch Gesundheitserziehung auszuschalten seien: „Die relative Einfachheit des diagnostisch-wissenschaftlichen Teiles einer Bestimmung von Risikofaktoren kontrastiert ... stark zu der Schwierigkeit, die Ausschaltung der Risikofaktoren im Leben der Patienten durchzusetzen. Prävention nimmt dann in solchen Fällen, in denen ein falsches ‚Gesundheitsverhalten' vorliegt, die Züge einer Gesundheitsunterrichtung mit dem Ziel einer Verhaltensänderung an, wird also im Grunde Gesundheitserziehung".[5]

In der Regel meint Prävention im Rahmen des Risikomodells die sekundäre Prävention. Gegenstand ist also die Verhütung von Krankheit, nicht die Erhaltung von Gesundheit (vgl. dagegen unten: primäre Prävention als Fördern des Gesundheitshandelns). Unter Risikofaktoren könnte man Veränderungen verstehen, die einer Krankheit vorangehen und mit ihr einen statistischen Zusammenhang bilden, deren ursächliche Bedeutung für die Krankheitsentstehung aber noch nicht hinreichend gesichert ist.[6]

Bei der Lektüre sozialmedizinischer Arbeiten fällt auf, daß die Restriktionen für Kausalaussagen in der Praxis häufig nicht eingehalten werden. Ein Risikofaktor ist jedoch noch lange nicht ein kausaler Faktor. Strenggenommen kann der Begriff des Risikofaktors sogar nur bei Langzeitbeobachtungen verwendet werden (z. B. Framingham-Studie). „Unter Prävention verstehen wir alle medizinischen und sozialen Anstrengungen, Krankheiten sowie deren Folgen zu verhüten .... unter Beseitigung eines oder mehrerer ursächlicher Faktoren, Erhöhung der Resistenz des Individuums oder der Veränderung von Umweltfaktoren, die ursächlich oder als Überträger an der Krankheitsentstehung beteiligt sind".[7]

F. W. Schwartz dagegen meint mit Prävention „... Verhinderung langfristiger subjektiver Beeinträchtigung oder objektiver Funktionseinbußen, die über den physiologischen Alterungsprozeß hinausgehen bzw. über die Verhinderung eines – mit Vorsicht gesprochen – offensichtlich vorzeitigen Todes, und zwar mit medizinischen Mitteln oder zufolge einer medizinischen Theorie".[8]

Die Präventionsdefinition wurde von F. W. Schwartz so eng gewählt, daß das Anliegen der Prävention in Gefahr gerät. Vor allem die unter der Ceteris-paribus-Klausel kontrollierte Annahme weitgehender Alters-, d.h. genetischer Bedingtheit der führenden Todesursachen[9] muß die Absicht der Prävention ad absurdum führen. Alternative Präventionsbegriffe mit jeweils anderen Konsequenzen werden von ihm zwar nicht abgelehnt, aber auch nicht in die Betrachtung einbezogen. Von restriktiven Prämissen ausgehend – und das ist ihm vorzuwerfen – glaubt er die „Grenzen" von Prävention schlechthin bestimmen zu dürfen.

Bereitwillig nimmt Schwartz berechtigte Einwände gegen das Risiko-Modell auf und generalisiert sie unzulässig zu einem Widerspruch gegen Prävention überhaupt.[10] Unter der Voraussetzung, das Risikomodell sei das einzige ätiologische Konzept, müsse man auf dieser engen Grundlage Prävention ablehnen. Die Koppelung von Risikomodell und Prävention ist jedoch keineswegs zwingend;

weitere Begründungen der Prävention sind denkbar oder liegen vor. Aus der vorliegenden Schrift allein könnte man den (fälschlichen) Eindruck gewinnen, eine Ablehnung der Prävention werde riskiert.[11]

Die Komplexität der bei der Entstehung von Krankheiten beteiligten Phänomene macht es erforderlich, geeignete Wege zu Erfassung von Kausalzusammenhängen zu beschreiben. Auf eine mehr oder weniger pragmatische Weise hatten die Epidemiologen B. MacMahon und T. F. Pugh (1970) Multikausalität als „Kausalnexus" rekonstruiert. Hierher gehört wohl auch das von H. Schaefer propagierte Konzept der „Hierarchie der Risikofaktoren". Die eigentlichen, statistisch-theoretischen Arbeiten zur multivariaten Analyse wurden besonders in jüngster Zeit aber in den Sozialwissenschaften vorangetrieben.[12]

Eine strenge Kritik der Risikofaktorforschung war vor kurzem aus dem Bundesgesundheitsamt zu hören.[13] Vorliegende Interventionsstudien zur Überprüfung des Risikofaktorenkonzepts kamen zu dem Fazit, „... daß zumeist kein durchschlagender oder nur ein unerwartet geringer Nutzen der ‚Behandlung' der jeweils untersuchten Risikofaktoren nachzuweisen war. In der jetzigen Phase ... stellt sich nun heraus, daß auch die präventive Orientierung der Beeinflussung von Risikofaktoren nur wenig und zum Teil gar nicht von Nutzen war." Diese und andere Gründe geben Anlaß zu der Schlußfolgerung, es müsse „... das gesamte Konzept und seine Anwendung in Prävention und Therapie noch einmal überdacht werden". Denn es bestehe eine „folgenreiche" Überschätzung des Erklärungswerts. Es sei „nicht hinreichend valide für die Anwendung in einem Konzept von Prävention oder Behandlung auf Bevölkerungsbasis." Die hier geübte Kritik entbehrt zwar nicht der Schärfe, wohl aber der positiven Alternative.

Die Weiterentwicklung des Risikomodells muß bei einer Diskussion der Tükken und Folgen der *Aggregatbildung* ansetzen, auf der ein großer Teil des akkumulierten Wissens beruht. Dazu gehört eine Reflexion über die Probleme der Datenkonstitution (s. unter „Prävention und Planung – Prävention als Herrschaftsmittel des Sozialstaats). Vordringlich wäre eine Kritik sog. statistischer Fehlschlüsse! Einsicht sollte man sich auch in die vielfach ungelösten und unerkannten Probleme verschaffen, die sich aus den spezifischen Merkmalen sinnhaften sozialen Handelns ergeben. Dem Risikomodell lag ursprünglich das biologische Maschinenmodell zugrunde, das den menschlichen Körper aus seinen sozialen Sinnbezügen herauslöst. Aber das Maschinenmodell ist nur eine der möglichen begrifflichen Konstruktionen, es ist nicht die Repräsentation von Wirklichkeit schlechthin. Wie jedes begriffliche Modell definiert es aus heuristischen Gründen selektiv die Relevanz und die Bedeutung bestimmter Aspekte der Realität. Der Vorgang der Aggregatbildung, Umformulierung und Rekonstruktion ist, wie sich wissenschaftsgeschichtlich leicht nachweisen läßt[14] immer ein sozialer gewesen und öffnet sich so der Analyse. Da wir über Krankheit/ Gesundheit nur nach Maßgabe von Wissen und begrifflichen Vorstellungen miteinander sprechen können, muß schon aus wissenstheoretischen Gründen das Phänomen „Krankheit" („Gesundheit") immer im Kontext sozialen Handelns gesehen werden.

In der konkreten Durchführung der Aggregatbildung geht ein Begriff von der Sinnhaftigkeit des sozialen Handelns in Gesundheit und Krankheit verloren.

Jede Bildung von Aggregaten nimmt eine Dekontextualisierung von Untersuchungseinheiten vor, deren Merkmale sie anschließend ohne Rücksicht auf den Aufbau alltäglicher Lebenswelten synthetisch und artifiziell wieder miteinander verknüpft. Sie muß daher zwangsläufig zu schwerwiegenden Verzerrungen in der Darstellung der Bedingungen sozialen Handelns führen. Für die Art der Verknüpfung liegt eine Theorie nicht vor.

Für zukünftige Überlegungen zur Prävention muß aber der strategisch auszuwählende Untersuchungsgegenstand primär der Bedingungszusammenhang sozialen Handelns in Gesundheit und Krankheit in der konkreten gesellschaftlichen Wirklichkeit sein. Der sinnhafte Aufbau der sozialen Welt in unserem Gesundheitswesen, in der Krankheiten und Risikosituationen lokalisiert sind, wäre bei gleichbleibender Zielsetzung, aber neuen begrifflichen und methodischen Mitteln zu untersuchen. Das Risikomodell hingegen stellt einen nicht zu Ende gedachten Versuch multivariater Analyse dar. Es ist noch keine Theorie und gewiß eine Verkürzung des ätiologischen Konzepts. Es wäre die noch zu leistende Aufgabe einer Theorie, den Inhalt des Risikofaktorbegriffs und die Beziehungen zwischen alternativen Inhalten neu zu formulieren.

In jenem theoretischen Anliegen ist in vielen Anläufen niemand so weit vorgedrungen wie H. Schaefer (zuletzt 1983). H. Schaefer ist für eine inhaltliche Auffüllung des rein formalen Modells eingetreten. Von den eklektisch nebeneinanderstehenden Elementen seiner Konzeption interessiert hier v. a. eine reduktionistische Individualpsychologie.[15] Schaefer äußert Skepsis gegenüber der Erforschung gesellschaftlicher Tatbestände: „Ein Risiko ist ein durch Erfahrung etablierter Zusammenhang zwischen Gefahr und Schaden, der nicht der Durchleuchtung des Details bedarf.... Auch die Risiken des Alltags bedürfen der ätiologischen Betrachtung nicht: ihre Ursachen pflegen evident zu sein, und werden nur bei genauer Analyse kompliziert..." Und jene Hierarchie der Risikofaktoren „endet just" in den nicht mehr analysierbaren Entstehungsprozessen gesellschaftlicher Zustände und Prozesse.[16] Außerdem wird gefordert, daß die „weitergehende Aufklärung" der „klassischen Risikofaktoren ... nur in der Person des Erkrankten und seiner Reaktion auf die Umwelt gesucht werden" kann.

Äußerungen wie diese sind mißverständlich und provozieren leicht Kritik.[17] Den „gesellschaftlichen Faktoren", so abstrakt sie bleiben, räumt Schaefer gleichwohl einen zentralen Platz ein:

„Die ersten Ursachen der Krankheiten können nur durch Erbfaktoren oder die Umwelt bedingt sein. Die Umwelt ist pathogen in der Regel durch gesellschaftliche Ätiologien, die in vier Gruppen einteilbar sind: Technik – Sitten – emotionsauslösende psychosoziale Faktoren – Persönlichkeitsprägung .... Die ‚Umwelt' als Noxe erscheint immer als die von Menschen geprägte Umwelt.[18]

Man muß Schaefer zustimmen, wenn er fordert, daß die Beziehungen zwischen Krankheit und Lebensverhältnissen in grundsätzlicher Weise thematisiert werden müssen, nicht aber lediglich einzelne, voneinander isolierte, objektivistische Konstrukte, i.e.S. Risikofaktoren, deren Beziehungen zueinander allenfalls korrelationsstatistisch hergestellt werden.[19] Schon die klassische Sozialhygiene war hier ja anderer Ansicht. Im ausgehenden 19. Jahrhundert war der Kampf beispielsweise gegen die Tuberkulose nicht allein wegen der Entdeckung der Tuberkelbazillen erfolgreich, sondern weil sich die gesellschaftlichen Lebensbedingungen, unter denen sich der Erreger ausbreitete, insgesamt änderten oder geändert wurden. Es müßte daher nicht nur gefragt werden: Welche „Faktoren" wirken in welcher Stärke auf Individuum X ein?, sondern mindestens: Wie handelt Individuum X sinnhaft zusammen mit Individuum Y in einer Situation, in der risikohaltige Umwelteinflüsse bewältigt und verarbeitet werden müssen? Gerade die sozialen Verarbeitungsprozesse in sozialen Netzen und Gemeinschaften (F. Tönnies), vermögen jene soziale Unterstützung zu gewähren, die als Schutzmechanismen gegen Belastungen fungieren. „Social support" scheint in der sozialepidemiologischen Forschung dem Streßkonzept mindestens ebenbürtig zu sein. Als eine der Formen von Social support ist wohl auch die Bedeutung der religiösen Bindung[20] („Restitutionsfaktor", H. Schipperges) anzusehen.

Wir haben einige Probleme des allgemeinen Risikomodells diskutiert, dabei die kritischen Punkte hervorgehoben und nur sie für diskussionswürdig erachtet. Mit dieser notgedrungen verkürzten Vorgehensweise ist nicht der Anspruch verbunden, eine umfassende und feinstausgewogene Würdigung dessen vorzulegen, was von vielen Forschern mit hohem Einsatz über die Jahre hinweg erarbeitet wurde. Aber auch schon nach diesen wenigen, nur skizzierten Vorbemerkungen überrascht es nicht, daß die Erklärungskraft (der Prognosewert) der vorliegenden sozialmedizinischen Modelle gering ist.[21] Werden nun aus jenem individualistischen Konzept der Risikofaktoren dann auch noch bestimmte Interventionen abgeleitet, so setzen diese typisch nicht an den soziostrukturellen oder institutionellen Bedingungen des „Fehlverhaltens" an. Man findet hauptsächlich kognitive, aber kaum motivierende, individualistische, aber kaum gruppenbezogene Maßnahmen der Gesundheitserziehung; eine strukturelle oder institutionelle Prävention besteht nicht oder nur selten genug allein in der Arbeitsmedizin. Interventionen, selbst im Rahmen großer Kollektive, stellen fast ausschließlich auf individuelle Verhaltensänderungen ab, meistens mit Hilfe pädagogischer Propaganda. Da aber Deduktionen nicht besser ausfallen können als ihre Prämissen, konnte die Gesundheitserziehung nicht erfolgreicher werden als die Basis, auf der sie beruhte.

Primäre Prävention - Diätetische Erhaltung der Gesundheit

Unter bewußter Anknüpfung an klassische Vorstellungen versucht der Medizinhistoriker H. Schipperges, durch die Weiterentwicklung der „diaita" eine *Gesundheitslehre vom Leben* zu formulieren, die Medizin wieder als Heilkunst und Lebenskunde aufzubauen. Dabei wird ihm das Muster der minimal zu lösenden Probleme des Alltags von den sechs nichtnatürlichen, also kulturellen Bedingungen der Lebensführung vorgegeben, deren Regulierung von der Diätetik, der Lehre vom gesunden Leben, vorgeschrieben wird. Die Alternative zu der von der Schulmedizin verbreiteten Lehre von den Krankheiten, die heißt: „Kehre zurück auf das menschliche Interesse", bedeutet die Kultivierung des menschlichen Lebensstils.

Vom heutigen Standpunkt technisierter Medizin aus gesehen, gegen deren Einseitigkeiten und Auswüchse Schipperges sich mit Vehemenz wendet, steht für ihn die Frage nach dem Auftrag des Arztes und dessen Arbeitsgebiet in der Prävention im Mittelpunkt gesundheitspolitischer Überlegungen.[22] Eine neue Medizin, eine neue Gesundheitspolitik, ein neuer Arzt, ein neuer Laie müßten ihre Lehre vom gesunden Leben im Umgang mit Wohlbefinden und Mißbefinden in der alltäglichen Lebenswelt des Menschen ansiedeln. Gesundheitsbildung als Programm einer neuen Heilkunde hätte als Aufgabe den „Aufbau einer Gesundheitspädagogik, die Etablierung der Familienmedizin, den Einbau der Gesundheitswissenschaft in das Curriculum der Approbationsordnung, die Durchführung praktischer Modelle zu gesunder Lebensstilisierung in Schule und Wehrdienst, am Kurort und in ärztlichen Fortbildungsprogrammen, auch in den Medien".[23]

Das Erfahrungswissen über gesunde Lebensführung, das uns in der Systematik der Diätetik (Lebensordnungslehre) überliefert und als Kernsystem der Regulierung der Res non naturales (interdependente „Regelkreise") neu bearbeitet wurde, soll der Prävention auch organmedizinischer Leiden durch psychosoziale Hilfe dienen. Denn wo Gesundheit auf einem natürlichen Gleichgewicht aller Kräfte beruht, kann sie durch eine Variation jener Kräfte beeinflußt werden, nämlich durch eine Veränderung der Lebensweise. Die antike Diätetik war ja auf dem Boden eines fest umrissenen anthropologischen Programms eine Proportionenkunde.

Die „Lebensordnungslehre" bildet den Baustein der Gesundheitsbildung. „Die methodische und systematisierte Ausbildung des Menschen zu autonomer Lebensführung, zur freien Verfügbarkeit eines ausreichenden Arsenals an Wissen und praktischen Lebenstechniken zur Lebensbewältigung, aber auch die Bemühungen um ein umfassendes Lebensverständnis ordnen wir heute ein unter dem Begriff der Gesundheitsbildung. Gesundheitsbildung als Lebensführung beinhaltet daher eine ganzheitliche Verhaltenspädagogik."[24] Aber sie sollte sich nicht darin erschöpfen!

Hier wie auch sonst bleibt offen, wie die abstraktesten Kategorien auf die konkrete Ebene praktischer Handlungsrationalität „heruntertransformiert" werden. Im nächsten Sprung bereits wird Gesundheitsbildung als „Gesundheitspolitik im Großen" proklamiert. Heilkunst als Lebenskunde sei die Wissenschaft von der Bildung, Erhaltung und Wiederherstellung der Gesundheit. Gesundheitsplanung zielt dementsprechend auf die theoretische Hygiene und pragmatische Diätetik, auf die Res non naturales und damit auf jenes Zwischenfeld, das wir zwischen „gesund" und „krank" finden, auf die „neutralitas".

Ein wichtiger Schritt für die Weiterentwicklung und notwendige Ergänzung eines offenkundig wertvollen Konzepts liegt wohl in der sozialwissenschaftlichen Richtung. Dies wird auch deutlich an den Lücken in einem „Modell der Lebenskreise" (Tabelle 1).

Die für uns wichtigste Erkenntnis aus dem knapp skizzierten Schema ist die Entdeckung der leeren, noch zu bearbeitenden Stellen, die primär dem Gebiet der Sozialwissenschaften angehören.

Die diätetisch konzipierte Prävention erscheint ihrem Charakter nach nicht primär krankheitsorientiert (Abwehr ätiologischer Risikofaktoren) und nicht bloß als Verlängerung oder Kompensation der kurativen Medizin. Sie setzt vielmehr dort ein, wo jene an ihre Grenzen stößt. Gesundheit, ihre weitgehende Erhaltung, die Erforschung und Beschreibung gesundheitsförderlicher Bedin-

Tabelle 1. Modell der Lebenskreise in der Alltagskultur[25] – Regelkreise

	Lebensnaturlehre (Res naturales)	Lebenskunstlehre (psychosozialer Kontext)	Lebensordnungslehre (Res non naturales)
			Aufgabenbereich der Prävention
Medicina privata	–	–	Umwelt, Essen/Trinken, Arbeit/Freizeit, Affekthaushalt, …
Medicina communis	–	–	–
Medicina publica	–	–	–

gungen ist weder zentrales Anliegen noch wesentliches Thema gegenwärtiger Erforschung der Gesundheitssysteme. Es ist aber daran festzuhalten: Die Kulturnatur des Menschen erscheint als das Ergebnis einer auf Prozessen sozialen Handelns beruhenden „Selbstführung und -gestaltung *und* Geführt- und Geleitetwerden" (H. Schelsky). Gesundheit findet demzufolge in der gesellschaftlichen Lebenswelt ihre Theorie, Definition und positive Möglichkeit sie festzustellen. Mit der lebensweltlichen Standortbestimmung verlassen wir vorübergehend eine inhaltliche Diskussion der diätetischen Prävention, um sie unten wieder aufzunehmen, und wenden uns jetzt den gesundheitspolitischen Aspekten zu.

„Hinter der traditionellen ‚Heiltechnik' leuchtet mit dieser Gesundheitspolitik in der Tat das Programm einer neuen ‚Heilkultur' auf, das alle Bereiche des konkreten Alltags zu zivilisieren in der Lage ist. Damit wäre das klassische Programm einer ‚Lebensordnungs-Lehre' … nähergerückt: Die Medizin würde zur Elementarwissenschaft eines jeden gebildeten Menschen."[26] – „Als Mittelpunkt medizinischer Maßnahmen würden die Bedingungen der privaten Lebenswelt wie auch der Umwelt wieder ihre Grenzen erlangen. Dem Arzt der Zukunft würden damit wiederum jene ältesten ärztlichen Aufgabenbereiche zugesprochen werden, die sich neben der Krankenbehandlung auch auf die Bereiche der Gesundheitsbildung, der Lebensführung und der Gesellschaftsplanung erstrecken."[27]

Die antike Diätetik allerdings darf den modernen prophylaktischen Leitbildern nicht unvermittelt vorangestellt werden, weil ihre Grundlagen andere waren[28], und wegen der Möglichkeiten eines modernen, bürokratischen Gesundheitsverwaltungsapparats zur Effizienzsteigerung – von Herrschaft notabene, und das ändert vieles. Infolge der Ausbreitungsdynamik einer leistungsfähigen Gesundheitsbürokratie und einer schlagkräftig organisierten medizinischen Profession muß ein umfassender Anspruch der Diätetik zwangsläufig zu einer imperialistischen Ausweitung von Tendenzen des Totalitarismus führen, der in der Geschichte immer zu den Nebenfolgen der Sozialutopien gehörte. Prävention würde zur totalen Institution!

Eine Ausweitung ist nicht nur möglich, sondern bereits vorprogrammiert. Schon die „Reservierung" der Diätetik für den Arzt, nicht etwa als *Mit*beteiligung der Sozialleistungsträger, sondern als Monopolanspruch, stimmt den unparteilichen Beobachter nachdenklich. Die Forderung nach einer erschöpfenden Kategorienlehre der Leiblichkeit mündet flugs in eine „Staatsdiätetik" ein. An zentraler Stelle[29] heißt es, die Diätetik sei „zu generalisieren schließlich vom Konzept der privaten Lebensführung in eine allgemein verbindliche, öffentliche Gesundheitsplanung und damit auch zu operationalisieren aus rein historischen Lebensmustern zu lebendigem Profil einer verbindlichen Lebenskultur". Und weiter heißt es: „Prävention in diesem Sinne bedeutet nichts Geringeres als der Aufbau eines Programms für den modernen Lebensstil, der sich freilich nur in der Praxis verwirklichen läßt".[30]

Das Aufrücken der „Gesundheit" in der Rangskala sozialer Werte und ihre Durchsetzung mit den Mitteln sozialer Kontrolle und Herrschaft ist seit dem Erscheinen der Schriften von Johann Peter Frank ein Topos öffentlicher Diskussion.[31] Wie wir bitter erfahren mußten, war die Ideologie des Ganzen bei uns in Deutschland nicht nur intellektuelles Glasperlenspiel.[32] „Die Ansicht, daß Gesundheit das höchste erstrebenswerte Gut sei, und daß in diesem Gebiet die individuellen Interessen dem Interesse des Volksganzen untergeordnet werden müssen, fand ihren Niederschlag in der deutschen Ärzteverordnung von 1926 …".[33] Fast zur gleichen Zeit konnte der Medizinhistoriker H. E. Sigerist schreiben: „Gesundheit und Krankheit sind nicht mehr Privatsache des einzelnen. Mit Leidenschaft hat der Staat Partei ergriffen für die Gesundheit. Der Kranke ist für die Gesellschaft nutzlos. Er belastet sie nur. Der Staat hat die Mittel zur Erhaltung und zur Wiedererlangung der Gesundheit in den Bereich jedermanns gestellt. Er verlangt dafür Gesundheit vom Einzelnen, ja, er erzwingt sie in manchen Fällen.[34]" Die Aufwertung der Gesundheit über alle anderen Grundwerte, z.B. über die Freiheit, und die Vorstellung, daß die Volksgemeinschaft wichtiger sei als das Schicksal des einzelnen, tragen nicht weniger als die Technisierung der Medizin zur Enteignung des Leibes und zur Entmündigung des Patienten bei, was ironischerweise seit eh und je im Namen des Heils geschieht.

Die Gefahren totaler Medikalisierung wollte H. Schipperges in einem anderen Zusammenhang anprangern: „Aus dem Regimentum wird die Reglementierung, aus der Gesundheitsführung durch einen behandelnden Arzt eine Behandlung durch die öffentliche Hand." Als neue Stufe dieser Entwicklung bezeichnete er die Umwandlung der Medizin unserer Tage in eine prophylaktische Sozialmedizin! Aber man sei sich der Gefahr bewußt geworden, die damit verbunden sei, wenn der einzelne gewissermaßen in „staatspolitische Schutzhaft" genommen, das Ganze auf dem Boden einer streng determinierten monistischen Weltanschauung durchexerziert werde.[35] Und nicht zufällig imponiert ihm an der Gesundheitslehre des Islam am meisten jenes Wissenssystem, das größte Toleranz und Liberalität mit gesellschaftlicher Praxis vereint: „Die Medizin weist nur hin auf das Nützliche, und sie warnt vor dem Schädlichen. Aber sie zwingt weder zu jenem, noch straft sie für dieses (Maimonides). Der Arzt ist bei allem öffentlichen Auftrag kein Schulmeister, kein Polizist, kein Moralprediger".[36]

Die Antwort von H. Schipperges auf die auch von ihm gesehene Gefahr der Expertenherrschaft ist in nobler Weise eine *ethische,* die Selbstkontrolle der Profession: „‚Prävention' bedeutet in erster Linie Planung, drängt auf Programme. Vor-sorge ist immer auch Voraus-schau und erfordert ‚pro-videntia' und damit jene ‚prudentia' ... nicht zu denken ohne die anderen Kardinaltugenden, die ‚iustitia' (die jedem das Seine läßt), die ‚fortitudo' (als Mut zum Eingreifen) und die ‚temperantia' (als Mitte und Maß im ‚temperamentum')".[37]

Die Ethik aber, so ist einzuwenden, kultiviert allein den Sollcharakter von Normvorschriften, sie garantiert nicht ihre Einhaltung und Verwirklichung. Aufgrund von empirischen Untersuchungen und Insiderberichten wissen wir, daß die ethische Form professioneller Selbstkontrolle nur sehr sporadisch funktioniert. Jedenfalls leistet die ethische Sicherung, auch wenn sie unverzichtbar ist, keineswegs die notwendige faktische Gegenkontrolle.

Nun kann man dem diätetischen Ansatz wohl kaum seine Möglichkeiten vorwerfen und ihm damit seine Existenzberechtigung schlechthin bestreiten, wie uns die radikalen Kritiker seiner Sozialutopie glauben machen wollen. Man muß ihm aber sehr wohl vorhalten, daß er seine Grenzen nicht deutlicher markiert. Schaut man nun über den engen Rahmen der Prävention hinaus, so entdeckt man sehr viel wirksamere Mechanismen zur Korrektur von Wucherungen der Expertenherrschaft. Vorschläge zur Einführung des marktwirtschaftlichen Wettbewerbs finden bei unseren Gesundheitspolitikern in zunehmendem Maße wohlwollende Aufmerksamkeit. Der Wettbewerbsmechanismus würde unter den bisher bekannten und praktizierten „Marktformen", die für das Gesundheitswesen in Frage kommen, wohl in erster Linie zuverlässig und dauerhaft eine geschmeidige („kundennähere") Anpassung auch an die präventiven Bedürfnisse der Bevölkerung bewirken. U. E. Reinhardt (Princeton) hat kürzlich einige „Säulen" der Wettbewerbssteuerung im Gesundheitswesen benannt.[38]

Die marktwirtschaftliche Struktur bliebe freilich gesellschaftspolitisch nicht neutral; sie würde aus ihrer inneren Logik heraus die ihr entsprechenden Formen pluralistischer sozialer Organisation provozieren (z.B. die Entwicklung regionaler Zentren zur selbstverwalteten Koordinierung präventiver Tätigkeiten von Ärzten und Sozialleistungsträgern). Diese Änderungen würden bedeuten, daß alle am Gesundheitsmarkt Beteiligten mindestens einer, wenn nicht mehreren Arten von Kontrolle, Druck und Gegendruck ausgesetzt sind. Mehr Steuerung durch den Markt dürfte jedoch nur in kleinen Schritten gegen starken Widerstand in das bestehende System einzuführen sein. Und marginale Änderungen nützen wenig.

Stellungnahmen von Standespolitikern

Einige Präventivmediziner glauben, daß kurzfristig sich der Trend in der Medizin weg von der kurativen und hin zu der präventiven Medizin verlagern wird. Aber „eine derartige Überbetonung präventiver Aufgaben (würde) den Arztberuf grundsätzlich verändern, was sicherlich dem Selbstverständnis der Mehrzahl der derzeit praktizierenden Ärzte nicht entspricht".[39] Ein Urteil über das Meinungsbild in der Ärzteschaft läßt sich angesichts einer spärlichen Materiallage[40] nur mit Zurückhaltung fällen, doch gewinnt man bei der Lektüre der verfügbaren Arbeiten einen gewissen Gesamteindruck.

Urteilsgrundlage scheint das sozialmedizinische Risikomodell zu sein. Prävention sei die Abwehr von Krankheiten durch Früherkennung, Gesundheitserziehung, Massenaufklärung und Gesundheitsberatung durch den Arzt. Die Einstellung der medienöffentlichen Meinung dazu ist abwartend oder ablehnend. [„Wir sägen uns den (kurativen) Ast ab, auf dem wir sitzen"]. Aus den bisher eher mäßigen Erfolgen der Früherkennung zieht man den Schluß, überhaupt nichts in dieser Richtung unternehmen zu sollen. „Der entsprechende Einsatz ist ... ungewöhnlich mühsam; ja, er scheint auf weite Strecken aussichtslos".[41] „Die Möglichkeiten der primären Prävention ... sind mit Zurückhaltung zu beurteilen ... Für die gesetzlichen Krankenversicherungen ergeben sich derzeit die dringlichsten Aufgaben auf dem Gebiet der Konsolidierung der eingeführten Programme zur sekundären Prävention einschließlich der damit unlösbar verbundenen kurativen und rehabilitativen Versorgungsketten ... Viele Fragen der primären Prävention der Zivilisationskrankheiten sind so offen oder in sozialer Hinsicht so folgenreich, daß eine fundierte öffentliche Diskussion ... geboten erscheint".[42]

Mit den hier vorliegenden Äußerungen ist die politische Ambivalenz der Prävention keineswegs ausgeschöpft, zumal die Forderung nach präventiver Neuordnung auch mit unverhohlenem Argwohn betrachtet wird. Man glaubt, in ihr eine Form der Medizinkritik erkennen zu müssen.[43] Mit der Propagierung der Vorsorge als Priorität der Gesundheitspolitik würden andere Inhalte transportiert als nach außen hin zugegeben werde: Prävention sei das trojanische Pferd der Systemveränderung.

Nachdem der Beitrag der verfaßten Ärzteschaft zur Gesundheitsvorsorge bislang ausgeblieben und letztere in das Niemandsland strukturierter Nichtverantwortlichkeit abgerutscht ist, liegt es nahe, daß sich rasch neue Interessen finden, das enstandene Vakuum aufzufüllen. Man habe, so das unruhige Gewissen, der Konkurrenz das Feld überlassen. Außerdem nährt sich der Argwohn aus den unguten Erfahrungen mit der gescheiterten Bildungsreform: Sind die zielgerecht verunsicherten Institutionen des öffentlichen Lebens erst einmal handlungsbereit, dann kommt derjenige zum Zuge, der im rechten Moment Antworten anbietet (gleichgültig, wie gut er sie begründen kann), sofern sie nur den Intentionen der politischen Akteure entsprechen. Prävention könnte in ihren Folgen politisch ambivalent werden; aber eine solche Ambivalenz kann doch nur dann eintreten, wenn die Entwicklung ganz aus dem Ruder liefe. Und könnte nicht auch gerade das Nichtstun, also die Verweigerung der Mitarbeit an der Prävention, gerade jene Wandlungen provozieren, die man vermeiden möchte?

Man sollte die Dinge gründlich von ihrer sozialpolitischen Seite her sehen, zumal unsere Gesundheitspolitiker gar keine andere Wahl haben, als mit allen Mittel die Kosten unseres Gesundheitswesens unter Kontrolle zu bringen. Die Frage ist schon lange nicht mehr, wie man den Wandel in unserem Gesundheitswesen aufhalten kann, sondern wie es aus der Sicht der Ärzteschaft möglich ist, sich an ihm dadurch zu beteiligen, daß man ihm die Richtung weist zum eigenen wie zum öffentlichen Wohle. Die Antworten auf die Frage nach den Arbeitsbedingungen des Arztes sind nicht medizinischer Natur, nicht einmal psychologischer; es sind ökonomische, politische und soziologische Fragen, weil es um die Struktur und die Funktionsweise sozialer Institutionen geht. Die Eigendynamik der Entwicklungen im Gesundheitswesen sowie der daraus resultierende Druck lassen es nicht sehr wahrscheinlich erscheinen, daß ärztliche Standespolitiker dem Thema der Prävention sich ohne einen konstruktiven Beitrag langfristig entziehen können.

Prävention und Planung – Prävention als Herrschaftsmittel des Sozialstaats

Als es unter bestimmten gesellschaftlichen Voraussetzungen zu der Herausbildung eines differenzierten Gesundheitssystems kam, war im Zuge einer allgemeinen Rationalisierung (sensu Max Weber) eine Enteignung der Gesundheit zu beobachten, eine Entmündigung des Patienten, eine Entfremdung des Arztes. Gesundheit, so die hier allein interessierende These, sei eine beherschbare und berechenbare Sache geworden, Präventivmedizin aber *das* Herrschaftsmittel des Sozialstaats.[44]

Das von H. Baier vorgebrachte Thema einer Gesundheitsordnung als sozialer Kontrolle wurde seit langem diskutiert und selbst für archaische Gesellschaften untersucht.[45] Baier will offenbar die Konsequenzen aus den totalitären Gefahren des sozialmedizinischen Ansatzes ziehen: „Die Gesamtgesellschaft in ihren sozialen, generationellen, regionalen und kulturellen Differenziertheiten wird Zug um Zug zum Inspektions- und Interventionsterritorium einer solchen Vorsorgemedizin". Falls „Gesundheit" im Prozeß gesellschaftlicher Mobilisierung zu einer herstellbaren Sache und infolgedessen disponibel wird, ruft sie zu ihrer herrschaftlichen Aneignung auf, entweder durch den Laien, den Experten oder den Staat. Bereits am Anfang steht fest, daß „Gesundheit" nicht nur zur herrschaftlichen Aneignung aufruft, sondern umgekehrt auch ein Herrschaftsmittel ist; beides wird nicht streng auseinandergehalten: „Gesundheit wird ein direktes Herrschaftsmittel. In der Gesundheitsvorsorge enthüllt der Sozialstaat seine Räson der Herrschaft durch kollektive Daseinsvorsorge: er bedient sich dazu der Sozialtechniken der präventiven Medizin ...".[46] Die These bleibt Behauptung; Beweise werden nicht vorgelegt.

Der Begriff der Prävention wird folgendermaßen verstanden: „Präventive Medizin ... als öffentliche Gesundheitssicherung mit sozialmedizinischen Mitteln zur Abwehr von ... Krankheitsrisiken ...". Es fällt auf die schillernde, zwischen Gesundheit und Krankheit schwankende Begriffsfassung sowie die Umschreibung einzelner Begriffselemente durch noch unbestimmtere. Baier kümmert sich nicht weiter um den Inhalt, sondern allein qua Durchsetzung („öffentliche Gesundheitssicherung mit sozialmedizinischen Mitteln") um die *Folgen* der Prävention. Seine auf die Durchführung präventiver Maßnahmen abgestellte Argumentation beleuchtet nicht etwa Probleme der Umsetzung und der Wirksamkeit, sondern eben den Herrschaftsaspekt. Seine Thesenführung liegt dabei ganz auf der Linie der vergangenen Planungsdiskussion. Man könnte ohne weiteres seinen Begriff der Prävention durch „Planung" ersetzen, – und nichts würde sich ändern.[47]

Es fehlt auch eine Begründung für die unterstellte Zwangsläufigkeit und den Folgenreichtum der Entwicklung. Sie wird nur verständlich aus der Explikation des einmal gewählten herrschaftssoziologischen Ansatzes. „Die Superstruktur von Technik, Staat und Wirtschaft ... bedient sich der Medizin, um die Existenz ihres kostbarsten Funktionselementes zu sichern, den produzierenden und konsumierenden Menschen ... ".[48] Diese Position wird seit Jahren von den sozialistischen Medizinern aus der DDR in praxi vertreten. Wir haben den Eindruck, daß auf diese Weise der Zugang zu den sachlichen Problemen eher verschüttet wird. Baiers Thema ist die Räson des Staates, nicht einmal die Handlungsrationalität der Medizin und schon gar nicht die der Laien. Ausgangspunkt für das Verständnis der Prävention, ihrer Bedingungen und Wirksamkeit, aus dem alles weitere abzuleiten ist, muß aber das Gesundheitshandeln der Laien in ihrer Lebenswelt sein.

„Die präventive Medizin ist für solche Kontrollaufgaben eines der wirksamsten Hilfsmittel". Wieder bleibt unklar, auf welche realen Tatbestände Baier sich denn nun bezieht. Wieso muß soziale Kontrolle die besondere Leistung gerade der präventiven (und nicht irgendeiner anderen) Medizin (und nicht irgendeiner anderen Institution) sein? Anders als Baier behauptet, wird der präventiven Medizin, bisher jedenfalls, keineswegs der Kredit medizinischer Autorität gewährt. Auch das Kosten-Nutzen-Kalkül der Ökonomie hat bislang weder die Laien noch die Experten sonderlich beeindruckt. Wie sollten diejenigen, die bisher kaum nach den Maximen gesamtökonomischer Rationalität gehandelt haben, mit eben ihrer Ratio ausgerechnet das Anliegen der Prävention unterstützen? Und jenes „Demonstrieren von Verteilungsgerechtigkeit", mit der weder jedem das gleiche Glück noch die gleiche Gesundheit garantiert werden kann, erfolgt wohl kaum durch Prävention (wieso eigentlich?), sondern historisch gesehen durch die Sozialversicherung. Warum also sollte Prävention „das Gesicht des modernen Sozialstaates vollends enthüllen"?

Läßt man sich aber auf das von Baier verwendete Modell festlegen und fragt dann, wie die Wohltaten des Staates denn nun konkret an den einzelnen weitervermittelt werden, in welchen konkreten Prozessen die inaugurierte Kontrolle sich manifestieren soll, so erhält man wieder keine Antwort. Baiers „Schlußfolgerung" stand ja auch – und zwar *ohne* die Möglichkeiten der Prävention – schon vorher fest: „Herrschaft durch organisierte kollektive Daseinsvorsorge". Aber wie beides nun, „Prävention" und „Herrschaft", zusammengehört, das bleibt am Ende so offen wie zu Anfang.

Baiers These, „Gesundheit" beeinflusse „Herrschaft" und „Herrschaft" wirke auf „Gesundheit" ein, wäre also noch auszuarbeiten. Des Autors konstruktionslogische Absicht scheint zu sein, eben jene Beweislast der „economy of public goods" aufzuschultern – doch ohne Erfolg. Die Paraphrase jener Theorie führt uns nur eine Verdinglichung des ursprünglich heuristisch gemeinten Konzepts „Gesundheit als berechenbare Sache" vor. Spätestens an dieser Stelle im Text, wenn nicht schon bei der Definition („Gesundheitssicherung durch Abwehr von Krankheitsrisiken"), wird klar, daß Baier „Krankheitsbewältigung" meint, wenn er von „Gesundheit" spricht. Baier zielt auf sekundäre, nicht auf primäre Prävention.

Prävention und Planung – Soziale Konstitution von Daten als Herrschaftswissen

Der von M. M. Wambach herausgegebene Sammelband *Der Mensch als Risiko*[49] beschäftigt sich ebenfalls eher mit den Folgen der Prävention, und zwar auf den Gebieten der Medizin, Psychiatrie, Justiz, Kriminalität, Pädagogik und Sozialarbeit. „Was hier ... weniger interessiert, sind die fachspezifischen Begründungen oder die fachwissenschaftlichen Streitigkeiten über den Wert der Prävention und die Geltung des Risikofaktorenkonzeptes, und völlig aus der Diskussion ausgeklammert sind die praktischen Vorbeuge- und Vorsorgemaßnahmen, die von der modernen Medizin ... entwickelt wurden".[50] Gegenstand sind die sozialen Konsequenzen des Risikomodells: Wie geht man mit den Risiken um, welche Funktion hat die jeweilige Umgangsform für die gesellschaftliche Praxis?

Der Begriff der Prävention bedeutet hier die vorausschauende und zukunftssichernde Planung durch die Steuerung der gesellschaftlichen Entwicklungsprozesse mit Hilfe bürokratischer Organisation zur Stabilisierung des Gesellschaftssystems.[51,52] Grundlegend erscheint eine Kritik des Konzepts der Risikofaktoren, welches aber nicht per se interessiert, sondern lediglich als „wissenschaftlich legitimiertes System der Sortierung, Selektion und Plazierung von Menschen, ihrer zusätzlichen Diskriminierung und zusätzlichen Privilegierung".[53] Denn die praktische Umsetzung der Risikofaktorenmedizin bedeute bei ungewissem Ausgang für die Gesundheit zunächst einmal die Ausübung sozialer Kontrolle. Die Realisierung der Prävention beginne mit der Frage, „wer mit welchen Methoden und an welchem Ort feststellen soll, ob der einzelne raucht oder trinkt. Sollen das Mandat allein die Ärzte erhalten, soll mit geteiltem Mandat gearbeitet werden? Sollen die Krankenkassen die Überwachungsmaßnahmen organisieren? ... jeder kann sich ausmalen, welche sozialen Folgen solche notwendigerweise umfassenden Kontroll- und Überwachungsmaßnahmen zeitigen werden".[54]

Die Definition der Risikoträchtigkeit bestimmter sozialer Situationen und ihre Zuschreibung an bestimmte Personen oder Populationen unterliegt stets Prozessen sozialer Konstruktion, d.h. sie muß intersubjektiv konstituiert worden sein, bevor sie in den gesellschaftlichen Wissensvorrat eingehen kann. Das hier angedeutete Problem erscheint allgemeiner (und wichtiger) als der defizitäre Informationsstand sozialmedizinischen Wissens[55] oder die geringen Chancen erfolgreicher Behandlung oder das Beharren auf dem individualistischen Ansatz.[56] Das eigentliche Problem beginnt schon mit der sozialen Konstitution von Daten in der Sprachgemeinschaft der Wissenschaftler, wobei die jeweiligen, dort ablaufenden Prozesse offenbar Einfluß darauf nehmen, was hinterher als „Datum" stilisiert wird.

„Ein Risiko resultiert nicht aus dem Vorhandensein einer bestimmten Gefahr, die von einem Individuum oder auch von einer konkreten Gruppe ausgeht. Es ergibt sich daraus, daß abstrakte Daten oder Faktoren, die das Auftreten unerwünschten Verhaltens mehr oder weniger wahrscheinlich machen, zueinander in Beziehung gesetzt werden. „Eine in der Realität beobachtbare Situation ist nicht der Ausgangspunkt; sie wird gewissermaßen aufgrund einer allgemeinen Definition der Gefahren, denen man vorbeugen möchte, abgeleitet".[58] Dieser an sich richtige Gedanke wird von den Autoren des Sammelbands in unterschiedlichster Weise variiert. Das Ergebnis der sozialen Konstitution des „Risikos" ist allemal eine *medikalisierte* Problemdefinition.[59] Zugeschrieben wird sie fast immer einem Individuum, das für die Folgen des Risikos aufzukommen hat, und nicht etwa einer Institution.[60]

Just auf dem Boden des individualistischen Ansatzes pflegen künstliche „Risikopopulationen" definiert zu werden, die vermeintlich bedroht sind oder von denen angeblich Bedrohungen bzw. Störungen ausgehen. Daraufhin und aufgrund bloßer Verdachtsmomente (Hypothesen) werde bereits im Vorfeld zugegriffen! „Der Nicht- oder Noch-Nicht-Patient wird von Amts wegen verkrankt, um den Hilfs- oder Versorgungssystemen zugeführt werden zu können ... Dieses Konzept des vorverlegten Eingriffs bei ‚Anzeichen' von Störungen, ... bei ‚Prä-Devianz' also läßt riesige außergesetzliche Interpretationsfreiräume entstehen, die von den Definitionsmächtigen argumentativ besetzt werden können".[61]

Unter den Bedingungen bürokratischer Organisation sozialer Kontrolle kommt es zu einer Effektivitätssteigerung der Bedrohung freier Bürger. Das folgende Zitat ist ein Beispiel für eine sich selbst heckende Verrechtlichung: „Die Binsenweisheit ‚Vorbeugen ist besser als heilen' ... (wird) ... als Begründung dafür herangezogen ..., daß das System der Psychiatrie, ohne im Kern verändert zu werden, ergänzt wird um präventive Agenturen, die ihm eine nahezu lückenlose Durchdringung aller Lebensphasen der Gesellschaft sichern. Tritt also ... das Vorbeugen an Stelle des Heilens, wird es in seiner institutionellen Verballhornung zum Instrument der Zuführung von Betroffenen, ... zu traditionellen Heilungsinstanzen (niedergelassener Arzt, psychiatrisches Krankenhaus, etc.)".[62] Die erste Folge präventiver Maßnahmen ist eine Stärkung bestehender Institutionen, denen es gelingt, mit dem Vehikel der Prävention neue Klientele zu rekrutieren und die Lebenswelt der Laien noch ein Stück weiter zu kolonisieren. Die zwangsweise Klientelisierung erfolgt per definitionem der Behandlungsbedürftigkeit auf der Basis des „Risikos".

Zum Verständnis der Logik der hier kritisierten Entwicklung wäre es weitaus wichtiger, nun in concreto jene Prozesse der Konstruktion von Risiken und die alternativen Voraussetzungen für die Wirksamkeit der nur teilweise identifizierten Prozesse zu diskutieren. Eine derartige Diskussion wird unterlassen. Es fehlt insbesondere eine ausgewogene Untersuchung von Prozessen der Korrektur jener institutionellen Wucherungen. Aufgrund von suggerierter Auswegslosigkeit wird der Eindruck unilinearer Vorgänge erweckt. Nur so kann uns vorgespiegelt werden, daß die Folgen der sozialen Konstitution von Risikoträchtigkeit unter den Bedingungen bürokratischer Organisation sozialer Kontrolle ebenso allumfassend wie unausweichlich wären. Gefordert wäre eine präzise Analyse der Grenzen bürokratischer Kontrolle, um das zu überprüfen, was hier als Hypothese vorgelegt wird.

Theoretische Grundlage – Elemente sozialer Anthropologie

Die bisher vorgebrachte Kritik und die nachfolgenden Überlegungen wurzeln in einer bestimmten Wissenschaftstradition. Ohne auch nur den Versuch einer grundlegenden Darstellung zu wagen, müssen doch zur wissenschaftshistorischen Begründung die Klassiker M. Scheler, A. Gehlen, H. Plessner, G. H. Mead und A. Schütz zu Wort kommen, um in der Auseinandersetzung mit ihnen einige Gedanken zum Gesundheitshandeln zu entwickeln. Eine philologische Exegese ist nicht beabsichtigt.

Soziale Anthropologie widmet sich der Frage nach dem gesellschaftlichen Umgang mit der Natur des Menschen: Was ist der Mensch in seiner sozialen Welt? In Abkehr von jeder Form des Kartesianismus sucht sie einerseits den Weg „von der Natur – zurück zur Kultur" (A. Gehlen), da es „ohne Philosophie der Natur keine Philosophie des Menschen" geben kann (H. Plessner), und sie begründet, warum sie andererseits den Menschen immer schon von seiner Intersubjektivität her begreift.

Den Ansatz findet sie, pragmatistische Überlegungen fortführend, in einer Lehre vom Handeln, um so eine sozialwissenschaftliche Gesamtschau menschlicher Grundstrukturen und -prozesse (bzw. organische) in eigenständiger Offenheit zu den empirischen Spezialwissenschaften Biologie, Medizin, Psychologie zu formulieren, eine Phänomenologie des Basiswissens, noch vor jeder Vereinnahmung durch die Einzelwissenschaften über das Organische im Menschen.

Die Sonderstellung des Menschen in der Evolution, so M. Scheler, zeige sich darin, daß er umweltgebunden *und* distanzfähig zur Reflexion begabt sei, so daß er sich durch Handeln von seiner Mangelausstattung entlasten könne. Den Ausgangspunkt nehmen seine Überlegungen bei dem individuellen *Handeln* des Subjekts in einer Welt, in der aller Sinn intersubjektiv ist (E. Husserl). Die empirischen Rechtfertigungen dieses theoretischen Ansatzes sind vielfältig; von ihnen sei allein die gesellschaftshistorische erwähnt.

Man könnte die historische Entwicklung unseres Gesundheitswesens teilweise kennzeichnen durch die Grenzziehung zwischen Leib und Körper (samt den dazugehörenden Implikationen). Dem Laien wird die Sinnhaftigkeit des Leibes enteignet, der ihm dann als wissenschaftlich legitimierter „Körper" entgegentritt, welchen er sich anschließend in neuer Weise zu eigen macht. Die Konstrukte der biologischen und medizinischen Wissenschaften werden zu Selbstverständlichkeiten des Alltags. Sogar das alltägliche Problemlösungsverhalten kann sich ausschließlich einer wissenschaftlichen Typik zuwenden.

Medizinisch-wissenschaftliches Wissen wird *vor* allem tradierten Rezeptwissen bevorzugt. Alltägliches Ethos und seine Mythen werden „irrelevant", – und die Wissenschaft übernimmt für den Laien diejenigen Funktionen, die vorher der Mythos innehatte, sie wird selber zum Mythos. So gewinnt soziales Handeln seinen instrumentalen, entfremdeten Stil in einer „entzauberten" und verwissenschaftlichten Welt, deren Lebenswelt vom Ideenkleid der Wissenschaft immer stärker zugedeckt wird.

K. Löwith hat diesen Prozeß der sukzessiven Desillusionierung der modernen Gesellschaft als das gemeinsame Forschungsmotiv beschrieben, das Karl Marx in seiner Theorie der Entfremdung und Max Weber in seiner Theorie der Rationalisierung verfolgt haben. „Die idealtypische ‚Konstruktion' hat zum Fundament einen spezifisch ‚illusionslosen' Menschen, der von einer objektiv sinnlos und nüchtern und insofern betont ‚realistisch' gewordenen Welt auf sich selbst zurückgeworfen und nun genötigt ist, den gegenständlichen Sinn und Sinnzusammenhang, überhaupt das Verhältnis zur Wirklichkeit als das ‚seine' allererst herzustellen und den Sinn ‚zu schaffen', praktisch und theoretisch". Aus materiellen, gesellschaftshistorischen Erkenntnissen, aber natürlich auch aus anderen, nicht einmal normativen, sondern theoretischen Gründen, ergibt sich folglich die Notwendigkeit, bei der Analyse der Kreisprozesse zwischen individuellem Handeln und gesellschaftlichen Handlungsstrukturen gerade vom Handeln des intersubjektiv begriffenen Individuums (nicht des einsamen, transzendentalen Subjekts) auszugehen.

Auch G. H. Meads Interesse gilt dem Problem, wie ohne Rückfall hinter die Einsicht in die konstitutiven Leistungen der Subjekte in ihrer vollen Individualität objektive Wissenschaft und allgemein verbindliche gesellschaftliche Moral möglich sind. Mead betont den Primat des Sozialen, insbesondere der Kooperation und Kommunikation, als Bedingung jeder Individuation und versucht, alle Formen möglichen Wissens aus der Struktur der Handlung abzuleiten. Der erste Schritt seines Gedankengangs ist die Einsicht, daß gewissen Reize (z. B. der Umwelt) eine vom Organismus aktiv gesuchte und interpretierte Gelegenheit darstellen, bestimmte Verhaltensweisen zu äußern, für die eine „Triebspannung" bestanden hat. Es gibt demnach zwischen Reiz und Reaktion kein einseitiges, bogenförmiges, sondern nur ein kreisförmiges Verhältnis. Das Psychische und letztlich das „Selbstbewußtsein" hat für Mead seinen Ursprung in einer systematisch wiederkehrenden Struktur der Handlung, es entsteht in einer Krise oder Hemmung des Handlungsablaufs.

Wenn gezeigt werden kann, daß das „Erleben" selbst schon aus einer Handlungshemmung entspringt, dann ist es falsch, beim „Erlebnis" und nicht schon bei der Handlung anzusetzen; dann ist auch jeder psychologistischen Gesellschaftstheorie der Boden entzogen. Wenn das Psychische eine Phase im Handeln ist, dann kann der gesellschaftliche Zusammenhang nicht als psychischer (oder biologischer), er muß als sozialer Handlungszusammenhang rekonstruiert werden. Am schlagendsten läßt sich dies anhand der universalistischen Strukturen der Sprache nachweisen.

Intersubjektivität im speziellen Sinne von G. H. Mead heißt eine Struktur kommunikativer Prozesse zwischen den Subjekten, welche geeignet ist, auf theoretischer Ebene die schlechte Alternative von individualistischer Handlungstheorie und handlungsloser oder subjektfreier Strukturtheorie zu überwinden. Der Begriff ist weder am kontemplativen Modell bloßer Begegnung mit dem anderen (wie bei M. Buber), noch allein am Modell handlungsentlasteter sprachlicher Verständigung ausgerichtet, sondern an *praktischer* Intersubjektivität.

Im weiteren Verlauf seiner Überlegungen erläutert Mead am Beispiel der Kommunikation von Geste und Gebärde seine Lehre intersubjektiver Handlungsprozesse, von der Theorie und Methodologie allerdings unvollendet blieben. Die hier vorgetragenen Gedanken mögen zunächst einmal als grundsätzliche gewürdigt werden, ihr heuristischer Wert und ihre empirische Stichhaltigkeit sind relativ unabhängig davon zu messen.

In anderer Weise will auch M. Scheler die Mystifikation des Individuums vermeiden. Scheler erkennt, daß das ‚Wir' dem ‚Ich' vorausgeht. Er entwickelt insbesondere eine Konzeption von der Sozialität des Menschen, die an seine Leiblichkeit gebunden bleibt. Weder soll die „Person" als ein Objekt/Ding behandelt, noch als eine Substanz verstanden werden, wobei der Sozialcharakter der Person dann nur noch als Akzidenz gedacht werden könnte. Um beides zu verhindern, faßt er die Person als ein Ordnungsgefüge von Akten auf. Wenn die Person nur *in* den Akten *ist* (jedenfalls nur dann empirisch erforschbar ist) müssen auch die sozialen Akte als konstitutiv für die Person gelten (und im Grunde sind alle Akte – zumindest sozial – mitkonstituiert).

Auch ontogenetisch läßt sich zeigen, daß das ‚Wir‘ dem ‚Ich‘ vorangeht. Die Erfahrung vom Wir (in der Umwelt) fundiert die Erfahrung des Ich von Welt überhaupt. Diese jedoch sind, so muß man hinzufügen, keine phänomenologisch-transzendentalen, sondern lebensweltlich-alltägliche Sachverhalte der Sozialität alltäglichen Erlebens. Der soziale Bezug des Menschen entsteht nicht sekundär aus einem „primären Narzissmus" (und er wird schon gar nicht durch eine bloße Interessenabwägung hergestellt), sondern es gibt eine ursprüngliche, soziale Intentionalität des Menschen (ähnlich und unabhängig davon G. H. Mead). Der Mensch wird sozial konstituiert.

Demgegenüber hatte die kartesianische Zerfällung der Welt in ein „Außen" und ein „Innen", in Res extensa und Res intensa, zwar die physikalische Natur dem experimentellen Zugriff freigegeben, andererseits aber den konstitutiven Spielraum der Handlungswissenschaft geradezu vernichtet. Denn sie hat entweder den Menschen allein vom „Außen" her rekonstruiert, als Roboter, Reiz-Reaktions-Maschine, Black box in einem zum Körperding erklärten Leib, *oder* sie hat den Menschen und die Gesellschaft allein von „Innen" her rekonstruiert, von einem „transzendentalen Ego" her, in einer universellen „Egologie" und am Ende nur von „subjektiv gemeintem" Sinn.

Scheler will mit seinem Konstruktionsprinzip einer *„Irreduzibilität der Sphären"* den Reduktionismus jeder Art verhindern: Die Reduktion der Innen- auf die Außenwelt (oder umgekehrt), des Organischen und Gestalthaften auf das Mechanische und Assoziative, des anderen auf das Ich oder der Mitwelt auf die Umwelt, der persönlichen Identität auf die soziale Identität. Der Handlungszusammenhang, den er zugrunde legt, läßt sich in neuerer Ausdrucksweise als prozessual-strukturaler, um nicht zu sagen, kybernetischer Zusammenhang deuten. Seine Erkenntnis, daß es für den Menschen gar keinen anderen Weg gibt, sich „seinem Naturschicksal zu entziehen", und einen „Sinn der Geschichte" zu rekonstruieren als die „Vergeistigung des Lebens", führt ihn zu erkenntnistheoretischen Prinzipien einer „verstehenden Soziologie". In der Verfolgung seiner wissenschaftlichen Ziele wendet sich Scheler gleichermaßen gegen Naturalismus, Materialismus und Idealismus und betont das prozessuale Zusammenwirken der idealen *und* realen, der geistigen *und* der organisch-triebhaft bedingten Bestimmungen des stets wesentlich sozial mitbedingten Handelns des Menschen.

Die Gegebenheiten der natürlichen Weltanschauung seien das absolut Reale selbst. Sie ist es auch, die den Boden liefert für die Intentionalität des Handelns (hierzu ausführlich A. Schütz). Die natürliche Weltanschauung kann dennoch nur „relativ natürlich", d. h. selbstverständlich-evident, genannt werden, denn einen kulturfreien Naturzustand gibt es für den Menschen nicht. Auf den großen Massiven der „relativ natürlichen Weltanschauung" bauen sich die relativ künstlichen Wissensarten (z. B. Bildungs-, Wissenschaftswissen) auf. Damit richtet sich Scheler bewußt gegen eine substantialistisch-utilitaristische, rationalistischindividualistische Rekonstruktion des Soziallebens. Scheler begründet seine Handlungslehre wissenssoziologisch. Die Ereignisreihe eines Handlungsablaufs folge nicht einem autonomen Kausalzwang, sondern der Einheit eines durchgehenden Sinnes im Horizont lebensweltlichen Wissens.

Die offene Intentionalität der sinnhaft-leiblichen Bewußtheit (anstelle der kartesianischen Abgeschlossenheit) war auch E. Husserls Ausgangspunkt, der von Scheler in die intentionalen Strukturen des Handelns weiterverfolgt wurde. Damit wurde der Weg gewiesen in die Untersuchung einer nicht-kartesianischen, neuen Grenzbestimmung bewußter Leiblichkeit in ihrem kommunikativen Verbund mit anderen.

A. Schütz leitet Husserls transzendentale Phänomenologie in eine Soziologie des Alltags über und widmet sich insbesondere der Konstitution der Sozialwelt als Welt sinnhaften Handelns in den setzenden und deutenden Akten des alltäglichen Handlungserlebens, wobei er allerdings den Leib des Handelnden als Ausdrucksfeld seiner Handlungen ausklammert. In dem vorliegenden Diskussionskontext interessieren seine Ausführungen über Alltagswissen als Boden der Intentionalität des Handelnden.

Schütz widmet sich der Frage Webers: Gibt es eine Fundierung des wissenschaftlichen Sinnverstehens in der Struktur des sozialen Handelns? Seine Antwort lautet: Das Sinnverstehen sozialhistorischer Ereignisse werde erst in ihrer Rückführung auf Sinnzusammenhänge des Handelns (also auf typisch so und nicht anders in typischen Situationen Handelnde) verständlich und sozialwissenschaftlich faßbar. Die Aufgabe der Soziologie sei daher zunächst die wissenmäßige Typik des Alltagshandelns sowie die Beschreibung der Sinndeutungs- und Sinnsetzungsvorgänge, welche die in der Sozialwelt Lebenden vollziehen; ihre Aufgabe sei eine „konstitutive Phänomenologie der natürlichen Einstellung".

Folgerichtig konzentriert er sich auf die Analyse typischer Strukturen des Bewußtseins, im Sinne Schelers der relativ natürlichen Weltanschauung. Schütz zieht es vor, statt vom sozialen Handeln von intentional auf ein „alter ego" bezogenen Bewußtseinsstrukturen auszugehen. Sind diese Erlebnisse vorentworfen, gehen sie auf einen planenden Entwurf zurück, dann verweisen sie, so Schütz, auf soziales Handeln. Dieses wird ihm daher ein spezifisch konstruktiver Stil des reflexiven Alltagserlebens, der im Rückgang auf vorvergangene Erlebnisse zu analysieren ist (An dem reflexiven Begriff des Sinnerlebens wird der folgenreiche Einfluß H. Bergsons deutlich). Soziales Handeln sei als wechselseitige Motivverkettung zwischen den Akteuren nicht zuletzt in sog. Relevanzstrukturen fundiert.

Der in spontaner Aktivität unmittelbar erlebte Handlungsablauf wäre aufgrund dieses Begriffs nicht reflektiert und daher zunächst einmal sinnlos. Die strikte Trennung zwischen Handeln („action") und Handlung („act"), eine immer schroffere Kluft zwischen Entwurf und Praxis des Handelns, läßt seine Theorie auf Aporien auflaufen, aus denen sie nur durch eine Diskussion mit den Gedanken von G. H. Mead (s. oben) befreit und weiterentwickelt werden kann.

Die Forderung nach einer Analyse der Sinndeutungs- und Sinnsetzungsvorgänge der alltäglich Handelnden in ihrer rationalen Organisation des alltäglichen Lebens führt Schütz zurück auf die Analyse der *Zeitstruktur* des sinnlich-sinnhaften Handlungserlebens der Welt. Die Struktur dieses Handlungserlebens wird als soziale Konstruktion der Wirklichkeit, als ein sinnhafter Aufbau *der* Welt verstanden, in dem die Vorgabe einer Kultur- und Sozialwelt, wie wir sagen wollen, in differenzieller Reproduktion ständig rekonstruiert werden kann. Die Bedingungen der Konstitution von Welt sind intersubjektive Prozesse. Die Durchführung dieses Plans der Analyse von Sinnsetzungsprozessen ist bei Schütz ein Programm geblieben, das heute mit neuen Mitteln durchgeführt werden kann.

Der besondere Beitrag von A. Schütz zur Formulierung einer sozialen Anthropologie liegt wohl in der Analyse jener Strukturen der Lebenswelt. Er untersucht die Typik des Alltagshandelns, die Fundierung dieser Typik als „Problem der Relevanz" und die soziale Konstitution des „Du". Typik und Relevanzstrukturen bestimmen die Strukturanalysen der Wirklichkeit des Alltags und entschärfen so die kartesianische Opposition von „subjektivem" und „objektivem" Sinn. Sie vermitteln zwischen „Individuum" und „Gesellschaft", zwischen „sozialem Handeln" und „sozialer Ordnung", zwischen „Vergemeinschaftung" und „Vergesellschaftung". In dieser Vermittlung begegnet das Individuum einer ihm gegenüberstehenden „objektiven" Wirklichkeit, die es „subjektiv" verändern und mitbestimmen kann. Die „subjektive" Sinngebung ist keine Residualgröße gesellschaftlicher Wirklichkeit, sondern konstitutives Element für deren Entstehung und Veränderung. Damit wird die Vermittlung der „subjektiven" Sinnsetzung und der „objektiven" gesellschaftlichen Wirklichkeit zentral.

Den Ansatz zur Überbrückung einer Kluft zwischen Mikro- und Makroebene findet man daher bei A. Schütz in der Analyse der Mittelbarkeit typischer Sinnverweisungen im Erleben. Typik verweist auf anderes, auf Abgelegenes, auf „Appräsentes". Appräsente Symbolverweisungen verknüpfen alltägliche (subjektive) Typen mit objektiven, formalisierten Zeichen. Jede Typisierung im Alltag erfolgt zwar in der unmittelbaren Präsenz eines lebensweltlichen Gegenübers, verweist aber stets auf ein appräsentes Modell einer anderen Sinnprovinz einer Vor- oder Nachwelt. In diesen Verweisungen „transzendiert" die Typik des Alltags jede alltägliche Situation des Handelns; sie kann so gesellschaftliche Makrostrukturen erreichen.

Bei der Suche nach einer neuen, nichtkartesianischen Grenzbestimmung bewußter Leiblichkeit in ihrem kommunikativen Verbund mit dem und den anderen stehen die Schütz-Theorie situativer Transzendenz in den Strukturen der alltäglichen Lebenswelt, die Mead-Ableitung intersubjektiver Prozesse und die Scheler-Ausführungen zur Leiblichkeit am Anfang einer Theorie des Gesundheitshandelns.

Lehren für eine Gesundheitsordnung

Mit den dargestellten Mitteln lassen sich einige klassische Vorstellungen zur Prävention rekonstruieren und aktualisieren. Das Ziel besteht darin, eine leibbezogene Handlungslehre auf der Basis der Selbstverantwortlichkeit zu formulieren, um so einen Zusammenhang zwischen Leiblichkeit und alltäglicher Lebensführung herzustellen. Eine solche aktualisierte Rekonstruktion muß zunächst, wie es H. Schipperges getan hat, die antike Tradition wieder aufnehmen.

Der sinnhaft erlebte Leib des Menschen wird, wie sich historisch und kulturvergleichend nachweisen läßt, intersubjektiv konstituiert und findet sich daher immer schon in eine konkrete Lebenswelt eingebunden.[63] Die antiken Formen der Einbindung des Leibes in den Kosmos stellen den Menschen vor moralische Ansprüche, weil er es als sittlich verantwortliche Person selber in der Hand habe, in maßvoller Harmonisierung aller Abweichungen von den vorgeschriebenen Pfaden seine Gesundheit zu erhalten. Gesundheit beruhe auf persönlicher Verantwortung und sittlicher Leistung.[64]

Die antike Medizin entwickelte sich auf dem Hintergrund einer kosmologischen Konstruktion des Leibes, dessen höchstes Ziel und Idealzustand die Eukrasie, die harmonische Säftemischung, war. Der gesunde Leib befinde sich in einem labilen Gleichgewicht; ideale Gesundheit werde daher nur selten erreicht. Infolgedessen gebe es einen breiten Bereich relativer Gesundheit zwischen Wohlbefinden und Mißbefinden (Neutralitas). Die antike Heilkunde hatte den Auftrag, das natürliche Streben nach Harmonie zu unterstützen.[65]

Eine mittelalterliche Version der sittlichen Einbindung des Leibes findet sich bei Hildegard von Bingen (1098–1179).[66] In ihrer Kosmosschrift[67] charakterisiert sie den Menschen, der ganz auf das leibhaftige Gespräch mit der Natur, den anderen Menschen und mit Gott angelegt sei. Der gesunde Leib dient, über das bloß individualistische Gleichmaß der Körpervermögen hinaus, verantwortlicher Kommunikation mit anderen; so könnte man den Gesundheitsbegriff der Hildegard von Bingen interpretieren.[68] Alles, was in der Ordnung eines Ganzen steht, gibt einander Antwort, eines verwirklicht sich am anderen: Leiblichkeit konstituiert sich in intersubjektiven Prozessen.

Der Ansatzpunkt alter Medizin war der lebensweltliche Rahmen von Gesundheit und damit eine bestimmte Weise des Umgangs mit dem Leben. Eine solche Ordnung, das Leben nach dem eigenen, leiblich durchdachten „Plan zu entwerfen und diesen leibhaftig zu verwirklichen" (Novalis), läßt sich in den „res non naturales" identifizieren, welche in der Form der „diaita" in gesellschaftliche Praxis umzusetzen waren. Auch die mittelalterliche Gesundheitsidee wird „... aus einer fundierten Lebensordnung konstituiert: Regimentum aus Regula: Lebensordnung und Gesundheitsplanung sind eins".[69]

Eine solche diätetische Ordnung sozialer Lebenswelt machte den Inhalt des klassischen Gesundheitsbegriffs aus. Sie vollzog sich als ein dynamisches Geschehen und konnte nur bei einer gewissen Rhythmisierung in der Realisierung jener anthropologisch notwendigen Mindestanforderungen (res non naturales) eintreten. In der alten Auffassung stellte sich Gesundheit als ein Prozeß dar, als „ein Weg, der sich bildet, indem man ihn geht".[70] Gesundheit ist daher nicht die bloße Abwesenheit oder die Geringfügigkeit von Beschwerden; sie ist eine eigene, positive Kategorie persönlich zugeschriebener Verantwortlichkeit für das immer wieder neu zu regulierende Gleichgewicht des intersubjektiv gedachten Leibes, welches in dem Bereich der Neutralitas hin- und herpendelt.

Zusammenfassung

Halten wir fest: Die anthropologisch notwendigen Verrichtungen des Alltags werden in dem Erfahrungswissen der res non naturales systematisiert. Die Prozesse der rhythmischen Regulierung des Mehr oder Weniger bei der Verwirklichung jener res non naturales werden in der Diätetik gelehrt und praktiziert. Alle Diätetik zielt auf die gesunde Mitte, auf Harmonisierung, Befriedung, *Wohlstand*, im Spannungsfeld der Kräfte, auf Eukrasie. *Gesundheit* wird in intersubjektiven Prozessen der Gleichgewichtsregulierung im Rahmen einer Lebensordnung (Diaita) sinnhaft konstituiert.[71] In der alltäglichen Praxis der Diaita wurde sie dann auch tatsächlich individuell *einverleibt*. Die Praxis gesunder Lebensführung konnte auf drei *Ebenen* reguliert werden: auf der Ebene der Primärgruppe, der kleineren Gemeinschaft und der Gesellschaft im Großen.[72]

Die Suche nach den Voraussetzungen erfolgreicher Prävention unter den Bedingungen einer modernen Industriegesellschaft hätte als Ausgangspunkt das Gesundheitshandeln zu wählen, das zu erforschen und dann zu fördern wäre. Dementsprechend wäre das Laiensystem in einer angemessenen Weise zu aktivieren. Im Lichte einer Lehre von der Gesundheit wäre das professionelle Versorgungssystem zu differenzieren und zu optimieren.

Anmerkungen

1 G. Jungmann, 1964, S. 23.
2 M. Weber, Wirtschaft und Gesellschaft, 1956, S. 9. „Die genannten Entwicklungen sind ihrerseits Folgen der Herauslösung des Gesundheitswesens aus dem religiösen Kosmos („Säkularisierung") auf der Abstraktionsebene der Gesellschaft".
3 M. Weber, Wissenschaftslehre, 3. Aufl. 1968, S. 428.
4 ebenda, S. 437.
5 H. Schaefer, 1970, S. 519.
6 W. Karmaus, 1979; H. H. Abholz, 1982, zur Kritik des Risikofaktoren-Modells.
7 U. Keil, 1975, S. 1529.
8 F. W. Schwartz, Antrittsvorlesung, S. 3.
9 Vgl. These No. 3, S. 10 f.
10 Vgl. z. B. S. 11.
11 Vgl. S. 17 unten.
12 Ein älterer Überblick bei M. Susser, 1973.
13 Vgl. H. H. Abholz, 1982, S. VII.
14 Als Beispiel s. die Schriften von L. Fleck.
15 Man vermißt eine Handlungslehre und den Zugang zur Sinnproblematik. Vgl. Ch. v. Ferber, 1982, P. Ridder, 1985.
16 H. Schaefer, 1977.
17 D. Tutzke, 1981, S. 108.
18 H. Schaefer, 1983, S. 12.
19 H. Schaefer, 1976, S. 144.
20 Vgl. H. Piechowiak.
21 S. statt anderer M. Waltz, 1982.
22 C. v. Ferber, Woran das Gesundheitswesen wirklich krankt, in Frankfurter Rundschau, Sa., 7. Aug. 1982, Nr. 180, S. 14. „Dokumentation".

23 zit. n. G. Vescovi „Die Medizin auf neuen Wegen", 1983, S. 5.
24 G. Vescovi, Gesundheitsbildung als Lebensführung, MS Bad Mergentheim 1980.
25 H. Schipperges, Perspektiven und Programme, MS Heidelberg 1983.
26 ebenda, S. 26.
27 ebenda.
28 Vgl. L. Edelstein, 1931.
29 H. Schipperges, Kosmos Anthropos, 1981, S. 29.
30 H. Schipperges, Theoretische Überlegungen zur Gesundheitsbildung, MS Heidelberg, o. J. S 15. ders.: Utopien der Medizin, 1968, S. 181 ff. ders.: Lebensordnung und Gesundheitsplanung in medizin-historischer Sicht, 1962.
31 s. auch J. Bleker, 1983.
32 Die Ideologie des Ganzen ist immer wieder von A. Gehlen, H. Jonas und H. Schelsky attackiert worden.
33 J. Bleker, 1983, S 240.
34 H. E. Sigerist, 1931, S. 390.
35 H. Schipperges, Geschichte und Gliederung der Gesundheitserziehung, 1977, S. 554.
36 H. Schipperges, Perspektiven und Programme einer präventiven Medizin, MS Heidelberg, 1983, S. 18.
37 Vgl. Wambach, S. 9.
38 Bericht der F. A. Z. vom 24. Januar 1984 über eine Tagung der Hanns-Martin-Schleyer-Stifung in Mainz am 23. 1. 1984.
39 J. v. Troschke, in DÄ, 1983.
40 W. Bachmann, 1981; W. Burkart, 1983; R. Groven, 1982; G. Iversen, 1980; G. Iversen, 1982; F. W. Schwartz, 1980.
41 G. Iversen, 1982, S. 267.
42 zitiert bei G. Iversen, 1982.
43 F. W. Schwartz, 1982.
44 H. Baier, Gesundheit: Öffentliches oder privates Gut? Über die Entfremdung des Arztberufes im Sozialstaat, Vortragsmanuskript 1982.
45 D. Landy, 1977, S. 230.
46 H. Baier, S. 8.
47 ebenda, S. 12 ff.
48 ebenda, S. 19.
49 M. M. Wambach (Hrsg.): Der Mensch als Risiko, Frankfurt 1983.
50 ebenda, S. 9.
51 ebenda, resp. S. 51 ff.
52 ebenda, S. 35, 76, 85.
53 ebenda, S. 10.
54 ebenda, S. 40.
55 ebenda, S. 103 f., 126, 155.
56 ebenda, S. 154 ff., 155.
57 ebenda, S. 59.
58 ebenda, S. 60.
59 ebenda, S. 184 ff.
60 ebenda, S. 190. 192.
61 ebenda, S. 96.
62 ebenda, S. 95.
63 Beispielsweise konnte die intersubjektive Situierung des Leibes in dem Mikrokosmos einer Krankenstation nachgewiesen werden. Vgl. P. Ridder: Patient im Krankenhaus, 1980, Bd. 1.
64 H. Schipperges, Wege zu neuer Heilkunst, Heidelberg 1978.
65 O. Temkin, 1977, S. 40.
66 Hildegard von Bingen: Welt und Mensch: Das Buch „De Operatione Dei", S. 167, hrsg. von H. Schipperges, Salzburg, 1965.
67 ebenda, S. 164.
68 P. Laín Entralgo, 1963.
69 H. Schipperges, Lebensordnung und Gesundheitsplanung, 1962, S. 163. Zur Spiritualität der „vis medicatrix naturae" und ihre diätetische Einbettung in die christliche Glaubensleh-

re. Siehe auch K. Pirlet: Hilfe zur Selbsthilfe – Eine Aufgabe für den Arzt? Katholische Ärztearbeit (Hrsg.): Hilfe zur Selbsthilfe, S. 76–87. Köln: Bachem 1983.
70 H. Schipperges, Podiumsdiskussion „Schule und Gesundheit", S. 10.
71 Wenn „Gesundheit" lebensweltlich neu bestimmt wird, so könnte dies natürlich auf die eine oder andere Weise zum Nachdenken über die Neu-Definition von Kompetenz-Zuschreibungen und Ressourcen-Verteilungen anregen.
72 vgl. P. Ridder, 1985.

Literatur

Abholz, H. H. et al. (Hrsg.): Risikofaktorenmedizin: Konzept und Kontroverse. Berlin–New York: Springer 1982.
Bachmann, W.: Warum kommen gesundheitspolitische Programme und Grundsäze bei der Bevölkerung nicht besser an? Die Medizinische Welt. 31 (1981) 3–6.
Baier, H.: Gesundheit: Öffentliches oder privates Gut? Über die Entfremdung des Arztberufes im Sozialstaat. Vortragsmanuskript 1982, abgedruckt in: O. Schatz (Hrsg.): Wie krank ist unsere Medizin? Graz–Wien–Köln 1983.
Blasius, W.: Vom Wesen der Gesundheit. Kultur und Leben 12 (1974) 3–7.
Bleker, J.: Der gefährdete Körper und die Gesellschaft: Ansätze zu einer sozialen Medizin zur Zeit der bürgerlichen Revolution in Deutschland. In: A. E. Imhof (Hrsg.): Der Mensch und sein Körper: Von der Antike bis heute. München: C. H. Beck 1983.
Burkhart, W.: Vorbeugen und heilen. Medizin heute 2 (1983) 5ff.
Ferber, C. v.: Woran das Gesundheitswesen wirklich krankt. Frankfurter Rundschau, 7. Aug. 1982.
Fleck, L.: Entstehung und Entwicklung einer wissenschaftlichen Tatsache, Frankfurt: Suhrkamp 1980.
Gehlen, A.: Ein anthropologisches Modell. The Human Context 1 (1948) 1–10.
Groven, R.: Bundesregierung will die Primärprävention noch stärker betonen. Dt. Ärzteblatt 79 (1982) 21–22.
Hildegard von Bingen: Welt und Mensch: Das Buch „De Operatione Dei", hrsg. v. H. Schipperges, Salzburg 1965.
Iversen G.: Vorbeugen fragwürdig? Schleswig-Holsteinisches Ärzteblatt (1980) 485–487.
ders. Gesundheitserziehung im Blickwinkel wirksamer Öffentlichkeitsarbeit. Schleswig-Holsteinisches Ärzteblatt, 1982 485–487.
Landy, D. (Ed.): Culture, Disease and Healing: Studies in Medical Anthropology, New York–London: Macmillan 1977.
MacMahon, B., T. F. Pugh: Epidemiology: Principles and Methods. Boston: Little, Brown and Company 1970.
Marmot, M., W. Winkelstein: Epidemiologic Observations on Intervention Trials for Prevention of Coronary Heart Disease. Am. J. Epidemiology 101 (1975) 177–181.
Mead, G. H.: The Relation of Imitation to the Theory of Animal Perception. Psychological Bulletin 4 (1907) 210–211; eine Werkausgabe von G. H. Mead hält der Suhrkamp Verlag in Frankfurt bereit.
Plessner, H.: Die Stufen des Organischen und der Mensch. 3. Aufl. Berlin: de Gruyter 1975.
ders.: Philosophische Anthropologie. Frankfurt: S. Fischer 1970.
Ridder, P., Einverleibung. Zeitschrift für klinische Psychologie, Psychotherapie und Psychopathologie 31 (1983) 149–157.
ders.: Laienprozesse im Gesundheitssystem. Zeitschrift für klinische Psychologie, Psychotherapie und Psychopathologie 33 (1985) 139–151.
ders.: Gesundheitshandeln im gesellschaftlichen Alltag. Medizin, Mensch, Gesellschaft. 10 (1985) 78–84.
Schaefer, H.: Heilen und Vorbeugen als Problem der Heilkunde heute. Das öffentliche Gesundheitswesen 32 (1970) 515–520.
ders.: Die Hierarchie der Risikofaktoren. Medizin, Mensch, Gesellschaft 1 (1976) 144ff.

Schipperges, H.: Lebensordnung und Gesundheitsplanung in medizinhistorischer Sicht. Arzt und Christ 4 (1962) 153–168.
ders.: Geschichte und Gliederung der Gesundheitserziehung. In M. Blohmke et al. (Hrsg.): Handbuch der Sozialmedizin, Bd. III, S. 550–566. Stuttgart: Enke 1977.
ders.: Perspektiven und Programme einer präventiven Medizin. Wiener Medizin. Wochenschrift 134 (1984) 175–182.
Scheler, M.: Die Stellung des Menschen im Kosmos. Gesammelte Werke, Bd. 9, S. 7–72, resp. S. 11–40. Bern–München: Francke 1976.
Schütz, A./T. Luckmann: Strukturen der Lebenswelt, Bd. 1, Frankfurt: Suhrkamp 1979.
Schwartz, F. W.: Grenzen der Präventivmedizin. Antrittsvorlesung am 15. 02. 1982 an der Medizinischen Hochschule Hannover und Aufsatzfassung für das Niedersächsische Ärzteblatt.
Sigerist, H. E.: Einführung in die Medizin. Leipzig: Thieme 1931.
Steußloff, H., J. Kießling: Realer Humanismus oder humanitäre Phraseologie. Wiss. Z. Univ. Leipzig, Math.-nat. Reihe, Sonderband V, 1965, 1–37.
Troschke, J. v.: Präventive Gemeindestudien in der BRD. Dt. Ärzteblatt 80 (1983).
Tutzke, D.: Entwicklung der bürgerlichen Sozialhygiene in Deutschland. In D. Tutzke (Hrsg.): Zur gesellschaftlichen Bedingtheit der Medizin in der Geschichte. S. 104–116. Jena: VEB G. Fischer 1981.
Wambach, M. M. (Hrsg.): Der Mensch als Risiko. Frankfurt: Suhrkamp 1983.
Weber, M.: Wirtschaft und Gesellschaft, Tübingen: J. C. B. Mohr 1956.
ders.: Gesammelte Aufsätze zur Wissenschaftslehre, 3. Aufl., Tübingen: J. C. B. Mohr 1968.

Psychologische Voraussetzungen präventiven Verhaltens

R. Verres

Zum Einstieg möchte ich an zwei aktuelle Beispiele aus der Präventivmedizin anknüpfen. Diese beiden Beispiele sollen dann zunächst unter kommunikationspsychologischen Gesichtspunkten betrachtet werden, wobei ich auch auf die Beziehung zwischen Ärzten und Patienten in der gegenwärtigen Präventivmedizin im Unterschied zur kurativen, also auf Heilung bereits bestehender Krankheiten gerichteten Medizin, eingehen möchte. Anschließend soll anhand einer Systematik medizinischer Präventionsansätze gezeigt werden, daß das, was man als präventives Verhalten bezeichnet, gänzlich unterschiedliche Bedeutungen haben kann, je nachdem, ob man es aus der Perspektive des Gesundheitssystems oder aus der Perspektive eines einzelnen Menschen betrachtet. Wir können keineswegs von vornherein davon ausgehen, daß diese beiden Perspektiven übereinstimmen. Abschließend befaßt sich dieser Beitrag mit Bedingungen der persönlichen Motivation von Menschen zu präventivem Verhalten.

Beispiele aus der Präventivmedizin

Beispiel 1: Einladungen an junge Mütter zur Beteiligung am Kindervorsorgeprogramm

Kürzlich war ich als Arzt und Medizinpsychologe zu einer Tagung des Zentralinstituts für die kassenärztliche Versorgung in Köln eingeladen. Bei der Tagung wurde diskutiert, wie man gegenwärtig in der Medizin am wirksamsten versuchen könne, Mütter dazu zu bewegen, ihre Kinder zu ärztlichen Vorsorgeuntersuchungen zu bringen (vgl. Allhoff 1983).

Grundlage dieses Programms ist die Erkenntnis, daß viele Krankheiten, die im Kindesalter manifest werden, lebenslange Beeinträchtigungen und Behinderungen mit sich bringen, wenn sie nicht rechtzeitig erkannt und behandelt werden. Hierzu gehören hauptsächlich Stoffwechselkrankheiten, die später zu schweren geistigen und neurologischen Störungen, zu Seh- und Hörfehlern und zu Sprachstörungen führen können, ferner Augenfehler und Störungen des Bewegungsapparats. In der Bundesrepublik hat bekanntlich seit 1975 jedes neugeborene Kind bis zum Alter von 4 Jahren per Gesetz einen Anspruch darauf, auf Kosten der Krankenkassen insgesamt 8 mal zu bestimmten Zeitpunkten seiner

Entwicklung kinderärztlich kostenlos untersucht zu werden. Zugleich führt man anläßlich dieser Untersuchungstermine verschiedene Impfungen durch.

Ich möchte exemplarisch eines der Einladungsmodelle, die wir in Köln analysiert haben, ein in Berlin gehandhabtes Modell, diskutieren. Wenn in einem bestimmten Berliner Bezirk, nennen wir ihn hier Berlin-XY, eine Mutter in einer Klinik ein Kind zur Welt bringt, werden die beiden ersten ärztlichen Untersuchungen des neugeborenen Kindes automatisch von der betreffenden Klinik durchgeführt. Nach etwa vier Wochen bekommt die Mutter einen Brief vom Bezirksamt XY, Abt. Gesundheitswesen (Beratungsstelle für Risikokinder) mit folgendem Text:

Sehr geehrte

Ihr Kind _____ wurde am _____ geboren.
Wir möchten Ihnen die Möglichkeit zu einer Nachuntersuchung am _____
um _____ Uhr in unserer Sprechstunde anbieten.
In einer eingehenden kinderärztlichen Untersuchung wollen wir mit Ihnen gemeinsam die Entwicklung Ihres Kindes verfolgen. Die Untersuchung ist kostenlos und berührt nicht die laufende Betreuung durch Ihren Hausarzt, dem wir aber gerne unsere Untersuchungsergebnisse mitteilen.
Bringen Sie bitte zur Untersuchung alle das Kind betreffenden Unterlagen (z.B. Vorsorgeheft, Impfbuch, eventuell vorhandene Röntgenaufnahmen oder Arztbriefe) mit.
Sollte Ihnen der angegebene Termin nicht zusagen, rufen Sie uns bitte unter der Nummer (_____) an, damit wir Ihnen einen anderen Termin vorschlagen können.
Mit freundlichen Grüßen
Im Auftrag

Ein Kommentar hierzu folgt später. Zunächst soll noch ein anderes Problemfeld aus einem präventivmedizinischen Bereich angesprochen werden, nämlich ein Beispiel aus der Krebsfrüherkennung.

Beispiel 2: Werbung für Krebsfrüherkennungsuntersuchungen

Da viele Krebserkrankungen inzwischen heilbar sind, wenn sie frühzeitig erkannt werden, bieten die Krankenkassen allen Frauen über 20 und allen Männern über 45 Jahren an, sich einmal jährlich auf Kosten der Krankenkassen vorsorglich von einem Arzt auf mögliche Frühstadien bestimmter Krebsformen untersuchen zu lassen. Darin sind enthalten: Untersuchungen auf Krebs der weiblichen Brust, des Darms und der Haut, der Gebärmutter, der Eierstöcke, der Harnblase, der Nieren, der Prostata und der äußeren Geschlechtsorgane.

Diese Krebsfrüherkennungsuntersuchungen kosten gegenwärtig bundesweit 395 Millionen DM/Jahr. Die meisten Krankenkassen schicken ihren Mitgliedern einmal im Jahr einen speziellen Gutschein für diese Untersuchung, den man beim Arzt seiner Wahl einlösen kann. Im übrigen werben auch viele Ärzte z.B. durch Plakate in den Wartezimmern oder durch persönliche Ansprache für diese Untersuchungen. Die Bereitschaft der angesprochenen Menschen zur Beteiligung an diesem Programm ist allerdings seit seiner Einführung vor ca. 15 Jahren trotz aufwendiger Werbung durch Plakate, Broschüren und Fernsehsendungen konstant sehr gering. Ca. 74% der gesetzlich berechtigten Frauen und

84% der berechtigten Männer zeigen diesem Angebot der Medizin Jahr für Jahr die kalte Schulter.

Die Bundeszentrale für gesundheitliche Aufklärung in Köln hat im Jahre 1975 verschiedene Aufklärungsbroschüren über Krebs, die in der Bundesrepublik verteilt wurden, psychologisch daraufhin untersucht, wie sie von den angesprochenen Lesern aufgenommen werden. Man erhob bei den Versuchspersonen in einem Vorinterview verschiedene Indikatoren des Wissens und der Einstellung zum Krebsproblem, gab den Versuchspersonen dann die Aufklärungsmaterialien zum Lesen mit nach Hause und erhob nach 2–3 Wochen in einem zweiten Interview, inwieweit das intensive Lesen der Aufklärungsschriften einen Einfluß auf die Meinungen zur Krebsfrüherkennung hatte. Ich zitiere die wichtigsten Ergebnisse wörtlich (aus dem Abschlußbericht des Projektleiters Lehmann, 1975):

1. Man ist der Meinung, daß Krebs eine schreckliche, heimtückische Krankheit ist. Diese Meinung wird bei dem größeren Teil der Befragten durch Erfahrungen aus dem eigenen Bekannten- und Verwandtenkreis bestätigt. Durch das Lesen der Broschüre und des Faltblattes wird diese Meinung nur unwesentlich korrigiert. Diffuse Ängste werden kaum abgebaut.
2. Die Vorstellung, es gebe heute noch keine Möglichkeiten, Krebs wirkungsvoll zu bekämpfen, überwiegt. Diese Vorstellung wird durch Lesen der Broschüre und des Faltblattes nicht abgebaut.
3. Durch die Wissensvermehrung, die die Broschüre in Bezug auf die Möglichkeiten, den Krebs selbst früh zu erkennen, leistet, besteht die Gefahr, daß sie die Tendenz, sich Vorsorge- und Früherkennungsuntersuchungen zu entziehen, verstärkt – zumal die Meinung bestätigt werden kann, daß man bei Fehlen der beschriebenen Symptome (Warnzeichen) keinen Krebs hat.

Kommunikation in der Präventivmedizin

Beide Beispiele sollen nun unter kommunikationspsychologischen Gesichtspunkten betrachtet werden. Die Absicht der Ärzte bzw. Gesundheitspolitiker ist jeweils klar. Sie möchten darauf aufmerksam machen, daß das Krankheitsproblem sehr wichtig ist, daß Früherkennung sinnvoll ist und daß es bei erkanntem krankhaften Befund wirksame therapeutische Möglichkeiten gibt.

Diese Sachinformationen sind nun allerdings von Bedeutungen durchsetzt, die bei manchen Lesern gefühlsmäßig ein Unbehagen auslösen. Besonders durch verwendete Symbole und Bilder in vielen Aufklärungsschriften bekommt das Bedeutungsumfeld der benutzten Worte wie Krebs, Früherkennung, Gefährlichkeit, gefühlsmäßig häufig eine negative Tönung. Wenn bei der Krebsaufklärung unangenehme Gefühle geweckt werden, wird oft zugleich das, was auf der inhaltlich-rationalen Ebene bei den angesprochenen Personen erreicht werden sollte, unterminiert.

In der Psychologie sprechen wir von konnotativen Nebenbedeutungen. Damit sind diejenigen Vorstellungen und Gefühlsreaktionen gemeint, die über die engere Bedeutung von Begriffen hinaus bei deren Verwendung mit anklingen.

In der Kommunikationsforschung ist es seit den bekannten Forschungsarbeiten von Watzlawick üblich, bei Kommunikation zwischen Inhaltsaspekten und

Beziehungsaspekten zu unterscheiden. In manchen Krebsbroschüren sind bildhafte Andeutungen einer bestimmten Beziehung zwischen Ärzten und potentiellen Patienten enthalten. Der Arzt deckt auf, er dringt ein, er fügt etwas zu.

Diesen Aktivitäten des Arztes in Diagnostik und Therapie stehen auf der Seite des Patienten nur zwei Verhaltensmöglichkeiten gegenüber: ein Akzeptieren oder ein Ablehnen der Beteiligung an solchen Früherkennungsuntersuchungen.

Dies gilt auch für das erstgenannte Beispiel, die Einladung eines Berliner Bezirksamts zur Kindervorsorgeuntersuchung. Auch hier besteht der mögliche Verhaltensbeitrag der brieflich eingeladenen Mütter lediglich entweder in der Akzeptanz oder in der Ablehnung der Vorsorgeuntersuchungen.

Es resultieren zudem einige erschwerende Unklarheiten auf beiden Seiten, da die Kommunikationssignale, also das, was ausgedrückt wird, mehrdeutig sind. Die Gesundheitsbehörde weiß nicht, welche Gedanken, Empfindungen oder Verhaltensweisen sie bei denjenigen Empfängerinnen der Briefe ausgelöst hat, die der Vorsorgeuntersuchung fernbleiben. Viele Empfängerinnen wissen ihrerseits nicht, was die Behörde zu der Aktion veranlaßt hat und in welchen übergreifenden Zusammenhängen die Aktion zu verstehen sein soll. Manche Mutter wird sich fragen: Warum will das Bezirksamt, wie es in dem Brief heißt, „mit mir gemeinsam die Entwicklung meines Kindes verfolgen"? Ist es ein fürsorgliches Entgegenkommen des Staates, oder ist es ein Zeichen von Überwachung durch den Staat? Woher weiß die „Beratungsstelle für Risikokinder" des Bezirksamts überhaupt, wie mein Kind heißt und wann es geboren wurde? Warum soll ich alle das Kind betreffenden Unterlagen dorthin mitbringen?

Unterschiede zwischen kurativer und sekundärpräventiver Medizin bezüglich der Arzt-Patient-Beziehung

Ich möchte nun anhand der beiden geschilderten Beispiele präventivmedizinischer Programme einige allgemeine Aussagen zur Arzt-Patient-Beziehung in der Früherkennungsmedizin aus medizinpsychologischer Sicht machen.
1) Das Wichtigste ist natürlich, daß der Patient unabhängig von einem eigenen Leidensdruck oder Behandlungswunsch zum Arzt kommen soll.
2) Die Kontaktaufnahme zwischen dem potentiellen Patienten und dem Arzt vollzieht sich prinzipiell anders als bei Vorliegen einer Krankheit: Es sind Institutionen eingeschaltet.
3) Diese Institutionen werben um den potentiellen Patienten, und zwar generell unter Einbeziehung von Medien der Massenkommunikation.
4) Die Aktionen zielen auf eine stärkere Nutzung von Angeboten zur Krankheitsfrüherkennung und bedeuten somit in letzter Konsequenz eine Ausweitung der kurativen Medizin. Sie führen zum „Eintritt" von noch mehr Menschen in das professionelle medizinische Versorgungssystem. Damit stärken sie allerdings noch nicht automatisch die gesundheitliche Selbstverantwortung, die Bereitschaft zu Gesundheitsverhalten oder die Fähigkeit von Men-

schen zur Reflexion vorsorgender Verhaltensmöglichkeiten in umfassenderen Lebenszusammenhängen.
5) Stärker als bei der kurativen Medizin wird die Frage aufgeworfen, wer eigentlich die Verantwortung für die Gesundheit der Menschen hat. Die Medizin vermittelt dem potentiellen Patienten sehr deutlich, daß sie sich mitverantwortlich für seine Gesundheit fühlt, und appelliert zugleich an seine eigene Verantwortung. Bei mißtrauischen Gemütern kann nun leider ausgerechnet aus der Tatsache, daß die Medizin einen Schritt auf ihn zugeht, psychologisch gesehen, ein distanzierendes Element werden, da nämlich Ängste entstehen können, systematisch erfaßt, numeriert, überwacht und verwaltet zu werden, also das Objekt von Kontrolle zu sein, und zusätzlich im schlimmsten Falle – nämlich falls bei der Krebsfrüherkennungsuntersuchung wirklich ein gefährlicher Befund erhoben werden sollte – erleben zu müssen, daß mit Untersuchungsgeräten und Messern, mit Strahlen und mit Chemotherapeutika in den Körper eingegriffen werden könnte. Der Allgemeinarzt Prof. Dr. H. Isele spricht von den „ABC-Erwartungen", die bei Frauen aktualisiert werden, wenn sie an eine Krebsfrüherkennung denken: Ablatio, Bestrahlung, Chemotherapie.

Systematik präventiven Handelns

Es ist nun eine Verständigung über die Ziele notwendig, auf die hin Präventivmaßnahmen ganz generell orientiert sein können. Im allgemeinen werden zwei Ziele voneinander unterschieden:
– eine *primäre Prävention* mit dem Ziel, das Auftreten von Krankheiten von vornherein zu verhüten;
– eine *sekundäre Prävention* mit dem Ziel, durch möglichst frühe Erkennung erster Anzeichen einer sich entwickelnden Krankheit den weiteren Verlauf dieser Krankheit so rechtzeitig zu stoppen, daß sie gar nicht erst gefährlichere Stadien erreicht.

Diese beiden Ziele beziehen sich also jeweils auf den Zeitpunkt des Eingreifens präventiver Maßnahmen bei noch nicht bestehenden oder gerade beginnenden Erkrankungen. Nur die primäre Prävention befaßt sich damit, das Entstehen von Krankheiten überhaupt zu verhindern. Primäre Prävention ist also besonders deutlich nicht nur an der Krankheit, sondern an der Gesundheit interessiert.

Damit stellt sich die Frage, ob bzw. wie man das, was wir als Gesundheit, subjektives Befinden oder Gesundheitsverhalten bezeichnen wollen, überhaupt feststellen kann. Erfolgskontrollen präventiver Maßnahmen sind auf das Definieren, Messen und Zählen angewiesen. Das, was man nun im Rahmen von Präventivmaßnahmen messen oder zählen könnte, hängt immer vom jeweils verwendeten Gesundheits- oder Krankheitsbegriff ab. In der medizinischen Fachwelt habe ich hierzu bisher noch keinen Konsens erkennen können.

Als idealistisch und unrealistisch wird inzwischen allgemein die bekannte Gesundheitsdefinition der Weltgesundheitsorganisation (WHO) von 1946 angesehen, nach der Gesundheit ein Zustand vollständigen physischen, geistigen und sozialen Wohlbefindens sei und nicht die bloße Abwesenheit von Krankheit und Gebrechlichkeit.

Ich kann mich hier nicht mit der Frage beschäftigen, ob der Sinn des Lebens wesentlich im Wohlbefinden besteht, wollte diese Frage aber zumindest anklingen lassen, zumal ich persönlich gerade als ärztlicher Psychotherapeut und Medizinpsychologe fast täglich damit konfrontiert werde.

Aus der Perspektive des Gesundheitssystems kann man Präventivmaßnahmen ferner danach unterscheiden, ob sie *systemorientiert* sind, also die Verbesserung allgemeiner Lebensbedingungen und u. a. auch die Verringerung umweltbedingter Gesundheitsrisiken zum Ziel haben – was fast immer politische Maßnahmen voraussetzt – oder ob sie *personenorientiert* sind.

Vor allem primäre Prävention muß oft weit entfernt von der manifesten Störung einsetzen und daher großenteils systemorientiert sein. Zu den denkbaren Schritten der Prävention von Alkohol- und Drogenmißbrauch sowie beispielsweise von Kindesmißbildungen aufgrund von Alkoholmißbrauch während der Schwangerschaft könnten z. B. unter vielem anderen gehören: bessere Familienplanung, Änderung des Adoptionsrechts, eine lebensgerechtere Schulausbildung, Maßnahmen zur Schaffung von mehr Arbeitsplätzen und mehr Arbeitszufriedenheit, Einrichtung flexibler und gemeindenaher Beratungsstellen, Bekämpfung von krankheitserzeugenden Substanzen an Arbeitsplätzen, in Nahrungsmitteln oder auch die Bekämpfung der Verbreitung und der Benutzung von speziellen gesundheitsgefährdenden Genußmitteln wie beispielsweise Zigaretten.

Die personenorientierten Präventivmaßnahmen interessieren uns in der medizinischen Psychologie besonders. Betrachten wir exemplarisch noch einmal den Bereich der Krebsprävention. Die meisten Ärzte wünschen sich von der Bevölkerung eine Mitarbeit in folgender Hinsicht:

1) Symptomaufmerksamkeit, z. B. regelmäßige Selbstuntersuchungen der Brust auf Knoten und Verhärtungen bei Frauen und Beteiligung an Krebsfrüherkennungsuntersuchungen im Sinne sekundärer Prävention. Bei der Sekundärprävention muß die „Mitmachbereitschaft" der Menschen immer wieder neu hergestellt werden. Dabei spielt auch die Frage eine wichtige Rolle, wie diese Menschen mit ihren Krankheitsängsten umgehen.
2) Alltäglicher persönlicher Gesundheitsschutz als Expositionsprophylaxe gegenüber Karzinogenen in der Ernährung, in Rauchgewohnheiten, Vermeidung von ultravioletten Strahlen usw. im Sinne primärer Prävention. Bei der Primärprävention sind also u. a. gesundheitsbewußte Lebensgewohnheiten oder Lebensstile gefragt, die, wenn sie sich einmal herausgebildet haben, meist relativ stabil bleiben und auch nicht unbedingt etwas mit Angst zu tun haben müssen.

Bei der Werbung für mehr Gesundheitsverhalten wird nun meist die Frage vernachlässigt, ob diese gewünschten Verhaltensweisen überhaupt bei den Menschen in allgemeineren, alltäglichen Orientierungen einer präventiven Lebensführung verwurzelt sind.

Dies gilt ebenso bei Maßnahmen zur Prävention der sog. Zivilisationskrankheiten, wie z. B. bei den koronaren Herzkrankheiten, denen das sog. Risikofaktorenkonzept zugrunde liegt. Zu den Risikofaktoren gehören Rauchen, Übergewicht, Bewegungsmangel, unverarbeiteter Streß und hoher Blutdruck, der seinerseits häufig ernährungsabhängig ist. Viele präventive Ziele laufen auf mehr Kontrolle hinaus, z. B. „weniger rauchen, weniger essen". Gerade Risikofreudigkeit wird jedoch in vielen anderen Lebenszusammenhängen eher zu den gesellschaftlichen Werten gezählt.

Demgegenüber verkörpert der in jeder Hinsicht gesundheitsbewußte, sich selbst gut kontrollierende Idealpatient der Ärzte für viele Menschen etwas Zwanghaftes, Asketisches, Unattraktives.

Schon *Rousseau,* der oft in seinem Leben seelisch und körperlich dem Untergang nahe war und dennoch gerade aufgrund seiner glühenden Leidenschaftlichkeit, die nicht einfach Genuß, sondern z. B. auch intensives Trauern bedeuten konnte, in Europa eine ungeheure Wirkung hatte, sagte in seinem erzählerisch angelegten pädagogischen Lehrbuch „Emile":
„O diese Vorsorge, die uns unaufhörlich in fremde Bahnen leitet und uns oft für Lebensstellungen vorzubereiten sucht, die wir nimmermehr erreichen werden, sie ist gerade die wahre Quelle aller unserer Leiden. Welch eine Sucht, für so ein vergängliches Leben, wie des Menschen, beständig in die Ferne zu schauen in eine Zukunft, die sich nur selten wirklich so gestaltet, und darüber die Gegenwart zu vergessen, derer er doch sicher ist!"

Und der französische Schriftsteller Marcel *Proust,* der sich in seinen Werken viel mit Sinnlichkeit befaßte und übrigens selbst Sohn eines Arztes war, sagte einmal: „Ich bedaure Menschen, die unheilbar gesund sind."

Personenorientierte Erklärungen präventiven Verhaltens

Damit bin ich bei der Frage nach der Motivation zu Vorsorgeverhalten. Ich möchte gleich vorweg betonen, daß in manchen Einzelfällen Gesichtspunkte eine Rolle spielen, die sich einer systematischen nomothetischen Betrachtung entziehen. Ein Beispiel aus der Kindervorsorge soll dies illustrieren.

Gerade bei unerwünscht geborenen Kindern, die ja besonders selten zur Vorsorgeuntersuchung gebracht werden, stellt sich die Frage, ob nicht in manchem Einzelfall sehr komplexe psychodynamische und familiendynamische Prozesse eine Rolle spielen, die ihren Ursprung in einer besonders ambivalenten Beziehung zwischen den angesprochenen Eltern und deren Kind haben. Beispielsweise können sich in bestimmten Fällen unerwünscht geborener Kinder durchaus auch unterschwellige und verleugnete Rachebedürfnisse seitens der Mutter gegen dieses Kind wenden, so daß eine mehr oder weniger unbewußte Vernachlässigung des Kindeswohls eine ganz bestimmte Funktion für die Mutter hat, die auch nicht ansatzweise durch Appelle seitens des Gesundheitssystems veränderbar ist.

Nun sollen trotzdem einige Bemerkungen zu einigen allgemeinen Erklärungsversuchen präventiven Verhaltens gemacht werden.

In Cornwall, England, gibt es eine alte Tradition, wenn man feststellen will, ob jemand psychisch gestört ist. Der Betreffende wird in ein Zimmer gebracht, in dem ein Waschbecken überläuft, und man bittet ihn, das Wasser vom Boden aufzuwischen. Wenn er zuerst den Wasserhahn zudreht, bevor er sich ans Aufwischen macht, gilt er als gesund. Wenn er den Hahn laufen läßt und aufwischt, nimmt man an, daß er gestört ist.

Um präventiv handeln zu können, muß der Mensch also zuallererst übergreifende Zusammenhänge wahrnehmen. Der Betrachtungshorizont muß in einem nüchternen, also emotionsfreien Rundumblick räumlich und zeitlich im Sinne einer Weitwinkelperspektive über das aktuell Augenfällige hinaus ausgeweitet werden. Dieses Überschreiten der augenfälligen Bezugssysteme beim Wahrnehmen und Handeln ist oft durchaus als kreative Leistung anzusehen.

Ein solches Verhalten ist zum einen im Zustand von Angst, die durch die Aufklärungsmaßnahmen über Früherkennung oft aktualisiert wird, besonders unwahrscheinlich. Zum anderen bedeutet es ganz grundsätzlich das Aufbauen von eigenen Zielhierarchien und damit häufig einen Verzicht auf unmittelbare Befriedigung von Bedürfnissen. Einige Ziele der Gesundheitsvorsorge stehen somit z.T. in einem Konflikt zu anderen Lebenszielen, v.a. zu denjenigen, die – nennen wir sie einmal hedonistisch – kurzzeitig Genuß verschaffen können und als „subjektive Lebensqualität" verstanden oder auch mißverstanden werden können.

Leider kann ich hier nicht auf die Frage eingehen, ob nicht bestimmte Formen eines bewußten Hedonismus letztlich durchaus auch als gesund und gesundheitserhaltend angesehen werden können.

Bei der Zukunftsbezogenheit von Menschen handelt es sich jedenfalls nicht um eine isolierte psychologische Persönlichkeitsvariable, die man etwa durch ausgeklügelte psychologische Beeinflussungsstrategien von außen verändern könnte, sondern um ein grundlegendes Element existentieller Orientierungen, die durch die jeweilige soziale und ökonomische Situation, durch familiär wirksame Wertvorstellungen und Verhaltensmaximen nachhaltig im Leben von Menschen stabilisiert sind.

Bei den eingangs geschilderten Beispielen präventivmedizinischer Werbung waren implizite Appelle an Folgsamkeit und Vertrauen enthalten, die einen undifferenzierten Rezipienten unterstellen.

Bei verschiedenen empirischen Studien zur Nichtteilnahme bei den Früherkennungsuntersuchungen wurde nachgewiesen, daß die Menschen aus den unteren sozialen Schichten fast generell überrepräsentiert sind. An folgende psychologische Merkmale ist in diesen Bevölkerungsgruppen zu denken:
- soziale Distanz zu Institutionen und Personen der Medizin,
- kognitiv-sprachliche Differenzen,
- tendenziell niedrigere Allgemeinausbildung und damit auch ein tendenziell niedrigerer spezifischer Wissensstand über Beeinflußbarkeit von Gesundheit und Krankheit,
- tendenziell eher kurzfristig als langfristig orientierte Lebensplanung,
- bescheidenere Lebensziele (Vorarlberger Sprichwort: „Besser a g'sunder Esel als a krank's Roß"),
- höherer allgemeiner Fatalismus,
- Mißtrauen gegenüber Behörden, die z.B. in bürokratisch wirkenden Anschreiben angeben, „die weitere Entwicklung des Kindes verfolgen zu wollen".

Genau wie für uns Ärzte ist auch für Laien eine gezielte Prävention von Gesundheitsgefahren nur möglich unter der Voraussetzung eines spezifischen Ätiologiewissens. Bei Menschen, die Präventivverhalten zeigen, finden wir im allgemei-

nen folgende Vorstellungen (in der Forschung sprechen wir von „subjektiven Krankheitstheorien" der Laien; vgl. Verres 1986):
1) Sie beurteilen die betreffende Krankheit als gefährlich.
2) Sie empfinden auch sich selbst als gefährdet. (Diese Vorstellung ist keineswegs in der erstgenannten impliziert, wie u. a. bei Rauchern nachgewiesen wurde.)
3) Sie neigen weniger zur Vermeidung oder Verleugnung von Ängsten, sondern zu einem offeneren, bewußteren Stil der Angstverarbeitung.
4) Sie sehen klare und sehr spezifische Beziehungen zwischen eigenen Verhaltensbeiträgen und Möglichkeiten der Krankheitsvermeidung.
5) Sie empfinden die psychischen „Kosten"-Barrieren des präventiven Verhaltens als gering.
6) Zusätzlich werden ihnen auch von außen konkrete *Anregungen* zu präventivem Verhalten gegeben, z. B. aufgrund einer guten Beziehung zu ihrem Arzt, der sie auf solche Aspekte regelmäßig anspricht.

Die konkrete Aktivität eines Menschen hängt also in denjenigen Bereichen, die absichtliches Handeln erfordern, unter anderem davon ab, inwieweit er Gesundheitsrisiken überhaupt als beeinflußbar wahrnimmt, und davon, ob er die Gesundheit überhaupt als abhängig von eigenen Verhaltensbeiträgen ansieht.

Psychologisch unterscheidet man zwischen „internaler Ursachenzuschreibung", der eine „externale Ursachenzuschreibung" im Sinne eines ausgeprägteren Fatalismus gegenübergestellt wird. Diese drückt sich etwa in dem Stereotyp aus: „Alles kommt, wie es kommen muß". In der psychologischen sog. Locus-of-control-Forschung wurde vielfach nachgewiesen, daß es sich hierbei um zwei fundamental unterschiedliche Motivationsstrukturen von Menschen handelt, die als relativ stabile Persönlichkeitsmerkmale anzusehen sind.

Die französische Sozialpsychologin C. Herzlich (1973) hat als Ergebnis einer Interviewstudie mit Patienten noch zwei weitere grundlegende Wahrnehmungsmuster des Gesundheitsverhaltens postuliert. Sie unterscheidet zwischen einer Empfindung von Gesundheitsmaßnahmen als zwanghaft und unnatürlich (sog. *Gesundheitsdisziplin*) und andererseits einem Gefühl der Befriedigung, des Vergnügens und Wohlbefindens bei jeglicher Form von Gesundheitsverhalten (sog. *Gesundheitspräferenz*).

Ich würde mich freuen, wenn ich deutlich machen konnte, daß weder „Gesundheitsdisziplin" noch „Gesundheitspräferenz" durch Propaganda oder Überredung von uns Ärzten oder Medizinpsychologen einfach hergestellt werden können. Ich selber stehe einer Haltung, die auf hauptsächlich taktische Momente der Beziehung von Helfer und Betroffenen orientiert ist, skeptisch gegenüber. Aus der medizinpsychologischen Forschung lassen sich durchaus viele Hilfen zum Umgang mit schwierigen Patienten ableiten. Diese Menschen sind jedoch keine Spielbälle von Beeinflussungstechniken, sondern aktive, sich selber mit der Umwelt auseinandersetzende Wesen.

Versuche, präventives Verhalten von Menschen zu fördern, werden also nur dann dauerhaft wirksam sein, wenn sie zielgruppenspezifisch, also personenorientiert sind und wenn sie nicht nur an die subjektiven Perspektiven und Motive der angesprochenen Laien anknüpfen, sondern diese auch glaubhaft respektieren.

Literatur

Allhoff, P. (Hrsg.): Einladungsmodelle zur Früherkennung von Krankheiten bei Kindern. Tagungsberichte des Zentralinstituts für die Kassenärztliche Versorgung in der Bundesrepublik Deutschland, Band 6. Deutscher Ärzte-Verlag, Köln 1983.

Herzlich, C.: Health and Illness. A Social Psychological Analysis. London-New York: Academic Press 1973.

Lehmann, M.: Untersuchung der Broschüre „Kampf dem Krebs" und des Faltblattes „Früherkennung hilft heilen". Unveröff. Papier der Bundeszentrale für gesundheitliche Aufklärung, Köln, 8. 9. 1975.

Verres, R.: Krebs und Angst. Subjektive Theorien von Laien über Entstehung, Vorsorge, Früherkennung, Therapie und die psychosozialen Folgen von Krebserkrankungen. Berlin-Heidelberg-New York-Tokyo: Springer 1986.

Vorbild und Nachahmung als Vehikel der Prävention

J. Schlemmer

Gestatten Sie bitte zunächst einige Bemerkungen zum Titel dieses Beitrags und zu dem antiquierten Vokabular. Es wurde nicht gewählt, weil dies hier ein historisches Institut ist oder weil es schick ist, alte Kleider salopp zu tragen oder weil die Umkehr des Werbeslogans „neu gleich gut" in „alt gleich besser" irgendeinen Sinn machte.

Sehr wohl ist aber jeder, der mit biologisch begründeten Einsichten argumentiert, ein Traditionalist, denn das meiste am Menschen ist älter als der Mensch. Und um ihn, den Menschen als Subjekt der Medizin, geht es doch wohl. Dessen sollte man sich stets bewußt bleiben, besonders im Bemühen, das Gedankengut der Heidelberger Schule nicht nur zu bewahren. Und so wie es als humanistische Aufwertung der Medizin begriffen werden kann, daß mit der Heidelberger Schule Anfang des Jahrhunderts neue psychologische und psychotherapeutische Einsichten zur Verfügung des Arztes gegeben wurden, genauso könnte es ein neuerlicher Fortschritt sein, wenn es nun gelänge, neue Einsichten der Humanethologie und der Sozialpädagogik zu integrieren. Auch sie sind Hilfswissenschaften einer Medizin, die als wirksamste und hoffnungsträchtigste Dienstleistung am Menschen gesehen werden kann, wenn es ihr gelingt, mehr zu werden als das, was in den 5000 Stichwörtern ihres Gegenstandskatalogs eingefangen ist. Und Begriffe wie Vorbild und Nachahmung oder gar Gesundheit kommen dort nicht vor.

Ich will also – einmal mehr – der Wandlung und Fortentwicklung unseres Gesundheitswesens das Wort reden, denn es ist ja gar nicht so schlecht, wie viele Ärzte meinen, daß seine Kritiker es machen wollen.

Aber ich rede als Kritiker, als skeptischer und zugleich besorgter Beobachter. An den Anfang stelle ich eine Kritik in Stichworten, dann folgt eine kurze Überlegung und schließlich Anmerkungen zum Thema dieses Beitrags: Vorbild und Nachahmung als Vehikel der Prävention. Unter Prävention wird hier die primäre, die wirkliche Prävention verstanden, und Vehikel, in der Umgangssprache ein alter Karren, ist in der Bildungssprache das wirkungsgerechte Werkzeug, um etwas zu bewegen, nach vorn, versteht sich.

Sie kennen die neuen Zahlen der Medizinstatistik: Die jährlichen Gesamtaufwendungen für die Gesundheit sind auf 240 Mrd. DM gestiegen. 1970 waren es 70 Mrd. DM und 1980 schon 200 Mrd. DM. Bei gleicher Zuwachsrate würde der Bundeshaushalt bald eingeholt sein und kurz nach dem Jahr 2000 das Bruttosozialprodukt.

Daß es nicht so sein wird, wissen wir alle, aber warum verhalten wir uns so, als sei gerade dies unser Ziel?

Wir bilden im Jahr etwa 6000 Ärzte mehr aus als wir brauchen, um unseren Weltspitzenplatz in der Arzt-Einwohner-Relation zu halten. Ist es wirklich eine Idealvorstellung, wenn einer des anderen Krankenwärter sein könnte? Zumal wir dabei sind, unter dem Schlagwort der Selbsthilfe ein paramedizinisches System aufzubauen, um denen noch beizustehen, die trotz gewaltigen Aufwands im offiziellen System keine Hilfe finden konnten. Denn wenn wirklich nur etwa 20% des Aufwands in die Therapie fließen, während ca. 80% in die immer mehr verfeinerte Diagnostik gesteckt werden, dann dokumentiert dies mangelnden Nutzen. Ein Kernspintomograph kostet etwa 4–5 Mio. DM. Um solche Geräte samt den hohen Betriebskosten zu amortisieren, müssen, wenn etwa 400 dieser Maschinen geordert sind – und die ersten schon in freier Praxis stehen – die Kosten der Diagnostik weiter ansteigen. In zunehmendem Maße – denn der Tomograph ist nur ein Exempel für den ganzen Park teurer Gerätschaften – werden also die Investitionen über den Amortisationszwang die Diagnose lenken. Sie kennen die aufschlußreichen Untersuchungen über die Internisten mit Röntgen und den Einsatz ihrer Geräte im Gegensatz zu den Fachkollegen ohne diese Zusatzeinrichtung und deren Überweisungszahlen an die Fachkollegen. Die Diskrepanz ist bestürzend und ein unübersehbarer Hinweis auf die Diagnoselenkung über den Amortisationszwang. Kein Wunder, daß Gesetzentwürfe entstehen, die diese Zwänge beseitigen wollen, die aber leider andere herbeiführen.

Ein weiterer kostentreibender Zwang geht zweifellos von den vorgehaltenen Klinikbetten aus. Je spezialisierter, desto teurer. Es gibt Intensivstationen, die kosten 6000 DM pro Tag – in Amerika. Bald auch bei uns, so muß man fürchten. Es sind, um gleich einem falschen Verdacht zu begegnen, nicht etwa die Arztkosten, die hier primär zu Buche schlagen, denn diese liegen nur etwa bei 20%. Gleichwohl wird mit steigender Ärztezahl auch dieser Anteil kostentreibend anwachsen. Es sei denn, die Ärzteeinkommen sinken im Verhältnis zur personellen Progression.

Wer will denn das alles? Niemand. Alle, die vorausdenken, halten die Entwicklung für widersinnig. Aber wie sehen die Konsequenzen aus solcherlei Einsicht aus?

Nehmen wir die ständig steigende Zahl der Ärzte. Der Wettbewerb hat an Plätzen hoher Arztsitzdichte z.T. ruinöse Formen angenommen. Sie kennen die Schlagwörter „Praxispleiten", „Patientenklau", „Ausländerärger", „Zulassungssperre" (und zwar nicht nur zum Studium, sondern v.a. zu den Kassen).

Sie kennen die Diskussionen, die daraus entstanden sind. Aber das wirklich Bedrückende ist die Situation der ausgebildeten Jungmediziner, die um den Mut zur eigenen Zukunft gebracht werden und die zunehmend das Vertrauen in die Solidarität ihres Standes verlieren.

Lassen Sie mich hier einhalten, um zu überlegen, ob es nicht einen grundsätzlichen Fehler in unserem Denken und einen Mangel in unserem Handeln gibt, womit wir die offensichtlichen Fehlleistungen in unserem öffentlichen System erklären könnten.

Hier möchte ich den zuletzt genannten, vielleicht gravierendsten Mangel als Beispiel nehmen, ein Mangel, der – so absurd es klingt – in einem nichtverhinderten Überfluß besteht.

Wir bilden zu viele Ärzte aus. Und der Versuch, diese Fehlentwicklung ex post, also dann, wenn sie eingetreten ist, zu korrigieren, ist in der Auswirkung unmenschlich. Und nicht nur das, obwohl das das Entscheidende ist, ist solch ein Versuch auch unwirksam. Die steigende Zahl der Ärzte an der Kassenzulassung auf Zeit zu hindern, schafft doch das Problem nicht aus der Welt, denn dieses Problem ist die große Zahl.

Erliegen wir nicht der Reparaturmentalität eines Machers, der sich scheut, vorauszudenken? Es ist undifferenzierter Wachstumsglaube und Verantwortungsscheu in einem.

Was man am Anfang versäumt, kann man am Ende kaum gutmachen.

Diese Reparaturmentalität produziert dann so schöne Slogans wie:
Durch Krankheit zur Gesundheit.
Durch Aufrüstung zur Abrüstung.
Durch Verschwendung zur Sparsamkeit.

Das alles ist die abstruse Logik des Reiters, der, um heimzukommen, sein Pferd am Schwanz aufzäumt. Aber vom Ende her ist nun mal der Gang der Dinge nicht zu lenken; weder mit Prämien für Nichtproduktion in der Landwirtschaft noch – um bei unserem Leisten zu bleiben – mit der Praxis, die Gesundheit nur durch den Sieg über die Krankheit erreichen zu wollen. Dies heißt die Physiologie auf den Kopf stellen und das System, das ja Gesundheitswesen heißt, am eigenen Widersinn eingehen zu lassen.

Die befürchtete Systemveränderung kommt nicht von außen, sondern von innen. Und Ursache ist das unbedachte Beharren auf der Reparaturfunktion der Medizin.

Das in Vergessenheit geratene Thema der Medizin ist die Gesundheit. Also:
- nicht noch mehr Diagnostik für Krankheiten, die 1% der Kranken in jene Kliniken führt, wo das stattfindet, was wir uns angewöhnt haben, für den medizinischen Fortschritt zu halten;
- sondern Erforschung der Gesundheitsfaktoren, die die eine Hälfte der Menschen für fähig hält, ihr Leben in eigener Verantwortung zu führen, und präventive Hilfe für jene andere Hälfte, die ihre Krankheit mit unvernünftiger und gesundheitswidriger Lebensweise provoziert. Die heute prädominanten Krankheiten sind verhaltensabhängig, sie sind das Ergebnis gesundheitlichen Fehlverhaltens.

Die Einsicht ist also einfach, aber gleichwohl wahr: Gesundheit besitzt man, Krankheit erwirbt man. Und da das Verhalten, das zum Erwerb der Krankheit führt, wie fast jedes Sozialverhalten erlernt ist, besteht die große Chance, dieses Fehlverhalten auf gleiche Weise zu ändern.

Kann man das Gesundsein also lernen?

Ja, denn es ist in jedem Fall wirksamer, vorzusorgen als nachzubessern. Eine Wiederholung des untauglichen Versuchs, in der Landwirtschaft mit Prämien für Nichtproduktion die Hypertrophie eines Systems umzukehren, würde in der Medizin mit Honoraren für Nichtbehandlung oder mit der Erfindung einer Unterlassungstherapie ins Aus der Lächerlichkeit führen.

Das will im Ernst niemand.

Was aber alle wollen sollten, wäre die Befreiung der Medizin aus ihrer negativen Fixation auf die Bekämpfung der Krankheit. Denn diese Atrophie der Medizin, dieser Rückzug auf einen einzigen Teilbereich dieser dem Menschendienst gewidmeten Wissenschaft degradiert sie zum Flickschuster der Zivilisation und verurteilt sie zudem zur progressiven Ineffizienz.

Jeder Versuch der Nachbesserung ist fragwürdig und zugleich ein Eingeständnis von Versäumtem.

Wie könnten also die Lösungsvorschläge aussehen? Die wichtigsten seien aufgezählt und einer davon, die Gesundheitserziehung, ausgeführt.

1) Die Medizin sollte im Denkansatz ihrer Wissenschaften und in der Praxis ihrer Ärzte in die volle Verantwortung für die Menschen treten. Den Kranken zu helfen ist viel und doch zu wenig. Es geht darum, den Menschen in den Stand zu setzen, nicht nur seine Krankheit zu bewältigen, sondern sein Leben vernünftig und das heißt hier gesundheitsbewußt zu führen.

2) Die ärztlichen Bemühungen sollten vorverlegt werden in jenen Bereich des individuellen Lebens, wo Gesundheit noch zu bewahren ist, und der Sicherstellungsauftrag sollte ausgedehnt werden von der Krankenbehandlung auf die Führung der Gesunden. Nur dann hätten wir nicht zu viele Ärzte.

3) Die Gesundheitserziehung sollten die Ärzte als genuine Aufgabe erfassen mit dem Ziel, jenen Grad an Gesundheitsbildung zu bewirken, der eine vernunftgelenkte, gesundheitsorientierte Lebensführung ermöglicht.

Der gemeinsame Nenner dieser Vorschläge ist die Notwendigkeit, die Reparaturmentalität des Nachbesserns aufzugeben, denn – ich muß es wiederholen – nachträglich ist selten wiedergutzumachen, was vorsorglich versäumt wurde.

Ist also Gesundheitserziehung der Weg zur wirklichen, zur primären Prävention?

Man überhöre das Fragezeichen nicht. Trotzdem: Es spricht viel dafür, daß auf diesem Weg der Erkenntnisvermittlung und Verhaltenseinübung mehr für die Gesunderhaltung der Bevölkerung getan werden kann als mit dem Bau gigantischer Bettenburgen und jährlichem Check-up.

Spätestens jetzt rümpfen manche Leute die Nase über so viel aufklärerischen Optimismus, der doch fern aller harten Daten offensichtlich aus dem Wunschreservoir jener wortreichen Wissenschaften genährt werde, bei denen stets das Reden das Handeln erübrigt habe.

Ich fürchte, daß es gerade der fatale Rückzug der Medizin auf den vermeintlich gesicherten Boden der harten Daten war, der manchen Mediziner in den Ruf eines wenig menschlichen Technokraten brachte: „Der Patient ist wichtig für meine Arbeit, aber er soll mich dabei nicht stören". Der Mensch als Informationsträger für von komplizierten Maschinen geleistete Verarbeitungsprozesse, deren Ergebnisse den Arzt zur Diagnose befähigten, die zu verstehen der Patient so bemüht blieb, bis auch er sich spezialisierte und zum Fachpatienten wurde – *Fach*patient für innere Krankheiten, promoviert nach langem Studium der Beipackzettel. Da Karikaturen stets nur zum Teil wahr sind, wollen wir uns wieder dem Ganzen zuwenden. Erziehung zielt auf den ganzen Menschen, nicht nur auf sein Wissen. Auch auf sein Verhalten. Und das wird nicht nur von seinem Verstand gelenkt, sondern an akzeptierten Vorbildern orientiert, die als Identifikationsmuster per Nachahmung kopiert werden.

Dies ist ein Grundphänomen des höher organisierten sozialen Lebens. Das zugrundeliegende Prinzip wird auf verschiedenen Stufen der Entwicklung verwirklicht: als vorrationale Resonanz, als formende Macht des Geformten, als wertgebende Instanz des Ideals. Das Phänomen ist oft und mit vielerlei Vokabular beschrieben worden. Sie kennen die Entdeckung der Prägung durch Konrad Lorenz bei den Graugänsen und die sich daran knüpfende Diskussion, ob es solche empfindsame Entwicklungsphasen auch beim Menschen gebe. Und in der Tat haben Untersuchungen vieler auf den Menschen bezogenen Wissenschaften im Laufe der letzten Jahrzehnte gezeigt, daß die frühen Abschnitte des menschlichen Einzeldaseins, besonders der Zeitraum der vorsprachlichen Entwicklung, eine empfindsame Phase darstellen. Man kann annehmen, daß dort Prägungen stattfinden, die für die Lebensgestaltung des Individuums von entscheidender Bedeutung sind. Daraus ergibt sich die Folgerung, daß Fehler, die in dieser Zeit bei der frühkindlichen Erziehung gemacht werden, nur schwer korrigierbare Fernwirkungen haben. So könnte es sein. Aber abgesehen davon, daß es eine Prägung mit der gleichen starren Festschreibung, wie wir sie aus dem Tierreich kennen, beim Menschen nachgewiesenermaßen nicht gibt, ist der Ausgleich von Fehlern – wenn auch unter erschwerten Umständen – stets möglich. Abgesehen davon ist die Frage noch offen, ob die sensitiven Phasen beim Menschen – wie beim Tier – zeitlich begrenzt und festgeschrieben sind.

Könnte es nicht so sein, daß es keine zeitlichen Einschränkungen gibt, sondern, daß alle Phasen der Individualentwicklung wichtig sind, daß das Grundphänomen der Anpassung nach dem Muster „Vorbild als Auslöser für die nachahmende Reaktion des sich Entwickelnden" in allen Phasen gilt?

Bei aller Wissenschaftsgläubigkeit sei daran erinnert, daß die Skepsis eine wissenschaftliche Grundhaltung ist. Im Zweifelsfalle besinne man sich darauf, daß das in der menschlichen Kulturgeschichte tradierte Verhalten einen Wert vermittelt, der durch einen generationenlangen Ausleseprozeß legitimiert erscheint. Es gibt eine in ihrer einfachen Wahrheit bestechende Einsicht eines erfahrenen Pädagogen: Erziehung, so sagte er, ist Vorbild und Liebe. Diese schlichte Formel Fröbels, sie ist 200 Jahre alt und gültig, ist das ergänzende Muster zur pädagogischen Anweisung, daß Nachahmung und Vorbild Grundbesinnungen aller Erziehung sind, wobei das Vorbild die Motivation für die Nachahmung liefert und die Liebe die Spannung für die wechselseitige Bindung.

Verhalten ist das Ergebnis eines sozialen Lernprozesses. Es ist nicht das Resultat bloßer Wissensvermittlung, sondern eher ein Verhaltensmuster, das vorgelebt und angenommen wird. Vorbild und Nachahmung sind somit auch die Schlüsselbegriffe der Gesundheitserziehung.

So weit, so gut. Aber dann?

Wenn von Gesundheitserziehung und der möglichen Rolle der Ärzte darin die Rede ist, sagen die meisten Ärzte: „Wir sind keine Erzieher, wir haben Pädagogik nicht gelernt." Und die meisten Pädagogen sagen zum gleichen Thema: „Wie schön, wie wichtig; aber die Gesundheit ist kein Lehrstoff für die Schule. Kaum ist ein Defizit entdeckt, schon soll es die Schule ausgleichen".

In der Tat, das sind die geläufigen und auch wichtigen Einwände, wenn von Gesundheitserziehung und ihrer möglichen Realisation die Rede ist. Was wäre darauf zu erwidern?

Beginnen wir mit dem letztgenannten, dem schulischen Einwand, die Gesundheit sei kein Lehrstoff für die Schule. Dieser Einwand ist richtig und falsch zugleich. Er ist richtig, weil Gesundheit ein so umfassendes und bedeutendes Thema ist, daß man nicht den allzuoft kläglich endenden Versuch machen sollte, sie zum Lehrstoff zu materialisieren, um sie in Curricula vorschreiben und in Stundentafeln einpressen zu können. Der Einwand ist falsch, weil die Schule nicht nur da ist, um Lehrstoffe zu vermitteln, sondern viel eher, um Lebensweisen zu begründen. Es wäre bequem aber fruchtlos, wollte man versuchen, jedes drängende Problem dadurch aus der Welt zu schaffen, daß man ihm einen Platz in den Lehrplänen der Schulen verschafft. Bewältigung des Straßenverkehrs, Abwehr von Drogen, Umgang mit Medien usw. Die Schule soll's vermitteln. Und zur Gesundheit soll sie auch erziehen. Denn ohne Gesundheit ist ja alles nichts. Aber macht Wissen denn vernünftig? Und haben wir noch so viel Zeit, um auf Lehrpläne zu warten, die theoretisch fundiert sind, deren Inhalte lehr- und prüfbar und auch gegen Einspruch juristisch abgesichert sind? Bis zum Jahr 2000 fehlen nur noch 13 Jahre. Die heute Geborenen haben dann erfahren und gelernt, wie sie ihr Leben zu führen haben, wenn es wahr werden soll, daß sie mit 40 nicht ihr gesamtes Bruttosozialprodukt auf dem Altar einer gigantomanischen Prothesenmedizin opfern müssen.

Wenn wir also, um die Probleme zu bewältigen, unser Verhalten ändern müssen, dann müssen die Einsichtigen, weil Vorausschauenden, jetzt damit beginnen, wir, die Eltern (Erzieher ex natura), die Lehrer (Erzieher ex officio) und auch die Ärzte (Erzieher ex cognitione).

Auch die Ärzte, die, wie sie einwenden, Pädagogik nicht gelernt haben, müssen damit beginnen. *Gerade* die Ärzte, so muß man erwidern, weil ihr Wissen für die Prävention, die aller Gesundheitserziehung zugrunde liegt, konstitutiv ist. Und was die erzieherische Tätigkeit angeht, so ist ihr operationaler Anteil – sprich das Vorbild – entscheidend. Hier soll also die zupackende Hilfeleistung liegen, denn die Ärzte sollten nicht übersehen, daß das, was sie auf Platz 1 der Rangordnung im öffentlichen Ansehen hält, mehr mit der Tat des barmherzigen Samariters zu tun hat als mit dem Wissen des Biotechnikers. Und wenn alle Menschen sich angesichts ihrer sozialen Verantwortung auf das Gelernte zurückziehen wollten, müßte jeder Vater, bevor er es wird, Biologie studieren, und, bevor er den Sohn erzieht, Pädagogik dazu. Der Rückzug in die Einzelzellen der Zuständigkeit ist so etwas wie die Flucht vor der Verantwortung.

Wenn wir der Gesundheit in unserer Lebenspraxis den Stellenwert verschaffen wollen, die sie in unseren Wünschen und Deklamationen hat, dann müssen wir endlich mit der Prävention ernst machen. Die Prävention beginnt schon im Kindergarten, sagt Schettler. Und wer wollte das bezweifeln, denn dort ist Gesundheit am leichtesten zu bewahren; dort wird ausschließlich durch Nachahmung gelernt, auch die Sprache, auch die Formen des sozialen Verhaltens. Dies geschieht oft auf spielerische Weise, weil es so am leichtesten ist. Geniale Pädagogen zu allen Zeiten, Comenius vor 400 und Fröbel vor 200 Jahren – um nur diese beiden zu nennen – versuchten, das wesentliche Wissen ihrer Zeit im Spiel zu vermitteln und mit ihm zugleich die Formen des sozialen Verhaltens.

Sollte es nicht sinnvoll und möglich sein, anknüpfend etwa an die Doktorspiele der Kinder in der Vorschulzeit gerade für diese Altersgruppe freie Rollenspiele zu entwickeln und zu erproben, die das Einüben der Grundtätigkeiten der Hygiene und den Erwerb der entsprechenden Einstellung erleichtern? In diesem sozialen Lernprozeß könnte auch Angst- und Verletzungserlebnissen vorgebeugt werden, wie sie beim Zahnarzt oder Arzt – bei Impfungen etwa – oder beim Krankenhausaufenthalt vom Kind traumatisch erfahren werden.

Wer erlebt hat, mit welchem Eifer und mit wieviel Geschick, Fünfjährige lernen, einfache Praktiken der Krankenpflege, z. B. waschen, verbinden, Tee einflößen usw., zu beherrschen, und wie stolz und froh sie sind, wenn sie solche Leistungen auch erbringen können, der ist leicht davon zu überzeugen, daß auf diese erfolgversprechende Art und Weise das gesamte Repertoire gesunder Lebensführung zu vermitteln wäre.

Für das frühe Schulalter könnten dann Spiele erprobt werden, in denen Sicherungen gegen Schädigungen aufgebaut werden; also etwa gegen die Verführung zu mißbräuchlichem Genuß von Alkohol und Zigaretten. Ein besonders wichtiges Problem dabei wären die Drogen.

Mit dem Beginn der Pubertät und dem erwachenden modischen Bewußtsein könnte bei den Mädchen die Bedeutung der gesunden Ernährung und der gymnastischen Aktivität als Quelle für Wohlbefinden und Attraktivität verhaltensprägend eingeübt werden.

Im späteren Schulalter, in der Zeit der Identifikationsbereitschaft, die ja eine personifizierte und inhaltsbezogene Form der Nachahmung ist, werden nicht nur Verhaltensweisen, sondern auch Wertvorstellungen vermittelt. In dieser Zeit sollten die Kinder zunehmend als Partner in die Praxis der Einübung gesundheitsbezogener Lebensweisen miteinbezogen werden. Ich habe Arbeitsgemeinschaften kennengelernt, auf freiwilliger Basis, ermöglicht durch den Wagemut des Schulleiters, getragen durch den Impetus junger Klinikärzte, die im weißen Kittel aus der Klinik in die Schule kamen, um zu erzählen, um Rede und Antwort zu stehen, zu demonstrieren und in manchen Fällen sogar zu faszinieren. Sie hatten Pädagogik nicht gelernt, es reichte der erzieherische Impetus, den jeder Erwachsene gegenüber aufgeschlossenen Jugendlichen empfindet und den wir zu lange unterdrückten, weil – wie wir meinten – die Aufgeschlossenheit und Identifikationsbereitschaft fehlte. Sie fehlte aber – wenn überhaupt –, weil der Wille, sie zu beanspruchen, nicht spürbar war. Aber nicht auf die Vergangenheit, sondern auf die Zukunft bezogen heißt das: Gefordert sind Ärzte mit erzieherischem Impetus, Erzieher mit gesundheitsbewußter Grundhaltung und eine Schulbehörde, die ihre gesundheitserzieherischen Möglichkeiten höher einschätzt als die Bedenklichkeiten ihrer juristischen Mitarbeiter.

Wir haben 25000 Schulen; und in vier Jahren haben wir die gleiche Zahl an Ärzten mehr ausgebildet, als wir in unserem gegenwärtigen Medizinsystem brauchen. Die Industrie schenkt den Schulen Computer, und viele Zeitgenossen glauben, auf diese Weise könne zur Zukunftsbewältigung beigetragen werden. Warum schenken die Ärztekammern, die Krankenkassen und -versicherungen den Schulen keine Ärzte, die beflügelt vom eingeborenen pädagogischen Antrieb und getragen vom Mut der Schulleiter, die ihre Schulen öffnen, und begrüßt von gesundheitsbewußten Eltern, die die Lehrer bestärken, mit einer Gesundheitserziehung beginnen, die zwar in keinem Curriculum steht, die aber eine wahre, weil wirksame primäre Prävention wäre.

Sind solche Gedanken Hirngespinste? Sie müssen es nicht sein. Gibt es nicht einen Bundeselternrat und für Gesundheit berufene und benannte Kommissionen und Gesellschaften zuhauf? Deshalb sollte es auch keine neuen geben. Es kann nicht alles geplant beraten und genehmigt werden müssen. Das Wichtigste sollte selbstverständlich sein.

Und was wäre das Wichtigste?

Eine hinreichende und das heißt eine zur Lebensführung anleitende Antwort auf die Frage nach dem Wert und Sinn der Existenz. Hier soll noch einmal ein Vertreter der Tradition fordernden Heidelberger Schule zitiert werden: Richard Siebeck schreibt in seinem Hauptwerk *Medizin in Bewegung* den einfachen Satz: „Der Sinn des Lebens aber ist Bereitschaft, Hingabe und Opfer." Er sagt das sehr wohl auch im Hinblick auf die Dienstleistung des Arztes, und nur unter diesem Aspekt ist das Ansehen zu begreifen, das den praktischen Arzt auf der Spitzenposition in der Rangliste des sozialen Prestiges hält: der Arzt als Vorbild.

Werden die Ärzte fähig sein, diesen Vertrauensvorschuß zu vergüten?

Arzt und Recht im Wandel der Zeit[*]

A. Laufs

Bei der ärztlichen Tätigkeit stehen höchste Güter des Menschen auf dem Spiel. Dem abwägenden Urteil und der schützenden Hand des Arztes sind das Leben, Körper und Psyche, Autonomie und Privatsphäre anvertraut. Das Recht als das allgemeine Gesetz der Freiheit aller darf den ärztlichen Dienst nicht von seinen Ge- und Verboten eximieren, kann die Lösung von Konflikten nicht dem Berufsstand allein überlassen. Die erwünschte Selbstkontrolle der Ärzteschaft und die Gewissen der Berufsangehörigen, so bestimmend sie sein sollen, reichen nicht aus. Die Fragen gehen elementar auch Nichtärzte an; sie sind Angelegenheiten der Allgemeinheit und damit des Rechts.[1]

Wie jeder Bürger steht der Arzt unter dem allgemeinen Gesetz, aus dem sich die wichtigsten Maßgaben für sein Tun und Lassen herleiten. Die Hauptfragen, die der ärztliche Dienst aufwirft, erfahren ihre Antwort nach den Rechtssätzen des Grundgesetzes, des Bürgerlichen Gesetzbuchs und des Strafgesetzbuchs. Die Spruchpraxis der Gerichte hat diese Rechtssätze meist im Zusammenhang mit Haftpflichtprozessen spezifisch ausgeformt. Die richterliche Rechtsfortbildung hat das Verhältnis zwischen Arzt und Patient während der letzten Jahrzehnte zwar in behutsamen Einzelschritten, doch im ganzen juristisch tiefgreifend verändert.[2]

Der erst seit den 30er Jahren eingeführte Terminus Arztrecht[3] bezeichnet den Inbegriff der Normen, unter denen der Arzt und seine Berufstätigkeit stehen. Es erscheint wenig begründet, den Begriff in Anführungszeichen zu setzen und ihn – wie in der Deutschen Demokratischen Republik – als nicht mehr zeitgemäß zu verwerfen, weil er zu einseitiger Perspektive verleite.[4] Für den Juristen wie für den Arzt der Bundesrepublik steht die salus aegroti durchaus im Vordergrund. Die Rechte des Patienten als Gegenstücke der ärztlichen Pflichten herrschen eindeutig vor.

Der Einfluß des Rechts und damit auch der Juristen auf den ärztlichen Beruf hat sich etwa seit den 60er Jahren erheblich gesteigert, und er nimmt noch weiter zu. Medizin und Jurisprudenz berühren und überschneiden sich vielfach. Auf dem forensischen Spannungsfeld geht es um die Einstandspflicht des Arztes, und zwar neuerdings viel mehr in Zivil-, denn in Strafprozessen. Den strafrecht-

---

[*] Um die Anmerkungen ergänzter Text des Vortrags, den der Verfasser am 28. Januar 1986 in Tübingen und am 24. April 1986 in Heidelberg hielt und den er seinem akademischen Lehrer Prof. Dr. iur. Dr. h.c. mult. Hans Thieme zum 80. Geburtstag am 10. August 1986 dankbar widmet (erschienen in: MedR (1986) Heft 4, 163–170).

lichen Altmeistern des Arztrechts, E. Schmidt[5], K. Engisch[6] und P. Bockelmann[7], die das Fach im Zeichen des Wiederaufbaus unserer Rechtskultur nach dem Zweiten Weltkrieg emporbrachten, und ihren Nachfolgern trat mit dem Vordringen des Zivilrechts eine wachsende Zahl von Zivilisten zur Seite. Die Konjunktur der Schadensersatzprozesse zeigt sich unabgeschwächt, und auch die seit 1975 überall im Bundesgebiet von den Landesärztekammern eingerichteten Schieds- und Gutachterkommissionen, die schnell und für den Patienten kostenlos verfahren, sehen sich stark in Anspruch genommen.[8] Die Verrechtlichung seiner Kunst läßt den Arzt neben den Risiken, die der Patient mitbringt und die diesem bei Diagnose oder Therapie drohen, auch die eigenen forensischen Gefahren bedenken und als indizierende wie kontraindizierende Faktoren ins Kalkül ziehen. Aus der verrechtlichten droht eine defensive Medizin zu werden, die aus Scheu vor der Klage zu viel untersucht oder zu wenig an Eingriffen wagt.

Die Juridifizierung des Verhältnisses zwischen Arzt und Patient läßt sich mit dem Hinweis auf die allgemeine Entwicklung unseres sozialen Rechtsstaats nicht hinlänglich erklären. Wenn Rechtspflege und Jurisprudenz sich mit ärztlichem Tun und Lassen in einem Maß befassen, das noch vor wenigen Jahrzehnten undenkbar schien, so liegt ein gewichtiger Grund dafür im Wesen der arbeitsteiligen, von den naturwissenschaftlichen Fortschritten angetriebenen und technisierten Medizin selbst. Ihr Mittel bildet der Eingriff, der oft Opfer fordert. Zahlreiche diagnostische und therapeutische Eingriffe bringen Verlust und Gefahr, die der erwartungsvolle Patient vielfach nicht tragen, sondern für die er den Arzt haftbar machen will. Es gilt darum, den ärztlichen Sorgfaltsverstoß zu erfassen und zu scheiden vom schicksalhaften Grund einer gesundheitlichen Unbill. Weiter verschaffen sich das Recht und die Jurisprudenz Geltung durch die normativen Züge, die sich der medizinischen Wissenschaft immer stärker, nicht selten geradezu dramatisch aufdrängen. Je weiter das technische Können reicht, desto dringender stellt sich die Frage nach dem Dürfen und Sollen. Die Antworten erfordern ein rechtliches Fundament.

Das ärztliche Handeln muß, wenn es beruflich legitim sein[9] und vor dem Recht bestehen soll, drei Grundvoraussetzungen genügen: 1) Der ärztliche Eingriff erfordert eine Indikation; d.h. der berufliche Heilauftrag muß die vorgesehene Maßnahme umfassen und gebieten. Inhalt und Umfang des Heilauftrags bemessen sich nach fachmedizinischen wie berufsethischen Maßgaben. Prognostisch muß der Eingriff eine Besserung beim Kranken erwarten oder jedenfalls erhoffen lassen. 2) Der Arzt bedarf des Einverständnisses seines aufgeklärten Patienten oder jedenfalls dessen mutmaßlicher Einwilligung oder der Zustimmung des gesetzlichen Vertreters oder Pflegers. Der Informed consent bildet das wohl umstrittenste und am meisten diskutierte Thema des jüngeren Arztrechts.[10] 3) Der Arzt hat beim Vollzug seines Eingriffs den fachlichen Regeln und wachsenden Sorgfaltspflichten zu genügen.

Die drei zusammenhängenden, nebeneinander erforderlichen Elemente rechtmäßigen ärztlichen Eingreifens – Indiziertheit, Einverständnis nach Aufklärung und Verfahren lege artis – haben ihre historischen Voraussetzungen[11], und ihre Standards befinden sich weiter im Fluß. Die Perfektion der Technik[12] gebietet immer erneute Bedachtnahme auf den Schutz des Patienten, dessen Persönlichkeitsrechte in einer weithin verwalteten, verplanten, automatisierten Zivilisation gesteigerte Obacht verlangen. Die notwendige rechtliche Kontrolle der Medizin darf indessen nicht zu einer vollständigen juristischen Organisation des Verhältnisses zwischen Arzt und Patient führen, weil in ihr der Dienst et corde et manu erstickte. Für den angemessenen Umfang der Rechtskontrolle gibt es keine einprägsame Formel. Nur ein behutsames, differenziertes Erwägen vermag die Spannungen auszugleichen. Der Blick auf die drei genannten Elemente rechtmäßigen ärztlichen Verhaltens erleichtert die Durchdringung der Probleme.

Der ärztliche Heilauftrag

Er richtet sich nach naturwissenschaftlich-medizinischen Standards und nach den sittlichen Ansprüchen des Berufs. „Der ärztliche Beruf verlangt", so die Berufsordnung, „daß der Arzt seine Aufgabe nach seinem Gewissen und nach den Geboten der ärztlichen Sitte erfüllt".[13] Das Recht nimmt arztethische Grundsätze in sich auf und gibt dem Gewissen des Arztes Raum. Die Standesethik steht, so das Bundesverfassungsgericht[14], nicht isoliert neben dem Recht. Sie wirkt allenthalben und ständig in das Rechtsverhältnis zwischen Arzt und Patient hinein. Was die Standesethik fordert, übernimmt das Recht weithin. Weit mehr als sonst beim Miteinander der Menschen fließen im ärztlichen Berufsfeld Ethik und Recht zusammen. Der Bundesgerichtshof[15] hat ähnlich geurteilt und anerkannt, daß das Verhältnis zwischen Arzt und Patient ein starkes Vertrauen voraussetzt, daß es in hohem Maß in der menschlichen Beziehung wurzelt, in die der Arzt zu dem Kranken tritt, und daß es daher weit mehr als eine juristische Vertragsbeziehung ist.

Mit den medizinischen Errungenschaften haben sich auch die Konflikte vermehrt[16], die den Gewissensentschluß des Arztes herausfordern[17]. „Wenn man als alter Arzt", so berichtet der Chirurg W. Wachsmuth in der Summe seines Lebenswerkes[18], „mehr als ein halbes Jahrhundert diese rasante, mit der industriellen Revolution einhergehende Entwicklung sehenden Auges miterlebt hat, erkennt man, fern von modischer Technikfeindlichkeit und romantischer Verklärung früherer Zustände, die zunehmende Zahl von tiefgreifenden ärztlichen Konfliktsituationen". Diese führen im heutigen Berufsalltag des Arztes nicht selten an die Grenzen des Rechts. Welches Maß an Schmerzen, Leiden und Gebrechen soll der Arzt dem Kranken zumuten, um dessen Leben zu fristen?

Am Ende kann der Entschluß in einer Grenzsituation den Arzt vor Gericht führen. Einen vielbeachteten Fall hat der Bundesgerichtshof kürzlich durch einen salomonischen Spruch[19] gelöst: Wenn der Arzt den Konflikt zwischen der Pflicht zum Lebensschutz und der Achtung des Selbstbestimmungsrechts der nach seinem Urteil bereits schwer und irreversibel geschädigten Patientin dadurch zu lösen sucht, daß er nicht den bequemeren Weg der Einweisung in eine Intensivstation wählt, sondern in Respekt vor der Persönlichkeit der Sterbenden bis zum endgültigen Eintritt des Todes bei ihr ausharrt, so kann sein Gewissensentschluß nicht von Rechts wegen als unvertretbar gelten. – In einem anderen neueren Urteil hat das Karlsruher Gericht anerkannt, der Arzt stehe vor einer

Gewissensentscheidung bei der Frage, ob die Unterlagen seines Patienten dessen Angehörigen zu offenbaren seien; diese Gewissensentscheidung sei ihrer Natur nach an sich nicht justiziabel.[20]

Den ärztlichen Auftrag prägt das Berufsgesetz mit aus. Nach der Bundesärzteordnung[21] ist der ärztliche ein seiner Natur nach freier Beruf, das bedeutet seinem Wesen, seinem eigentlichen Sinn gemäß. Auf die wirtschaftliche Selbständigkeit kommt es dabei nicht an. Das Standesrecht der Kammergesetze und -satzungen regelt die Berufspflichten und -rechte prinzipiell, ohne nach selbständigen, angestellten oder beamteten Ärzten zu unterscheiden.[22]

Autonomes Satzungsrecht, korporativ entfaltete Standesregeln und ein alle Mitglieder der Profession verpflichtendes Berufsethos kennzeichnen den freien Beruf des Arztes wie den des Rechtsanwalts neben den weiteren gemeinsamen Merkmalen der fachlichen Unabhängigkeit, der Verpflichtetheit auf das Allgemeinwohl, der wissenschaftlichen Ausbildung, der Vertrauensposition gegenüber dem Hilfesuchenden und der Verantwortlichkeit nach dem freiheitsverbürgenden Verschuldensprinzip.[23]

Die Berufsregel setzt einen durchgeformten Berufsstand voraus. Zu einem solchen stiegen die Ärzte im 19. Jahrhundert auf. Im Prozeß der Professionalisierung gewannen sie ein tendenzielles Monopol auf dem Markt für medizinische Dienstleistungen, eine durch wissenschaftliche Spezialausbildung begründete Expertenposition, hohen Sozialstatus und weitgehende berufliche Autonomie, nämlich die Freiheit von Kontrollen durch berufsfremde Instanzen.[24]

Die deutsche Ärzteschaft formierte sich im Verlauf des vorigen Jahrhunderts. Nur eine einheitlich ausgebildete, homogene Berufsgruppe konnte das Gebiet der medizinischen Dienste erweitern. Die unterschiedlich instruierten und verschieden berechtigten niederen Ärztekategorien mußten weichen. Das preußische Reglement von 1852[25] ließ nur noch den durch die Universität geformten „praktischen Arzt, Wundarzt und Geburtshelfer" gelten. Hinzu kam eine stark wachsende Nachfrage nach den Diensten der akademischen Ärzte infolge des Ausgreifens der Gesundheitspolizei und des sich ausbreitenden Versicherungsschutzes. Das durch die Universität vermittelte professionelle Expertenwissen, mehr und mehr Physik, Chemie und Physiologie anstelle von Logik, Philosophie und Mineralogie, verlieh dem Arzt eine Dominanz, die sein Verhältnis zum Patienten prägt. Die Vorgaben der Krankenkassen und die gesellschaftliche Überlegenheit des Arztes gegenüber den Patienten, die zunehmend auch aus den Unterschichten kamen, taten ein übriges, um die Autorität der Mediziner zu erhöhen. Zu den preußisch-deutschen Besonderheiten, die den Aufstieg der deutschen Ärzte von dem ihrer englischen oder amerikanischen Kollegen unterschieden, gehört die herausragende Rolle des Staates im Prozeß der Professionalisierung. Das Studium der Ärzte fand in staatlich finanzierten und kontrollierten Universitäten statt. Der Staat überwachte die Zulassung der Ärzte und ihr berufliches Verhalten. Er erließ Medizinalordnungen mit Qualifikationserfordernissen und Kompetenzgrenzen. Die Honoraransprüche richteten sich nach staatlich festgelegten Taxen. Die Eingebundenheit in öffentliches Recht: der Diensteid, die disziplinarische Gleichstellung mit den Beamten, die unentgeltlich zu leistenden Dienste für Behörden, etwa das Abfassen von Sanitätsberichten, ließen den Arzt als Staatsdiener erscheinen.[26]

Seit den 40er Jahren, gesteigert seit der bürgerlichen Revolution, stieß dieses Verhältnis zum Staat auf zunehmende Kritik der Ärzte, die sich auch entschieden gegen die Pflicht zur Hilfeleistung wehrten. Diese Pflicht hatte das preußische Strafgesetzbuch 1851 sanktioniert. Dessen § 200 lautete: „Medizinalpersonen, welche in Fällen einer dringenden Gefahr ohne hinreichende Ursache ihre Hülfe verweigern, sollen mit Geldbuße von zwanzig bis zu fünfhundert Thalern bestraft werden".[27] Durch diesen gesetzlichen Heilauftrag und die aus ihm folgenden Interventionen sahen die Ärzte sich über Gebühr eingeschränkt. Ihre Wortführer zogen gegen einen solchen Kurierzwang zu Felde, der nach ihrer Ansicht dem richterlichen Ermessen zu breiten Raum und vielfach zu Denunziationen Anlaß gab, auch – wie es hieß – „dem Arzte eine ganz unerhörte Ausnahmestellung von allen übrigen Ständen der Gesellschaft"[28] anweise. Auf Betreiben vornehmlich der Berliner Medizinischen Gesellschaft und im Zusammenhang mit dem Erlaß der Gewerbeordnung des Norddeutschen Bundes im Jahre 1869 fiel der Kurierzwang, außerdem das in § 199 des preußischen Strafgesetzbuchs enthaltene Kurpfuschereiverbot[29], das sich gegen Heilmaßnahmen nicht vorschriftsmäßig Approbierter wandte. Für eine vom Staat unabhängige Position gaben die Wortführer der Ärzte das Kurpfuschereiverbot preis, wobei sie den liberalen Grundsatz bemühten, jedermann müsse das Recht zustehen, sich von dem Helfer behandeln zu lassen, zu dem er das meiste Vertrauen habe. Kurz, alle Zwangsmaßregeln und Konzessionshürden sollten als „Überbleibsel eines Bevormundungssystems" der Vergangenheit angehören. Die Gewerbeordnung von 1869 erklärte die ärztliche Tätigkeit zum Gewerbe, das jeder ausüben konnte. Nur der Titel Arzt blieb den Approbierten vorbehalten und geschützt.[30]

Längst bevor die Reichsärzteordnung von 1935 die Ärzte aus der Gewerbeordnung wieder herausnahm[31], hatte sich Widerspruch gegen das Gesetz von 1869 zu Wort gemeldet. Denn der Status des freien Gewerbetreibenden brachte dem Arzt auch Nachteile: die ungehinderte Konkurrenz durch Laienheiler und weniger Einfluß auf die staatliche Medizinalpolitik. Außerdem fehlte ein Ersatz für die frühere staatliche Kontrolle über die Medizinalpersonen. Deswegen bemühte sich die organisierte Ärzteschaft zunehmend darum, ihren durch die Gewerbeordnung definierten rechtlichen Status zu revidieren – nicht ohne Erfolg. Die meisten deutschen Staaten, Preußen 1887, führten das Kammersystem ein, das die Ärzteschaft an der öffentlichen Gesundheitspolitik beteiligte.[32] Außerdem erhielten die Ärzte nach dem Vorbild der Anwälte staatlich beaufsichtigte Ehrengerichte[33]. Der professionellen Autonomie durchaus zugute kam auch die gesetzliche Krankenversicherung[34], die dem ärztlichen Beruf ein breites Feld erschloß und eine immer stärker zu Buch schlagende materielle Grundlage verschaffte. Im Ringen der Berufsorganisationen mit den Kassen setzten die Ärzte ihren Anspruch auf den Status autonomer professioneller Experten erfolgreich durch.

Der Weg aus der Gebundenheit einer beamtenähnlichen Medizinalperson zum Glied eines freien Berufsstandes führte den Arzt unter die Ge- und Verbote des für jedermann geltenden Rechts, in dessen allgemeine Normen und Wertungen die Regeln der Profession einflossen. Danach bestimmten sich grundsätzlich auch Inhalt und Ausmaß des Heilauftrags oder der ärztlichen Hilfspflicht.

Nach tief begründeter hippokratischer Tradition darf der Arzt den Tod keinesfalls bringen.[35] Seit alters steht der Arzt ein für das Leben. Lange bildete die Frage nach den Grenzen des Lebensschutzes kein grundsätzliches Problem. Sie geht im Zeichen der technischen Fortschritte dahin, ob und in welchem Ausmaß Grenzräume am Anfang und am Ende des menschlichen Lebens bestehen, in denen bestimmte Formen leiblicher Existenz als verfügbar erscheinen. So brauchte der Gesetzgeber der Jahrhundertwende den Todesrealbegriff nicht zu bestimmen, die Todeszeit nicht an feste Merkmale zu binden. In seinem „System des heutigen Römischen Rechts" schrieb Friedrich Carl von Savigny 1840: „Der Tod, als die Gränze der natürlichen Rechtsfähigkeit, ist ein so einfaches Naturereignis, daß derselbe nicht, so wie die Geburt, eine genauere Feststellung seiner Elemente nöthig macht."[36] Der Gesetzgeber konnte sich auf die Medizin verlassen, die mit dem klinischen Tod, dem Herz- und Atemstillstand, ein augenfälliges und auch juristisch brauchbares Kriterium besaß. Inzwischen hat die Wirklichkeit des Todes ein differenzierteres Gesicht gewonnen. Vor einigen Jahrzehnten stellten die Chancen der künstlichen Reanimation wie das steigende Bedürfnis nach frühzeitiger Transplantation noch voll vitaler Organe den klinischen Tod gleichermaßen in Frage. Eine neue Konvention, das normative Datum des Hirntods, markiert nun die Scheidelinie.[37] Die Kriterien und Methoden der Hirntodfeststellung – medizinisch-empirische Größen – dürfen diese normative Grenze nicht verletzen. Schwierige Fragen, vor denen der Arzt in der Grenzzone zwischen Leben und Tod steht, haben inzwischen tragfähige Bescheide erfahren, in denen Medizin und Recht zusammenkommen und die Indikation bestimmen.[38] Weil ein rechtlich geschütztes Interesse an der Lebensfristung durch Sterbensverlängerung fehlt, braucht der Arzt durch therapeutisch nutzlose Maßnahmen das bloße Sterben nicht zu verlängern. Das mit juristischen Mitteln kaum mehr erfaßbare Risiko einer unbeabsichtigten Lebensverkürzung, das mit dringenden Injektionen schmerzstillender Mittel einhergeht, darf der behutsame Arzt laufen.

Ärzte und Juristen haben zusammengewirkt bei der Resolution zur Behandlung Todkranker und Sterbender der Deutschen Gesellschaft für Chirurgie[39] und bei den Richtlinien für die Sterbehilfe der Bundesärztekammer[40] – Maßgaben, die medizinischen Erfordernissen genügen und zugleich das Recht wahren.

Problematischer, weil stärker vom Dissens betroffen, stellen sich die Konflikte am Beginn des menschlichen Lebens dar. Was in der Aufklärungsepoche galt, hat seine Selbstverständlichkeit eingebüßt. „Die allgemeinen Rechte der Menschheit", so das Preußische Allgemeine Landrecht 1794, „gebühren auch den noch ungeborenen Kindern, schon von der Zeit ihrer Empfängniß".[41] In den offiziösen Anmerkungen zum Feuerbach'schen Strafgesetzbuch Bayerns aus dem Jahre 1813 findet sich der Satz: „Daß an Embryonen sowohl als an abgelebten Greisen und den Tod erwartenden Kranken oder des Todes schuldigen Verbrechern, desgleichen an allen Menschen ohne Unterschied der Nation, Religion, Standes und Alters das Verbrechen der Tötung begangen werden könne, ist mit dem Worte Mensch ausgesprochen."[42]

Die Berufsordnung für die deutschen Ärzte kennt das Gelöbnis: „Ich werde jedem Menschenleben von der Empfängnis an Ehrfurcht entgegenbringen". Sie setzt das Thema dann an anderer Stelle fort mit den Worten: „Der Arzt ist grundsätzlich verpflichtet, das ungeborene Leben zu erhalten. Der Schwangerschaftsabbruch unterliegt den gesetzlichen Bestimmungen".[43] Mit diesem jüngeren, salvatorischen Zusatz zog sich die Standesvertretung auf ein Gesetz zurück, dessen Verfassungsmäßigkeit jedenfalls zweifelhaft blieb und das zu einer ungehemmten Abtreibungspraxis führte, zu deren Verhängnis Ärzte beitragen.[44] Die Ärzteschaft zeigt sich in dieser Grundfrage des Lebensschutzes gespalten: Es gibt Ärzte, die der weitgefaßten sozialmedizinischen Indikation ablehnend gegenüberstehen und solche, die ihr folgen oder gar gerichtlich einen Rechtsanspruch darauf geltend machen, als Einrichtung für die Vornahme ambulanter Schwangerschaftsabbrüche zugelassen zu werden.[45]

Die zweifelhafte höchstrichterliche Spruchpraxis zu den Nachkommenschaftsschäden schwächt den ohnehin bemessenen Schutz des ungeborenen Lebens zusätzlich.[46] Den Arzt, der den Weg zum Schwangerschaftsabbruch übersieht und nicht eröffnet, treffen harte Rechtsfolgen, nämlich eine Unterhaltslast, den fahrlässig einen Abort verursachenden Mediziner dagegen nicht. Ärzte sehen sich vermehrt von jüngeren Schwangeren gedrängt, eine Indikation zur Amniozentese zu stellen. Dieser risikobelastete diagnostische Eingriff gefährdet aber den Nasziturus unabhängig von dem Befund.[47]

Weit vorgewagt hat sich der Deutsche Ärztetag mit seinen Beschlüssen vom Jahre 1985 zur In-vitro-Fertilisation und zum Embryotransfer[48], die er – unter Einschränkungen – als ärztliche Tätigkeiten zur Therapie der Sterilität anerkannte, ohne die Ergebnisse der erst in Gang gekommenen rechtlichen Diskussion auch nur abzuwarten.[49] Die extrakorporale Befruchtung zeigt den Mediziner in der neuen Rolle eines Schöpfers, der mit aufwendigen naturwissenschaftlichen Mitteln, durch Kontrollen und Selektionen, im wahrsten Sinne des Wortes kreativ verfährt und der damit mehr ist als ein minister naturae[50]. Die Hauptsorge hat dem Geschick des Embryos zu gelten. „Da jedes menschliche Leben Würde besitzt, muß Würde auch der Eizelle vom Augenblick der Befruchtung an – und unabhängig von der Art der Befruchtung – zukommen". Wolfgang Graf Vitzthum hat das Verdienst, diesen Hauptsatz jüngst für die Gentechnologie und die Reproduktionsmedizin entfaltet zu haben.[51] Art. 1 Abs. 1 des Grundgesetzes zieht den faszinierenden und die Biowissenschaft verlockenden Verfahren Grenzen. So verletzt jedenfalls die embryonenverbrauchende Forschung die menschliche Würde. Die „Richtlinien zur Forschung an frühen menschlichen Embryonen" des Wissenschaftlichen Beirats der Bundesärztekammer vom Oktober 1985[52] lassen sich von diesem Satz nicht leiten; sie zeigen sich vielmehr beherrscht von zahlreichen Dissensen[53]. Die Standesvertretung erweist sich außerdem als für die vielschichtige Problematik nicht kompetent. Die Bundesärztekammer hat nicht die Befugnis, in Mustersatzungen und Empfehlungen die Schnittpunkte festzulegen, innerhalb derer der unabdingbare Schutz der Menschenwürde und des Lebensrechts stattfinden muß. Die Ärztekammern in den Ländern erlassen als Berufsvertretungen und Körperschaften des öffentlichen Rechts Satzungen, die neben anderen Inhalten auch die Berufsordnung zum Gegenstand haben. Selbstverständlich müssen sich die berufsordnenden Kammersatzungen im Rahmen von Gesetz und Verfassung halten. Sie dürfen jedenfalls nicht definieren, was menschliches Leben ist und innerhalb welcher Grenzen der Arzt es zu respektieren hat.

Auch der Hinweis auf das Gewissen des einzelnen sittlich handelnden Arztes genügt hier nicht. Sittliches, aus dem Gewissensanspruch erwachsendes Handeln bedarf eines Gesamtentwurfs des menschlichen Lebens und seines Sinnes. Das Moralische ist keineswegs ein Aspekt neben anderen, sondern eine bestimmte Weise, die verschiedenen Gesichtspunkte eines Themas zur Kenntnis zu nehmen, sie zu ordnen und sie für die Praxis wirksam werden zu lassen. Sittlich handelt, wer sich in umfassendem Sinn sachgerecht verhält, d. h. die Gesamtheit der Aspekte einer Angelegenheit nach dem ihnen eigenen Gewicht im Handeln zur Geltung kommen läßt.[54] Auch der Arzt kann sittlich nur entscheiden, wenn er die menschliche Existenz in ihren Grundbedürfnissen und mit ihren Grundrechten umfassend zu sehen gelernt hat.[55] Die unüberschreitbaren Grenzen möglicher Gewissensbetätigung liegen dort, wo die elementaren Zwecke des Staates unmittelbar bedroht sind; dazu gehören die Sicherheit von Leben und Freiheit der Person, die Gewährleistung der unbedingt zu schützenden Rechte der einzelnen.[56] Sie zu bestimmen, ist eine Hauptfunktion der allgemeinen Verfassungs- und Rechtsordnung.

Die Frage gewinnt zunehmend an Gewicht, wie weit die Befugnis der Ärzteschaft und ihrer Mitglieder reicht, die Inhalte des Heilauftrags zu bestimmen und Konflikte nach eigenen Regeln und Kriterien autonom zu entscheiden.

Bei der Begrenztheit der Mittel führt hoher Aufwand an der einen Stelle oft zwangsläufig an der anderen zu Engpässen oder Mängeln. Darum wird der Arzt in Zukunft bei seiner Indikationsstellung mehr noch als bisher nicht nur den möglichen Nutzen für den individuellen Kranken, sondern auch die Konsequenzen für die Gesellschaft in ihrer Gesamtheit zu bedenken haben. Es gilt, überall möglichst präzise Indikationen für erfolgversprechende diagnostische und therapeutische Verfahren zu gewinnen.[57]

Vielfach wird der Arzt, etwa in der Intensiv- und der Neulandmedizin[58], bei seinen Entschlüssen, die Alternativen und Prognosen zu berücksichtigen haben, auf einen Beurteilungsspielraum angewiesen bleiben. Daneben werden sich vermehrt Probleme stellen, die eine Teilnahme der Versicherten- und der Rechtsgemeinschaft gebieten.

Die Einwilligung des Patienten nach Aufklärung
(The informed consent, Le consentement libre et éclairé)

Diese Ebene medizinischer Legitimation gehört seit den späten 50er Jahren zu den am meisten erörterten Themen des Arztrechts, ohne daß die dichte Folge von Judikaten und Beiträgen zum Abschluß gekommen wäre.[59] Die Aufklärungspflicht ist eine rechtliche Vorgabe, den Ärzten von Juristen auferlegt.[60] Der Arzt soll, so die Grundregel, seinen Patienten persönlich und mündlich so unterrichten, daß dieser im großen und ganzen oder in groben Zügen erfährt, was mit ihm geschehen werde, und im Besitz dieses Wissens seinen eigenen Entschluß abwägen und damit seine Geschicke selbst mitbestimmen kann. Die Kontroversen gehen hauptsächlich um das Maß der Risikoaufklärung über Gefahren und mögliche vorübergehende oder dauerhafte Einbußen, die auch ein fehlerfreier Eingriff mit sich bringen kann. Im Schadensprozeß trägt der Arzt, anders als im französischen und nordamerikanischen Recht[61], die Beweislast dafür, daß er hinlänglich aufgeklärt habe. Die Beweisvorsorge, die das deutsche Richterrecht dem Arzt auferlegt, hat den klinischen Alltag verändert.

Die Grenzen der im Dienst der Selbstbestimmung des Kranken stehenden Risikoaufklärung lassen sich nur schwer bestimmen. Das Spannungsverhältnis zwischen salus und voluntas aegroti widerstrebt glatten Auflösungen.[62] Während der Arzt sich bei der Aufklärung über die allgemeinen, mit jedem Eingriff oder mit einer Vielzahl solcher verbundenen Risiken durchaus zurückhalten darf, müssen seine Aufschlüsse über die spezifischen Gefahren, die mit bestimmten Eingriffen einhergehen, nach der Spruchpraxis um so strengeren Ansprüchen genügen. Die Aufklärungspflicht besteht auch bei äußerst seltenen typischen Risiken, eingeschränkt freilich beim vital indizierten, dringenden Eingriff, wenn dem Rettung suchenden Patienten keine Wahl bleibt. Schwierigkeiten bereitet Ärzten wie Juristen nach wie vor die Abgrenzung der allgemeinen von den typischen Risiken.

Das Postulat, der Patient solle entscheiden, machte es sich zu einfach. Je bedrohlicher das Krankheitsbild und je komplexer die vorgeschlagene Therapie, desto mehr sieht sich der Patient – wenn er nicht dem Gleichgewicht der Schrecken vor der Prognose seiner Krankheit und den Risiken ihrer Behandlung überlassen bleiben soll – darauf angewiesen, von dem der salus aegroti verpflichteten Arzt intellektuell und psychologisch zu dem aus medizinischer Sicht richtigen Entschluß hingeführt zu werden. Der Patient darf vom Arzt Aufklärung wie Orientierung erwarten, Information wie Rat und Hilfe. Wenngleich sich die Gegensätze zwischen Medizinern und Juristen entspannt haben und manche Übereinkünfte gefunden wurden, geht das Ringen um das rechte Maß der Aufklärung forensisch wie literarisch weiter. Die Frage bleibt, welche Information der einzelne Kranke in seiner individuellen Situation braucht und welche ihm zuträglich ist.

Im Schadensprozeß hat sich die Aufklärungsrüge aus verschiedenen Wurzeln zu einem Auffangtatbestand entwickeln können, der dem klagenden Patienten eine weitere Prozeßchance verschafft, wenn er einen Behandlungsfehler nicht zur Überzeugung des Gerichts darzutun vermag. Steht heute das Beweisrecht als Grund dieser forensischen Verschiebung im Vordergrund, so lassen sich daneben auch historische Ursachen für das starke Vordringen der Aufklärungspflicht erkennen. Wenn der Gedanke eines zum Eingriff legitimierenden ärztlichen Berufsrechts sich nicht durchsetzen konnte, obwohl einflußreiche Gelehrte ihn um die Jahrhundertwende vertraten, so stand dies ganz im Einklang mit dem Geist der Gewerbeordnung und dem Bestreben der Mediziner, unter dem allgemeinen Recht zu stehen. In seiner berühmten Abhandlung *Der Arzt im Strafrecht*[63] vertrat W. Kahl noch im Jahr 1909 die Ansicht, der ärztlichen Operation fehle „jede innere Korrelation zur Körperverletzung". „Der positive Grund und Titel ihrer Berechtigung" liege nicht in der Einwilligung des Patienten, sondern „in dem staatlich anerkannten Berufsrecht, in der im öffentlichen Interesse der Gesundheitspflege geübten Tätigkeit des Arztes". Bezeichnenderweise hielt Kahl die Gewerbeordnung hinsichtlich der Gesundheitspflege für verfehlt: „Der ärztliche

Beruf ist nach meiner Auffassung seinem Wesen nach kein Gewerbe, sondern eine auf wissenschaftlicher Grundlage ruhende Kunst. Ich würde es", so Kahl, „als großen Fortschritt begrüßen, wenn die Ordnung der Rechtsverhältnisse der Ärzte aus der Reichsgewerbeordnung entnommen und die Freigabe der Ausübung der Heilkunde zum Nutzen der Menschheit zurückgezogen würde".

In seinem Handbuch des Strafrechts lehrte K. Binding zunächst, dem approbierten Arzt seien alle Mittel, die ihm die Wissenschaft zur Erreichung seines Zwecks zu Gebote stelle, anzuwenden erlaubt.[64] In seinem späteren Lehrbuch des gemeinen deutschen Strafrechts (Besonderer Teil) rückte Binding von diesem „ärztlichen Berufsrecht zu objektiv körperverletzenden Handlungen" ab. Er vertrat nun die Ansicht, auch Schwere und Schmerz des medizinischen Eingriffs machten diesen nicht zur Körperverletzung. „Arzten" heiße heilen: „Die ärztliche Tätigkeit ward stets als Ganzes betrachtet und der fatale Teil einfach von der Heilbehandlung konsumirt. Die angemessene Aktion des Arztes bildet nach Volks- und Rechts-Anschauung in der Tat keine Unterart der Gesundheitsverletzung, sondern ihr Gegenteil: sie ist grundsätzlich Gesundheitsmehrung".[65] Indem die Carolina, die Peinliche Gerichtsordnung des alten Reichs von 1532, in Art. 134 die Tötung durch den Arzt „aus unfleiss oder unkunst" mit Strafe bedrohte[66], habe sie wenigstens die zweckmäßige Behandlung durch den Arzt voll anerkannt.

Das Reichsgericht indessen schlug seit 1894 einen anderen Kurs ein[67]. Nach seiner durch den Bundesgerichtshof fortgeführten Rechtsprechung erfüllt der gebotene, kunstgerecht ausgeführte ärztliche Heileingriff den äußeren Tatbestand der Körperverletzung. Danach bedarf der Arzt, um gerechtfertigt zu sein, der Einwilligung des Patienten, die ihrerseits eine vorausgehende Aufklärung erfordert. Die Einwände renommierter Strafrechtslehrer der folgenden Generation wie E. Schmidt und K. Engisch gegen die Körperverletzungsdoktrin verfingen nicht. Wer medizinisch richtig handele, könne niemals, so die Opposition mit Grund, das Interesse verletzen, das der einzelne an der Erhaltung seines Lebens und seiner Gesundheit habe, das Interesse also, in dessen Dienst der Arzt sein ganzes Wirken stelle. Auch der Versuch der Strafrechtsreformer, die eigenmächtige Heilbehandlung aus dem Tatbestand der Körperverletzung herauszulösen und selbständig zu pönalisieren, führte nicht zum Ziel. Inzwischen ist die alte, in den 60er Jahren noch einmal aufgeflammte Kontroverse Rechtsgeschichte.[68]

Das Leitbild vom Heileingriff als Körperverletzung hat die Entwicklung der ärztlichen Aufklärungspflicht begünstigt. Hinzu kamen zwei weitere Momente, die auch die Ausbildung des allgemeinen Persönlichkeitsrechts bewirkten[69]: der Grundrechtsschutz durch die Verfassung und die Gefahren der modernen Technik. Mit dem grundgesetzlich gewährleisteten Selbstbestimmungsrecht und der personalen Würde des Patienten verträgt sich längst nicht mehr ein ärztliches Berufsverständnis, wie es uns in der medizinischen Vademecum-Literatur der Jahrhundertwende entgegentritt: „Der Arzt sei bestimmt und sicher in seinen Anordnungen, er befehle, und je kürzer der Befehl, desto pünktlicher kann er befolgt werden, desto mehr Vertrauen wird der Arzt dem Patienten einflößen".[70]

Die vielfach hilfreichen diagnostischen und therapeutischen Verfahren der invasiven Medizin fordern vom Patienten Opfer. Viele lebenserhaltende Operationen gehen mit Verstümmelungen und iatrogenen Gefahren einher, die den Preis für die medizinische Wohltat darstellen. Die Indikation eröffnet damit eine durchaus fragwürdige Alternative, der das ärztliche Geheiß allein nicht mehr gerecht werden kann.

Die Zivilgerichte haben die Aufklärungspflicht in Schadensprozessen entfaltet. Dort formten sich auch die immer gewichtiger werdende ärztliche Dokumentationspflicht und das Recht des Patienten auf Einsicht in die Krankenunterlagen aus.[71] Die richterliche Rechtsfortbildung der Berufshaftpflicht im Dienste eines gerechten Interessenausgleichs bedient sich des Beweisrechts[72] als eines elastischen Mittels vornehmlich im Arztfehlerprozeß, den spezifische Beweisnöte auf beiden Seiten kennzeichnen. Das Gebot der Waffengleichheit im Verfahren verlangt eine behutsame Verteilung der Beweislast, die der Spruchpraxis im ganzen bisher gelang, wobei sich je und je Anlaß zu ausgleichenden Verfeinerungen bietet: So hält der Bundesgerichtshof in einer jüngeren Erkenntnis[73] etwa den Einwand des Arztes für berechtigt, der Patient hätte sich auch bei ordnungsgemäßer Aufklärung zu dem sich später als verhängnisvoll erweisenden Eingriff entschlossen. Die Beweislast liegt beim Arzt, doch können den Patienten Substantiierungspflichten treffen. Das gelte jedenfalls dann, „wenn die Gründe für eine Ablehnung der Behandlung angesichts der Schwere der Erkrankung und der angewendeten, als Methode der Wahl anerkannten Therapie mit einer günstigen Erfolgsprognose und im Regelfall verhältnismäßig geringen Belastungen für den Patienten nicht ohne weiteres zutage liegen". Bei allen Haftpflichtverlagerungen durch beweisrechtliche Mittel[74] im Arztfehlerprozeß blieb, auch wenn die Spruchpraxis gelegentlich in die Nähe zur Gefährdungshaftung geriet, das Verschuldensprinzip gewahrt, das dem Arzt die Handlungs- und Entschlußfreiheit sichert, indem es ihn von Haftung frei sein läßt, wenn er die erforderliche Sorgfalt beobachtet und seinen Weg dokumentiert, insbesondere das Krankenblatt[75] gewissenhaft geführt hat.

Die ärztliche Sorgfaltspflicht nach der lex artis

Den Sorgfaltsmaßstab bestimmen die Gerichte nicht selbst. Sie stellen vielmehr nach einem Zwischenfall darauf ab, wie sich ein gewissenhafter Arzt in der gegebenen Lage verhalten hätte. Die Gerichte verlangen vom Arzt, sich an die in seinem Fach entwickelten Regeln zu halten. Während der moderne – anders als der ältere[76] – Gesetzgeber und unsere Justiz sich nahezu jeder Reglementierung in der Kernzone der ärztlichen Berufstätigkeit enthalten, überziehen sich die medizinischen Fachgebiete selbst im Zuge ihres Fortschreitens mit einem immer engeren und angespannteren Netzwerk von Kunst- und Sorgfaltsregeln. Diese durch die medizinische Wissenschaft selbst geschaffenen, zunehmend anspruchsvolleren Maßgaben bezeichnen für die Gerichte die nach § 276 BGB gebotene verkehrserforderliche Sorgfalt. Grundsätzlich galt dies schon im gemeinen Recht des 19. Jahrhunderts[77]. Nach dem Doktoreid hatte der Arzt „in Ausübung der Kunst" das zu befolgen, „was Erfahrung und treue Beobachtung der Natur im Fortschreiten mit den Entdeckungen der Zeit" ihn lehrten. Zwar sollte der Arzt nur wegen schweren Verschuldens haften. Indessen verfiel „die Unkenntnis dessen, was alle approbierten Ärzte wissen müssen, ... dem Gebiete der culpa lata". So nahm und nimmt mit der wachsenden Perfektion auch die Verrechtlichung der Medizin gleichsam von innen her zu, ein – wie manche Ärzte nicht ohne Grund finden – gefährlicher circulus vitiosus, den die gleichfalls fortschreitende Spezialisierung und Arbeitsteilung noch verschärfen[78].

Unter Zutun der Juristen und in der Mentalität des Versorgungsstaates wächst auch das Maß an Zuspruch, Beratung und Kontrolle, das der Arzt dem Patienten zuteil werden lassen soll. Die therapeutische Aufklärung dient im gesundheitlichen Interesse des Patienten der Gefahrenabwehr. Der Arzt hat zu versuchen, den Kranken für das Notwendige zu gewinnen, also etwa „das Widerstreben des Patienten gegen eine Operation zu überwinden. Weigert sich der Patient und bringt er diese Weigerung durch Verlassen des Krankenhauses zum Ausdruck, so hat der Arzt ihn auf die Gefahr dieser Weigerung aufmerksam zu machen und ihm die Folgen nicht rechtzeitiger Operation vor Augen zu führen"[79]. Urteile dieser Art werden sich mehren. Erhalte der behandelnde Mediziner, so der Bundesgerichtshof in einem gynäkologischen Fall, einen Arztbericht, der für die Weiterberatung und Fortführung der Therapie der Kranken neue und bedeutsame Untersuchungsergebnisse enthält, die eine alsbaldige Vorstellung der Patientin bei dem Behandelnden unumgänglich machen, so habe er diese auch dann unter kurzer Mitteilung des Sachverhalts einzubestellen, wenn er ihr aus anderen Gründen die Wahrnehmung eines Arzttermins angeraten hatte.[80]

Wann der Arzt seinen Patienten zu bestimmten Schritten aufzufordern, ihn zurückzurufen oder zu warnen hat, ergibt sich aus dem Behandlungsvertrag und der letzten Konsultation. Sie legen fest, worauf der Kranke in seiner Eigenart vertrauen darf. Dabei muß auch hier ein hohes Maß an Selbstbestimmung und Eigenverantwortlichkeit des Patienten gewahrt bleiben. Der Arzt darf nicht in die Rolle eines Vormundes und dauerhaften Aufpassers geraten.

Als unausweichliches Korrelat der Therapiefreiheit[81] gewinnen die Sorgfaltspflichten, welche die Verfahrensqualität sichern, wachsendes Gewicht. Die Freiheit der Methodenwahl zeigt sich eingebettet in berufsrechtlich zwingende Verhaltensregeln, die sie binden, aber nicht aufheben. Der Grundsatz, daß der Arzt „auf eigne wissenschaftliche Überzeugung verwiesen" sei, gilt seit langem; er findet sich bereits ausgeführt etwa in der *Allgemeinen Encyclopädie der Wissenschaften und Künste*[82] aus dem Anfang des vorigen Jahrhunderts. Die staatliche Gewalt, auch die Judikative, kann und darf sich nicht zum Richter im medizinischen Methodenstreit aufwerfen. Der Staat darf die Ansichten von Arzt und Patient über den richtigen therapeutischen Weg nicht durch eigene medizinische Vorstellungen verdrängen.[83] Die höchstrichterliche Spruchpraxis anerkennt den Grundsatz der ärztlichen Therapiefreiheit, verlangt aber vom Außenseiter einen sachlichen Grund für die von ihm mit Überzeugung praktizierte Methode, die er bei erkennbarer Erfolglosigkeit abzubrechen hat. Auch hat der von den eingeführten Standards abrückende Arzt die Methoden zu vergleichen und bei weitaus überwiegender Wirksamkeit eines Verfahrens dieses anzuwenden. Das Recht verpflichtet den Arzt nicht auf die wie immer bestimmte schulmedizinische oder anerkannte oder den Stand der medizinischen Wissenschaft repräsentierende Methode. Sonst bliebe ihm der Neulandschritt oder Heilversuch verwehrt, auch käme der Wille des Kranken zu kurz.[84]

Der Arzt muß die von ihm bevorzugte Methode genau kennen und darüber hinaus fachliche Übersicht besitzen. Anhänger medizinischer Außenseitermethoden und von Neulandverfahren müssen außerdem die konkurrierenden Lehren der Schulmedizin sowie die wissenschaftlichen Grundlagen ihres Vorgehens kennen. Die Kenntnis der Schulmedizin muß sogar so weit gehen, daß der Arzt zu wissen hat, wie diese den Kranken im konkreten Einzelfall behandelte.

Den Kern einer verantwortlichen Therapiewahl bildet die gewissenhafte Abwägung der Vorteile und Gefahren bei der ins Auge gefaßten Methode in Kenntnis aller ernsthaft in Betracht kommenden Verfahren, insbesondere der eingeführten. Das Fehlen eigener Sachkunde und Fähigkeiten oder deren Unzulänglichkeit verpflichtet den Arzt dazu, einen Konsiliarius beizuziehen oder den Kranken an einen kundigeren Kollegen oder Spezialisten zu überweisen. Der Arzt, der einer aussichtslosen therapeutischen Methode folgt, handelt standes- und sittenwidrig mit der Folge seiner Strafbarkeit wegen Körperverletzung.

Hinter der Rationalität unserer Zeit hausen Unaufgeklärtheit und Verstocktheit. Die zunehmende Kurpfuscherei von Dilettanten oder Scharlatanen[85] gefährdet die Volksgesundheit und verlangt rechtliche Abwehr, deren Wirksamkeit durch die Existenz staatlich approbierter Heilpraktiker[86] gemindert wird, auch dies eine Diskrepanz in der an Widersprüchen nicht armen Welt der Gesundheitspflege.

Wer heute das Verhältnis zwischen Arzt und Recht im ganzen überblickt, den beeindruckt der Zuwachs an normativen Fragen. Medizinische Verheißungen können in Drohungen umschlagen, neue naturwissenschaftliche Möglichkeiten sich mit Verhängnissen verbinden. Die medizinischen Sorgfaltspflichten steigen und müssen doch wohlbemessen bleiben. Die Angewiesenheit auf normative Antworten wird die Medizin wieder näher an die Geisteswissenschaften heranbringen. Das akademische Studium wird sich stärker als bisher diesem Prozeß öffnen müssen.

Anmerkungen

[1] H.-L. Schreiber, Notwendigkeit und Grenzen rechtlicher Kontrolle der Medizin (zus. mit N. Kamp, Die Georgia Augusta 1979-1983, 1984, Göttinger Universitätsreden).
[2] Vgl. die alljährlichen Berichtsaufsätze von A. Laufs, NJW 1976 H. 25, 1977 bis 1986 jeweils H. 24 mit vielen Nachweisen; ferner H.-L. Schreiber, E. Steffen, G. Carstensen u. W. Spann, Arzthaftung, in: Beitr. z. ger. Med. XLIII, 1985, 1ff.
[3] L. Ebermayer: Der Arzt im Recht. Rechtliches Handbuch für Ärzte, 1930. W. Liertz u. H. Paffrath, Handbuch des Arztrechts, 1938. Aktuelle Gesamtdarstellungen: E. Deutsch, Arztrecht und Arzneimittelrecht, 1983; A. Laufs, Arztrecht, ³1984. H. Narr, Ärztliches Berufsrecht, ²1985 (6. Erg.-Lieferung). Zur Rechtsvergleichung E. Deutsch, H.-L. Schreiber (Hg.), Medical Responsability in Western Europe, 1985. Vgl. ferner D. Giesen, Wandlungen des Arzthaftungsrechts, 1983.
[4] H. Mück, Die rechtliche Entwicklung des Arzt-Patient-Verhältnisses in der DDR, 1982.
[5] Der Arzt im Strafrecht, in: A. Ponsolds Lehrbuch d. gerichtl. Medizin, ²1957, 1ff.
[6] Die rechtliche Bedeutung der ärztlichen Operation, in: R. Stich u. K. H. Bauer (Hg.), Fehler u. Gefahren bei chirurgischen Operationen, ⁴1958, 1521ff.

[7] Strafrecht des Arztes, 1968.
[8] K.-H. Matthies, Schiedsinstanzen im Bereich der Arzthaftung: Soll und Haben, 1984; L. Eberhardt, NJW 1986, 747ff.
[9] Aus der Fülle der Literatur: H. Schipperges, Motivation und Legitimation des ärztlichen Handelns, in: H. Schipperges, E. Seidler, P. Unschuld (Hg.), Krankheit, Heilkunst, Heilung, 1978, 447ff.; A. Lukowsky, Philosophie des Arzttums, 1966; P. Sporken, Die Sorge um den kranken Menschen. Grundlagen einer neuen medizinischen Ethik, 1977; W. Doerr, W. Jacob, A. Laufs (Hg.),Recht und Ethik in der Medizin, 1982.
[10] B.-R. Kern, A. Laufs, Die ärztliche Aufklärungspflicht unter besonderer Berücksichtigung der richterlichen Spruchpraxis, 1983.
[11] H. M. Koelbing, Die ärztliche Therapie. Grundzüge ihrer Geschichte, 1985.
[12] So der Titel des Buches von F. G. Jünger, ^{5}1968. – Inhaltsreich J. H. J. van der Pot, Die Bewertung des technischen Fortschritts, 2 Bde, 1985.
[13] Muster-BO 1985, § 1, Dt. ÄrzteBl. A, 1985, 3371.
[14] So das BVerfG in seinem Beschluß zur Beweislast im Arzthaftpflichtprozeß, NJW 1979, 1925 (1930).
[15] BGHZ 29, 46.
[16] Vgl. etwa P. Koslowski, Ph. Kreuzer, R. Löw (Hg.), Die Verführung durch das Machbare. Ethische Konflikte in der modernen Medizin und Biologie, 1983.
[17] A. Laufs, Recht und Gewissen des Arztes, Heidelb. Jb. 1980, 1ff.; ders., Sonderbeil. Ärztebl. Bad.-Württ. 4/1985.
[18] Reden und Aufsätze 1930–1984, 1985, 295.
[19] BGH, MedR 1985, 40 (Ärztliche Hilfsleistungspflicht bei Selbstmord, Fall Dr. Wittig).
[20] BGH, MedR 1984, 24.
[21] § 1 BÄO; dazu E. Fleischmann, Die freien Berufe im Rechtsstaat, 1970; W. Hummes, Die rechtliche Sonderstellung der freien Berufe im Vergleich zum Gewerbe, iur. Diss. Göttingen, 1979.
[22] Nach der Berufsordnung gilt das vom Hippokratischen Eid abgeleitete Gelöbnis „für jeden Arzt".
[23] E. v. Caemmerer, Rabels Zeitschr. 1978, 23f.
[24] Instruktiv C. Huerkamp, Der Aufstieg der Ärzte im 19. Jahrhundert. Vom gelehrten Stand zum professionellen Experten: Das Beispiel Preußens, 1985; vgl. auch G. Göckenjan, Kurieren und Staat machen. Gesundheit und Medizin in der bürgerlichen Welt, 1985. Zur Wandlung des Arztideals P. Diepgen, Universitas 5, 1950, 1331ff., 1461ff. Siehe ferner E. Seidler, Der politische Standort des Arztes im Zweiten Kaiserreich, in: G. Mann, R. Winau (Hg.), Medizin, Naturwissenschaft, Technik und das Zweite Kaiserreich, 1977, 87ff.
[25] L. v. Rönne, Das Staats-Recht der Preußischen Monarchie Bd. 2, 1872, 213f. Vgl. allgemein auch K. Finkenrath, Die Medizinalreform. Die Geschichte der ersten deutschen ärztlichen Standesbewegung von 1800 bis 1850, 1929; Pistor, Die Organisation des Medizinalwesens und des ärztlichen Standes, in: Zentralkomm. f. d. ärztl. Fortbildungswesen in Preußen (Hg.), Ärztliche Rechtskunde. Zwölf Vorträge, 1907, 162ff.
[26] Zum Ganzen, auch zum Folgenden Huerkamp, oben Note 24.
[27] G. Beseler, Kommentar über das StGB für die Preußischen Staaten, Teil 2, 1851, 383ff.; Goltdammer, Die Materialien zum StGB für die Preußischen Staaten, Teil 2, 1852, 432f.; F. E. Oppenhoff, Das StGB für die Preußischen Staaten, 1861, 307.
[28] Huerkamp, oben Note 24, 256. Zur Standespolitik allgemein der Wortführer H. E. Richter, Schriften zur Medicinalreform, 1865.
[29] Vgl. die in Note 27 genannten Autoren: Beseler, 382f.; Goltdammer, 430ff.; Oppenhoff, 303ff.
[30] Identisch mit § 29 RGewO; dazu K. Kah, Die Gewerbe-Ordnung des Deutschen Reichs, Erläuterung, 1873, 48ff., 51.
[31] § 85 RÄO v. 13. Dez. 1935, RGBl. I, 1433. Vgl. Landmann-Rohmer, Gewerbeordnung, Kommentar, neubearb. v. E. Eyermann u. L. Fröhler, Bd. 1, ^{11}1956, § 29, Nr. 3.
[32] Zur Entwicklung der berufsständischen Selbstverwaltung K. v. Eyll, in: K. G. A. Jeserich, H. Pohl, G.-Ch. v. Unruh (Hg.), Deutsche Verwaltungsgeschichte Bd. 3, 1984, 71ff., 82f.
[33] Vgl. neuerdings R. Luyken, G. Pottschmidt, H. G. Thoelke, F. Wandtke, J. Zitzmann, H. Weil (Hg.), Sammlung von Entscheidungen der Berufsgerichte für die Heilberufe, 1983.

[34] D. Krauskopf, J. Siewert, Das Kassenarztrecht, ³1980; S. Häußler, R. Liebold, H. Narr, Die Kassenärztliche Tätigkeit, ²1982; B. Tiemann, S. Tiemann, Kassenarztrecht im Wandel, 1983.

[35] „Ich werde nie jemandem ein tödlich wirkendes Gift geben, auch auf eine Bitte nicht und auch keinen Rat dazu erteilen"; K. Deichgräber, Der hippokratische Eid, ⁴1983, 31. – Die Verbrechen im Zeichen des Hakenkreuzes mahnen; E. Klee, ‚Euthanasie' im NS-Staat. Die ‚Vernichtung lebensunwerten Lebens', ³1983; F. Kudlien, Ärzte im Nationalsozialismus, 1985.

[36] Bd. 2, 17.

[37] A. Laufs, Der Nervenarzt 1985, 399ff.

[38] Erhellend M. v. Lutterotti, Menschenwürdiges Sterben. Kann sich die Gesellschaft auf das Gewissen des Arztes verlassen?, 1985. – Vgl. neuerdings den Alternativentwurf eines Gesetzes über Sterbehilfe, 1986, und die Beschlüsse des 56. Dt. Juristentages, MedR 1986, H. 6, XII–XIII.

[39] Vorbildlich, weil die ärztlichen mit den rechtlichen Gesichtspunkten verbindend: Beil. z. Mitt. d. Dt. Ges. f. Chirurgie H. 3, 1979.

[40] Mit Kommentar im Dt. ÄrzteBl. 1979, 957ff.

[41] ALR I 1 § 10.

[42] Vgl. auch A. Laufs, Medizin und Recht im Zeichen des technischen Fortschritts, 1978 (Akademie-Rede), 10ff.

[43] Gelöbnis; § 5.

[44] Mit Grund kritisch zur Praxis und zur verbreiteten Rechtsauffassung P. Hoffacker, B. Steinschulte, P.-J. Fietz (Hg.), Auf Leben und Tod. Abtreibung in der Diskussion, 1985; Schriftenreihe d. Juristen-Ver.Lebensrecht e.V. Nr. 1 u. 2, 1985; E. v. Hippel, JZ 1986, 53ff.; H. Tröndle, MedR 1986, 31ff.; W. Geiger, FamRZ 1986, 1ff. Die Abtreibungsurteile des United States Supreme Court und des BVerfG vergleicht W. Brugger, NJW 1986, 896ff.

[45] H. Lecheler, MedR 1985, 214ff. Das BVerwG wies die Klagen inzwischen mit guten Gründen ab. – Zur Kündigung von kirchlichen Arbeitsverhältnissen wegen Verletzung von Loyalitätspflichten (durch einen Arzt in der Auseinandersetzung um den Schwangerschaftsabbruch) BVerfG, NJW 1986, 367 mit Anm. H. Weber.

[46] Kritisch mit Recht R. Stürner, FamRZ 1985, 753ff.; ders., JZ 1986, 122ff.

[47] Zu den ethischen Problemen der Pränataldiagnostik T. M. Schröder-Kurth, Sonderbeil. Ärztebl. Bad.-Württ. 7, 1985.

[48] Aus der Fülle der bereits vorliegenden Literatur: R. Flöhl (Hg.), Genforschung – Fluch oder Segen? Interdisziplinäre Stellungnahmen, 1985 (vgl. auch die übrigen Bände d. Reihe: Gentechnologie, Chancen u. Risiken); E. Bernat (Hg.), Lebensbeginn durch Menschenhand. Probleme künstlicher Befruchtungstechnologien aus medizinischer, ethischer und juristischer Sicht, 1985; A. Laufs, Juristenzeitung 1986, H. 17, 769–777. S. ferner die Beschlüsse d. 56. Dt. Juristentages, MedR 1986, H. 6, VI–XII.

[49] BO § 6a; Richtlinien d. BÄK, Dt. ÄrzteBl. A 1985, 1691ff. Der Ärztetag handelte, um die Entwicklung nicht ganz außer Kontrolle geraten zu lassen und um erkennbaren Mißbräuchen entgegenzuwirken.

[50] A. Laufs, academia 1985, 186ff.

[51] MedR 1985, 249ff. Wichtig ferner F. Büchner, Der Mensch in der Sicht moderner Medizin, 1985.

[52] Dt. ÄrzteBl. A 1985, 3757ff.

[53] Kritisch zur Standesauffassung im allgemeinen A. Kaufmann, Schuld und Strafe, ²1983, 177.

[54] R. Spaemann, in: W. Heintzeler, H.-J. Werhahn (Hg.), Energie und Gewissen, 1981, 34.

[55] F. Böckle, in: H. Müller, H. Olbing (Hg.), Ethische Probleme in der Pädiatrie und ihren Grenzgebieten, 1982, 19ff.

[56] E.-W. Böckenförde, Das Grundrecht der Gewissensfreiheit, in: VVDStRL 28, 1970, 33ff., 59.

[57] Vgl. etwa P. Lawin, H. Huth (Hg.), Grenzen der ärztlichen Aufklärungs- und Behandlungspflicht, 1982, insbes. 115 (H. W. Opderbecke).

[58] H. Kleinsorge, G. Hirsch, W. Weißauer (Hg.), Forschung am Menschen, 1985.

[59] Die Literatur läßt sich kaum mehr übersehen. Von den früheren Arbeiten sei etwa diejenige von H. Göppinger genannt, in: Fortschr. d. Neurologie, Psychiatrie 1956, 53ff. Vgl. ferner A. Laufs, Arztrecht, ³1984, 49.

[60] Auch wenn die BO bemerkenswerterweise diese Pflicht noch immer nicht aufgenommen hat, ist sie von den Ärzten inzwischen grundsätzlich anerkannt.

[61] Vgl. D. Eberhardt, Selbstbestimmungsrecht des Patienten und ärztliche Aufklärungspflicht im Zivilrecht Frankreichs und Deutschlands, 1968; M. Linzbach, Informed Consent. Die Aufklärungspflicht des Arztes im amerikanischen und im deutschen Recht, 1980.

[62] Salus ex voluntate, voluntas pro salute, salus et voluntas: R. Wiethölter, in: Stiftung z. Förderung d. wiss. Forschung über Wesen u. Bedeutung d. freien Berufe (Hg.), Die Aufklärungspflicht des Arztes, 1962, 71ff., 111.

[63] Zeitschr. f. d. gesamte Strafrechtswiss. Bd. 29, 1909, 351ff., 370.

[64] Bd. 1, 1885, 802.

[65] Bd. 1, ^{2}1902 (Neudruck 1969), 53ff., , 56 Note 1.

[66] H. Kehr, Ärztliche Kunstfehler und mißbräuchliche Heilbehandlung. Eine strafrechtsdogmatische Untersuchung zu Artikel 134 der Carolina. iur. Diss. Marburg 1972.

[67] RGSt 25, 375. Zur Entwicklung E. Schmidt, Empfiehlt es sich, daß der Gesetzgeber die Fragen der ärztlichen Aufklärung regelt?, 1962 (Gutachten z. 44. DJT).

[68] Kritisch zur Spruchpraxis auch A. Laufs, NJW 1969, 529ff. u. NJW 1974, 2025ff., mit den Nachweisen.

[69] Vgl. E. v. Caemmerer, Festschr. F. v. Hippel, 1967, 27ff., 31.

[70] J. Wolff, Der praktische Arzt und sein Beruf. Vademecum für angehende Praktiker, 1896, 112. Vgl. auch E. Schweninger, Der Arzt, 1906 (S. 74: „Der Arzt soll ein Herrscher sein"); J. Pagel, Medicinische Deontologie. Ein kleiner Katechismus für angehende Praktiker, 1897 (S. 41 f.: „Dem Kranken gegenüber ist der Arzt seines Vertrauens ein Souverän" …).

[71] H. Lilie, Ärztliche Dokumentation und Informationsrechte des Patienten. Eine arztrechtliche Studie zum deutschen und amerikanischen Recht, 1980; R. Keller, Münchener Komm. Bd. 2, ^{2}1985, § 260 Rdnr. 15ff. Gegen „die Preisgabe der Aufzeichnungen des Arztes und ihres Zubehörs an den Patienten", wie die Judikatur sie verordnete, zuletzt P. Bockelmann, Festschr. H.-J. Jescheck, 1. Halbbd. 1985, 693ff.

[72] D. Franzki, Die Beweisregeln im Arzthaftungsprozeß. Eine prozeßrechtliche Studie unter Berücksichtigung des amerikanischen Rechts, 1982; F. J. Kaufmann, Die Beweislastproblematik im Arzthaftungsprozeß, 1984; J. Sick, Beweisrecht im Arzthaftpflichtprozeß, 1986.

[73] BGH, NJW 1984, 1397 (1399) mit Anm. E. Deutsch (Aufklärung über das Risiko einer Strahlenbehandlung).

[74] H. Stoll, AcP 176, 1976, 145ff.

[75] Vgl. etwa BGH, NJW 1985, 1399 = JZ 1986, 241 mit Anm. D. Giesen (schriftliche Aufzeichnungen im Krankenblatt über die Durchführung des Aufklärungsgesprächs).

[76] Zum frühmittelalterlichen Recht zuletzt A. Niederhellmann, Arzt und Heilkunde in den frühmittelalterlichen Leges. Eine wort- und sachkundliche Untersuchung, 1983.

[77] Vgl. zum Folgenden F. Zimmermann, AcP 56, NF 6, 1873, 222ff., 230f. E. Rabel, Die Haftpflicht des Arztes, 1904, berichtet von den „eindringlichen Vorstellungen der Versicherungsgesellschaften", welche die Ärzte „auf die im BGB begründete berufliche Haftpflicht" hinwiesen und zum Abschluß von Versicherungen aufforderten. Das neue Gesetz hat die Rechtslage indessen nicht grundlegend verändert.

[78] W. Weißauer, Der Beruf des Chirurgen im Jahre 2000. Aus juristischer Sicht, Inf. d. Berufsverb. d. Dt. Chirurgen e.V. Nr. 7, 1985, 93ff.

[79] OLG Stuttgart, MedR 1985, 175.

[80] BGH, MedR 1985, 272.

[81] A. Siebert, Strafrechtliche Grenzen ärztlicher Therapiefreiheit, 1983 (Zusammenfassung MedR 1983, 216ff.). Vgl. ferner E. Deutsch, H. Kleinsorge, F. Scheler (Hg.), Verbindlichkeit der medizinisch-diagnostischen und therapeutischen Aussage, 1983; G. A. Neuhaus (Hg.), Pluralität in der Medizin, der geistige und methodische Hintergrund, 1980.

[82] Hg. v. J. S. Ersch, J. G. Gruber, 5. Teil, 1820, 36 (Arzt).

[83] H.-U. Gallwas, NJW 1976, 1134f. Vgl. auch M. Kriele, NJW 1976, 355ff.

[84] Methodenwahl und Aufklärungspflicht hängen zusammen, vgl. BGH, NJW 1976, 365, NJW 1978, 587, VersR 1981, 691.

[85] Vgl. etwa W. Wimmer, Festschr. G. Schmidt, 1983, 450ff., u. Beitr. z. ger. Med. XLI, 1983, 435ff. Siehe ferner I. Oepen (Hg.), An den Grenzen der Schulmedizin. Eine Analyse umstrittener Methoden, 1985.

[86] Zu Recht kritisch L. Eberhardt, VersR 1986, 110ff.

Aspekte der Prävention

Wirtschaftliche Aspekte der Prävention

F. E. Münnich

Die Prävention ist in der gesundheitspolitischen Diskussion während der letzten Jahre ganz in den Vordergrund gerückt. In verschiedensten ärztlichen Kreisen, aber auch in den Diskussionen anderer Professionen und schließlich unter Politikern unterschiedlichster Provenienz gilt Prävention als die vorrangige gesundheitspolitische Aufgabe der heutigen Zeit. Dies erscheint um so plausibler, als schon der Volksmund formuliert, vorbeugen sei besser als heilen. Vorbeugen gilt als Inbegriff des ärztlichen Ethos, als humanitäres Gebot oder wenigstens als wichtiges und verläßliches Mittel gegen die sich immer weiter ausbreitenden Zivilisationskrankheiten. Prävention erinnert an und nimmt Bezug auf alte Tugenden wie Selbstbeherrschung und Genügsamkeit. Sie gewinnt, v. a. bei denjenigen, die das Gesundheitswesen einer entwickelten, „reichen" Volkswirtschaft – in Verkennung seiner eigentlichen Aufgaben – an seinen Mortalitätsziffern und deren Entwicklung messen, eine geradezu mystische Qualität als die einzige wirkliche „Therapie erster Wahl". In jüngster Zeit hat sie sich gar, zum Entzücken vieler ihrer Vertreter und v. a. der Politiker, zu einem vermeintlichen Kostendämpfungsinstrument par excellence entwickelt.

Aus ökonomischer Sicht liest sich dies alles viel nüchterner und weniger dramatisch. An sich müßte der bekannte Ausgang des größten sozialen Experiments der Nachkriegsgeschichte, der Einführung des nationalen Gesundheitsdienstes (NHS, National Health Service) in Großbritannien, skeptisch stimmen. Seine Initiatoren wurden von der Vorstellung geleitet, daß ein kostenloses Angebot von Gesundheitsleistungen für alle den durchschnittlichen gesellschaftlichen Gesundheitszustand merklich heben werde. Man hegte die Hoffnung, daß hierdurch der Bedarf an Gesundheitsleistungen sinken könne, ja, daß der NHS möglicherweise so erfolgreich sein werde, daß er sich selbst überflüssig mache. Rechtzeitige Inanspruchnahme, so die damalige Erwartung, verhindere das Schlimmere und Teurere. Der freie Zugang galt – gewissermaßen – als eine Art von Prävention.

Heute wissen wir, daß dies eine großartige Illusion war. Auch Großbritannien mußte erleben, daß eine verbesserte Versorgung mit steigenden Ansprüchen einhergeht. Der Finanzbedarf stieg und mußte schließlich budgetär beschränkt werden. Heute ist das englische Gesundheitswesen gekennzeichnet durch lange Warteschlangen und eine Flucht in den privaten Sektor, soweit man sie sich immer leisten kann.

Die Erwartung, Prävention könne zur Kostendämpfung beitragen, ist ein naheliegendes Vorurteil. Dem liegen zwei Prämissen zugrunde:
1) Aus „erfolgreiche Prävention" folgt „keine Erkrankung".

2) Aus „keine Erkrankung" folgt „keine Kosten".
Beide Implikationen sind falsch.

Der Trugschluß liegt im ersten Fall darin, daß die Mortalität jedes einzelnen immer 1 beträgt. Erkrankt oder stirbt man nicht an der Erkrankung, der erfolgreich vorgebeugt wurde, so tritt eine andere an ihre Stelle. Das markanteste Beispiel hierfür ist wohl der erfolgreiche Sieg über die Infektionskrankheiten, insbesondere die Pneumonie und die Tuberkulose. Einst waren sie „Killer Nummer eins", die in jedem Lebensalter zugeschlagen haben. Ihrer erfolgreichen Bekämpfung verdanken wir Heutigen unser längeres Leben. Doch zahlen wir dafür einen hohen Preis. Der ältere Mensch ist typischerweise anfälliger, und seine Erkrankungen sind typischerweise teurer. Die steigende Inzidenz bei bösartigen Neubildungen, Herz-Kreislauf-Erkrankungen und chronisch degenerativen Krankheitsbildern ist (z.T.) das direkte Korrelat der gesunkenen Mortalität bei der Diagnose „Infektion". Sie bewegen sich quasi wie Wasser in kommunizierenden Röhren. Man hat diese Verschränkung im amerikanischen Schrifttum mit dem Schlagwort der „Failures of Success", des „Versagens des Erfolgs", gekennzeichnet. Nichts deutet darauf hin, daß der medizinische Fortschritt in Zukunft anders wirkt.

Ich will dies noch mit einem besonders eindrucksvollen Beispiel belegen, das jeden Arzt erschrecken wird. Mein Baseler Kollege Leu hat in einer Untersuchung, die demnächst in den Beiträgen zur Gesundheitsökonomie erscheinen wird, die die Robert-Bosch-Stiftung herausgibt, nachgewiesen, daß Raucher etwa ebensoviel über Beiträge und Steuern zur Finanzierung des Gesundheitswesens beitragen, wie sie kosten. Nichtraucher dagegen verursachen aufgrund ihrer höheren Lebenserwartung mehr Aufwendungen als sie Finanzierungsbeiträge leisten, sind also Nettonutzer. Eine erfolgreiche Gesundheitserziehung gegen das Rauchen würde daher wohl die Inzidenz an Lungenkrebs senken, die Budgets der Krankenversicherungen aber nicht entlasten, sondern im Gegenteil stärker in Anspruch nehmen. Dabei sind die Kosten der Prävention nicht einmal erfaßt. In vielen Fällen sind sie ja auch nicht von den gesetzlichen Krankenversicherungen zu tragen, sondern fallen vielmehr anderen Budgets anheim. Dies mag einer der Gründe sein, weshalb Prävention als vermeintliche Kostendämpfungsmaßnahme bei vielen so beliebt ist.

Dieses Ergebnis – salopp formuliert: wer früh stirbt, entlastet die Kassen – gibt mir Anlaß zu einem kurzen Exkurs. Untersuchungen wie die zitierte geben häufig genug Anlaß, die ökonomische Methode an sich und damit auch die Rolle des Gesundheitsökonomen in der gesundheitspolitischen Diskussion mißzuverstehen. Mancher Standesvertreter der Ärzteschaft ist nur allzu leicht geneigt, aus solchen Untersuchungen und ihren Ergebnissen einen Vorwurf der Inhumanität gegen die Wirtschaftswissenschaften und ihre Vertreter abzuleiten. Dies ist jedoch eine grobe Fehlinterpretation, über deren Motive nur spekuliert werden kann. Man darf aus einer Untersuchung nicht mehr ableiten, als ihrem beschränkten Untersuchungsziel und Untersuchungsrahmen angemessen ist. Leu wollte die Finanzierungswirkungen einer spezifischen Präventionsmaßnahme erfassen, und das hat er getan. Das Ergebnis lautet: In dem untersuchten Fall kann Prävention nicht als Kostendämpfungsmaßnahme gelten. Wie alles Gute auf der Welt hat auch sie ihren Preis. Da wird nichts darüber gesagt, ob unsere Gesellschaft den Preis zu zahlen bereit ist. Die Frage nach der gesellschaftlichen Wünschbarkeit von Prävention wird durch eine solche Untersuchung nicht einmal tangiert. Zu deren Beantwortung bedarf es anderer Instrumente, auf die sogleich einzugehen sein wird.

Natürlich darf man das Ergebnis dieser Studie nicht verallgemeinern. Wie immer im Leben gibt es auch den anderen Fall. So lassen sich zahlreiche Beispiele dafür anführen, daß Präventivmaßnahmen auch Kosten senken können. Die Pockenschutzimpfung war vielleicht der historisch einzigartige Fall, bei dem sich eine Maßnahme durch ihren überaus großen Erfolg von selbst erledigt hat. Aber auch die Schutzimpfung für Poliomyelitis und die Vorsorgeuntersuchung auf Phenylketonurie und vermutlich auch die Fluoridierung des Trinkwassers fallen in die Kategorie kostensenkender Prävention. Damit ist die Beweislage klar: Präventivmaßnahmen vermögen in Einzelfällen sehr wohl die Gesundheitsaufwendungen zu senken; ein generell einsetzbares Mittel der Kostendämpfungspolitik sind sie aber auf keinen Fall.

Den geschulten Ökonomen vermag dies nicht zu überraschen, wäre es doch der erste Fall eines ökonomischen Perpetuum mobile. Seine, des Ökonomen Kritik, kann aber nicht an diesem Punkte stehenbleiben. Kostendämpfung an sich ist kein sonderlich intelligentes Ziel. Sie hat lediglich die Ausgewogenheit der Finanzierungströme öffentlicher Budgets im Auge. Natürlich ist dies für ein funktionierendes wirtschaftliches Sozialgebilde von Bedeutung. Doch ist dies nicht alles. Finanzierungsströme dienen, wie alle wirtschaftliche Aktivität, der Befriedigung von Bedürfnissen; sie sollen Nutzen stiften, und die Berücksichtigung des Nutzens fehlt in der reinen Kostendämpfungsdiskussion. Von Nutzen ist auch wegen anderer Zielsetzung in der Untersuchung von Leu nicht die Rede. Der Tod durch Lungenkarzinom in mittleren Lebensjahren mag zwar die Versichertengemeinschaft insgesamt weniger belasten als das längere Leben, er ist aber für den Betroffenen zweifellos nicht das reine Vergnügen. Auch die Freude am längeren Leben, das eigene Leid und der eigene Schmerz des Erkrankten und die Betroffenheit der ihm nahestehenden Menschen gehören in die ökonomische (!) Betrachtung.

So gelangen wir zum klassischen Instrument der Kosten-Nutzen-Analyse. Sie versucht eine Gesamtbetrachtung, eine volkswirtschaftliche Totalrechnung aller Vor- und Nachteile einer Aktion. Kosten-Nutzen-Analyse von Prävention liefe darauf hinaus, zwei Entwicklungspfade auf ihre gesamten Vor- und Nachteile miteinander zu vergleichen, einen mit und einen ohne Prävention. Nur für den Fall, daß sich die miteinander verglichenen Alternativen im Ergebnis nicht voneinander unterschieden, liefe eine Kosten-Nutzen-Analyse auf eine reine Kostenminimierung hinaus.

Nach dem Vorangehenden wird es kaum mehr überraschen, daß es auch auf der Basis von Kosten-Nutzen-Analysen keine eindeutigen, generellen, wissenschaftlich fundierten wirtschaftlichen Urteile über Prävention gibt, ja nicht geben kann. Zu erheblich sind die methodischen Schwierigkeiten, denen eine Anwendung dieser Methode begegnet, gerade für die Beurteilung der Prävention. Ich will, ohne differenzierend auf die verschiedenen Teilbereiche (primär, sekundär ...) der Prävention eingehen zu können, die wichtigeren dieser Schwierigkeiten erörtern.

Das Grundproblem besteht darin, daß die verschiedenen Dimensionen des Nutzens mit den Komponenten der Kosten nicht kommensurabel sind. Dies gilt insbesondere für die immateriellen Elemente des Nutzens („intangibles"), v. a. wenn sie psychologischer Natur sind oder ethische Werturteile beinhalten. Wie sollte man etwa die Belästigungen durch Schmerz oder Lärm oder den Verlust naher Angehöriger oder die Freude über gewonnene Lebensjahre oder wiedererworbene Fähigkeiten in Deutschen Mark bewerten, um sie mit den Ausgaben verrechenbar zu machen? Es hat dennoch nicht an Versuchen gefehlt, auch diese verschiedenen Nutzendimensionen in Geldeinheiten auszudrücken. Ein besonderes Problem bereitet dabei die Bewertung gewonnener Lebensjahre. Instinktiv müßte man behaupten, der Wert menschlichen Lebens sei unmeßbar, unendlich, unvergleichbar allen anderen käuflichen Dingen des täglichen Lebens. Und doch gibt es untrügliche Zeichen dafür, daß wir alle auch unserem eigenen Leben nur einen beschränkten Wert zurechnen. Wir rauchen und prassen, wir setzen uns ins Auto (manche, ohne sich anzuschnallen), wir besteigen Berge und reparieren Elektrogeräte und vieles mehr. Ja, ist nicht das ärztliche Werben um Prävention nur deshalb erforderlich, weil – von Ignoranz einmal abgesehen – die meisten von uns Gesundheit und Leben zu wenig Bedeutung beimessen? Kosten-Nutzen-Analysen können auf eine Berücksichtigung des (subjektiven) Wertes des Lebens nicht verzichten. Dies ist *das* zentrale Problem. Auf die drei grundsätzlichen Ansätze zur Lösung dieses Problems, die in der einschlägigen Literatur entwickelt worden sind, will ich näher eingehen. Sie sind für die Beurteilung des ganzen Verfahrens und der konkreten einzelnen Anwendungen von zentraler Bedeutung.

Der erste Ansatz knüpft in klassischer wirtschaftstheoretischer Manier an der Zahlungsbereitschaft an. Der Wert menschlichen Lebens würde demnach daran gemessen, was der Betroffene für die Aufrechterhaltung seines Lebens, z. B. den Gewinn eines zusätzlichen Lebensjahres, zu zahlen bereit wäre. Es gibt zweifellos auch heute noch Gesellschaften, in denen, zumindest in bestimmten sozialen Extremsituationen, nach diesem Kriterium verfahren wird. Feudale Ölscheichtümer mögen als Beispiel dienen, deren gesellschaftliche Führungsschicht sich aufgrund ihres Reichtums Hilfe für die Verlängerung ihres Lebens in aller Welt erkaufen kann. Für gesellschaftliche Bewertungsakte in unserer Gesellschaft kommt das Kriterium aber wohl nicht in Frage. Es beinhaltet erhebliche Verteilungsprobleme, denn es begünstigt diejenigen, die über ein hohes Vermögen oder ein großes Einkommen verfügen, und benachteiligt die Armen. Hier würde in der Tat gelten: „Weil Du arm bist, mußt Du früher sterben!"

Doch nicht nur ethische Überlegungen sprechen gegen dieses Kriterium. Es ruft auch schwierige Abgrenzungsprobleme hervor. Insbesondere läßt sich typischerweise ein Präferenzwandel in Abhängigkeit von der jeweiligen Befindlichkeit registrieren, der sich auf die Zahlungsbereitschaft auswirkt. Dieser Gesichtspunkt kommt in einer bekannten Geschichte sehr nett zum Ausdruck.

Ein orientalischer Potentat war auf den Tod erkrankt. Es gelang ihm, den besten Arzt der Welt zur Behandlung seiner Erkrankung zu gewinnen. Der Arzt hatte tatsächlich, entgegen der allgemeinen Erwartung, vollen Erfolg. Gefragt, welches Honorar er sich für seine Leistung erbitte, antwortete er: „Ein Tausendstel dessen, was Sie bereit waren, mir zu zahlen, bevor ich mit der Behandlung begonnen hatte".

Man sollte schließlich auch noch darauf hinweisen, daß die Zahlungsbereitschaft nur sehr schwer korrekt feststellbar ist, wenn nicht tatsächlich gezahlt werden muß. Es liegt auf der Hand und ist durch zahllose theoretische und empirische Untersuchungen bestens belegt, daß die Betroffenen ihre Zahlungsbereitschaft strategisch verfälscht offenbaren, wenn sie nicht direkt zur Zahlung gezwungen sind. Auch aus pragmatischen Gründen scheidet daher die Zahlungsbereitschaft als Bewertung menschlichen Lebens aus. Zur Klarstellung sei ergänzt, daß dies nur für diesen spezifischen Anwendungsfall gilt. Für weniger existentielle Situationen kann die Zahlungsbereitschaft sehr wohl ein ausgezeichnetes Kriterium zur gesellschaftlichen Bewertung alternativer Maßnahmen abgeben.

Ein zweiter im Schoße der Nationalökonomie entwickelter Ansatz zur Bewertung menschlichen Lebens ist die ökonomische Leistungsfähigkeit. Dieser Ansatz wird auch als Humankapitalansatz bezeichnet. Ihm liegt die Vorstellung zugrunde, daß alle menschliche Leistungsfähigkeit in voller Analogie zu Maschinen die Nutzung eines im Menschen akkumulierten Kapitals an Wissen, Fähigkeiten und Fertigkeiten darstellt. Eine beliebte Reduktion dieses Ansatzes besteht in der Bewertung gewonnener Lebensjahre mit jenen Einkommen, die in ihnen typischerweise anfallen dürften. Die Vereinfachung liegt darin, daß bestimmte unentgeltlich erbrachte Leistungen, wie beispielsweise ehrenamtliche Aktivitäten in der Gemeinde oder im Sportverein, persönliche Zuwendung zu nahen Angehörigen und ähnliches unberücksichtigt bleiben. Aber auch davon abgesehen vermag dieses Kriterium nicht zu überzeugen. Pensionäre, Arbeitslose und „Nur-Hausfrauen" hätten nach diesem Kriterium keinen Wert, während Boris Becker oder von Karajan „unbezahlbar" wären: Die Verlängerung ihrer beider Leben würde die jeweilige Gesellschaft Unsummen kosten.

Angesichts dieser Probleme sollte man lieber auf eine explizite Bewertung menschlichen Lebens in Geldeinheiten verzichten. Sieht man, der vorherrschenden Auffassung in unserer Gesellschaft gemäß, Lebensjahre ohne Berücksichtigung der Person als erhaltenswert an, sind also gewonnene Lebensjahre einander gleich wichtig, so reduziert sich, wie dargelegt, die Kosten-Nutzen-Analyse auf eine Kostenminimierung. Kriterium wäre dann: Auf welchem Wege kann man ein zusätzliches Lebensjahr am billigsten produzieren? Aus naheliegenden Gründen lassen sich jedoch gewonnene Lebensjahre im Koma nur schwer mit solchen vergleichen, die bei voller Lebens-, Arbeits- und Genußfähigkeit verbracht werden. Um diesem Problem Rechnung zu tragen, verwendet man qualitäts„bereinigte" gewonnene Lebensjahre (Quality-Adjusted Life-Years, „QALYs"). Auch dieses Vorgehen wirft noch gewisse Verteilungs*un*gerechtigkeiten auf. Dem lebensbedrohlich Erkrankten geht es zunächst einmal darum, überhaupt zu überleben, das Wie ist dabei sekundär. Schier unlösbare ethische Probleme bringt dieses Kriterium auch in den Fällen mit sich, in denen es dem Patienten am Überlebenswillen fehlt. Dennoch erscheint es, insbesondere im Vergleich mit den beiden anderen (Zahlungsbereitschaft, Leistungsfähigkeit) durchaus tolerabel und damit akzeptabel.

Gestatten Sie mir bitte in diesem Zusammenhang einen weiteren Exkurs. Vielfach hat es den Anschein, als stünde die ökonomische Bewertung der ärztlichen Ethik entgegen. Denn: Nur in vergleichsweise seltenen Fällen steht der

Arzt vor der Entscheidung, die nächsten fünf Minuten seiner Tätigkeit oder die einzig verfügbare lebensrettende Spritze nur einem von mehreren Anwärtern zugute kommen lassen zu können. Auch gesamtgesellschaftlich sind solche Situationen zwar nicht unbekannt, wie die Regel, Frauen und Kinder zuerst zu retten, bezeugt, aber doch sehr rar. Sie sind nicht die Normalsituation des täglichen Lebens. Viel häufiger dürften die Situationen sein, in denen sich im Nachhinein erweist, daß alle Bemühungen und der gesamte Mitteleinsatz vergeblich waren: Der Patient stirbt nach 6 Tagen Behandlung auf der Intensivstation, ohne das Bewußtsein wiedererlangt zu haben. Oder: aufgrund eines eher trivialen, aber persistenten Symptoms wird aufwendig diagnostiziert – doch man findet nichts. Generell: es kommt zu erheblichem Aufwand ohne meßbaren Erfolg. Ist das ökonomisch gerechtfertigt, ja oder nein?

Die klare Antwort ist: Ja! Nach herrschender Überzeugung kann sich in solchen existentiellen Fragen die ökonomische Abwägung nur auf die generelle gesellschaftliche Entscheidung zur Bereitstellung von Ressourcen beziehen, niemals aber auf den personenbezogenen Einzelfall, mit dem es der Arzt zu tun hat. Stehen einmal die Ressourcen zur Verfügung, so müssen sie auch, solange noch Hoffnung besteht, für die Rettung menschlichen Lebens verwandt werden. Dem steht nicht entgegen, daß es auch im ärztlichen Bereich Einzelfallentscheidungen gibt, die einem stringenten ökonomischen Kalkül zu unterwerfen sind, so wie ja auch der Arzt bei der Auswahl seines Personals, der Gestaltung seines Arbeitsplatzes, der Wahl von Therapien und ähnlichem im Rahmen seines ärztlichen Ethos durchaus ökonomische neben ärztlichen Gesichtspunkten walten läßt.

Ein zweites wichtiges Problem von Kosten-Nutzen-Analysen über präventive Maßnahmen rührt daher, daß zwischen Ursache und Wirkung sehr viel Zeit vergeht. Übermäßiger Zigarettengenuß heute führt erst in 30 oder 40 Jahren zum Lungenkarzinom. An sich ist dies kein ungewöhnliches Phänomen. Alle wirtschaftliche Tätigkeit erstreckt sich in die Zeit. Deshalb müssen die zu unterschiedlichen Zeitpunkten anfallenden Kosten und Nutzen kommensurabel gemacht werden. Die angemessene Technik hierfür ist die Diskontierung: Mit Hilfe eines Diskontfaktors werden die zu unterschiedlichen Zeiten anfallenden Beiträge auf einen festen Zeitpunkt „abgezinst". Auf den Kapitalmärkten ist uns dieser Faktor als Zins und das Vorgehen als Zinseszinsrechnung sehr geläufig.

Will man das Instrument der Diskontierung auch für die Beurteilung von Präventivmaßnahmen einsetzen, so ergeben sich unmittelbar zwei Schwierigkeiten. Die erste besteht darin, einen angemessenen Diskontfaktor zu wählen. Da es für Prävention naturgemäß keine Märkte geben kann, existiert im Gegensatz zu Kapitalmärkten kein aus der Preisbildung resultierender objektiver Zins. Jeder Diskontfaktor spiegelt daher ausschließlich die Gegenwartspräferenz desjenigen wider, der die Kosten-Nutzen-Analyse vornimmt. Bestenfalls geht eine Einschätzung der Gegenwartspräferenz der Betroffenen darin ein. Das Ergebnis einer Kosten-Nutzen-Analyse hängt aber in der Regel kritisch von der Höhe des gewählten Zinssatzes ab. Das gilt insbesondere dann, wenn, wie bei der Prävention, die Kosten am Anfang und die Erlöse am Ende einer langen Zeitspanne liegen (oder umgekehrt). Man kann daher das Ergebnis einer Kosten-Nutzen-Analyse leicht in das Gegenteil verkehren, wenn man einen anderen Diskontierungssatz wählt.

Die zweite Schwierigkeit liegt in einer besonderen Einstellung zur Zukunft. Wie die Erfahrung zeigt, neigen die meisten Menschen zu einer „Minderschätzung ihrer künftigen Bedürfnisse". Sie leben in der Gegenwart und ziehen 100 DM heute den 100 DM morgen vor. Allein die Existenz positiver, und z. T. recht hoher Zinssätze auf den Kapitalmärkten ist ein Beleg für dieses psychologische Gesetz. Es zeigt sich weiter, daß die Gegenwartspräferenz der meisten Menschen und damit auch der individuelle Diskontfaktor so groß ist, daß weiter in der Zukunft liegende Ereignisse fast ohne Einfluß sind, weil ihr diskontierter Wert praktisch bei Null liegt.

Präventivmaßnahmen, bei denen die Kosten in der Gegenwart und die Erträge in der Zukunft liegen, werden daher um so eher akzeptiert, je früher der Ertrag zu erwarten ist. Typischerweise ist daher die Bereitschaft, Malariaprophylaxe vor einem Urlaub in den Tropen zu betreiben, wesentlich größer, als etwas gegen Übergewicht oder Bewegungsmangel zu tun, die ja „nur" Risikofaktoren für eine weit in der Zukunft liegende Sklerose sind. Präventivmedizin ist nicht der einzige Bereich, der sich mit diesem Phänomen auseinandersetzen muß. Vorsorge für den Lebensabend und der Schutz vor dem Pflegefallrisiko machen ganz deutlich, wie stark die Minderschätzung künftiger Bedürfnisse in unserer Bevölkerung verwurzelt ist. Sie zeigen aber auch, daß im Interesse der Betroffenen in diesen Fällen gesellschaftliche Zwangsmaßnahmen für indiziert gehalten werden können. Bekennt man sich zu einem „patriarchalischen" Sozialstaatsverständnis – oder neidet man den Trittbrettfahrern die kostenlose Versorgung über die Fürsorge im Notfall –, so würde man auch Prävention durch staatliche Maßnahmen fördern oder durch direkte Eingriffe erzwingen wollen.

Die dritte Schwierigkeit bei der Anwendung von Kosten-Nutzen-Analysen auf Präventivmaßnahmen besteht in der stochastischen Natur der Ursache-Wirkung-Beziehung. Konsequenterweise hat die Medizin in vielen Fällen den Begriff der Kausalität zugunsten des Begriffs des Risikofaktors aufgegeben. Die Problematik läßt sich leicht anhand der Tabellen 1 bis 3 demonstrieren. Sie zeigen anhand einer einfachen 2.2-Matrix die Beziehung zwischen dem Auftreten (+) eines Risikofaktors und der (späteren) Erkrankung (+). Wünschenswert wäre der Fall A (Tabelle 1), in dem das Vorliegen des Risikofaktors vollständig mit der späteren Erkrankung korreliert. Es gibt keine falschpositiven oder falschnegativen Fälle. Das andere Extrem ist Fall C (Tabelle 2), bei dem das Auftreten des Risikofaktors für die spätere Erkrankung völlig irrelevant ist. Die tatsächlich beobachtbare

Tabelle 1. Fall A: Strikte Kausalität zwischen Risikofaktor und Erkrankung (alle Zahlen sind hypothetische Prozentzahlen). + Auftreten, − Nichtauftreten

Risikofaktor \ Erkrankung	+ [v. H.]	− [v. H.]	Summe [v. H.]
+ [v. H.]	60	−	60
− [v. H.]	−	40	40
Summe [v. H.]	60	40	100

Tabelle 2. Fall C: Völlige Unabhängigkeit von Risikofaktor und Erkrankung (alle Zahlen sind hypothetische Prozentzahlen). + Auftreten, − Nichtauftreten

Risikofaktor \ Erkrankung	+ [v. H.]	− [v. H.]	Summe [v. H.]
+ [v. H.]	50	10	60
− [v. H.]	10	30	40
Summe [v. H.]	60	40	100

Tabelle 3. Fall B: „Realistischer" Zwischenfall (alle Zahlen sind hypothetische Prozentzahlen). + Auftreten, − Nichtauftreten

Risikofaktor \ Erkrankung	+ [v. H.]	− [v. H.]	Summe [v. H.]
+ [v. H.]	36	24	60
− [v. H.]	24	16	40
Summe [v. H.]	60	40	100

Beziehung zwischen Vorhersage und späterem Ergebnis (Fall B, Tabelle 3), liegt typischerweise zwischen der eindeutigen Kausalität (Fall A) und der völligen stochastischen Unabhängigkeit (Fall C). Falschpositive und falschnegative Vorhersagen bedürfen im Rahmen einer Kosten-Nutzen-Abwägung einer gesonderten Bewertung. Sie haben den Charakter von zusätzlichen „Kosten", weil sie in jedem Fall zu falschen Reaktionen führen, die von Nachteil für die Betroffenen sind. Ihr Auftreten selbst ist aber auch als Negativum anzusehen, weil sie eine typische Unschärfe in die Gesamtbeurteilung bringen, die die Verläßlichkeit des Ergebnisses reduziert. Dieselbe Art der Darstellung läßt sich mutatis mutandis leicht auf die sekundäre Prävention ausdehnen.

Lassen Sie mich zum Abschluß noch auf ein weiteres Problem hinweisen, über das die gegenwärtig herrschende Präventionseuphorie leicht hinwegsieht. Auch die Prävention selbst ruft Kosten hervor. Für Fälle wie die Röntgenreihenuntersuchung auf Tbc oder die Schutzimpfungen ist uns das geläufig. Nur allzu leicht wird freilich übersehen, daß auch Erziehungsmaßnahmen erhebliche Kosten verursachen. Es ist naiv und bar jeder ökonomischen Logik, anzunehmen, Gesundheitserziehung könne zum Nulltarif so nebenbei durch das existierende Bildungssystem produziert und vertrieben werden. Natürlich müssen auch die Lehrer geschult und die Ärzte, die in der Prävention tätig sind, für ihre Tätigkeit bezahlt werden. Es ist aus Gründen ökonomischer Rationalität daher sehr wohl zu überlegen, neben und gegebenenfalls im Einzelfall auch an die Stelle erzieherischer Maßnahmen die Einrichtung geeigneter ökonomischer Anreizsysteme zu setzen, die gesundheitsgerechtes Verhalten belohnen und gesundheitswidriges Verhalten ökonomisch bestrafen. Darüber hinaus sollte auch hier an die „intangibles" gedacht werden. Es gilt zu überzeugen und nicht zu indoktrinieren. Bei allem Nutzen, den Prävention gerade auch für den Betroffenen hat, darf es nicht dazu kommen, daß das Recht jedes einzelnen, auch den vermutlich für ihn schädlicheren Weg zu wählen, durch Diktat aufgehoben wird.

Die Zeit verbietet es, an dieser Stelle auf einzelne Kosten-Nutzen-Analysen präventiver Maßnahmen speziell einzugehen. Wir würden auf der Ebene der Abstraktion der bisherigen Überlegungen daraus kaum wesentlich Neues erzielen. Es genügt festzuhalten, daß die wirtschaftliche Begründung von Präventivmaßnahmen mit Hilfe von Kosten-Nutzen-Analysen um so besser gelingt, je geringer ihre existentielle Bedeutung und je determinierter und zeitlich kürzer die Beziehung zwischen Präventivmaßnahmen und ihrem Ergebnis ist. Aus ökonomischer Sicht muß daher für jede vorgeschlagene Präventivmaßnahme eine gesonderte Kosten-Nutzen-Analyse aufgestellt werden, die den spezifischen Eigenheiten des Einzelfalls gerecht wird.

Ich hoffe, daß aus meinen Ausführungen deutlich wurde, daß es aus ökonomischer Sicht kein einheitliches Urteil pro oder contra Prävention gibt. Ich darf als persönliches Bekenntnis anfügen, daß ich eine ganze Reihe präventiver Maßnahmen für außerordentlich erwünscht erachte. Dies kann uns jedoch nicht darüber hinwegtäuschen, daß andererseits eine ganze Reihe gegenwärtig diskutierter Maßnahmen nicht ohne erheblichen zusätzlichen volkswirtschaftlichen Aufwand realisiert werden kann. Man kann die Forderung nach Prävention durch eine vorschnelle Verallgemeinerung, Prävention schaffe in jedem Fall Kostenvorteile, nur allzu leicht desavouieren. Man sollte andererseits aber auch – wenn die genannten Bedingungen nicht gegeben sind – einer sorgfältigen Nutzen-Kosten-Abwägung mehr Beachtung schenken, schon um die gesamtgesellschaftliche Akzeptanz der erforderlichen Maßnahmen zu stärken.

Die gesetzliche Rentenversicherung in der Bundesrepublik Deutschland*

G. Möllhoff

Historischer Rückblick

Alten, Kranken und Siechen, die in der Feudalgesellschaft des 18. Jahrhunderts weder ein Recht auf Hilfe, noch Anspruch auf Unterstützung in den Unglücksfällen des Lebens hatten, gaben das preußische Landrecht (1794), die preußische Gewerbeordnung (1845) und der Kassenversicherungszwang für Fabrikarbeiter erste Stützen und Absicherungen gegen drückendste Not; ähnliche gesetzliche Regelungen wurden in diesen Jahren auch in einzelnen anderen deutschen Staaten getroffen. Im Zuge des Wandels von der Agrar- zur Industriegesellschaft, die sich von 1850 an unübersehbar manifestierte, kam es zu einer Verstädterung und ungeahnten Bevölkerungszunahme. Das Land-Stadt-Verhältnis kehrte sich um, die Einwohnerzahlen stiegen von 1800 bis 1914 in Europa von 180 auf 400 Millionen. Wohnungsnot, wirtschaftliche Krisen, wechselnde Rechtsverhältnisse in Kommunen und Städten führten in den sich ständig ausweitenden Großsiedlungen zu weitgehender Insuffizienz der öffentlichen Alten- und Krankenpflege.

Das Janusgesicht der Gründerjahre zeigte einerseits eine wirtschaftliche Hausse mit hoher Wachstumsrate und ständig steigendem Sozialprodukt, andererseits eine weitgehende Verelendung breiter Bevölkerungskreise. Das Volkseinkommen vermehrte sich von 1870 bis 1913 von 14,3 auf 48,5 Milliarden Mark, gleichzeitig stiegen jedoch für die Zuwanderer in die Produktionsorte Mieten, Heizungs-, Kleidungs- und Nahrungsmittelkosten bei weitgehend konstanten Löhnen stetig an. Frauen- und Kinderarbeit, schlechte Ernährung und lange Arbeitszeiten (bis zu 70 h/Woche bis 1910) sind die Kulissen der großen Tuberkuloseepidemien und des verbreiteten chronischen Alkoholismus in den unterprivilegierten Schichten (vgl. Mosche, Tugendreich u.a.). Bemühungen der Arbeiter um Selbsthilfe, wie etwa der Hirsch-Duncker-Gewerbeverein (Konsumprinzip), vermochten nur örtlich und passager wirksam zu werden. Die allgemeine Unzufriedenheit und die Forderung nach Rechtssicherheit, Regel- und Steuermechanismen wurden immer nachhaltiger; 1871 sprach Damaschke in Preußen von einer ökonomisch bedingten Spaltung des Landes in „zwei Nationen". Lasalle, Bebel und Liebknecht verbalisierten diese permanenten Spannun-

---

* Alle statistischen Daten sind den Publikationen des Verbandes Deutscher Rentenversicherungsträger und des Bundesministeriums für Arbeit und Sozialordnung entnommen.

gen in der Bevölkerung, die sich aus dem gleichzeitigen Bestehen von Massenelend und Riesengewinnen in zahlreichen Aufrufen und Aktionskomitees ergaben. 1875 erfolgte der Zusammenschluß vieler divergierender, systemkritischer Gruppen in der Sozialdemokratischen Partei Deutschlands. Zur gleichen Zeit stand die preußische Regierung in schweren ideologischen und rechtlichen Auseinandersetzungen mit der katholischen Kirche, die sich u. a. an der „Zivilehe", am Schulgesetz (1872), dem Kanzelparagraphen (1871), dem Jesuitengesetz (1872) und der Einstellung staatlicher Leistungen für die Kirche (1875) entzündet hatten. Diese Themen bestimmten den von 1871 bis 1887 andauernden „Kulturkampf" thematisch. Soziale und konfessionelle Spannungen führten u. a. dazu, daß der Kanzler des Deutschen Reiches, Fürst Otto von Bismarck, im Reichtstag zeitweilig keine gesicherte Mehrheit hatte; es kam hinzu, daß das 1871 gegründete Deutsche Kaiserreich von 1873 bis 1876 in den Sog weltwirtschaftlicher Krisen geriet, die sich in Absatzschwierigkeiten im Ausland, Konkursen, Streiks und regional unterschiedlich ausgeprägter Arbeitslosigkeit im Inneren widerspiegelten. Bismarcks Versuch, den Aufstieg der Sozialdemokratie mit restriktiven Maßnahmen (Sozialistengesetze) zu bremsen, fruchtete wenig; es erschien ihm daher geboten, mit Hilfe wirtschaftlicher und staatlicher Lenkungsmaßnahmen kausal einzugreifen. Es bestehen aber auch wenig Zweifel daran, daß der Kanzler, seine Regierung, der Souverän und die Kirchen in ihrem Handeln von ethischen Erwägungen maßgeblich bestimmt wurden: „...denn es ist eine Ungerechtigkeit, auf der einen Seite die Selbstverteidigung einer zahlreichen Klasse unserer Mitbürger zu behindern und auf der anderen Seite ihr nicht die Hand entgegenzureichen, zur Abhilfe desjenigen, was unzufrieden macht" (Wilhelm I. 1881). Diese Bemühungen stießen zunächst auf harten Widerstand vieler Konservativer und Liberaler. Vorwürfe wie „Staatssozialismus" und „Bevormundung" finden sich in den Reichstagsprotokollen dieser Jahre regelmäßig verzeichnet. Wissenschaftliche Studien und gewerkschaftliche Publikationen bestätigen übereinstimmend, daß die rund 5000 Einzelkrankenkassen auf genossenschaftlicher Basis, Gesellen- und Gewerbevereine (Kolping), Innungen und Selbsthilfekassen (z. B. Seeleute und Handlungsgehilfen), kommunale und karitative Institutionen nur zeitlich begrenzt vor äußerster bedrückender Not und sozialem Abstieg zu schützen vermochten. Die Entwürfe und Vorarbeiten für eine übergreifende Sozialgesetzgebung wurden vom Reichsamt des Inneren (Bosse), den Staatssekretären v. Bötticher und Lohmann, die dem „Verein für Sozialpolitik" nahestanden („Kathedersozialisten"), vorbereitet. Bismarck hatte hierzu eine Reihe von Zielvorstellungen gegeben: Die Arbeiter sind bei verbesserten materiellen Verhältnissen zur verantwortlichen Teilnahme an den sozialen Reformen zu bewegen und auf diesem Wege in die Gesellschaft zu integrieren; an Kosten sind Arbeiter nicht zu beteiligen, alle früheren Hilfs- und Unterstützungskassen sind zu belassen. In der Kaiserlichen Botschaft Wilhelms I. vom 17. November 1881, der Ankündigung einer großen Sozialgesetzgebung, sind die wesentlichen Antriebskräfte des Handelns zusammengefaßt: „Wir würden mit umso größerer Befriedigung auf alle Erfolge zurückblicken, wenn es uns gelänge, dereinst das Bewußtsein mitzunehmen, dem Vaterlande neue und dauernde Bürgschaften seines inneren Friedens und den Hilfsbedürftigen größere Sicherheit und Ergiebigkeit des Bestandes, auf den sie Anspruch haben, zu hinterlassen; ... diejenigen, welche durch Alter und Invalidität erwerbsunfähig werden, haben der Gesamtheit gegenüber einen begründeten Anspruch auf ein höheres Mass staatlicher Fürsorge, als ihnen bisher hat zuteil werden können".

Die „Alters- und Invalidenversicherung" vom 22. Juni 1889 hatte gegen Ende der Bismarck-Ära in einer Zeit ökonomischer Konsolidierung und wirtschaftlichen Aufstiegs einen guten Start. Von 1873 bis 1913 stieg die industrielle Produktion im Deutschen Reich um 100%, die Anzahl der Beschäftigten erreichte 114%, Binnen- und Außenmärkte florierten, der Eisenbahnbau kam rasch voran, und die erstarkten Kreditinstitute waren nun wieder in der Lage, Investitionen zu geben, die von 25 Mrd. (1873) auf 240 Mrd. Goldmark (1913) anstiegen. 1909 waren bei 63 Mio. Einwohnern im Reichsgebiet rund 14 Mio. in der Invalidenversicherung erfaßt. Die zunächst auf den Bereich der körperlich arbeitenden Bürger bezogene Versicherung wurde 1911 durch die Bildung der *Reichsangestelltenversicherung* mit dem Sitz in Berlin erweitert. Die administrative Gliederung für den Bereich der Arbeiterrentenversicherung erfolgte in den Landesversicherungsanstalten für die einzelnen Länder des Reichs. Entgegen der Planung Bismarcks bestanden Arbeitnehmer und Arbeitgeber darauf, hälftig die erforderlichen Aufwendungen zu erbringen, um damit an den Selbstverwaltungsinstitutionen gleichberechtigt beteiligt zu sein; Staatszuschüsse wurden zusätzlich gegeben. Die Altersgrenze wurde vom 70. auf das 65. Lebensjahr herabgesetzt und der Eintritt der Invalidität bei einer Einbuße der allgemeinen Leistungsfähigkeit auf 66⅔% fixiert; Witwenrenten wurden auf 60 v.H. begrenzt. In ökonomischer Hinsicht ging man von einem Kapitaldeckungsverfahren aus; die eingezahlten Beiträge standen real für den Bedarfsfall zur Verfügung, die wirtschaftliche Situation der Versicherungsanstalten war bis zum Beginn des Ersten Weltkriegs ausgeglichen.

Von 1914 bis 1918 war die Deutsche Rentenversicherung durch den Ausfall großer Beitragsleistungen, die Pflicht zur Zahlung von Kriegsanleihen und die zunehmende Entwertung schon in erhebliche Schwierigkeiten geraten. 1919 zeigte dann die erste große Bilanz den Ausfall von 1 800 000 Toten; 4 300 000 Soldaten kamen als Verwundete zurück; die Rücklagen der Versicherungen waren als Kriegsanleihen gezeichnet und damit entwertet. Die neue *Reichsverfassung* (1919) proklamierte jedoch den weiteren Ausbau der Sozialversicherung (Art. 161 RV). Der Reichstag subventionierte die Sozialversicherung mit Steuergeldern und rechtfertigte auch die Unterstützung der Rentner mit Teuerungszulagen bei fortschreitendem Währungsverfall. Von 1919 bis 1923 konnte praktisch nur noch eine „Einheitsrente" gezahlt werden, die erst 1925 durch beitragsgerechte Leistungen abgelöst wurde. Kriegsfolgelast war ab 1920 auch die Übernahme der Rentenzahlungen an Kriegerwitwen und -waisen. Unter Beibehaltung der Selbstverwaltung und der Dezentralisation gelang es bis 1927, eine Stabilisierung zu erreichen, die dann jedoch durch die Weltwirtschaftskrise rasch und anhaltend gestört wurde (17 Mio. Versicherte, 6,5 Mio. Arbeitslose, 1932; 30% der Rentner benötigten zusätzliche Fürsorgeleistungen). Auch die zusätzlichen Rentenkürzungen und Beitragserhöhungen im Rahmen der Deflationspolitik Brünings vermochten die desolate Situation nicht mehr zu ändern. Die nationalsozialistische Regierung beseitigte 1934 die Selbstverwaltung und ersetzte die föderalistische Gliederung durch zentrale Lenkungsmaßnahmen unter Belassung des aufsichtsführenden Reichsversicherungsamts. Großzügige Erweiterungen staatlicher Zuschüsse und die infolge der Arbeitsbeschaffungsmaßnahmen steigenden Beschäftigtenzahlen (Zustrom an neuen Beiträgen) führten nach kurzer Zeit zu einer Konsolidierung der Finanzlage; dies nutzte die Staatsführung jedoch rasch zu einer „Kreditschöpfung". Sie verpflichtete die Versicherungsträger zur Zeichnung von Staatsanleihen, die ihrerseits für Rüstungszwecke verwendet wurden. Die sekundär und tertiär auch damit neu einkommenden Beiträge hielten den fiktiven Gesundungsprozeß aufrecht.

1945 war ein Defizit von 7,6 Mrd. RM an Vermögenswerten und ein Verlust von 14,5 Mrd. DM an Staatsanleihen zu verzeichnen; 4 Mio. Versicherte waren gefallen; 2,5 Mio. Witwen und Waisen und 1,5 Mio. Schwerverletzte waren zu versorgen. 9 Mio. Flüchtlinge und 6 Mio. Ausgebombte belasteten über Jahre hin die öffentlichen Haushalte.

Die Militärregierungen in den westlichen Zonen gestatteten für die Sozialversicherung den „Umtausch" für Renten auf der 1:1-Basis. 1952 wurde die Selbstverwaltung wiederhergestellt, 1954 die Bundesversicherungsanstalt für Angestellte erneut eröffnet; bereits 1953 war für den Bereich der gesamten Sozialversicherung eine eigene Gerichtsbarkeit (Sozialgerichtsgesetz, SGG) eingeführt worden, die die Trennung von Exekutive und Jurisdiktion vollzog. Mit der Einführung der dynamischen Rentengestaltung und der Rehabilitation beginnt die neue Nachkriegsära im deutschen Versicherungsrecht.

1957 erfolgte eine Reform der gesetzlichen Rentenversicherung mit der Einführung der Rehabilitationsbestimmungen, der Gliederung der Berentung in „Berufs-" und „Erwerbsunfähigkeitsrenten" sowie eine Neuordnung der ökonomischen Gestaltung. Von 1968 an ging man dann zu einer partiellen Kapital-Rücklagen-Bildung der Ansprüche der Versicherten im Rahmen des „Abschnittsdeckungsverfahrens" über. 1969 gelangte man zu der Auffassung, daß zur Absicherung der Rechtsansprüche bei Eintreten des Versicherungsfalls ein „Umlageverfahren" ausreiche. Beiträge der Versicherten und Arbeitgeber zuzüglich sonstiger Einnahmen der Rentenversicherungsträger wurden jetzt unmittelbar für die Begleichung der Rentenansprüche und sonstiger Leistungsforderungen verwendet, unter Belassung einer „Mindestreserve". Diese Minimalabsicherung wurde mit dem vielerorts als „juristische Metaphysik" bezeichneten „Generationenvertrag" gerechtfertigt. Man versteht hierunter die moralische, wenn auch nicht formal bestätigte Verpflichtung der jeweils aktiv im Erwerbsleben stehenden Generation zur Beitragszahlung, mit der die Renten der im Ruhestand lebenden Generationen finanziert werden. Letztlich war es aber in den letzten Jahren erforderlich, zur Abdeckung von Defiziten vermehrt Bundeszuschüsse zu verwenden, die 1958 29,5%, 1970 18,8%, 1980 19,5% und 1984 17,9% der Rentenausgaben ausmachten. Das „Versicherungsprinzip", in dem Leistung und Gegenleistung in einem ausgewogenen Verhältnis zueinander standen, war auch nach dem Zweiten Weltkrieg nicht mehr in vollem Umfang durchzuhalten. Der Grundsatz, daß ein Gleichgewicht zwischen der Masse der Beitragsleistungen und dem Volumen der Ansprüche bestehen müsse, welches keine Störung zulasse, war prinzipiell nicht mehr zu erfüllen.

Aufgaben der Gesetzlichen Rentenversicherung (GRV)

Die GRV soll den Lebensunterhalt des Versicherten bei vorzeitiger Berufs- und Erwerbsunfähigkeit, im Alter und den seiner Hinterbliebenen sichern; eine weitere wesentliche Aufgabe ist der GRV seit 1957 mit der Gewährleistung der Rehabilitation zugewiesen worden.

Versicherungsträger

Die GRV ist in fünf Teilbereiche gegliedert, die jeweils eine gesonderte gesetzliche Regelung aufweisen:

1) Rentenversicherung der Arbeiter (ArV) §§ 1226ff. RVO:
Träger sind die in den einzelnen Bundesländern bestehenden Landesversicherungsanstalten (LVA), für die Sonderbereiche Bundesbahn-Versicherungsanstalt (BBVA) und die Seekasse (Seek) gelten §§ 1360ff. RVO.

2) Angestelltenversicherung (AnV):
Gesetzliche Regelung: Angestellten-Versicherungsgesetz (AVG). Träger ist eine länderübergreifende Zentralinstanz mit Sitz in Berlin-Wilmersdorf (BfA).

3) Knappschaftsversicherung (KnV):
Gesetzliche Regelung: Reichsknappschaftsgesetz (RKnG) für die im Bergbau Beschäftigten. Träger ist die Bundesknappschaft (BKn).

4) Handwerkerversicherung:
Gesetzliche Regelung: Handwerkerversicherungsgesetz (HwVG). Die Trägerschaft ist den regional zuständigen Landesversicherungsanstalten übertragen worden.

5) Altershilfe der Landwirte:
Gesetzliche Regelung: Gesetz über die Altershilfe der Landwirte (GAL). Die Trägerschaft wird von eigenen Verwaltungen wahrgenommen.

Versicherter Personenkreis (Pflichtversicherung)

1) Arbeiterrentenversicherung (ArV)
Sie versichert alle Arbeiter, inkl. Lehrlinge, Hausgewerbetreibende, Heimarbeiter sowie Küstenschiffer und Fischer (§ 1227 RVO) und den Kreis der „Sonderversicherten".

2) Angestelltenrentenversicherung (AnV)
Sie versichert alle Angestellten inkl. Lehrlinge, Selbständige, Lehrer, Erzieher, Musiker, Artisten, Hebammen, Pflegepersonen, die keine selbständigen Angestellten beschäftigen (§ 2 AVG).

3) Knappschaftsversicherung (KnV)
Sie versichert *alle* Arbeitnehmer (Angestellte und Arbeiter) in knappschaftlichen Betrieben, dem Bergbau eng verbundenen Unternehmungen, Betrieben und Behörden (§§ 1 und 2 RVG).

4) Handwerkerversicherung (HwV)
In ihr sind alle Handwerker versichert, die in die Handwerkerrolle eingetragen sind, solange sie nicht für mindestens 216 Kalendermonate (18 Jahre) Pflichtbeiträge bei einem anderen Träger entrichtet haben (§ 1 HwVG).

5) Altershilfe für Landwirte
Hierzu gehören alle landwirtschaftlichen Unternehmen (§ 14 GAL); sie ist eine eigene Versicherungsinstitution.

Versicherungsfreiheit

Für den oben genannten Personenkreis kann Versicherungsfreiheit anerkannt werden, wenn öffentlich-rechtliche Versorgung gewährleistet ist und nur vorübergehende Dienstleistungen und Nebentätigkeiten erfolgten (§§ 1228, 1229 RVO; §§ 4-6 AVG). Befreiung auf Antrag erfolgt nach: §§ 1230, 1231 RVO, §§ 7 und 8 AVG m.w.A.

Ein freiwilliger Beitritt ist für alle Personen über 16 Jahre möglich, ebenso auch die Fortsetzung der Versicherung – bei vorausgegangener Pflichtversicherung (§§ 1233 RVO, 10 AVG).

Höherversicherung

Es können neben den Grundversicherungsbeiträgen freiwillige Leistungen erbracht werden, die jedoch keine spätere Rentenanpassung erfahren.

Leistungen der gesetzlichen Rentenversicherung

Rehabilitation (medizinische, soziale und berufsfördernde) ist zu verstehen als „Kannleistung", deren Gewährung im Ermessen der Versicherungsträger steht (§§ 1236ff. RVO, 13 AVG). Die Leistungspflicht anderer Versicherungszweige, Kranken-, Unfallversicherung, Kriegsopferversorgung, Arbeitsförderung usw. bleibt, bezogen auf deren gesetzlichen Auftrag, unberührt, so daß diese im allgemeinen „vorleistungspflichtig" sind (§§ 1236 Abs. 3 RVO, 13 Abs. 3 AVG).

Die *Neugliederung der Rehabilitation* besagt:
Als medizinische Maßnahmen (§§ 1237 RVO, 14 AVG) gelten Heilbehandlungen analog zur Gesetzlichen Unfallversicherung, ärztliche, zahnärztliche Leistungen, stationäre Behandlungen in Krankenhäusern, Spezialeinrichtungen und Kuranstalten, Arznei- und andere Heilmittel und Krankengymnastik, Bewegungs- Sprach- und Beschäftigungstherapie, Körperersatzstücke, orthopädische

und andere Hilfsmittel sowie Ausbildung in deren Gebrauch, Belastungserprobung und Arbeitstherapie.

Als berufsfördernde Leistungen (§§ 1237 a RVO, 14 a AVG) sind Maßnahmen zur Erhaltung oder Erlangung eines behindertengerechten Arbeitsplatzes, Berufsvorbereitung, -findung und -anpassung, Ausbildung, Fortbildung und Umschulung anzusehen. Während der Rehabilitationsmaßnahmen wird Übergangsgeld (§§ 1240 RVO, 17 AVG) in Anpassung an das Krankengeld der Gesetzlichen Krankenversicherung mit gewissen Abschlägen gewährt, wenn der Versicherte „arbeitsunfähig" ist oder wegen der ganztägigen Ausbildung keine Erwerbstätigkeit ausüben kann oder wenn ihm im Anschluß an eine stationäre medizinische Maßnahme Schonzeit verordnet wurde.

Die Tabelle 1 gibt einen Überblick über die Ausgaben für Rehabilitation.

Tabelle 1. Ausgaben für Rehabilitation (1981/83). *ArV* Arbeiterversicherung, *AnV* Angestelltenversicherung

Gesamtleistungen [Mio. DM]			
	1981	*1982*	*1983*
ArV	2874	2909	2433
AnV	1827	1848	1496
KnV	131	107	93
Sa.	4832	4864	4022
Stationäre Heilbehandlungen (Fallzahlen [n])			
	1981	*1982*	*1983*
	814000	748000	509000
Berufsförderung			
	1981	*1982*	*1983*
	30900	29000	27300

Arten der Rentenleistungen

Folgende Rentenleistungen sind zu unterscheiden:
- Rente wegen Berufsunfähigkeit (§§ 1246 RVO, 23 AVG),
- Rente wegen Erwerbsunfähigkeit (§ 1247 RVO, 24 AVG),
- Rente auf Zeit.

Das Rentenversicherungsrecht geht seit 1957 von einer Zweistufung aus: „Berufsunfähig" ist der Versicherte, dessen Erwerbsfähigkeit infolge Krankheit oder anderer Gebrechen oder Schwäche seiner geistigen oder körperlichen Kräfte auf weniger als die Hälfte vergleichbarer anderer Versicherter herabgesunken ist. Das wesentliche Kriterium der „Berufsunfähigkeit" liegt nicht allein in der Frage, ob der erlernte und ausgeübte Beruf im engeren Sinne nicht mehr verrichtet werden kann, sondern gleichermaßen darin, ob auch andere Tätigkeiten, die nach dem Berufsbild „zumutbar" sind, infolge der gesundheitlichen Beeinträchtigungen ebenfalls entfallen. Dabei ist stets auch eine Tätigkeit, für die der Versicherte durch Maßnahmen zur Erhaltung, Besserung oder Wiederherstellung der Erwerbsfähigkeit mit Erfolg ausgebildet oder umgeschult worden ist, zumutbar. Tätigkeiten, die dem Versicherten nach seinen Kräften und Fähigkeiten möglich und beruflich zumutbar sind, müssen grundsätzlich konkret geprüft und genannt werden, sofern nicht offensichtlich ist, daß es solche Tätigkeiten gibt. Unzumutbar ist vor allem die Ausübung einer Tätigkeit, die mit einem wesentlichen sozialen Abstieg verbunden ist, insbesondere, wenn sie in den Augen der Umwelt ein wesentlich geringeres Ansehen genießt als die bisher verrichtete Tätigkeit. Die Bewertungsmerkmale sind Dauer und Qualität der vorgeschriebenen Ausbildung, Bedeutung des Berufs für den Betrieb und die an ihn zu stellenden Anforderungen. Im allgemeinen gilt, daß einem gelernten Arbeiter in diesem Rechtsbereich die Ausübung ungelernter Tätigkeiten grundsätzlich nicht zumutbar ist, jedoch die Ausübung eines anerkannten Anlernberufs. Ein angelernter Arbeiter indessen muß sich auf alle ungelernten Tätigkeiten nicht einfacher Art und jeder ungelernte Arbeiter grundsätzlich auch auf alle ungelernten Arbeiten verweisen lassen.

Die „Bergmannsrente" wegen verminderter bergmännischer Berufsfähigkeit (§ 45 RKG) erhält, wer infolge von Krankheit, Gebrechen oder Körper- oder Geistesschwäche seine bisherige knappschaftliche Arbeit, aber auch eine andere, im wesentlichen wirtschaftlich gleichwertige Arbeit in einem knappschaftlich versicherten Betrieb nicht mehr ausüben kann. Außerdem muß eine Versicherungszeit von 60 Monaten als Wartezeit zurückgelegt sein. Ferner wird die Bergmannsrente nach Vollendung des 50. Lebensjahrs gewährt, wenn im Vergleich zur bisher verrichteten knappschaftlichen Arbeit keine wirtschaftlich gleichwertige Tätigkeit mehr ausgeübt werden kann. Als Wartezeit gilt hier eine Versicherungszeit von 300 Monaten mit ständiger Arbeit unter Tage oder dieser gleichgestellten Arbeiten. Die Bergmannsrente beträgt jährlich für jedes anrechnungsfähige Versicherungsjahr 0,8% der persönlichen Bemessungsgrundlage.[1]

„Erwerbsfähigkeit" ist definiert als die „Fähigkeit, durch irgendeine Beschäftigung oder Tätigkeit Erwerbseinkünfte zu erzielen".[1] „Erwerbsunfähig"[2] ist ein Versicherter, der „infolge von Krankheit oder anderen Gebrechen oder von Schwächen seiner körperlichen oder geistigen Kräfte eine Erwerbstätigkeit in gewisser Regelmäßigkeit nicht mehr ausüben oder nicht mehr als nur geringfügige Einkünfte durch Erwerbstätigkeit zu erzielen vermag". Entscheidend ist also die Frage, ob die verbliebene Leistungsfähigkeit noch ausreicht, sie lohnbringend im Erwerbsleben einzusetzen. Dieser „Erwerbsunfähigkeitsbegriff" in der GRV hat im Laufe der letzten Jahre zunehmend mehr soziologische und ökonomische als medizinische Auslegungsaspekte erhalten; Konjunkturlage, Arbeitsort und spezielle Berufszweige, Wettbewerbsfähigkeit und viele andere Komponenten bestimmen es heute mit, ob eine Rente gewährt wird oder nicht, insbesondere nachdem das BSG[3] den Grundsatz der „konkreten Betrachtungsweise" des Arbeitsmarktes und der Vermittlungsfähigkeit vertritt. Insgesamt gesehen gewinnt in diesem Rechtszweig damit das positive Leistungsbild, das verbliebene Leistungsvermögen, die entscheidende Rolle für die tatsächliche und die rechtliche Bewertung.

Nach der höchstrichterlichen Rechtsprechung ergeben sich damit drei Möglichkeiten der Auslegung:

1) „Erwerbsunfähigkeit" ist allein aus dem Gesundheitszustand herzuleiten.
2) Der Versicherte ist nicht mehr als halbtägig „erwerbsfähig" und findet keinen Arbeitsplatz (in Erwägung kommt zunächst „Berufsunfähigkeit").
3) Der Versicherte ist weniger als halbtägig „arbeitsfähig" und findet innerhalb eines Jahres keine Arbeit; damit ist er kraft Gesetzes „erwerbsunfähig" (ab 59. Lebensjahr).

Damit ergibt sich in praxi, daß bei der überwiegenden Zahl aller Rentenantragsteller, deren Leistungsvermögen auf „untervollschichtig", z. B. 6-7 h täglich, in Regelmäßigkeit für den konkreten Verweisungsbereich herabgesunken ist, nicht nur eine Bewertung als „berufsunfähig", sondern auch als „erwerbsunfähig" vorgenommen werden muß, wenn die Prämissen der versicherungsrechtlichen Norm erfüllt sind.[4]

Die Auslegung der Rechtsbegriffe „Berufsunfähigkeit" und „Erwerbsunfähigkeit" hat sich damit in den letzten 10 Jahren nachhaltig relativiert; die ursprünglich auch unter dem Aspekt einer Lohnersatzfunktion vorgesehene Berufsunfähigkeitsrente ist praktisch in Fortfall gekommen; die ursprünglich als sehr positiv empfundene und auch aus ärztlicher Sicht begrüßte Zweistufigkeit der Berentung, die sich insbesondere in der Rehabilitation (z. B. in der Wiedereingliederung in das Erwerbsleben) bewährte, ist damit praktisch verschwunden, wenngleich sie – rein formal – noch besteht.

Die Auffassung des BSG zur Bewertung der Verhältnisse auf dem Teilzeitarbeitsmarkt hat den Gesetzgeber veranlaßt, auch eine Neufassung der Legaldefinition bei der *Zeitrente* (§1276 Abs. 1 und 3 RVO; § 53 Abs. 1 und 3 AVG) vorzunehmen: Seit 1. Juli 1977 wird diese Rente, wenn „begründete Aussicht" besteht, daß „Berufs- bzw. Erwerbsunfähigkeit" in absehbarer Zeit behoben werden kann, vom Beginn der 27. Woche an, längstens für 3 Jahre ab Bewilligungstermin gewährt; dies gilt insbesondere dann, wenn „Berufs- bzw. Erwerbsunfähigkeit" nicht ausschließlich (oder – wie oft – nur partiell) auf dem Gesundheitszustand des Berechtigten beruhten. Die Rente kann wiederholt, jedoch insgesamt nicht über die Dauer von sechs Jahren und nicht über die Vollendung des 59. Lebensjahres hinaus zugesprochen werden.

Beginn, Dauer und Beendigung der Leistungen

Der Beginn der Rente erfolgt mit Ablauf des Monats, in dem ihre Voraussetzungen erfüllt sind, ggf. auch in Abhängigkeit vom Zeitpunkt der Antragstellung (§§ 1290 RVO, 67 AVG).

Renten auf Zeit wegen Berufs- und Erwerbsunfähigkeit, sind dann zu gewähren, wenn begründete Aussicht besteht, daß die zur Rentengewährung führenden Umstände in „absehbarer Zeit" behoben sein werden; im allgemeinen werden zwei Jahre angenommen; es kann eine Verlängerung bis zu vier Jahren erfolgen. Die Rente beginnt mit Beginn der 27. Woche nach Eintritt des Versicherungsfalls (§§ 1276 RVO, 53 AVG).

Rentenentzug ist nur möglich, wenn der Versicherte infolge einer (wesentlichen) Änderung in seinen Verhältnissen nicht mehr berufs- bzw. erwerbsunfähig ist; eine Umwandlung einer Erwerbsunfähigkeitsrente in eine solche wegen Berufsunfähigkeit ist bei Erfüllung der rechtlichen Prämissen ebenso möglich wie ein Entzug insgesamt (§§ 12867 RVO, 63 AVG).

Ein Rentenentzug kann außerdem aus besonderem Anlaß (SGB) erfolgen.

Multifaktorielle Ursachen der Frühinvalidisierung. Arbeitsmarktlage, Verweisbarkeit, Vermittelbarkeit und höchstrichterliche Rechtsprechung haben für die

Invalidisierung entscheidende Bedeutung gehabt. Es zeichnet sich in den letzten Jahren ab, daß vorwiegend Herz-Kreislauf-Erkrankungen, degenerative Leiden an den Bewegungsorganen, psychovegetative und psychische Erkrankungen, einschließlich der Alterung, und bösartige Neubildungen die wesentlichen Ursachen der vorzeitigen Berentung wegen Berufs- oder Erwerbsunfähigkeit sind. In der Arbeiterrentenversicherung betragen die Zahlen hierfür 25,4% (Männer) und 33,9% (Frauen), in der Angestelltenversicherung 16% (Männer) und 26% (Frauen); bei Neugewährungen in der Arbeiterrentenversicherung 55,4% (Männer) und 59,1% (Frauen) sowie in der Angestelltenversicherung 33% (Männer) und 43% (Frauen).

Rentenzahlungen. Die Rentenleistungen betragen insgesamt 12903934 DM (1983).

Die Übersicht zeigt die Verteilung der Renten (m = männlich, w = weiblich).

Renten wegen Erwerbsminderung

Rente wegen *Berufsunfähigkeit* (BU)   Rente wegen *Erwerbsunfähigkeit* (EU)
ArV: 65887 m; 63353 w;   ArV: 603807 m; 981428 w;
AnV: 15605 m; 26014 w.   AnV: 186792 m; 398514 w.

Die *Rentenformel* beinhaltet die Errechnungsmodi der Renten:

$$\frac{P \cdot B \cdot D \cdot St}{100} = Jahresrente \downarrow$$

P = Prozentsatz der persönlichen Bemessungsgrundlagen (Bruttoarbeitsentgelt, gemessen am Durchschnitt aller Versicherten),
B = allgemeine Bemessungsgrundlage der Renten (durchschnittliche Lohn- und Gehaltsentwicklung),
D = Zahl der anrechnungsfähigen Versicherungsjahre (Beitragszeiten, Ersatz-, Ausfalls- und Zurechnungszeiten),
St = Steigerungsrate
 (BU-Renten: 1,0%, EU-Renten und Altersrenten: 1,5%).

Hinzuverdienstgrenzen bei Rentnern. Diese Grenzen entfallen ab dem 65. Lebensjahr. Vom 63. Lebensjahr bis zur Vollendung des 65. Lebensjahres besteht eine Begrenzung der Beschäftigung auf zwei Monate (50 Arbeitstage) im Jahr, sonst 1000 DM/Monat. Der Hinzuverdienst für Schwerbehinderte ist bis zur Vollendung des 62. Lebensjahres auf 425 DM/Monat eingeschränkt. Bis zum 60. Lebensjahr kann bis zu zwei Monaten (50 Tage) gegen Entgelt gearbeitet werden, sonst 425 DM/Monat.

Witwenrenten. Die Renten der Witwen betragen 6/10 der Erwerbsunfähigkeitsrente, wenn die Witwe das 45. Lebensjahr vollendet hat, selbst berufs- bzw. erwerbsunfähig ist oder ein Kind erzieht oder für dieses sorgt. 6/10 der BU-Rente werden, bei jüngerem Lebensalter, ohne Berücksichtigung der Zurechnungszeiten gezahlt (§§ 1264, 1266 RVO, 41, 43 AVG, 64, 66 RKG).

Waisenrenten. Die Waisenrente beträgt für Kinder im Sinne des § 1262 RVO bis zur Vollendung des 18. Lebensjahres und unter bestimmten Voraussetzungen auch darüber hinaus bei Vollwaisen 1/5 der Erwerbsunfähigkeitsrente plus 1/10 der allgemeinen Bemessungsgrundlage, für Halbwaisen 1/10 der Erwerbsunfähigkeitsrente, zuzüglich Kinderzuschlag (vgl. §§ 1267 RVO, 44 AVG, 67 RKG). Sonderregelungen hinsichtlich der Waisenrente bestehen insoweit, als die Witwenrente mit halbem Erhöhungsbeitrag gezahlt wird, wenn Waisengeld nach beamtenrechtlichen Vorschriften und Grundsätzen oder aus einer öffentlichen Versicherung oder Versorgungseinrichtung einer Berufsgruppe gezahlt wird (vgl. § 1269 RVO, 46 AVG, 69 RKG).

Einen Überblick über Renten an Hinterbliebene sowie Altersruhegelder geben die folgenden Übersichten.

1) *Renten an Hinterbliebene*

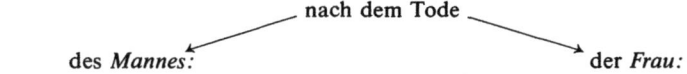

des *Mannes:*	der *Frau:*
– Witwenrente,	– Witwerrente,
– Rente an frühere Ehefrau bei besonderen Bedingungen,	– Rente an früheren Ehemann bei besonderen Bedingungen,
– Waisenrente bis 18. bzw. 25. Lebensjahr (besondere Bedingungen)	– Waisenrente bis 18. bzw. 25. Lebensjahr (besondere Bedingungen)

2) *Empfänger von Altersruhegeldern*

Frauen ab 60. Lebensjahr bei Aufgabe der Beschäftigung	Arbeitslose bei Vollendung des 60. Lebensjahres
Schwerbehinderte (SchwbG) nach Vollendung des 60. Lebensjahres und Berufsunfähigkeit	63. Lebensjahr bei Aufgabe der Beschäftigung
	Vollendung des 65. Lebensjahres (Normalfall).

Altersruhegeld (§§ 1248 RVO, 25 AVG) wird gewährt bei:

a) Vollendung des 65. Lebensjahres, Erfüllung der Wartezeit von 180 Kalendermonaten (15 Jahre), §§ 1248 Abs. 5 RVO, 25 Abs. 5 AVG.

In den folgenden Fallgruppen besteht Altersruhegeldanspruch nur bei:

b) Vollendung des 63. Lebensjahres, Erfüllung der Wartezeit von 35 Versicherungsjahren (§§ 1248 Abs. 1 RVO, 25 Abs. 1 AVG);

c) Vorliegen von Schwerbehinderung (§ 1 SchwbG, §§ 1248 Abs. 1., 25 Abs. 1 AVG) und Erfüllung der versicherungsrechtlichen Normen ab 60. Lebensjahr;

d) Arbeitslosigkeit, wenn das 60. Lebensjahr vollendet wurde, 180 Kalendermonate Versicherungszeit nachgewiesen sind und in den letzten 1,5 Jahren 52 Monate lang „Arbeitslosigkeit" bestand (§§ 1248 Abs. 2 RVO, 25 Abs. 2 AVG);

e) weiblichen Versicherten, die das 60. Lebensjahr vollendet haben, eine Wartezeit von 180 Kalendermonaten erfüllen und in den letzten 20 Jahren überwiegend eine rentenversicherungspflichtige Beschäftigung ausgeübt haben (§§ 1247 Abs. 3 RVO, 25 Abs. 3 AVG), die bisherige Berufstätigkeit aufgegeben haben und allenfalls noch Gelegenheitsarbeit verrichten (§§ 1248 Abs. 4 RVO, 25 Abs. 4 AVG).

Kinderzuschuß (§§ 1262 RVO; 39 AVG):
Hinterbliebenenrenten werden gewährt in Form von
a) Witwenrente. Bis zur Vollendung des 45. Lebensjahres werden ⁶/₁₀ der Berufsunfähigkeitsrente gezahlt, ab 45. Lebensjahr ⁶/₁₀ der Erwerbsunfähigkeitsrente des Verstorbenen, wenn die Witwe selbst berufs- bzw. erwerbsunfähig ist *oder* mindestens ein waisenberechtigtes Kind erzieht (§§ 1264, 1268 RVO, 41, 45 AVG).
b) Geschiedenenwitwenrente. Diese kann unter bestimmten rechtlichen Bedingen auch an eine frühere Ehefrau gezahlt werden (§§ 1265 RVO, 42 AVG).
c) Witwerrente. Hier ist inzwischen eine Neuregelung erfolgt, die die bisherige Regelungen im Sinne der §§ 1266 RVO, 43 AVG wesentlich abwandelt (s. u.).
d) Waisenrente. Diese wird bis zum 18., in besonderen Fällen bis zum vollendeten 25. Lebensjahr bewilligt (§§ 1267,1269 RVO, 43, 46 AVG); sie erhöht sich um den Kinderzuschuß (im Sinne §§ 1262 RVO, 39 AVG.)

Die neuen Rentenbeiträge. Die Tabelle 2 gibt einen Überblick über die neuen Rentenbeiträge (Stand: 1. Juni 1986). Der Versicherungsbeitrag zur Krankenversicherung wird ab 1. 7. 85 auf 4,5%, 1986 auf 5,2% und 1987 auf 5,9% angehoben. Die Beiträge zur Arbeitslosenversicherung werden um 0,3 Punkte auf 4,1 reduziert, sodaß mit diesem Vorgehen bis 1989 eine Bilanzverbesserung von ca. 12 Milliarden eintreten könnte.

Nachversicherung i. S. des Artikels 2 §§ 46, 51 a ArVNG ist auch im Sinne des Versorgungsausgleiches im Rahmen der Eheauflösung möglich. Grundgedanke ist, daß eine gleichmäßige Beteiligung für die früheren Eheleute am ehelichen Zugewinn hinsichtlich der Altersversorgung auf dem Wege der Übertragung oder Neubegründung von Anwartschaften erreicht wird.

Tabelle 2. Rentenbeiträge

Art der Rentenversicherung	Höhe des Beitrags [DM]
Monatlicher Mindestbeitrag für freiwillig Versicherte	92
Monatlicher Mindestbeitrag für versicherungspflichtige Selbständige	79
Monatlicher Höchstbeitrag für freiwillig Versicherte	1075
Monatlicher Höchstbeitrag für versicherungspflichtige Selbständige	1037
Monatlicher Mittelbeitrag für befreite Angestellte	549
Beitragssatz	19,2%

Wirtschaftliche Gesichtspunkte. Die Gesamtausgaben für Gesundheit im Bundeshaushalt betrugen 1982 208 Mrd. DM, das entspricht 9,4% des Bruttosozialprodukts; 1986 betrug die Summe aller Sozialleistungen 524 Mrd. DM/Jahr. Seit 1981 beträgt der Anstieg 16,3%; die Preissteigerungsrate 1986 lag bei 0,5%. Die Vorruhestandsförderung lag bei 11,5 Mrd. DM und die berufliche Qualifikation bei 2,99 Mrd. DM. Die Aufgliederung der Gesamtausgaben (1984) ist Tabelle 3 zu entnehmen.

Tabelle 3. Aufgliederung der Gesamtausgaben (1984)

Gebiet	[Mrd. DM]
Behandlung	
Krankenhaus	42,2
Ärzte und Zahnärzte	34,1
Arznei- und Heilmittel	26,4
Zahnersatz	10,1
Kuren	5,3
Folgen	
Lohnfortzahlung	23,4
Renten (Bundeszuschuß)	20,7
Krankengeld	11,9
Rehabilitation	5,9
Pflege	5,6
Sonstiges	
Gesundheitsdienste	4,0
Vorsorge	
Früherkennung	1,4
Ausbildung	
Forschung	13,8

Belastungen der Gesetzlichen Rentenversicherung durch gesetzliche Maßnahmen des Bundes entstanden durch:
1) Senkungen des Bundeszuschusses; 1957 = 29,8%, 1983 = 15,9%. Für den Gesamtzeitraum waren das ca. 100 Mrd. DM.
2) Zuweisung von Zurechnungszeiten per Gesetz; Frührentner werden materiell so gestellt, wie wenn sie das 55. Lebensjahr im Erwerbsleben erreicht hätten. Die Ersatzzeitenanrechnung gilt für RAD, Wehrdienst, Aussiedler aus den Ostgebieten, erwerbsunfähige Kriegsbeschädigte und Kriegerwitwen.

Die Gesamtbelastungen werden auf ca. 18–20% der zu zahlenden Renten geschätzt (1983).

Einnahmen und Ausgaben (1984). Die Einnahmen betrugen insgesamt 156 Mrd. DM (Beiträge 129,2; allgemeiner Bundeszuschuß 24,2 Mrd. DM sonstige Einnahmen 2,6 Mrd. DM).

Die Ausgaben beliefen sich auf 160,3 Mrd. DM. (Renten 135,3; Rehabilitationsaufwendungen 3,9; Krankenversicherung der Rentner 12,9; sonstige Ausgaben 8,2 Mrd. DM). Es verblieb ein Defizit von vier Mrd. DM, das auf das nächste Haushaltsjahr fortgeschrieben wurde.

Die Rentenanzahlen und Rentenausgaben stellen sich im Streckenverlauf wie folgt dar (Tabelle 4).

Tabelle 4. Anzahl der Renten und Höhe der Rentenleistungen

Jahr	Anzahl der Renten	Rentenleistungen
1950	4,4 Mio.	3,3 Mrd. DM
1960	7,9 Mio.	16,6 Mrd. DM
1970	9,1 Mio.	43,5 Mrd. DM
1980	13,1 Mio.	119,6 Mrd. DM
1984	13,8 Mio.	147,3 Mrd. DM

Die Bundesgarantie sichert letztlich die Zahlungsfähigkeit der Rentenversicherungsträger, wenn deren Leistungskraft erschöpft sein sollte. Die Beiträge zur Rentenversicherung sind von 1950 an ständig gestiegen; sie betrugen 1954 10% des Bruttoarbeitsverdienstes, 1960 14%, 1970 16%, 1980 18% und 1984 18,5%. Vom 1. Juni 1985 bis 31. Dezember 1986 sind 19,2%, danach 18,7% zu erbringen; der Beitrag wird, wie stets zuvor, hälftig von Arbeitnehmern und Arbeitgebern erbracht. Das Nettolohnniveau (ein statistischer Mittelwert aller Versicherten) ist von 1957 (263 DM) bis 1985 (1989 DM) um 650% gestiegen, das Nettorentenniveau im gleichen Zeitraum um 500% (1957 = 214 DM, 1985 = 1285 DM).

Nettolöhne und Nettorenten stellten sich im Verlauf wie folgt dar (Tabelle 5):

Tabelle 5. Nettolöhne und -renten

Jahr	Nettolohn [DM]	Ausgezahlte Rente nach 40 Versicherungsjahren [DM]
1957	362	214
1965	637	335
1975	1329	784,75
1984	1942	1267,82

Als Ausgleich für Defizite ist eine *Schwankungsreserve* gebildet worden, die aufgrund gesetzlicher Vorschriften mit wenigstens einer Monatsausgabe der Rentenversicherung zu bemessen ist; sie betrug 1974 noch 44,3 Mrd. DM, seither ist sie ständig geringer geworden (1980 = 18,7; 1984 = 9,8; 1985 = 11,2 Mrd. DM). Vorausberechnungen gehen davon aus, daß sie 1987 17,3 Mrd. DM, 1988 und 1989 18,3 Mrd. DM betragen wird.

Renten. Niedrige Renten (unter DM 600,00) beziehen ca. 54% aller Rentner; zumeist handelt es sich dabei um Frauen, die nur wenige Jahre berufstätig waren und in dieser Zeitspanne zudem wenig verdienten. Untersuchungen des BMAuS haben 1982 ergeben, daß 75% der Rentner und 66% der Rentnerinnen zwei oder mehr persönliche Einkünfte haben; bei Witwen sind es 81%. 54% der Bezieher von Kleinrenten lebten in Haushalten mit einem Gesamtnettoeinkommen über 2000 DM (statistischer Mittelwert: 2042 DM). Von den ca. 4 Mio. Rentnern hatten 1982 1,2 Mio (29%) eine Rente unter 1000 DM; jedoch lebten nur 6% von ihnen in einem Haushalt, dessen gesamtes Nettoeinkommen unter 1000 DM lag. Von 3,8 Mio. Rentnerinnen, die eine Witwenrente bezogen, hatten 1982 50% eine Rente unter 750 DM; jedoch lag nur bei 17% dieser Rentnerinnen das Gesamtnettoeinkommen unter 800 DM/Monat. Das Durchschnittsnettoeinkommen der Witwen mit Renten unter 750 DM betrug 1982 1070 DM.

Gesamteinkommen. Männer zwischen 66 und 67 Jahren hatten 1982 ein Nettogesamteinkommen von durchschnittlich 1652 DM, mit Betriebsrenten von 2070 DM. Rentner des öffentlichen Dienstes bekamen infolge der Einkommenssummation durchschnittlich 2254 DM.

Frauen im Alter von 61-79 Jahren verfügten 1982 über ein durchschnittliches Renteneinkommen von 1030 DM; Witwen im gleichen Alter hatten im Durchschnitt 1100 DM (ohne eigene Renten), mit Renten aus eigener Versicherung 1393 DM. Zweifellos gibt es aber nach wie vor Kleinrenten, die weit unter dem Existenzminimum, den Mindestsätzen nach dem BSHG liegen; hier ist die Subvention durch Mittel der Sozialhilfe notwendig und geboten.

Renten und Preise. Der Preisanstieg in der Bundesrepublik hat in den letzten Jahren den Lebensstandard der Rentenbezieher nachhaltig beeinflußt. Diese Preissteigerungsrate wurde fortlaufend durch Rentenanpassungen abgefangen, die beispielsweise 1980 und 1981 4% betrugen. Preisanstiege in der BRD ergaben sich im Streckenverlauf:
1965: 3,2%, 1970: 3,6%, 1973 und 1974: 6,9%, 1976: 4,4%, 1978: 2,7%, 1980: 5,4%, 1981: 6,3%, 1983: 3,3%, 1984: 2,4%, 1985: 2% und 1986: 0,5-1%.

Bevölkerungsentwicklung und Beitragslage. Seit 1950 ist einerseits eine Abnahme der Zahl der Kinder und Jugendlichen und andererseits eine Zunahme der Rentnerzahlen zu beobachten. Die Entwicklung dieses Verhältnisses ist in Tabelle 6 dargestellt.

Tabelle 6. Verhältnis der Zahl der Kinder und Jugendlichen zur Zahl der Rentner

Jahr	Kinder und Jugendliche unter 20 Jahren [%]	Anteil der Rentner (über 60jährige) [%]
1950	56	26
1984	44	36
2000	37	42

1964 gab es 7,8 Mio. Rentner; 1983 13,6 Mio und 1984 13,8 Mio. Die Bevölkerungszahl stieg bis 1974 ständig, seither bewegt sie sich zwischen 61 und 62 Mio. Hinter diesen Angaben verbirgt sich das rapide Absinken der Geburtenziffern („Pillenknick", Zunahme der Schwangerschaftsunterbrechungen u. ä.) ebenso wie eine langsam, aber unaufhaltsam steigende Überalterung der Bevölkerung.

Ab 1958 stiegen die Laufzeiten der Renten („Überlebenszeiten") stark an (s. Tabelle 7).

Tabelle 7. Entwicklung der Laufzeiten der Renten (*ArV* Arbeiterversicherung, *AnV* Angestelltenversicherung)

Jahr	Rentenart	Männer [Jahre]	Frauen [Jahre]
1958	ArV	10,1	10,7
1975	ArV	10,3	13,7
1983	ArV	10,4	15,0
1958	AnV	8,1	7,9
1975	AnV	11,5	12,3
1983	AnV	11,7	12,9

Pflichtversicherte und Rentner. 1958 waren 16,8 Mio. Arbeitnehmer versichert, davon 5,8 Mio. Rentner. 1965 standen 18,4 Mio. Versicherten 7,5 Mio. Rentner gegenüber; das Zahlenverhältnis stellte sich dann für 1975 mit 19,1:10,3 Mio. und 1982 mit 21,8:12,1 Mio. dar.

Der Belastungsquotient (Anzahl der Renten zur Zahl der Pflichtversicherten) betrug 1958 34,7; 1965 40,9; 1975 53,8 und 1982 55,4.

Arbeitslosigkeit. Die Arbeitslosigkeit gefährdet einerseits generell die finanzielle Stabilität sozialer Sicherungssysteme, andererseits wirkt sie sich für eine Pflichtversicherung dadurch ungünstig aus, daß sich die Abgaben an die Träger vermindern, arbeitsmarktbedingt Rentenanträge vorzeitig gestellt und zum großen Teil auch positiv entschieden werden. Die Arbeitslosenzahlen stellen sich, gemessen an den Beschäftigten wie folgt dar (Tabelle 8):

Tabelle 8. Entwicklung der Zahl der Arbeitslosen

Jahr	Anzahl der Arbeitslosen [Mio. Versicherte]	Arbeitslosenquote [%]
1950	1,8	11,0
1960	0,27	1,3
1970	0,15	0,7
1980	0,88	3,8
1984	2,27	9,1

Arbeitszeitverkürzungen. Die Lohnanstiege stiegen seit 1980 wegen der von den Tarifpartnern vereinbarten Arbeitszeitverkürzungen nur relativ wenig an; der Beitragseingang stagnierte damit weitgehend im bisherigen Bereich.

Rückkehrförderung. Bis 1985 sind ca. 100 000 ausländische Versicherte (Gastarbeiter) in ihre Heimatländer zurückgekehrt. Für sie wurden akut 2,25 Mrd. DM Beitragserstattungen fällig. Dieser mancherorts beklagte „Aderlaß" stellt jedoch sicherlich auch eine arbeitsmarktpolitisch positiv zu wertende Entscheidung dar, die auf lange Sicht zudem die Gesetzliche Rentenversicherung entlasten wird.

Die Einnahmen- und Ausgabenvarianz bedeutet aufgrund verschiedener Faktoren bei
- Rentenerhöhung um 1% eine Kostenaufwand von 1,2 Mrd. DM,
- 200 000 Arbeitslosen ein Beitragsdefizit von 1,2 Mrd. DM,
- Lohnerhöhung um 1% einen Beitragszuwachs von 1,2 Mrd. DM.

Als Beispiele dazu seien die Anstiege der Altersruhegeldzahlungen genannt:
1977: BfA = 5,7%, LVA = 6,1%
1982: BfA = 11,2% LVA = 10,0%
(Die Höhe der Zahlen von 1982 ist bedingt durch flexibles Rentenalter und Arbeitslosgkeit.)

Neueste Rechtsentwicklung[5] – Hinterbliebenenversorgung. Das „Gesetz über die Neuordnung der Hinterbliebenenversorgung und zur Anerkennung von Erziehungszeiten im Rentenrecht" (1985) vollzieht den Auftrag des BVerfG, das schon 1982 die Gleichstellung von Witwern und Witwen in der Hinterbliebenenrentengewährung beschlossen hatte. Bundestag und Bundesrat haben diese höchstrichterliche Entscheidung mit speziellen Modifikationen in Mehrheitsbeschlüssen realisiert, die Widersprüche in Lehre und Praxis ausgelöst haben. Kernpunkte des Gesetzes sind Anrechnungsbestimmungen von Einkommen und Erwerbsersatzeinkünften auf die Hinterbliebenenrenten, sofern sie 900 DM im Monat übersteigen: im allgemeinen werden 27,5–37,5% einkommensmindernd in die Berechnungen eingebracht. Pro Kind werden 190 DM als Freibetrag berücksichtigt.

Angerechnet werden Kranken-, Mutterschafts- und Arbeitslosengeld, alle Sozialrenten inklusive solcher aus der Gesetzlichen Unfallversicherung, Altersrenten der Landwirte und berufsständischen Versorgungswerke. Nicht berücksichtigt bleiben Einkünfte aus Grund- und Ausgleichsrenten der Kriegsopferversorgung, betriebliche Altersversorgung, Zusatzversorgung im öffentlichen Dienst, landwirtschaftliche Altershilfe und Beamtenversorgung der berufsständischen Versorgungswerke. Bis zum 31. Dezember 1988 können sich die Rentner für das gegenwärtige Verfahren oder das künftige System entscheiden.

Offensichtlich werden von der Neuregelung gutverdienende und gutversorgte erwerbstätige Frauen benachteiligt, da ihre Witwenrente minimal sein wird. Bei der Mehrzahl der durchschnittlich gut rentenmäßig versorgten Witwer wird es zu Kürzungen oder dem Fortfall der Hinterbliebenenrenten kommen. Begünstigt werden Witwen mit niedrigen eigenen Renten und kleinen Hinterbliebenenbezügen (Additionseffekt).

Die Bundesregierung hat ihr Vorgehen damit begründet, daß das BVerfG der Sozialgesetzgebung einen großen Ermessensspielraum für die Gestaltung der Witwer- und Witwenversorgung zugestanden habe; so seien u.a. eigentumsähnliche, öffentlich-rechtliche Anwartschaften, also auch solche auf Renten vom Gesetzgeber, einschränkbar. Hinterbliebenenversorgung sei vom Gedanken der Fürsorge und des sozialen Ausgleichs geprägt. Die Hinterbliebenenversorgung habe zudem „Unterhaltsfunktion", und somit sei es gerechtfertigt, mit Hilfe besonderer Anrechnungen Belastungen auszugleichen, die sich aus der Altersstruktur der Bevölkerung ergäben. Im übrigen bleibe diese Lösung kostenneutral.

Die *Einwände* sind von grundsätzlicher Bedeutung; sie sind hier in summa zu würdigen:
1) Das Gesetz greift in den Schutz des Eigentums des einzelnen (Art. 14 GG) und das Familienrecht ein (Art. 6 GG).
2) Es liegt ein Verstoß gegen das Versicherungsprinzip (Beitrags- und Leistungsäquivalenz) vor; zudem ist damit auch der Grundsatz der „Systemkonsequenz" durchbrochen.
3) Es kommt zu einer allgemeinen Nivellierung der Alterseinkünfte und zugleich zu einer Diskriminierung der Eigenvorsorge und Kapitalbildung, einer Umkehr des Leistungsprinzips.
4) Das Gesetz ist auf „soziale Umverteilung" ausgerichtet und orientiert sich, rechtlich unzulässig, am „Bedürftigkeitsprinzip".
5) In Kenntnis der Dynamik solcher Entscheidungen muß damit gerechnet werden, daß sich – über kurz oder lang – die Auffassung durchsetzt, für die Versichertenrenten von einer „Einkommensersatzfunktion" auszugehen und integrierte Renten zu bilden.

Die Berechnung der Hinterbliebenenrente für Witwer und Witwen basiert auf der Anerkennung des vollen eigenen Rentenanspruchs des Hinterbliebenen; von der Rente des Verstorbenen erhalten Witwer oder Witwe 60 v.H., jedoch nur bis zu einer Höhe von 900 DM ohne Anrechnungsmodi. Liegt das eigene Einkommen über 900 DM netto, so wird der überschießende Betrag mit 40 v.H. bei der Hinterbliebenenrente berücksichtigt, d.h. dieser Teil „ruht" (entfällt).

Diese Lösung schont die kleinen Rentner, sie ist kostenneutral und gilt für alle Hinterbliebenenrenten, bei denen der Versicherungsfall nach dem 31. Dezember 1986 eintritt.

Beispiele:
1) Rente eines Witwers: 1600 DM, Rente der Verstorbenen 900 DM. Der theoretische Rentenanspruch = 2500 DM; die Rente der Verstorbenen wird auf 60 v.H. gekürzt (Witwerrentensatz) = 540 DM. Die Rente des Mannes liegt mit 1600 DM um 700 DM über dem Freibetrag (900 DM), davon 40% (= 280 DM), 540 DM - 280 DM = 260 DM, Gesamtrente: 1860 DM.
2) Eigene Rente einer Witwe: 1500 DM, Rente des Verstorbenen (fiktiv, da Arzt mit berufsständischer Versorgung): 3400 DM davon 60% = 2040 DM, diese Summe überschreitet den Freibetrag von 900 DM um 1140 DM, davon 40% = 456 DM. Anrechnung: 1500 DM - 456 DM = 1044 DM Gesamtrente, also gekürzt: 3084 DM Gesamteinkünfte.

Die Anerkennung von Erziehungszeiten erfolgt bei Müttern bzw. Vätern der Geburtsjahrgänge 1921 und jünger, die Kinder selbst erzogen haben. Pro Kind wird ein Jahr der Versicherungszeit mit 75% des Durchschnittseinkommens aller

Versicherten zugerechnet. Die Maßnahme kostet ca. 500 Mio. DM ab 1986; die Leistungen, die vorerst der Bund übernimmt, werden allerdings bald auf ca. zwei Mrd. DM ansteigen. Der Vorwurf, besonders der Opposition, ging dahin, daß mit dieser Maßnahme vornehmlich alte Witwen und auch die „Trümmerfrauen" benachteiligt worden seien. Hier sind Änderungen inzwischen teils vollzogen, teils in der Planung (IV/1987).

Prognose

Die Absicherung der Hinterbliebenenversorgung ist eines der Kernstücke des Systems, das auf der Äquivalenz von Beitrag und Leistung wie auch auf der Tatsache beruht, daß in jedem Rentenbeitrag fünf Punkte für die Alterssicherung einbezogen sind. Die demographischen Erhebungen lassen jedoch erkennen, daß man bereits 1990 von einer bedenklichen Verschiebung des Verhältnisses von Erwerbstätigen und Rentnern sprechen muß; im Jahre 2000 werden 37 Kindern und Jugendlichen 42 über 60jährige gegenüberstehen. Beiträge und Leistungen werden also vorhersehbar keine ökonomisch tragbare Relation mehr zueinander haben. Folgende Auswege aus diesem Dilemma werden z. Z. diskutiert:
1) Anhebung der Beiträge in der gesetzlichen Rentenversicherung,
2) Erhöhung der Bundeszuschüsse,
3) Begrenzung der Anerkennung von Ausbildungszeiten,
4) Einengung der Steigerungsraten,
5) Heraufsetzen des Berentungsalters,
6) Begrenzung der Rentenhöhe,
7) Rentenbesteuerung.
Besondere Diskussionen hat die Überlegung ausgelöst, ob man das beitragsbezogene Rentensystem durch die Einführung einer „Grundrente", für die keine Beitragsleistungen erforderlich wären, modifizieren könnte. Diese Basisversorgung ohne Bedürftigkeitsnachweis soll allen Bürgern zugestanden werden; damit könnten Leistungen der Sozialhilfe weitgehend entfallen. Die Bundesregierung hat sich dafür eingesetzt, daß im Rentensystem das Versicherungsprinzip (also ein Zusammenhang von Leistung und Gegenleistung), als „verstetigendes Element" erhalten bleibt. Andererseits gehöre zum Prinzip der Sozialversicherung aber auch das Element des sozialen Ausgleichs, dieses dürfe allerdings nicht unnötig und akzentuiert vermehrt werden.

Zur Zeit sind 500000 der über 60jährigen Empfänger von Leistungen nach dem Bundessozialhilfegesetz; 200000 Sozialhilfeempfänger leben in Heimen und Anstalten; die Dunkelziffer wird auf 200000 geschätzt. Beachtliche Gegenargumente, wie etwa jene, daß die steuerfinanzierte Grundrente „soziales Anspruchshyänentum" (Heinze) züchte und daß totale Versorgung das Kennzeichen von Diktaturen sei und das Leistungsprinzip im Volk paralysiere, sind in einer Fünfgenerationengesellschaft, deren jüngste nur noch rudimentär vorhanden ist, gründlich zu bedenken. Der Etatrahmen des Bundes müßte für den Sozialbereich auf ca. 400 Mrd. DM/Jahr erweitert werden. Die Opposition hat vorgeschlagen, Wertschöpfungsbeiträge mit kapitalbezogener Komponente entsprechend der Bruttowertschöpfung einzuführen und außerdem auch Beamte und

Selbständige in die Abgaben einzubeziehen. Eingeräumt wird allerdings auch, daß bei einer Festschreibung der Grundrente auf ca. 40% des Nettoeinkommens eines Durchschnittsarbeitnehmers jede Wahl zu neuen Pressionen Anlaß geben würde. Die Hebel politischer Manipulierbarkeit würde also jede Regierung zu spüren bekommen. Die wichtigste Aufgabe der nächsten Legislaturperiode sei es, die Strukturreform und in ihr das Rentenanpassungsverfahren so zu modifizieren, daß eine gleichgewichtige Entwicklung der Renten und der verfügbaren Arbeitseinkommen sichergestellt werde. Das bedeutet letztlich aber die Festschreibung des heute erreichten Nettorentenniveaus. Zwar wird vielfach bezweifelt, daß dieses Ziel angesichts der Bevölkerungsentwicklung erreichbar ist, gleichwohl wird als Zielvorstellung angegeben, „einen altersgemäßen Lebensstandard zu sichern und letztlich ein Alterseinkommen von 70–90% des früheren Nettoarbeitseinkommens zu erhalten".

Nach 40 Versicherungsjahren wird heute in aller Regel ein Rentenniveau von 65% und nach 45 Versicherungsjahren ein solches von 73,5% erreicht. Die Belastungen aus der Bevölkerungsentwicklung müßten auf die verschiedenen Gruppen nach deren Leistungsfähigkeit verteilt werden. Sollte das gegenwärtige Rentenniveau wesentlich unterschritten werden, so ergäben sich Legitimationsprobleme für die Zwangsversicherung aller abhängig Beschäftigten. Im ganzen gesehen wird also künftig der betrieblichen Altersversorgung, der privaten Vorsorge im Rahmen des gegliederten Alterssicherungssystems eine besondere Aufgabe zufallen. Hierbei kann es nicht darum gehen, ein Sicherungssystem auf Kosten eines anderen zu sanieren oder den Einflußbereich des einen zu Ungunsten des anderen auszudehnen. Leider stagniert derzeit die betriebliche Altersversorgung, und teilweise ist sie auch Einschränkungen unterworfen worden.

Die private Vorsorge über die Lebensversicherung nimmt ständig zu. Die Sicherungssysteme hängen in Zukunft davon ab, ob man Kapital sinnvoll investieren kann. Damit sind auch in diesem Bereich Grenzen zu erkennen, nicht zuletzt auch deswegen, weil auch die private Assekuranz von der Bevölkerungsentwicklung betroffen wird. Kein Sicherungssystem bietet mithin einen absoluten Schutz gegen das kollektive Risiko des Alters, und aus diesem Grunde kann man auch nur begrenzt von dem einen zum anderen transponieren.

Von den Entscheidungen der höchstrichterlichen Rechtsprechung zu Art. 3 GG wird es abhängen, ob der Staat berechtigt ist, das Versicherungsprinzip willkürlich abzuwandeln und z. B. bestimmte Einkünfte in Rentenkürzungen einzubeziehen und andere auszunehmen, etwa eine Leistungsminderung bei Unfallrenten (personenbezogene Entschädigungsleistungen und freiwillig erbrachte Versicherungsleistungen für andere Institutionen und andererseits die Belassung der vollen Bezüge bei der Zusatzversorgung der Arbeiter und Angestellten im öffentlichen Dienst im Gegensatz zur Beamtenversorgung).

Mit einiger Wahrscheinlichkeit werden die Renten- (z. Zt. 19,2%) und der Krankenversicherungsbeitrag (z. Z. 5,2%) ab 1987/88 angehoben werden müssen, für das Jahr 2005 sind beispielsweise Beiträge von 24,5% errechnet.

Die Schaffung neuer Arbeitsplätze (1985: 200000) bringt sicher einen Beitragszuwachs ein, jedoch ist hier mit einer spektakulären Wende derzeit kaum zu rechnen, zumal die Vorruhestandsregelung und die Frühberentungen diese Gewinne aufheben.

Längere Lebensarbeitszeit könnte mit 1,5–2 Renten-Wertpunkten/Jahr honoriert und damit auch Beitragszahler erhalten werden. Der Bundeszuschuß wird auf ca. 20% der Ausgaben der Versicherungsträger steigen müssen. Rentenbesteuerung wird als „modifizierte Bruttoanpassung in Verbindung mit einer effizienten Ertragsanteilbesteuerung" voraussichtlich unabwendbar sein (Teilbesteuerung), abzüglich von Freibeträgen, bei erhöhten Beitragssätzen zur Renten- und Arbeitslosenversicherung. Es würde der Anteil besteuert werden, der bei durchschnittlicher Lebenserwartung die Summe der eingezahlten Beiträge übersteigt. Eine weitere Senkung des Berentungsalters begegnet Bedenken. Die DDR hat vergleichsweise für Männer die Altersgrenze bei 65, für Frauen bei 60 Jahren verbindlich belassen; die Arbeitszeitrichtwerte liegen dort z.Z. bei 43,3 h/Woche, für Schichtarbeiter bei 38 h/Woche.

Zusammenfassung

Nach einem historischen Rückblick auf die Geschichte der deutschen Gesetzlichen Rentenversicherung werden deren Aufgaben, Leistungen und gegenwärtige Schwierigkeiten unter Verwendung amtlichen statistischen Materials eingehend dargestellt. Die aus der demographischen und ökonomischen Entwicklung resultierenden Neuorientierungsvorstellungen („Reorganisation an Haupt und Gliedern") werden kritisch besprochen. Die Konsolidierung des gesetzlichen Versorgungssystems, das über 90% aller Bürger der Bundesrepublik Deutschland wirtschaftlich bei Vorliegen von Rehabilitationsfordernissen, Berufs- oder Erwerbsunfähigkeit sowie im Alter sichert, sollte sorgfältiger als bisher und unter Beachtung rechtlicher, ökonomischer und politischer Gesichtspunkte bis 1990 abgeschlossen werden. Der Beitrag vermittelt für das Sachverständnis die wesentlichen Grundlagen.

Anmerkungen

[1] Vgl. BSG Soz. R. Nr. 4 zu § 1236, 1246, 1 RVO, § 13 AVG.
[2] Vgl. dazu 9 1247 RVO, 24 AVG.
[3] BSG 30, 192, BSGE 43, 75.
[4] GS 2/75, 3/75, 4/75, 3/76 u. Dt. Rentenversicherung No. 7, Sonderausgabe 1–120 (1980).
[5] Art. 14 GG Eigentumsgrundsatz, Art. 3 Gleichbehandlungsgrundsatz.

Literatur

Bismarck O. v.: Gesammelte Reden. Schwabach, Stuttgart 1910.
Bismarck, O. v.: Gedanken und Erinnerungen.
  Cotta, Stuttgart, Berlin 1919.
Damaschke, A.: Die Bodenreform.
  Cotta, Berlin 1902.
Gottstein, A.: Zur Geschichte der Lungenschwindsucht.
  Hyg. Rundschau Nr. 6, 1902.
Köhler, F.: Die Lungentuberkulose des Proletariats.
  Preuss. Jahrbücher Bd. 139, 1910.
Kölsch, F.: Arbeit und Tuberkulose.
  Arch. f. soz. Hygiene, Vogel, München 1910, 641.
Laquer, B.: Der Alkoholismus.
  Teubner, Leipzig 1906.
Mosse, M. u. Tugenreich, G.: Krankheit und soziale Lage.
  Lehmann, München 1913.
Zahn, F.: Die Arbeitervsicherung in Deutschland in sozialhygienischer und sozialpolitischer Bedeutung.
  Münch. med. Wschr., Nr. 48, 1912.

Anhang

Gesetze und Verordnungen

Bundessozialhilfegesetz BSHG vom 21. 6. 1985	BG Bl. I. 1081, 1985
Gesetz gegen die gemeingefährlichen Bestrebungen der Sozialdemokratie vom 22. 10. 1878	RG Bl. 34, 351, 1878
Invaliditäts- und Altersversicherung vom 22. 6. 1881	RG Bl. 13, 97, 1881
Kaiserliche Botschaft vom 17. 11. 1881	RG Bl. 34, 67, 1881
Krankenversicherungsgesetz der Arbeiter	RG Bl. 9, 15, 1883
Reichsverfassung vom 11. 08. 1919	RG Bl. S. 1383, 1919; letze Änderung: RG Bl. I. 547 (1932)
Reichsversicherungsordnung. 4. Buch v. 19. 7. 1911. ArV, AVG	RG Bl. S. 509, 1911; mit späteren Änderungen zuletzt BG Bl. I. 793, 1984
Sozialgerichtsgesetz vom 3. 9. 1953	BG Bl. I. 1239, 1953

Sozialgesetzbuch (SGB AT) vom 11. 12. 1975 und X SGB vom 18. 10. 1980	BG Bl. I. S. 3015, 1975; BGB I. 1469, 1980
Unfallversicherungsgesetz vom 6. 7. 1884	RG Bl. 19, 21, 1884
Verhandlungen des Reichstags	nach Legislaturperioden u. Sectionen ab 1881, Reichsdruckerei
Versicherungsgesetz f. Angestellte vom 20. 12. 1911	RG Bl. 989, 1911

Unfallverhütung als Primärprävention

H. Schaefer

Die quantitative Bedeutung des Problems

In der Medizin pflegt man bei fast allen Erörterungen über präventive Medizin eine Klasse von Gesundheitsschäden zu übersehen: die Unfälle. Dabei spielt der Unfall eine gewaltige Rolle, insbesondere was die Morbiditäten betrifft, aber auch hinsichtlich der Mortalität. Als Krankheitsursache sind z. B. Skiunfälle so kostenträchtig geworden, daß die AOKs beginnen, die Haftung für die Folgen von Skiunfällen aus der Haftpflicht auszuschließen, in die sie ja auch nur durch eine sehr ambivalente Versicherungspraxis hineingeraten war; nämlich auch den Urlaub und das ganze private Leben unter einen Versicherungsschutz zu stellen, dessen Kosten praktisch von der Allgemeinheit zu tragen sind.

Die uns informierenden Daten sind leicht zugänglich (Tabelle 1 und 2) und besagen: Die Kosten der Krankenbehandlung werden zu rund 20% durch Unfälle und Vergiftungen erzeugt, wenn man sie bei männlichen Pflichtversicherten ohne Rentner berechnet. Berechnet man aber die Rolle der Unfälle bei den To-

Tabelle 1. Unfälle bei männlichen Pflichtversicherten (ohne Rentner), 1981. [Aus: Arbeits- und Sozialstatistik 1983 (Bundesministerium für Arbeit und Sozialordnung) S. 154, Statistik der gesetzlichen Krankenkassen über Arbeitsunfähigkeitsfälle und -tage nach Krankheitsarten 1981, S. 165 (Bundesministerium für Arbeit und Sozialordnung), Daten des Gesundheitswesens 1980, S. 175 (Bundesminister für Jugend, Familie und Gesundheit)]

Untersuchte Größe	[%]
Anteil aller Unfälle an der Gesamtheit aller Arbeitsunfähigkeitsfälle	20,4
Anteil aller Unfälle an der Gesamtheit aller Unfähigkeitstage	21,2

Tabelle 2. Anteil der Todesfälle durch Unfälle etc. an allen Todesfällen (Gesamtbevölkerung BRD)

Altersgruppe (Männer)	[%]
alle Altersklassen	7,3
0- bis 5jährige	12
5- bis 15jährige	49
15- bis 25jährige	57

desfällen der Männer (gesamte Bevölkerung), so beträgt der Prozentsatz nur 7,3%.

Unfälle sind also in der Regel weniger lebensgefährlich als andere Krankheiten. Für Jugendliche sieht das aber ganz anders aus: Der Prozentsatz der durch Unfall, Vergiftung, Sturz etc. erzeugten Todesfälle steigt von insgesamt 7,3% bei den 0-5jährigen auf 12%, bei den 15-25jährigen auf 57%. Kraftfahrzeugunfälle überwiegen dabei.

Das Problem des Unfalls und seiner Verhütung ist also ein volkswirtschaftliches Problem erster Ordnung. Die Rolle der Jugendlichen bedarf besonderer Beachtung.

Der Begriff „Unfall"

Was versteht man unter einem Unfall? Eine Legaldefinition existiert nicht. In der gesetzlichen Unfallversicherung gilt als Unfall jede Beeinträchtigung der Gesundheit, die ungewollt und durch ein zeitlich begrenztes, von außen einwirkendes Ereignis ausgelöst wird. Ein Arbeitsunfall liegt dann vor, wenn das Ereignis in direktem ursächlichen Zusammenhang mit der Arbeit steht (Brinkmann und Schaefer 1982, S. 80f.).

Unfälle sind unvermeidlich trotz einer Absenkung aller Lebensrisiken auf ein in der Geschichte der Menschheit noch nie gekanntes minimales Maß. Wir reden heute viel von Risiken, die der Bürger hinzunehmen hat. Bezüglich der Sicherheit von Kernkraftwerken hat z.B. das Bundesverfassungsgericht in seinem bekannten Kalkar-Urteil festgestellt, ein „Restrisiko" bei der Erzeugung nuklearer Energie müsse als „sozialadäquat" hingenommen werden. Wir alle haben überall, wo wir tätig sind, selbst in unserem privaten Bereich, „Restrisiken" hinzunehmen. Die Praxis der Unfallverhütung hat diese Restrisiken zu minimieren. Ein Problem entsteht dadurch, daß es Risiken gibt, welche jeder Bürger freiwillig auf sich nimmt, das Autofahren z.B., während andere Risiken, wie die Industrie, z.T. dem Bürger aufgezwungen werden, z.B. durch Abgase oder industrielle Katastrophen.

Das relative Risiko

Es wäre in diesem Zusammenhang interessant, etwas über die relativen Risiken zu erfahren, welche von verschiedenen Umweltsituationen ausgehen.

In einer Studie aus den USA wurde der wahrscheinliche Verlust an Lebenstagen berechnet, den der Mensch durch verschiedene Risiken erleidet, denen er unterworfen ist. Diese Zahlen sind wahrscheinliche, mittlere Erwartungswerte, die für den einzelnen Menschen nicht unbedingt zutreffen müssen, mit denen er aber vernünftigerweise zu rechnen hat. Die Liste der Gefahren und ihrer vermutlichen Lebensverkürzung in Tagen, berechnet für die nordamerikanische Bevölkerung, bietet einen unmittelbaren Vergleich der Gefährdungen. Auszüge davon zeigt die folgende Übersicht.

Lebensverkürzung des unverheirateten Mannes gegenüber dem verheirateten	3500 Tage
Zigarettenraucher (Männer)	2250 Tage
Herzkrankheiten	2100 Tage
Bergarbeiter (Kohle)	1100 Tage
Krebs	900 Tage
20% Übergewicht	900 Tage
Niederer sozialer Status	700 Tage
Zigarrenraucher	330 Tage
Überernährung (über 100 kcal/Tag zuviel)	210 Tage
Autounfall	207 Tage
Medikamentenüberkonsum	90 Tage
Arbeitsunfall	74 Tage
Feuersbrunst	27 Tage
Vergiftung	17 Tage
Natürliche Strahlung	8 Tage
Medizinische Bestrahlung	6 Tage
Kaffeetrinken	6 Tage
Empfängnisverhütende Pille	5 Tage
Atomreaktoren (unter der Annahme, daß alle US-Energie atomar erzeugt wird)	2 Tage

An dieser Studie, die nach allen in den USA verfügbaren Informationen über Todesfälle und Sterblichkeiten angefertigt wurde, sind einige Tatsachen besonders interessant. Die zwei höchsten Risiken sind das Ledigbleiben und das Zigarettenrauchen. Das Risiko eines Bergarbeiters übertrifft das durch Atomkraft erzeugte Risiko der allgemeinen Bevölkerung selbst dann um das 550fache, wenn man besonders pessimistische Zahlen zugrunde legt. Der Kampf der „Grünen" ist also nicht etwa sachlich begründet; er stellt die Tatsachen auf den Kopf und hat also offenbar andere (politische) Gründe, wenn man den Grünen nicht schwere Informationsdefekte zubilligt. Der Ersatz der Atomkraft durch Kohle ist völlig asozial, auch in anderer Hinsicht (höhere Luftverschmutzung, Zunahme der Lungenkarzinomfälle). Übergewicht und Überernährung gehören mit zu den größten Risiken und sind mehr als viermal so gefährlich wie Autofahren. Dieselben Autoren haben berechnet, daß jede gerauchte Zigarette unser Leben wahrscheinlich um 10 Minuten verkürzt, jeder zusätzlich gefahrene Autokilometer um etwa 0,3 Minuten (Quelle: Cohen und Lee, Health Physics 36, 1979, S. 707.)

Eine solche Risikoabwägung wird im Detail erhebliche Fehler enthalten. Berechnet sind die Zahlen aus den mittleren Lebensaltern derjenigen Personen, welche unter dem betreffenden Risiko zu Tode kamen. Die Zahlen sagen uns aber mit einer ungewöhnlichen Klarheit, welche Risiken maximal sind, und sie geben damit eine einfache Methode für eine ökonomische Verhütungsstrategie. Wenn wir den Tod bekämpfen wollen, so offenbar dort, wo ein Risiko das Leben besonders drastisch verkürzt. Unter den prominenten verhütbaren Risiken steht das Zigarettenrauchen an oberster Stelle. Unter den Unfallursachen ist es der Bergbauunfall, der (freilich zusammen mit der Steinstaublunge) das Leben verkürzt, und der Verkehrsunfall.

Die Entwicklung der Unfallhäufigkeiten

Ein weiterer Indikator für mögliche Prävention ist die zeitliche Veränderung eines Risikos. Bekanntlich spielte diese Veränderung eine entscheidende Rolle bei der Prioritätensetzung in der präventiven Medizin. Es waren unter fünf besonders auffälligen Krankheiten u. a. die Infarkte, die teils an Häufigkeit rasch zunahmen, teils auch absolut sehr hohe Inzidenzen als Todesursache aufwiesen. Etwas Analoges läßt sich nun auch für den Unfall bestimmen.

Wir wollen hier vom sog. Arbeitsunfall ausgehen, d.h. von Unfällen, die durch Arbeitsprozesse am Arbeitsort entstehen. Die Berufskrankheiten, die nach dem Sozialversicherungsrecht auch wie Unfälle behandelt werden, lassen wir, ihrer zahlenmäßigen Geringfügigkeit wegen, beiseite. Sie stellen im Gesamtkonvolut der meldepflichtigen Unfälle einen Anteil von nur 3% dar (gültig für den Bereich der BG Feinmechanik 1981).

Die Unfälle allgemein, soweit sie in der GKV als entschädigungspflichtig auftreten, hatten 1981 eine Häufigkeit von 1094 pro 1000 Pflichtversicherte. Die Arbeitsunfälle der BG Feinmechanik, die als größte gewerbliche BG einen guten Vergleichsmaßstab liefert, lagen 1981 nur bei 39,5, wovon innerhalb der Betriebe nur 32,9 Fälle pro 1000 Versicherte auftraten. Die jährliche Inzidenz des Arbeitsunfalls im strengen Wortsinn beträgt also nur rund $1/27$ aller Unfälle, wenn die Unfälle pro Kopf der betroffenen Bevölkerung berechnet werden. Für tödliche Unfälle sind es $1/29$, also fast ebensoviel. Daraus mag man ersehen, daß der Arbeitsunfall relativ selten auftritt, obgleich das Risiko sehr hoch ist. Das Gros aller Unfälle stellen die Verkehrsunfälle.

Das Paradoxe an der gesundheitspolitischen Situation liegt darin, daß der Arbeitsunfall mit erheblichen finanziellen Aufwendungen bekämpft wird, Aufwendungen, welche allein der Unternehmer zu zahlen hat, während die Verkehrsunfälle nur wenig bekämpft werden, wenn man von so laschen Maßnahmen wie der Gurtpflicht oder den Verkehrsregeln absieht. Die Kosten dieser Bekämpfung können niemandem legaliter aufgebürdet werden. Was aber noch mehr ins Gewicht fällt: Niemand ist für sie in herausragender Weise verantwortlich zu machen.

Beim Vergleich dieser Zahlen von Arbeitsunfall und Unfall allgemein muß natürlich bedacht werden, daß die unfallträchtige Lebenszeit in beiden Unfallarten sehr verschieden ist: Arbeitsunfälle können sich nur in 40 h/Woche ereignen, die Woche zählt aber 168 Stunden. Da die Schlafzeit ziemlich unfallfrei sein dürfte, ist ein Unterschied von 1:2 der beiden Unfallinzidenzen nur eine Folge der verschienenen Risiko-Zeitdauern!

Die zeitliche Entwicklung der Unfallzahlen in den letzten Jahrzehnten verläuft ähnlich paradox. Der Arbeitsunfall wird immer seltener. Die Zahl meldepflichtiger Unfälle insgesamt ist von 1960 bis 1983 auf rund 29% der Anfangshäufigkeit abgesunken. Bei den tödlichen Unfällen ist diese Absenkung nicht so stark: Für den gleichen Zeitraum sank sie auf 37% ab. Die tödlichen Verkehrsunfälle, die als Wegeunfall zählen, sanken aber nur auf 42%. Die Entwicklung der Verkehrsunfälle allgemein sieht so aus, daß von 1961 bis 1979 die Zahl der tödlichen Unfälle nur auf 75% des Ausgangswerts sank.

Die Risiken werden also überall erfolgreich bekämpft, aber dort relativ wenig, wo sie offenbar maximal sind: im Verkehr.

Die Zuständigkeit für Verhütung

Diese Tatsachen erklären sich aus demselben Grunde, der auch das fehlende Interesse der Präventivmedizin an der Unfallverhütung bestimmt: Für den Arbeitsunfall gibt es klare Zuständigkeiten, nämlich die Berufsgenossenschaften. Für alle anderen Unfälle gibt es ähnlich klare Zuständigkeiten nicht. Man sollte daraus den Schluß ziehen, daß der Kampf gegen 20% aller Krankheitsursachen und 7,3% aller Todesursachen offenbar mit ungenügenden strategischen Konzepten geführt wird. Der „private" Unfall wird zwar durch eine Reihe von ebenfalls privaten Maßnahmen bekämpft, der Elektrounfall im Haushalt z. B. durch die Sicherheitsvorschriften, welche der VDE für industriell gefertigte Geräte erläßt. Dem Verkehrsunfall wird durch einige Vorschläge des ADAC und ähnlicher Organisationen, u. a. auch durch Propagandaaktionen des Deutschen Verkehrssicherheitsrats, vorgebeugt (z. B. die Aktion „Hallo Partner"). Aber eine Wirksamkeit nach Art der berufsgenossenschaftlichen Intervention wird nicht erreicht.

Diese Zuständigkeit hat auch weitgehend die Lage in der Forschung bestimmt. Es ist hier wie in der Medizin auch: Die Forschungsproblematik liegt einerseits in der Ermittlung der Unfallursachen, andererseits in der Erforschung der sichersten technischen Wege. Hier ist ein unübersehbares Schrifttum entstanden. Die Folge der Aufklärung der technischen Unfallursachen und ihrer technischen Bekämpfung ist greifbar: die gewaltige Senkung der Unfallhäufigkeiten.

Die Fachleute sind sich jetzt mehr oder wenig einig darüber, daß eine technische Reduktion der Unfallursachen kaum mehr weitere Chancen hat. Hier droht fast ein Leerlauf großer wissenschaftlicher Kapazitäten in der Industrie und in den wenigen speziellen wissenschaftlichen Anstalten, die sich mit Unfallforschung beschäftigen. Der Schwerpunkt der präventiven Bemühungen verschiebt sich immer mehr auf die Erforschung der menschlichen Faktoren (human factors) der Unfallverursachung. Beim Verkehrsunfall ist die Maschine selbst nur noch in seltenen Fällen Unfallursache. Hier überwiegt der menschliche Faktor so sehr, daß es eine technische Forschung nur noch im Rahmen innovativer Forschung beim Automobilbau gibt. Die nicht industriegebundene Unfallforschung, u. a. in den USA, beschäftigt sich, völlig korrekt angesichts dieser Lage, vorwiegend mit dem Human factor des Verkehrsunfalls.

Die technische Unfallbekämpfung hat freilich eine ständige Aufgabe: den Standard der Prävention zu halten und die Durchführung der Sicherheitsvorschriften zu überwachen. Eben diese Aufgabe, welche in der gewerblichen Wirtschaft mit großer Präzision bewältigt wurde, fehlt z. B. so gut wie vollkommen in der Medizin. Von den häufigsten Krankheiten kennen wir sehr wohl die Ursache und die Strategie ihrer Prävention. Wir haben aber keine Instrumente der *Überwachung* jener Faktoren, welche Krankheit erzeugen. Das liegt ebenfalls in dem "privaten" Charakter dieser Krankheitserzeugung. Die gewerbliche Unfallbekämpfung hat dagegen zahlreiche gesetzliche Handhaben zur Verfügung, die kurz geschildert seien.

Gesetzliche Unfallverhütung

Die Grundlagen dieser Unfallbekämpfung bilden einerseits das Arbeitssicherheitsgesetz, andererseits die aufgrund dieses und anderer Gesetze (z. B. der RVO) erlassenen Unfallverhütungsvorschriften der Berufsgenossenschaften. Die Einhaltung dieser Vorschriften wird von zwei Seiten überwacht: von der sog. Sicherheitsfachkraft (meist „Sicherheitsingenieur" genannt), die vom Betrieb gestellt wird und eine betriebseigene Institution der Unfallverhütung ist. Die Öffentlichkeit kontrolliert die Korrektheit der unfallverhütenden Maßnahmen durch die vom Gesetzgeber mit dieser Kontrolle beauftragten Berufsgenossenschaften, welche einen „technischen Aufsichtsdienst" unterhalten. Er besteht aus zahlreichen technischen Aufsichtsbeamten im ganzen Land, unter einem Leiter am Sitz der Berufsgenossenschaft. Für ihre rund zwei Millionen unfallversicherten Arbeiter und die fast 60 000 erfaßten Betriebe beschäftigt die BG Feinmechanik und Elektrotechnik 37 technische Aufsichtsbeamte und 21 Revisionsingenieure. Diese Beamten besichtigen, in der Regel unangemeldet, die ihnen zugewiesenen Betriebe und prüfen deren betriebliche Sicherheit.

Eine solche „Überwachung" wäre vermutlich allein wenig effizient. Weit wesentlicher ist eine doppelgleisige Maßnahme: der Erlaß verbindlicher Vorschriften für die Einhaltung der betrieblichen Sicherheit und eine Schulung aller Betriebsmitglieder, welche für die Anwendung dieser Vorschriften zuständig sind.

Diese Schulung, durchgeführt in meist recht komfortablen eigenen Schulungsanstalten, wird sich naturgemäß vorwiegend auf die Information über Sicherheitsvorschriften erstrecken, wobei die *Motivation* der betrieblichen Mitarbeiter zur Einhaltung dieser Vorschriften ein wesentliches Moment bildet. Diese Motivation erweist sich nun durchweg als der kardinale Punkt, wo Gefahr in den Umgang mit der Maschine einbricht.

Der menschliche Faktor

Es ist eine banale Annahme, daß ein sicheres Verhalten motiviert werden muß. Die wirksamste Motivation ist die Angst vor dem Unfall. Dem mit der Maschine umgehenden Menschen müssen also die für ihn und seine Mitarbeiter entstehenden Folgen falschen Verhaltens deutlich gemacht werden. Information erstreckt sich also auf die sachlichen Unfallbedingungen, die Motivation auf die möglichen Unfallfolgen. Die Problematik dieses Wechselspiels von Information und Motivation liegt darin, daß der mit der Maschine umgehende Mensch teils die Notwendigkeit der Sicherheitsmaßnahmen nicht einsieht, teils glaubt, er werde unerwünschte Folgen durch kluges Handeln schon selbst zu verhüten wissen. In einer Grauzone der Motivation hängt dann das Handeln offenbar von zwei Eigenschaften ab: von der Intelligenz, mit der Handlungsfolgen abgeschätzt werden, und von der Entschlußkraft, mit der man sich über Vorschriften hinwegzusetzen getraut. Letztere Eigenschaft wird meist als Risk taking bezeichnet: Die *Risikobereitschaft* ist eine determinierende Größe und steht damit offenbar an der Spitze aller menschlichen Faktoren der Unfallverursachung.

Dieser menschlichen Probleme hat sich nun eine sehr umfangreiche Forschung angenommen, die übrigens fast nur im angloamerikanischen Raum betrieben wird. Aus dieser Forschung lassen sich einige Probleme entnehmen, die für den Mediziner mindestens interessant sind, denn schon die risikofreudige Persönlichkeit ist ja das Handicap schlechthin der präventiven Medizin, also der Mensch, der glaubt, er werde schon zu denjenigen gehören, welche von den Folgen eines praktizierten Risikos (z. B. des Rauchens) verschont bleiben.

Den naiven Physiologen und Arzt überrascht es zu gewahren, daß an der Wurzel der Human-factor-Forschung die Beantwortung der Frage stand, ob es überhaupt definierbare Eigenschaften eines Individuums gäbe, welche unfallträchtig sind. Man nannte eine derart prädisponierte Person einen „Unfäller" bzw. sprach von der „accident proneness" (Osborne u.a. 1922, Greenwood 1950). Die Entscheidung darüber, ob es solche Unfälle gibt, war zunächst ein methodisches Problem. Es darf aber nicht verschwiegen werden, daß es bis zur Stunde auch ein gesellschaftspolitisches Problem ist, weil insbesondere die Gewerkschaften fürchten, daß mit der Feststellung von „Unfallern" dem Arbeitgeber gestattet werde, Verantwortung von sich abzuschieben (Sass und Crook 1981). Wie wenig dieses Argument stichhaltig ist, beweisen zahlreiche monographische Darstellungen (Margolis; Shaw u.a.; Thomä; Viney). Der erste, der die Problematik in Deutschland klar erkannt hat, war übrigens Thomä.

Die ersten methodisch fundierten Arbeiten beschäftigten sich mit dem sog. wiederholten Unfall. Man ging von der sicher korrekten Annahme aus, jeder Unfall könne zunächst ein zufälliges Ereignis sein, verursacht durch das kausal nicht bestimmbare Zusammentreffen mehrerer ungünstiger Umstände. Diese Zufallstheorie läßt sich in gewissen Grenzen prüfen: Wenn man das Risiko quantitativ leidlich gut kennt, kann man berechnen, wie oft es erwartet werden kann, daß ein und dieselbe Person einen Unfall ähnlicher Art mehrmals erleidet. Die Untersuchung zeigt, daß eine überzufällige Wiederholung von Unfällen bei bestimmten Personen in der Tat auftritt, und zwar als eine zeitlich begrenzte, also nicht personenkonstante Eigenschaft von unfallinvolvierten Personen (Schulzinger 1956; Smiley 1955; Frogatt u. Smiley 1964; Greenwood und Yule 1920).

Es haben sich inzwischen mehrere Methoden herausgebildet, den Humanfaktor beim Unfall mit einfacheren Methoden zu erfassen. Sie lassen sich grob wie folgt einteilen:
1) Man vergleicht ein Kollektiv von Menschen, die einen Unfall erlitten haben, mit einem unfallfreien Kollektiv, indem das Vorliegen oder die Abwesenheit bestimmter Eigenschaften getestet wird. Hierbei ist die getestete Eigenschaft natürlich bereits das vorweggenommene Resultat einer Vorentscheidung.
2) Man stellt fest, ob in einem Kollektiv von Menschen, welche bestimmte, als unfallträchtig verdächtigte Eigenschaften besitzen, Unfälle häufiger sind.

In beiden Fällen sind Vorurteile über mögliche Unfallursachen stark mitbestimmend für das Ergebnis.

Die Resultate sind gewiß widersprüchlich, und man muß den Kritikern des Konzepts der Accident proneness teilweise zustimmen (Crawford; Kirchheim; McKenna; Sivak). Widersprüche sind allein schon deshalb zu erwarten, weil eine psychophysiologische Theorie des Handelns mit hoher Sicherheit voraussagen kann, daß es sowohl konstante personenbezogene Eigenschaften als auch passagere Modifikationen des Verhaltens geben muß, welche einerseits die Motivation (z. B. korrekt im Straßenverkehr zu fahren), andererseits die technische Fähigkeit im Umgang mit der Maschine (z. B. die erforderliche Aufmerksamkeit) beeinflussen. Die Literatur ist bis zum Exzeß positivistisch; gesunder Menschenverstand und die alte Psychophysiologie sind verpönt.

Was herausgekommen ist, entspricht aber völlig der physiologischen Voraussicht. Es gibt fixe Charaktereigenschaften wie:
- Aggressivität (Heiss; Schenck u.a; Schmidt u.a. 1972),
- Risk taking behaviour (Evans u.a.),
- Impulsivität (McLean; Williams u.a.,
- Verantwortungsbewußtsein (McLean),
- Extroversion (Anderson u.a., Pestonjee u.a. 1980),
- Labilität (Rühl).

Diese Liste ist unvollständig, also nur beispielhaft zu verstehen.

Es gibt aber ebenso sicher auch passagere Eigenschaften, die offenbar stark mit den sog. Recent life experiences (Rahe) zusammenhängen, Konflikte, persönliche Schwierigkeiten aller Art, Schicksalsschläge etc. (Connolly; Holt; Heiss; Levenson u.a.; Selzer u.a.; Whitlock u.a.). Diese Lebensereignisse sind natürlich, wie jedermann von sich selber weiß, Distraktoren der Aufmerksamkeit. „Distress" ist das allgemeine Schlagwort (Donovan).

Es hat sich dann endlich eine Gruppe von Ergebnissen herausgeschält, welche die soziale Devianz in den Vordergrund stellt. (Donovan; Harano u.a.; Patterson; Suchman). Diese Devianz ist freilich teils das Resultat fixer persönlicher Eigenschaften, teils die Quelle von Streß und belastenden Lebenserfahrungen.

Insgesamt bestätigt sich also die Verläßlichkeit des gesunden Menschenverstands, und es hätte des riesigen Aufwands an wissenschaftlichem Potential eigentlich nicht bedurft, um so selbstverständliche Ergebnisse zu erhalten.

Unfall, Krankheit, Persönlichkeit

Diese Ergebnisse sind um so selbstverständlicher, als sich ihre enge Korrelation mit dem Krankenstand mehrfach bestätigt fand (Bisgeier, Boyle; Castle; Stuart u.a; Ulrich u.a. Verhaegen u.a.).

Die Rekonvaleszenz hängt von der Persönlichkeitsstruktur ab, wie zu erwarten ist (Brewin u.a.; Gass u.a.). Personen mit Unfällen werden schlechter mit ihren Krankheiten fertig (Atherley). Es ist sogar vermutet worden, der Unfall könne als Mittel zur Krankschreibung gedient haben (Hill u.a.). Auch gibt es

Korrelationen zwischen Delinquenz, Unfallneigung und Krankheit (Shanok u.a.).

Diese Korrelation überrascht den medizinischen Epidemiologen keinesfalls. Sie weist uns wieder einmal darauf hin, daß das Verhalten des Menschen in jeder Hinsicht stark gesellschaftlich geprägt ist. Von der Krankheit wußten wir das. Beim Unfall haben es diese neuen Studien gezeigt.

Schlußfolgerungen zur Prävention

Wir scheinen bislang unser Thema vergessen zu haben, das ja die Prävention des Unfalls behandelt. Aber Prävention ist entweder Früherkennung oder Primärprävention von Ursachen. In beiden Fällen muß man die Unfallursachen kennen. Die Ergebnisse ermutigen uns leider nicht sehr.

Früherkennung. Gibt es Tests, die Unfallneigung zu erkennen, um die Betreffenden wenigstens zu warnen? Solche Tests existieren zweifelsohne, denn die soeben beschriebenen persönlichen Unfall-Ursachen sind testbar. Untersuchungen, welche diese Testbarkeit bezweifeln, sind offenbar methodisch unzweckmäßig angelegt. Sie sind insbesondere meist prospektiv gemacht worden und haben dann mit den Schwierigkeiten der „escaper" zu kämpfen. Auch von Kettenrauchern bekommen nur wenige ein Lungenkarzinom. Auch Unfallpersönlichkeiten haben in der Regel teils Glück, teils hinreichend viel Intelligenz, einen Unfall trotz ihrer Neigung zu vermeiden. Sie sind „escaper".

Doch selbst wenn es noch bessere Tests gäbe: Welche präventive Strategie würden sie ermöglichen? Weder die passageren noch die fixen Unfallneigungen lassen sich durch Maßnahmen von außen bekämpfen. Die Lebenserfahrungen können wir nicht aus der Welt schaffen, und den Charakter des Menschen können wir nicht ändern. Beeinflußbar ist tatsächlich nur die Technik durch direkte Maßnahmen.

Was uns bleibt, ist also folgendes: Wir können in der mitmenschlichen Umwelt Konflikte abbauen und Zufriedenheit erhöhen. Das Verhältnis zur Arbeit erwies sich (retrospektiv) als besonders relevant für die Unfallentstehung (Pestonjee u.a. 1977), ebenso wie Unzufriedenheit den stärksten psychosozialen Faktor für Krankheit darstellt (Schaefer und Blohmke). Aber ebenso schwierig wie die Änderung des Gesundheitsverhaltens ist die Änderung des Unfallverhaltens. Ja, sie ist schwieriger, da das zum Unfall führende Verhalten oft gänzlich reflektorisch, also unkontrolliert erfolgt, Gesundheitsverhalten weit leichter erlernbar ist.

Es bleibt also zweierlei:
1) Man muß durch Information die Motivation richtigen Handelns stärken. Das tun z.B. die Berufsgenossenschaften durch umfangreiche informative Maßnahmen, die vom Plakat bis zum informierenden Kugelschreiber reichen. Es wird wirklich „mit allen Mitteln" gearbeitet, wie es der Titel einer Broschüre ausdrückt (Schriftenreihe des Hauptverbandes). Es ist sicher, daß diese Information die Motivation nur in Grenzen und am ehesten in kontrol-

lierbaren Situationen beeinflußt. Das wird u. a. durch die Phänomenologie des Verkehrsunfalls bewiesen.

2) Man kann das Gesundheitsverhalten durch Vorschriften und die Kontrolle ihrer Beachtung sichern, also ein polizeiartiges Mittel, das im Straßenverkehr bekanntlich das Schlimmste verhütet, in Betrieben, wie schon dargelegt wurde, längst gesetzlich verankert ist, aber im Privatleben nicht greift.

Die Lehren des kindlichen Unfalls

Eine besondere Lehre zur Unfallverhütung erteilen uns freilich die Unfälle von Kindern. Hier hat es sich in zahlreichen Studien erwiesen, daß der kindliche Unfall, nicht im konkreten Einzelfall, aber in seiner statistischen Verteilung, ein Ausdruck elterlicher Sorglosigkeit, Fehlerziehung, wenn nicht gar Mißhandlung des Kindes ist. Eine Fallstudie an vier durch Verbrennungen schwer geschädigten Kindern zeigte hoffnungslose familiäre Zustände in allen vier Fällen (Seligman u. a; ferner Fischer). Der Streß in der Familie ist „mehr als ein Auslösefaktor bei Verbrennungsunfällen", so drückt es ein Autor aus (Knudsen-Cooper u. a.). Die Literatur zu diesem Thema ist umfangreich und überzeugend. Es ist selbstverständlich, daß neben der familiären Sorgfalt auch beim Kind die bekannten persönlichen Charakteristika eine Rolle spielen (Mannheimer u. a.).

Daß Kinder durch Mißhandlung in einen Unfall getrieben werden können, erscheint als wahrscheinlich. Das Kind ist ein Testobjekt besonders verläßlicher Art: Es reagiert „einfach", ohne die beim Erwachsenen üblichen sekundären Motive. Man erkennt aus diesen Beobachtungen, welche Bedeutung das emotionale Gleichgewicht des Menschen für den Unfall hat.

Mit diesen abschließenden Bemerkungen wird also konstatiert, daß das wechselseitige gesellschaftliche Verhalten, der „gesellschaftliche Frieden", in Krankheit und Unfall dieselbe Rolle spielt wie in den allgemein so betrachteten Devianzen, vor allem der Delinquenz.

Für diese Problematik uns die Sinne geschärft zu haben, ist das große Verdienst der „Human-Factor-Forschung". Die therapeutischen Konsequenzen liegen auf der Hand. Wir alle sind wechselseitig unsere Ärzte, nicht in dem spöttischen Sinn, den Goethe einmal diesem Ausspruch unterlegte, sondern in einem Sinn tiefer wechselseitiger Verantwortung füreinander.

Literatur

Andersson, A. L., Nilsson, A., Henrikson, N. G.: Personality differences between accident-loaded and accident-free young car drivers. British J. Psychol. *61* (1970) 409-21.

Atherley, Gr.: Accidents and failing to cope disease. Occup. Health (London) *29* (1977) 115-17.

Bisgeier, G. P.: Ghetto hiring. Arch. environm. Health *30* (1975) 440-441.

Boyle, A. J.: „Found Experiments" in accident research: Report of a study of accident rates and implications for future research. J. Occup. Psychol. *53* (1980) 53-64.

Brewin, C. R., Robson, M. J., Shapiro, D. A.: Social and psychological determinants of recovery from industrial injuries. Injury 14 (5) (1983) 451–5.

Castle, P. F. C.: Accidents, absence and withdrawal from the work Situation. Hum. Relat. *9* (1956) 223–233.

Connolly, J.: Accident proneness. Brit. J. Hosp. Med. *26* (5) (1981) 473–4, 479.

Crawford, W. A.: Accident proneness. An unaffordable Philosophy. Med. J. Austral. (1971) 905–909.

Donovan, D. M., Marlatt, G. A., Salzberg, P. M.: Drinking behaviour, personality factors and high-risk driving. A review and theoretical formulation. J. Stud. Alcohol 44 (3) (1983) 395–428.

Evans, L., Wasielewski, P.: Do accident-involved drivers exhibit riskier everyday driving behaviour? Accidents Analysis and Prevention 14 (1) (1982) 57–64.

Frogatt, P., Smiley, I. A.: The concept of accident proneness. A review. Brith. J. industr. Med. *21* (1964) 1.

Gass, G. Z.: Hardcore, personality and industrial illnesses and accidents. Industr. Med. *39* (1970) 174–178.

Greenwood, M.: Accident proneness. Biometrika *37* (1950) 24.

Greenwood, M., Yule, G. U.: An inquiry into the nature of frequency distributions representative of multiple happenings, with particular reference to the occurrence of multiple attacks of disease or repeated accidents. J. roy. Statist. Soc. *83* (1920) 225–279.

Harano, R. M., Peck, R. C., McBride, R. S.: The prediction of accident liability through biographical data and psychometric tests. J. Safety Res. 7 (1975) 16–52.

Heiss, H. W.: Die Bedeutung allgemeiner Persönlichkeitsmerkmale und situativer Konflikte als Unfallfaktoren bei Verkehrs- und Arbeitsunfällen. Hefte Unfallheilk. *94* (1968) 111–113.

Hill, I. M. M., Trist. E. L.: A consideration of industrial accidents as a means of withdrawal from the work situation. Human Relations *6* (1953) 367–380.

Holt, P. L.: Stressful life events preceding road traffic accidents. Injury 13 (1981) 111–115.

Graf Hoyos, C.: Psychologische Unfall- und Sicherheitsforschung. Kohlhammer, Stuttgart, Berlin, Köln, Mainz 1980.

Kirchner, W. K.: The fallacy of accident proneness. Personnel *38* (1961) 34–37.

Levenson, H., Hirschfeld, M. L., Hirschfeld, A., Dzubay, Barbara: Recent life events and accidents. The role of sex differences. J. of Human Stress 9 (1983) 4–11.

Margolis, B. L., Kroes, W. H.: The human side of accident prevention. Psychological concepts and principles which bear on industrial safety. Springfield Ill., Thomas. 1975.

McKenna, F. P.: Accident proneness: a conceptual analysis. Accident Analysis and Prevention 15 (1) (1983) 65–71.

McLean, A.: Accidents and the human factor. Personnel Journal *34* (1956).

Osborne, E. E., Vernon, H. M., Muscio, B.: Two contributions to the study of accident causation. Rep. Industr. Fat. Res. Lond. Nr. 19 (1922).

Patterson, T. T.: The theory of the social threshold. Social. Rev. (GB) *42* Sect. 2 (1950) 53–68.

Pestonjee, D. M., Singh, U. B.: Neurotism-extraversion as correlates of accident ocurrence. Accident Analysis and Prevention. *12* (3) (1980) 201–204.

Pestonjee, D. M., Singh, A. P., Ahmad, N.: Employees' moral and industrial accidents. Ind. J. Social. Work *38* (1) (1977) 7085.

Rühl, G.: Unfall-Affinitäten. Forschungsbericht d. Bundesanstalt für Arbeitsmed. u. Unfallforschung 1979.

Sarmany, I.: Traumatic affinity and some personality traits. Psychologio a. Ekonomicke Praxi *10* (1975) 155–160.

Sass, R., Crook, G.: Accident proneness; science or none-science? Int. J. Health Serv. 11 (1981) 175.

Schenk, J., Rausche, A.: Die Persönlichkeit von Verkehrsunfällern. Psychologie und Praxis 23 (1979) 179–186.

Schmidt, Ch. W., Perlin, S., Townes, W.: Characteristics of drivers involved in single car accidents. Archiv. Gen. Psychiat. *27* (1972) 800–803.

Schulzinger, M. S.: The accident syndrome. A clinical approach. Springfield (Ill.), Thomas 1956.

Selzer, M. L., Vinokur, A.: Role of life events in accident causation. Ment. Health Soc. *2* (1975) 36–54.

Shanok, S. S., Lewis, D. O.: Medical histories of female deliquents. Arch. gen. Psychiatry *38* (1981) 211–213.

Shaw, L., Sichel, H. S.: Accident Proneness: Research in the occurrence, causation and prevention of road accidents. Pergamon Press, Oxford (1971).

Sivak, M.: Human factors and highway accidents causation: some theoretical considerations. Accident Analysis and Prevent. *13* (1981) 61–64.

Smiley, J. A.: A clinical study of a group of accident-prone workers. Brit. J. industr. Med. *12* (1955) 263–278.

Smillie, R. J., Ayoub, M. A.: Accident causation theories: a simulation approach. J. occ. Accidents *1* (1976) 47–68.

Stuart, J. C., Brown, B. M.: The relationship of stress and coping ability to incidence of diseases and accidents. J. psychosomat. Res. 25 (1981) 255–60.

Suchman, E. A.: Accidents and social deviance. J. Hlth. soc. Behav. *11* (1970) 4–15.

Thomä, H.: Arbeitsunfall und seelische Belastung. Karger, Basel, New York 1963.

Ulrich, H., Kersten, E.: Analyse der absoluten und relativen Ausfallhäufigkeit sowie der Ausfalldauer infolge Krankheit oder Unfall von jugendlichen Facharbeitern bei Altersgruppen 18–25 Jahre. Z. ges. Hygiene 27 (1981) 657–61.

Verhaegen, P., Vanhalst, B., Derijcke, H. van Hoecke, M.: The value of some psychological theories on industrial accidents. J. occ. Accidents *1* (1976) 39–45.

Viney, L.: Accident proneness. Some psychological research. Med. J. Austral. (1971) 916–918.

Whitlock, F. A., Stoll, J. R.: Crisis, life events and accidents. Austral. N.Zealand J. Psychiatry *11* (1977) 127–32.

Williams, G. L., Henderson, A. S., Mills, J. M.: An epidemiologic study of serious traffic offenders. Social Psychiatry 9 (1974) 99–109.

Problematik der Krebsprävention

G. Wagner

Prävention (lat. praevenire = zuvorkommen) bedeutet wörtlich: vorbeugende Gesundheitspflege, der Erkrankung zuvorkommen, um die Gesundheit zu bewahren. Leider ist dieser an sich klare und unmißverständliche Begriff in unserer Zeit zunehmenden verlorengehenden Sprachgefühls in einer geradezu grotesken Weise ausgeweitet und überstrapaziert worden. Man hat die Prävention nämlich untergliedert in eine primäre, eine sekundäre und eine tertiäre Prävention, wobei lediglich die primäre Prävention die Vorbeugung, die Krankheitsverhütung – also den wörtlichen Begriffsinhalt – meint. Schon die sekundäre Prävention ist nur noch cum grano salis als präventive (prophylaktische) Maßnahme zu verstehen. Sekundäre Prävention ist nämlich Früherkennung, und früh erkennen kann man nur etwas, was bereits da und erkennbar ist. Man kann hier immerhin noch argumentieren, man verhüte durch die Früherkennung die volle Entfaltung einer Erkrankung und komme damit einem Krankheitsstadium zuvor, in dem die Krankheit vielleicht nicht mehr heilbar ist. Diese Denkweise liegt ja gerade bei den bösartigen Tumoren auf der Hand, und man hat sich auch vielfach angewöhnt, die sekundäre Prävention bei diesen Tumoren – wiederum sprachlich unrichtig – als „Krebsvorsorge" zu bezeichnen.

Die tertiäre Prävention meint die Therapie vorliegender Krankheiten sowie die Rehabilitation – die Wiederherstellung der Gesundheit oder wenigstens eines erträglichen Lebenszustands nach abgelaufener Erkrankung oder bei chronischem Krankheitszustand.

Ich werde mich im folgenden auf die primäre Prävention beschränken.

Die Problematik der primären Krebsprävention

Die medizinische und volkswirtschaftliche Bedeutung des Krebsproblems möchte ich Ihnen an lediglich zwei Zahlenangaben verdeutlichen. 1975 erkrankten nach Berechnungen der WHO weltweit 5,9 Millionen Menschen an Krebs [10]; 1971 bereits – jüngere Zahlen liegen mir leider nicht vor – beliefen sich die Gesamtkosten für die Krebsbehandlung und -bekämpfung allein in den USA auf rund 15 Mrd. Dollar [9].

Eine Krankheit verhindern kann man nur dann, wenn man die Gründe für ihre Entstehung, für ihr Auftreten kennt. Damit ist es beim Krebs leider immer noch nicht sehr weit her, denn bis heute ist die Frage nach der Ursache – oder besser wohl: nach den Ursachen – für die maligne Entartung von Zellen und

Geweben weitgehend ungeklärt. Das liegt zum einen wohl an der langen Latenz zwischen der Einwirkung der Krebsnoxe(n) und dem klinischen Inerscheinungtreten der bösartigen Neubildung, zum anderen sicher auch daran, daß am Zustandekommen eines Krebses nicht eine einzige Noxe, sondern eine Vielzahl von Faktoren – möglicherweise exogener und endogener Natur im Zusammenwirken – beteiligt sein dürften. Man spricht daher auch von der multifaktoriellen Ätiologie des Krebses. Schließlich sollte man nicht vergessen, daß Krebs nicht *eine* Krankheit ist, sondern die Sammelbezeichnung für eine große Gruppe von ganz unterschiedlich bedingten Krankheiten, deren Gemeinsamkeit lediglich in der Malignisierung von Zellen und Geweben besteht.

Die Ursache der Malignisierung einer Zelle sieht man heute in einer Veränderung des genetischen Kodes im Zellkern, wobei offenbar der Ersatz einer einzigen Aminosäure durch eine andere ausreicht, die Zelle im Sinne eines rücksichtslosen Wachstums falsch zu programmieren.

Was aber veranlaßt die Fehlkodierung?

In grober Verallgemeinerung kann man drei Gruppen von Krebsursachen differenzieren:
– genetische (erbliche) Faktoren,
– Viren,
– Umweltkarzinogene.

Genetische Faktoren scheinen nur bei einem relativ kleinen Teil der Krebse eine Rolle zu spielen, wie etwa beim erblichen Retinoblastom, einem seltenen Augentumor, beim Brustkrebs der Frau, bei den Darmkrebsen auf dem Boden einer familiären Polyposis des Darms, bei bestimmten Erbkrankheiten wie Klinefelter-Syndrom, Xeroderma pigmentosum, Mongolismus etc. Im übrigen ist über die Bedeutung genetischer Einflüsse beim Zustandekommen eines Krebses noch immer wenig bekannt.

Auch über die Bedeutung von *Viren* bei der Krebsentstehung des Menschen wissen wir noch recht wenig, obwohl die Existenz von virusbedingten Tumoren beim Tier gesichert ist. Diskutiert werden z.B. die Rolle des Epstein-Barr-Virus beim Burkitt-Tumor und die Bedeutung von Papillomaviren bei weiblichen Genitalkrebsen und beim Leberkrebs.

Die z.T. sehr erheblichen Unterschiede in der Erkrankungs- und Sterbehäufigkeit verschiedener Krebsformen in verschiedenen geographischen Räumen (beispielsweise ist der Lippenkrebs in Neufundland 250mal so häufig wie in Japan, der Magenkrebs dagegen in Japan 40mal häufiger als in den USA) lassen ebenso wie die Ergebnisse von Migrantenstudien an größeren Bevölkerungsgruppen (z.B. japanische und polnische Einwanderer in den USA) an Risikofaktoren in unserer *Umwelt* denken. 1964 hat eine Expertengruppe der WHO erstmalig erklärt, daß mehr als drei Viertel aller menschlichen Krebse durch Noxen aus unserer Umwelt bedingt sein dürften [14]. Diese Ansicht gilt heute als gesicherte Lehrmeinung.

Man muß allerdings, um Mißverständnissen vorzubeugen, wissen, daß der Begriff „Umwelt" von den erwähnten Experten in größter Breite verstanden wurde und alles erfaßt, was „ganz oder teilweise außerhalb des Körpers entsteht oder wirksam wird". Dazu gehören neben der Luft, die wir atmen, dem Wasser, das wir trinken, der Nahrung, die wir zu uns nehmen, und den Stoffen, mit denen wir beruflich in Kontakt kommen, auch die sog. Lifestyle-Faktoren, d.h. die Umstände unseres persönlichen Lebensstils, wie etwa Zigarettenrauchen, Alkoholverbrauch, Drogenkonsum, Sexualleben usw.; dazu gehören natürlich vorkommende Schadstoffe (wie Sonnenstrahlen, Asbest, Pflanzeninhaltsstoffe) in gleicher Weise wie vom Menschen künstlich erzeugte Noxen (wie Röntgenstrahlen, Chemikalien, Medikamente).

Higginson [5] hat in diesem Zusammenhang eine Makro- und eine Mikroumwelt unterschieden, die allgemeine Umwelt und die persönliche Umwelt jedes einzelnen. Das einzelne Individuum ist nicht in der Lage, die Makroumwelt in entscheidender Weise zu beeinflussen oder zu modifizieren. Ihre Einflüsse sind für ihn unentrinnbar, und die Verantwortung für die Sauberkeit dieser Umwelt liegt bei den Regierungen und den zuständigen Behörden. Die Mikroumwelt dagegen ist die Umwelt, die sich der einzelne selber schafft. Sie schließt die persönlichen Verhaltensweisen ein, die Eßgewohnheiten und die Rauch- und Trinkgewohnheiten, das sexuelle Verhalten, evtl. Medikamentenabusus etc. Eine persönliche Kontrolle und Änderung dieser Umwelt ist durchaus möglich.

In jüngster Zeit (1980) haben die britischen Epidemiologen Doll und Peto nach gründlichem Studium der einschlägigen Literatur in einem Gutachten für den US-amerikanischen Kongreß Schätzwerte der Bedeutung der verschiedenen Umweltfaktoren bzw. -faktorengruppen für das Zustandekommen von Krebs angegeben [1]. Nach ihrer Meinung nehmen wir den Hauptanteil aller krebserzeugenden Substanzen (ca. 35%) mit unserer Nahrung zu uns. Dicht dahinter folgt der Faktor Tabak, auf den allein 30% aller karzinogenen Risiken entfallen. Alle anderen Faktoren und Faktorengruppen sind weit weniger bedeutsam; berufliche Exposition ist in ca. 4% aller Krebstodesursachen zu vermuten, geophysikalische Faktoren in 3%; die Umweltverschmutzung geht mit 2%, Industrieprodukte gehen mit < 1% in die Schätzung ein.

Zu ganz ähnlichen Schätzwerten waren schon vorher andere Experten gekommen. Betrachten wir diese Risiken nun im einzelnen.

Geophysikalische Einflüsse

Unter den geophysikalischen Einflüssen dominieren die Wirkungen der natürlichen Strahlungen, in erster Linie die des Sonnenlichts. Bereits Ende der 20er Jahre machte Molesworth [8] auf die große Bedeutung der Ultraviolettstrahlen für das Zustandekommen von Hautkrebsen aufmerksam. 90% aller Hautkrebse sind an unbedeckten Körperstellen lokalisiert. Dorn und Cutler [2] wiesen auf die mit zunehmender Sonnenscheindauer steigende Hautkrebsfrequenz in den USA hin (auf 100000 der weißen Bevölkerung in Detroit 24, in Philadelphia 39, in San Francisco 90, in Dallas 109 Erkrankungsfälle pro Jahr). In Australien stellt der Hautkrebs die überhaupt häufigste Krebsform dar. In Zentralafrika sind Krebse im Gesichts- und Kopfbereich bei den Weißen relativ häufig; bei den Bantus kommen sie – dank deren Pigmentschutzes – praktisch nicht vor.

Exzessive Sonnenbäder sind karzinogen. Sie sind im Prinzip leicht vermeidbar. Nur: Wer hört schon auf die Warnungen der Hautärzte, solange es als schick gilt, möglichst intensiv sonnengebräunt herumzulaufen!?

Luft- und Wasserverschmutzung

Besondere Aufmerksamkeit hat in den letzten Jahren die Verschmutzung unserer Atemluft durch Abgase der Industrie, der Autos usw. gefunden, und viel Geld ist investiert worden und muß noch investiert werden, diese auf ein tolerierbares Maß zu reduzieren. Bei den krebserzeugenden Schadstoffen in unserer Umwelt handelt es sich vorwiegend um aromatische Kohlenwasserstoffe, wie z.B. Benzo(a)pyren, und Amine; aber auch Asbest (durch Abrieb von Bremsbelägen) kommt in erheblichen Mengen vor. Die Ursachenforschung auf diesem Gebiet krankt an der Schwierigkeit – ja, beinahe Unmöglichkeit –, die Stärke der Umweltexposition des einzelnen Individuums exakt zu messen. Das trifft nicht nur für die Atemluft, sondern auch für das Trinkwasser zu. Prävention auf diesem Gebiet ist Sache des Gesetzgebers.

Berufskrebse, industrielle Noxen

Obwohl die beruflich bedingten Krebse nur einen relativ kleinen Anteil der Umweltkrebse stellen, kommt gerade ihnen doch insofern grundsätzliche Bedeutung zu, weil sie besonders eingehend untersucht worden sind und weil sie besser als andere Neoplasmen als Beweis für die Verhütbarkeit von Krebs dienen können. Bekannte Beispiele beruflich ausgelöster Krebse sind die Karzinome der Nasennebenhöhlen bei Arbeitern in Nickelraffinerien und in holzverarbeitenden Betrieben, die Leukämien bei Benzolarbeitern, der Lungenkrebs bei Arbeitern, die gegenüber Chromaten und Chlormethyläther exponiert sind, das Angiosarkom der Leber durch Vinylchlorid in PVC herstellenden Betrieben und der Blasenkrebs durch Benzidin bzw. β-Naphthylamin bei der Gummiherstellung. Beim Lungenkrebs der Asbestarbeiter liegen offenbar synkarzinogene Wirkungen vor. Nichtrauchende Asbestarbeiter zeigen kein wesentlich erhöhtes Risiko; zigarettenrauchende Asbestarbeiter weisen gegenüber gleich starken Rauchern ohne Asbestexposition ein rund 8fach, gegenüber nicht rauchenden und nicht asbestexponierten gleichaltrigen Personen ein rund 50fach erhöhtes Lungenkrebsrisiko auf [4]. Gesetzgeber und Arbeitgeber haben die Verpflichtung, die Krebsgefährdung am Arbeitsplatz zu minimieren.

Daß eine Prävention beruflicher Krebse möglich ist, zeigen u.a. der Rückgang des Blasenkrebses bei Arbeitern in der Gummiindustrie nach Ersatz des β-Naphthylamins durch andere Vulkanisationsbeschleuniger und das Verschwinden des sog. Winzerkrebses nach dem Verbot des Arsens als Schädlingsbekämpfungsmittel im Weinbau.

Ernährung

Wesentlich bedeutsamer als die bisher genannten Sektoren der Makroumwelt sind die Krebsrisiken unserer Mikroumwelt, unseres persönlichen Lebensstils. Hier steht in der Statistik von Doll und Peto unsere Ernährung mit 35% des geschätzten Gesamtrisikos an erster Stelle.

Der Begriff der Ernährung ist recht komplex. Was wir heute essen, besteht nicht nur aus den eigentlichen Nahrungsmitteln, sondern darüber hinaus aus Nahrungsmittelzusätzen, Konservierungsmitteln, Farbstoffen, Spuren von Pflanzenschutzmitteln und sonstigen Kontaminationen, Verunreinigungen durch Pilze, Bakterien, Viren und sonstige Stoffe, die evtl. eine kanzerogene Wirkung beim Menschen haben können [12].

Als in der Nahrung enthaltene Stoffgruppen mit direkt karzinogener Wirkung – d.h. als Krebsinduktoren – sind hier vor allem zu nennen die polyzyklischen aromatischen Kohlenwasserstoffe wie das Benzpyren, die Nitrosamine und die Mykotoxine.

Benzpyrene entstehen bei der unvollständigen Verbrennung organischer Substanzen. Beispielsweise soll nach Lijinsky und Shubik [7] ein auf Holzkohlenfeuer leicht angekohltes Steak genauso viel Benzpyren enthalten wie etwa 100 Zigaretten. Organische N-Nitrosoverbindungen entstehen beim Zusammenkommen von Nitriten und Aminen in saurem Milieu, also beispielsweise im Magensaft. Mykotoxine, beispielsweise Aflatoxine, treten in verschimmelten Nahrungsmitteln auf. Aflatoxinverseuchte Erdnüsse sollen für die hohen Raten primärer Leberzellkrebse in Afrika verantwortlich sein.

Neben den erwähnten Substanzgruppen kommt wahrscheinlich unphysiologischen Eßgewohnheiten eine wesentliche Bedeutung zu. Überernährung, zu viel Fleisch und Fette und zu wenig faserhaltige Kohlenhydrate kennzeichnen die sog. westliche Ernährung, die heute für die besonders hohe Rate an Darm-, Pankreas-, Prostata- und Brustkrebs in den westlichen Industrienationen angeschuldigt wird. Dabei soll den Fetten (wie auch dem Alkohol) eine Promotorfunktion als Vehikel für fett- bzw. alkohollösliche Karzinogene zukommen.

Die stärksten Argumente für die Rolle der Ernährung bezüglich des Zustandekommens von Organkrebsen stammen aus sog. Migrationsstudien an größeren Bevölkerungsgruppen. So nimmt beispielsweise die Magenkrebsrate japanischer Immigranten in den USA, die die Ernährungsgewohnheiten ihrer neuen Umgebung annehmen, schon in der ersten Filialgeneration ab und gleicht sich in der zweiten Folgegeneration weitgehend an die wesentlich niedriger liegende Rate der eingesessenen Kalifornier an. Andererseits ändert sich die Magenkrebsrate in die USA einwandernder Südamerikaner nicht wesentlich, da diese Gruppen ihre heimischen Ernährungsgewohnheiten beizubehalten pflegen [3].

Die Diätgewohnheiten einer Gesellschaft im Interesse der Krebsprävention ändern zu wollen, ist eine wenig erfolgversprechende Aufgabe. Solange man nicht genau weiß, wie eine krebsverhütende Diät im einzelnen aussehen sollte, muß man sich mit allgemeinen Empfehlungen begnügen, wie etwa:
- Iß weniger, überfriß Dich nicht!
- Reduziere den Fettverzehr!
- Erhöhe den Fasergehalt Deiner Nahrung durch Verzehr von viel Gemüse und Obst!

Tabak

Die wichtigste und am besten erforschte einzelne Krebsnoxe ist zweifellos der Tabak.

Nach dem Bericht des Surgeon General 1982 sind in den USA rund 30% aller Todesfälle durch Rauchen bedingt oder mitbedingt. Es besteht eine deutliche Beziehung zwischen dem Pro-Kopf-Zigarettenkonsum und der Anzahl der Lungenkrebssterbefälle. In der Bundesrepublik Deutschland ist die Zahl männlicher Lungenkrebstodesfälle zwischen 1952 und 1978 von 6296 auf 21 084, also auf mehr als das Dreifache angestiegen [13]. Wenn dieser Trend unvermindert anhält, sind Ende dieses Jahrhunderts allein im Gebiet der Bundesrepublik Deutschland jährlich rund 40 000 männliche Lungenkrebstodesfälle zu erwarten [6].

Zwei Drittel aller Neuerkrankungsfälle an Lungenkrebs traten 1975 in den westlichen Industrienationen auf, in denen besonders stark geraucht wird; mindestens 80% davon wären vermeidbar gewesen.

Nach Ansicht von Doll und Peto sind nur rund 10% aller Lungenkrebse nicht eindeutig auf Tabakkonsum zurückzuführen. Trifft da zu, würde es bedeuten, daß derzeit in der Bundesrepublik pro Jahr etwa 20 000 Lungenkrebstodesfälle vermeidbar wären, wenn nicht mehr geraucht würde! Daß eine solche Vorstellung nicht ganz abwegig ist, wird durch die Tatsache unterstrichen, daß die Lungenkrebssterberate bei den nicht rauchenden Sieben-Tage-Adventisten in den USA über 80% niedriger liegt als bei der amerikanischen Gesamtbevölkerung [11].

Das Risiko an Krebsen der Mundhöhle, des Rachens, des Kehlkopfes, des Ösophagus, der Blase und des Pankreas zu erkranken, wird durch Zigarettenrauchen erhöht. Nach derzeitigen Schätzungen sind weltweit rund 900 000 Krebsfälle pro Jahr auf das Rauchen zurückzuführen [10].

Schlußbetrachtung

Wie eingangs erwähnt, ist unser Wissen über die Ursachen der meisten Krebsformen immer noch sehr bruchstückhaft. Ein Vergleich mit unseren ebenso lückenhaften Kenntnissen über die Ursachen des Waldsterbens drängt sich geradezu auf. Eine optimale Krebsprävention setzt natürlich möglichst genaue Kenntnisse der kausalen Faktoren und Pathomechanismen voraus. Solche Erkenntnisse zu gewinnen, ist Aufgabe der Krebsursachenforschung, eines Teils der Epidemiologie. Auf diesem Gebiet liegen die Dinge hierzulande leider im Argen. Epidemiologie ist in Deutschland noch nie gepflegt worden; sie ist kein Lehrfach an deutschen Universitäten, und es gibt bei uns kaum Forscher und Forschung auf diesem Gebiet.

Die Einrichtung von Sammelstellen von Daten über krebserkrankte Personen in der Bevölkerung, sog. Krebsregister, wird von den ärztlichen Standesfunktionären und den Datenschützern bekämpft – im Interesse der ärztlichen Schweigepflicht und in Respektierung des informationellen Selbstbestimmungsrechts des Individuums, wie es so schön heißt.

Auf diese wichtigen und kontroversen Fragen kann hier nicht näher eingegangen werden; es sollte aber doch wenigstens darauf hingewiesen werden, daß auf diesem Sektor bei uns – im Gegensatz zu vielen anderen Ländern – noch vieles zu verbessern ist, wenn man die Voraussetzungen für eine effektive primäre Krebsprävention schaffen will.

In weiten Kreisen der Öffentlichkeit hängt dem Krebs noch heute das Odium der Unheilbarkeit, des unentrinnbaren Schicksals an. Wenn aber unsere Vorstellungen, daß rund 80% aller Krebs durch Umweltfaktoren hervorgerufen werden, richtig sind, bedeutet das doch, daß der weitaus größte Teil aller Krebse nicht unabänderliches Schicksal ist, sondern prinzipiell vermeidbar wäre, wenn wir unsere Umwelt und insbesondere unseren persönlichen Lebensstil entsprechend den Erkenntnissen der epidemiologischen Krebsforschung ändern würden. Aber gerade hier liegt das Problem: Die große Mehrzahl der Menschen verschließt sich in einer rational nicht erklärbaren Vogel-Strauß-Attitüde den danach zu fordernden Änderungen ihrer Lebensweise. Der einzelne gesteht sich selbst gegenüber nicht ein, daß die weitaus größten Krebsrisiken aus seinem persönlichen Lebensstil resultieren; er sucht die Gründe für sein persönliches Krebsrisiko vielmehr in der Verschmutzung der Umwelt, im Beruf, in chemischen Industrienoxen und möchte letztlich dem Staat die Verantwortung für alles Übel zuschieben.

Für den jungen Menschen ist das Thema Krebsprävention leider noch nicht attraktiv. Die Krebsgefahr liegt ja in weiter Ferne; zunächst einmal wird frisch drauflos geraucht, gefressen und gesoffen. Für den älteren Menschen, der sich Gedanken zu machen beginnt und bereit ist, Konsequenzen zu ziehen, ist es aber zweifelhaft, ob der Zug nicht schon abgefahren ist. Er hat sein Quantum an Krebsnoxen ja längst konsumiert; er kann nur hoffen, daß er die auslösende Schwellendosis – falls es so etwas gibt! – noch nicht erreicht hat.

Selbstverständlich müssen unsere Bemühungen darauf abzielen, unsere Makroumwelt möglichst sauber zu gestalten; aber das allein reicht zur Krebsprävention nicht aus. Primäre Krebsprävention ist auch eine Erziehungsaufgabe. Nur wenn es gelingt, durch geduldige und zähe Aufklärungsarbeit unsere Mitbürger zu überzeugen, daß das Hauptkontingent aller umweltbedingten Krebse auf schädigende Einflüsse unserer Mikroumwelt – unseres eigenen Lebensstils – zurückzuführen ist, kann die primäre Krebsprävention greifen, wird sich die Anzahl verhütbarer Krebse merkbar senken lassen.

Literatur

1. *Doll*, R., *Peto*, R.: The causes of cancer: Quantitative estimates of avoidable risks of cancer in the United States today. J. nat. Cancer Inst. *66* (1981) 1193-1308.
2. *Dorn*, H. F., *Cutler*, S.: Morbidity from Cancer in the United States. Publ. Hlth Monogr. No. 56. Washington, D.C.: U.S. Gov. Print. Off. 1959.
3. *Haenszel*, W., *Kurihara*, M.: Studies of Japanese migrants. I. Mortality from cancer and other diseases among Japanese in the United States. J. nat. Cancer Inst. *40* (1968) 43-68.
4. *Hammond*, E. C., *Selikoff*, I. J., *Seidman*, H.: Asbestos exposure, cigarette smoking and death rates. Ann. N.Y. Acad. Sci. *330* (1979) 473-490.
5. *Higginson*, J.: The importance of environmental factors in cancer. In C. Rosenfeld and W. Davis (Eds): Environmental Pollution and Carcinogenic Risks 1976. IARC Scient. Publ. No. 13, pp. 15-23. Paris: Editions INSERM 1976.
6. *Koller*, S.: Zigarettenrauchen - Luftverschmutzung. Monatskurse ärztl. Fortb. *17* (1967) 180-185.
7. *Lijinsky*, W., *Shubik*, P.: Polynuclear hydrocarbon carcinogens in cooked meat and smoked food. Industr. Med. Surg. *34* (1965) 152-154.
8. *Molesworth*, E. H.: Rodent ulcer. Urol. cutan. Rev. *31* (1927) 543-564.
9. National Cancer Program. The Strategic Plan. Dept. of Health, Educat., Welfare, Publ.No. (NIH) 74-569, January 1973.
10. *Parkin*, D. M., *Stjernswärd*, J., *Muir*, C. S.: Estimates of the wordwide frequency of twelve major cancers. Bull. W.H.O. *62* (1984) 163-182.
11. *Philipps*, R. L., *Kuzma*, J. W., *Beeson*, W. L., *Lotz*, T.: Influence of selection versus lifestyle on risk of fatal cancer and cardiovascular disease among seventh-day adventists. Amer. J. Epidemiol. *112* (1980) 296-314.
12. *Wagner*, G.: Krebs und Ernährung. Kassenarzt *20* (1980) 1751-1772.
13. *Wagner*, G.: Epidemiologie des Krebses. In R. Gross und C. G. Schmidt (Hrsg.): Klinische Onkologie, S. 2.1-2.14. Stuttgart-New York: Thieme 1985.
14. World Health Organization: Prevention of Cancer. Techn. Rep. Ser. No. 267. Genf: WHO 1964.

Prävention bei Herz-Kreislauf-Erkrankungen

U. Laaser

Ohnmacht der modernen Medizin?

Mit den Medien stehen auch große Teile der Gesellschaft der Entwicklung, die unser Gesundheitswesen in den letzten Jahren genommen hat, zunehmend ratlos gegenüber. Die Kostenexplosion mit ihrer immensen Steigerung der Krankheitskosten nach dem Zweiten Weltkrieg ist allenfalls gedämpft, nicht korrigiert. Wohl zu Recht konstatierte eine Spiegel-Serie „Begrabene Illusionen" im Herbst 1980 „die Ohnmacht der modernen Medizin", zumindest wenn man den hohen Kosten die begrenzten Heilungserfolge bei den heute vorherrschenden chronisch-degenerativen Krankheiten gegenüberstellt.

Eines trifft zu: Die Lebenserwartung des Erwachsenen, wenn er einmal die gefährliche Lebensperiode hoher frühkindlicher Sterblichkeit durchlaufen hat, ist seit der zweiten Hälfte des vorigen Jahrhunderts nicht mehr wesentlich verbessert worden. Dementsprechend unterscheidet sich auch die Lebenserwartung des afrikanischen, asiatischen oder gar südamerikanischen Erwachsenen allenfalls bis zu einer Größenordnung von fünf Jahren von westeuropäischen Verhältnissen.

Wie groß ist also die Ohnmacht der modernen Medizin? Der englische Sozialmediziner und Medizinhistoriker McKeown hat in seinem Buch *The role of medicine: dream, mirage or nemesis?* (1976) auf die erstaunlich geringe Änderung der Sterblichkeit durch Lungenentzündungen bei Einführung der Antibiotika in der Mitte der 40er Jahre hingewiesen, obwohl doch gerade die klassische Form dieser Erkrankung im Individualfall in überzeugender Weise beeinflußbar ist. Im Bevölkerungsmaßstab jedoch muß man wohl den Schluß ziehen, daß der Rückgang der Pneumoniehäufigkeit lange vor Einführung der Antibiotika eingesetzt hat und daß seine Stärke allenfalls geringfügig modifiziert worden ist. Die Mißerfolge der Krebsbehandlung liefern ein weiteres Beispiel. So hat die relative Fünfjahresüberlebensrate in Teilen der USA zwischen 1950 und 1973 nur von 39 auf 41% zugenommen (Cancer Patient Survival Report No. 5, 1976 des US-DHEW). Für die Herzinfarktsterblichkeit sind die Verhältnisse differenzierter: In einigen Ländern hat die Sterblichkeit zwischen der Mitte der 60er und Mitte der 70er Jahre eindeutig abgenommen, z. B. in Australien, Belgien, Kanada, Finnland und den USA. Andere Länder, z. B. die Bundesrepublik, Österreich und die Schweiz, stehen sozusagen auf einer schwarzen internationalen Liste, weil in diesen Ländern die Sterblichkeitsraten, wenngleich teilweise langsamer, immer noch zunehmen, allenfalls gleichbleiben.

Weder das eine noch das andere Beispiel spricht letztlich für die „Ohnmacht der modernen Medizin". Die gedankliche Unterscheidung zwischen kurativer und präventiver Orientierung der Medizin – wenngleich in der Lebenswirklichkeit immer miteinander verbunden – zeigt unterschiedliche Zielvorgaben und Potentiale auf.

Rolle der kurativen Medizin

Kurative Medizin zielt auf die Behandlung diagnostizierbarer, also bereits eingetretener Erkrankung ab. Wenn sie mit ihren Mitteln Heilung erreichen kann, dann trägt sie auch zur Lebensverlängerung bei. Dies galt – vielleicht historisch einmalig – teilweise für die Infektionskrankheiten nach Einführung des antibiotischen Arsenals. In jedem Falle aber ist die kurative Medizin in ihrem besten Verständnis – also da, wo sie nicht durch technologische Deformierung zu Inhumanität führt, – in der Lage, Symptome zu mildern, Beschwerden zu erleichtern und damit die Qualität des Lebens zu verbessern.

Option der präventiven Medizin

Im Zeitalter der chronischen, weitgehend irreversiblen Krankheiten jedoch kann Verlängerung der Lebenserwartung bzw. Reduktion der Krankheitslast konzeptionell nur durch Vorbeugung erreicht werden. Dies gilt – im historischen Rückblick – sogar für eine chronische Infektionskrankheit wie die Tuberkulose, an der neben dem Bazillus andere, ebenso wesentliche Faktoren wie Ernährungszustand und Wohnverhältnisse beteiligt sind. Die Chemotherapie und die Einfüh-

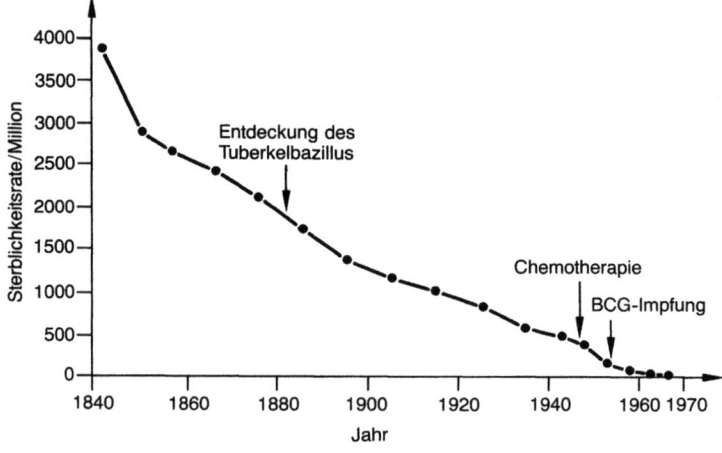

Abb. 1. Lungentuberkulose. Durchschnittliche jährliche Todesrate pro Million (England und Wales)

rung der BCG-Impfung haben allenfalls in der Endphase eines seit dem frühen 19. Jahrhundert rückläufigen Prozesses noch Auswirkungen gehabt *(Abb. 1)*. Die Vorbeugung von Krankheit und die offenbar nur damit erreichbare Beeinflussung des säkularen Krankheitspanoramas war weder im 19. noch im 20. Jahrhundert wesentlich Sache der kurativen Medizin, schon deshalb nicht, weil ihre wichtigsten therapeutischen Technologien erst nach dem Zweiten Weltkrieg allgemeine Anwendung finden konnten. Die entscheidende Frage ist jedoch, ob wir, ähnlich wie für die großen Infektionskrankheiten des letzten Jahrhunderts, für die heute entscheidenden chronisch-degenerativen Volkskrankheiten überhaupt eine präventivmedizinische Option haben. Für die große Gruppe der malignen Erkrankungen scheint dies – abgesehen von einigen wenigen Ausnahmen – im wesentlichen nicht zuzutreffen, da wichtige Determinanten des Krankheitsprozesses entweder unbekannt oder in ihren Interaktionen nicht ausreichend aufgeklärt sind. Die bekannteste Ausnahme betrifft den Zusammenhang zwischen Zigarettenteer und Bronchialkarzinom; vielfach handelt es sich aber um

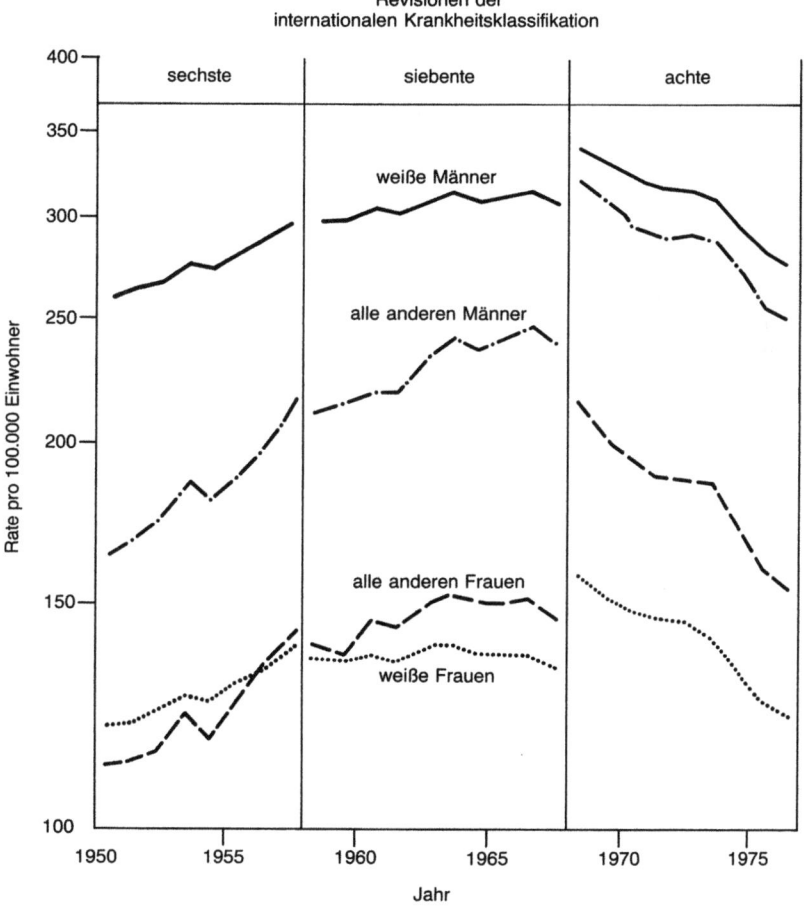

Abb. 2. Altersstandardisierte Sterblichkeitsrate für Herzinfarkt, getrennt nach Hautfarbe und Geschlecht (USA 1950 bis 1976)

Faktoren, deren Änderung nicht möglich oder nicht zumutbar ist, wie etwa Geschlecht und Alter bzw. Zeitpunkt von Schwangerschaften, Zirkumzision usw. Dies ist bei den wichtigsten Herz-Kreislauf-Krankheiten insofern anders, als die epidemiologische Forschung in den letzten 30 Jahren eine Reihe sog. Risikofaktoren identifizieren konnte, durch deren Ausprägung die Krankheitshäufigkeit in großem Umfang erklärt werden kann. Die Abb. 2 zeigt die Entwicklung für die Herzinfarktsterblichkeit in den Vereinigten Staaten während der letzten Jahrzehnte: Einer Phase kontinuierlichen Anstiegs nach dem Zweiten Weltkrieg folgte Mitte der 60er Jahre eine Plateaubildung und schließlich in den letzten Jahren ein deutlicher Abfall. Für die Schlaganfallhäufigkeit wurden schon zwischen den beiden Kriegen parallel mit einem langsamen Rückgang der Hypertonie abnehmende Sterbeziffern beobachtet. Die möglichen Ursachen dieser erfreulichen Entwicklung wurden 1978 auf einer großen Konferenz in Washington, D.C., diskutiert (Proceedings of the Conference on the Decline in Coronary Heart Disease Mortality, NIH-Publication No. 79-1610, May 1979). Im wesentlichen werden zwei Erklärungen vorgeschlagen:
1) Rückgang der Letalität des Herzinfarkts durch schnellere und wirksamere Intensivbehandlung (Frühletalität durch Rhythmusstörungen);
2) Rückgang der Herzinfarktinzidenz durch Veränderungen des Lebensstils mit entsprechendem Rückgang der wesentlichen Risikofaktoren (fettmodifizierte Diät, Hypertoniebehandlung, Raucherentwöhnung).

Veränderungen des Lebensstils wirken sich aller Wahrscheinlichkeit nach auch auf die Letalität v. a. nach Ablauf der ersten vier Wochen aus. Eine abschließende Analyse ist in den Vereinigten Staaten nicht möglich, da eine Registrierung aller Herzinfarktereignisse in ausgewählten Gebieten erst jetzt in enger Kooperation mit dem sog. MONICA-Programm der WHO begonnen wird; bisher standen nur die Mortalitätsziffern zur Verfügung, deren Verbesserung sowohl ein Rückgang der Letalität als auch der Primärinzidenz zugrunde liegen könnte.

Aus dem Gesagten ist bereits deutlich geworden, daß primärpräventive Ansätze die Ursachenkette bis in ihre Anfänge berücksichtigen müssen, auch dann, wenn noch nicht alle Einzelheiten wissenschaftlich geklärt sind. Für die Herz-Kreislauf-Krankheiten kann die in der folgenden Übersicht beschriebene Ursachenkette angenommen werden.

Lebensbedingungen:	soziale Schicht, Lebenslage, Gesellschaftsordnung, soziales Netz;
psychosoziale Faktoren:	„social support", „life events", „decision latitude", coping;
Gesundheitsverhalten:	Rauch-, Ernährungs-, Bewegungsverhalten;
Risikofaktoren:	Zigarettenrauchen, Hypercholesterinämie, Hypertonie, Übergewicht;
Morbidität:	Eintreten von Herzinfarkt oder Schlaganfall u. a.;
Mortalität:	Tod durch Herzinfarkt oder Schlaganfall.

Durch wissenschaftliche Untersuchungen am besten gesichert sind die Bezüge zwischen Herz-Kreislauf-Sterblichkeit und Risikofaktoren. Zur Frage der Morbidität fehlen bisher vollständige Register über längere Zeiträume. Die Daten des Herzinfarktregisters Heidelberg, das mit Unterbrechungen seit 1972 besteht, sind erst in geringem Umfang publiziert. Daß letztlich die allgemeinen Lebensbedingungen eine wesentliche Rolle spielen, wird aus Abb. 3 ersichtlich; danach

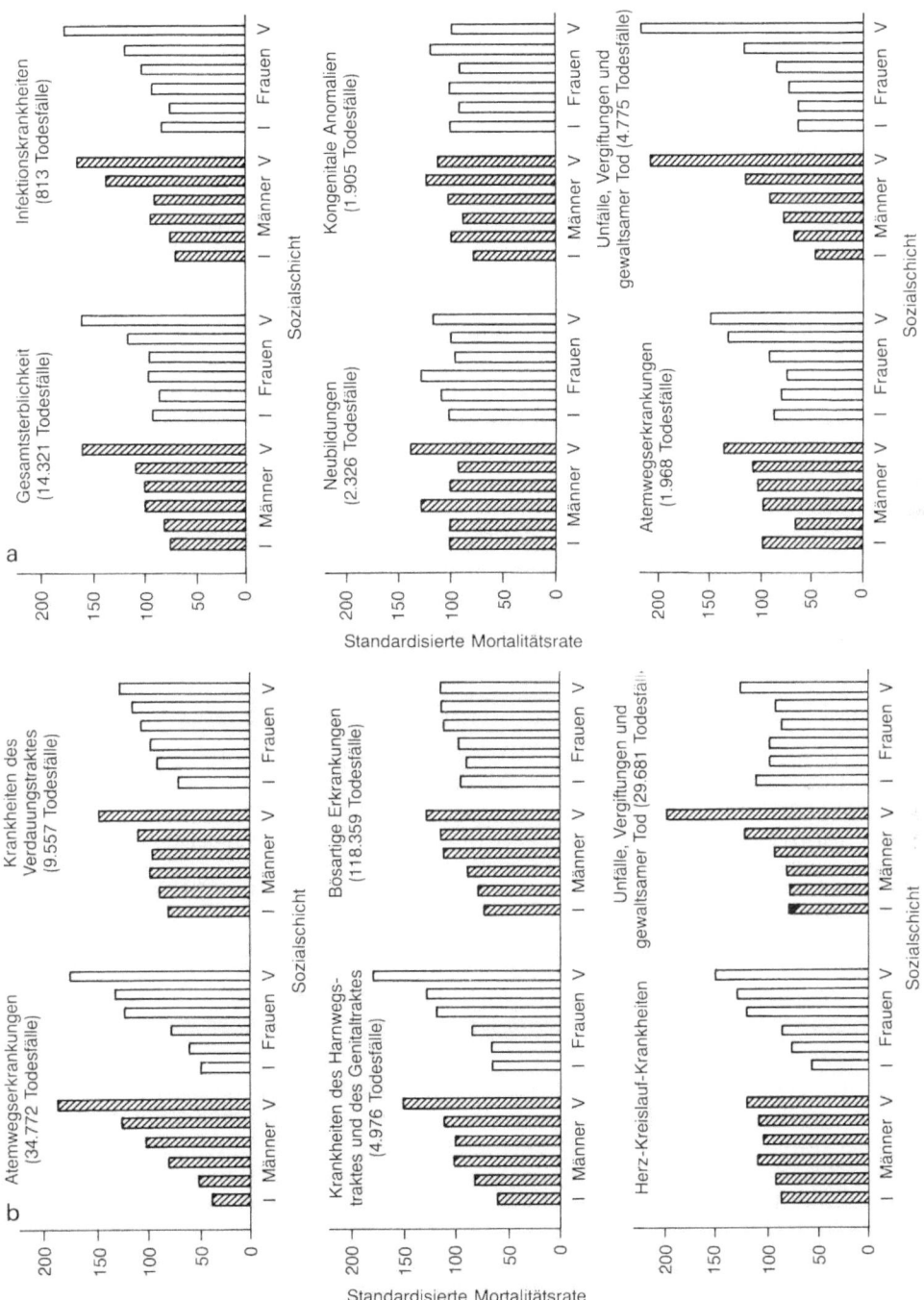

Abb. 3a, b. Abhängigkeit der Sterbeziffern von der sozialen Schichtung. **a** Sozialschicht und Sterblichkeit in der Kindheit (0-14 Jahre). (Aus: Occupational Mortality). **b** Sozialschicht und Sterblichkeit im Erwachsenenalter (Männer und verheiratete Frauen, 15-64 Jahre), nach dem Beruf des Ehemannes. (Aus: Occupational Mortality)

findet sich für alle wesentlichen Krankheitsgruppen in beiden Geschlechtern eine deutliche Abhängigkeit der Sterbeziffern von der sozialen Schichtung. Dieses Bild wiederholt sich übrigens auch für die verschiedensten Krankheitsgruppen im Wachstumsalter (Black Report, Penguin Books 1980).

Umsetzung von Forschungsergebnissen

Im folgenden soll versucht werden, die Schwierigkeiten, die mit der Umsetzung epidemiologischer Erkenntnisse verbunden sind, ausgehend vom Beispiel der Hypertonie, näher zu beschreiben. Die analytisch-epidemiologischen Grundlagen sind seit längerem in der internationalen Diskussion nicht mehr strittig. Aus Daten der bekannten Framingham-Studie [The Framingham Study Monograph, Section 30, N. Paul (ed.) 1980, page 558] ergeben sich relative Risiken für die wichtigsten Gefäßkomplikationen (Herzinfarkt, Herzversagen, atherothrombotischer Schlaganfall, periphere arterielle Verschlußkrankheit) zwischen 2,1 und 8,0. Dies bedeutet, daß erhöhter Blutdruck für alle wesentlichen Gefäßkomplikationen atherosklerotischer Genese ein wichtiger Risikofaktor ist. Die Epidemiologie entschließt sich aber nicht aufgrund rein korrelativer Bezüge zu einer Kausalitätsaussage. Diese stützt sich vielmehr auf die Erfüllung einer Reihe weiterer Kriterien, wie sie in folgender Übersicht aufgeführt sind.

Statistische Assoziationen deuten auf eine Ursache-Wirkung-Beziehung, wenn
1) es sich um enge und gestufte Assoziationen handelt,
2) die zeitliche Abfolge dem Erklärungsmodell entspricht,
3) sich die Assoziationen gleichartig in mehreren Studien finden und sich als unabhängig von anderen Faktoren darstellen lassen,
4) ihre Voraussagekraft hoch ist und bei der Übertragung auf andere Populationen nicht wesentlich an Stärke einbüßt,
5) die spidemiologischen Forschungsergebnisse in Einklang mit anderen Untersuchungen stehen und sich auf plausible pathogenetische Modelle beziehen.
[Nach J. Stamler: Circulation 58:3-19 (1978).]

Drei Jahrzehnte intensiver epidemiologischer Forschung waren notwendig, um alle in der Übersicht genannten Kriterien zu prüfen. Leider wird die epidemiologische Methode oft mit der statistischen Analyse, insbesondere mit statistischen Signifikanzaussagen, verwechselt. Letztere sind allenfalls ein Hilfsmittel der epidemiologischen Logik. Epidemiologische Studien sind übrigens auch nicht unbedingt durch große Zahlen charakterisiert, sondern durch ihren Bevölkerungsbezug, d.h. durch eine weitgehende Ausscheidung aller selektiven Einflüsse. Insofern sind die großen Therapiestudien, die die Wirksamkeit der medikamentösen Hypertoniebehandlung auch im Grenzbereich nachgewiesen haben, eigentlich keine epidemiologischen Studien, sondern großangelegte klinische Versuche. Eine Ausnahme stellt hier vielleicht das Hypertension Detection and Follow-up Program dar, das sich auf ein repräsentatives bevölkerungsweites Screening zur Auswahl der Studienteilnehmer stützt. Andererseits sind solche Versuche notwendig, um das letzte Glied in der epidemiologischen Beweiskette zu schließen, nämlich die Reversibilität des Risikos durch therapeutische bzw.

Tabelle 1. Die Australische Therapiestudie der Milden Hypertonie (Lancet 14 June 80). Angaben in Raten pro 1000 Personenjahre Risikoexposition. [a] $p<0,05$; [b] $p<0,01$

Status	Behandlungsabsicht		Tatsächlich behandelt	
	Therapie	Plazebo	Therapie	Plazebo
Gesamtmortalität und spezifische Morbidität	19,7[a]	24,5[a]	17,2[b]	24,5[b]
Gesamtmortalität			1,7[a]	3,7[a]
– Unspezifisch			0,9	1,2
– Spezifisch	1,1[a]	2,6[a]	0,8[a]	2,5[a]
Spezifische Morbidität			15,5[a]	20,8[a]

interventive Einwirkungen. Ein gutes Beispiel ist der australische Blindversuch mit Freiwilligen, der auch im diastolischen Grenzbereich zwischen 95 und 110 mmHg die Wirksamkeit der antihypertensiven Therapie nachweisen konnte. Tabelle 1 zeigt eine Synopse der Studienergebnisse. Um verzerrende Einflüsse eines selektiven Drop-out unter Behandlung zu eliminieren, wurde sowohl auf der Grundlage erfolgter Behandlung als auch eingeleiteter bzw. beabsichtigter Therapie analysiert. Die Ergebnisse sind eindeutig, allerdings hatte eine kleinere Teilgruppe besonders gute Ergebnisse: solche Probanden, deren Blutdruckwerte in der Kontrollgruppe spontan in den Normbereich zurückfielen. Dies zeigt, daß die medikamentöse Behandlung den pathologischen Gefäßprozeß nur teilweise umkehren kann (sog. fraction of benefit, für die sich auch in anderen Studien Hinweise finden). Je mehr versucht wird, im Bereich verhältnismäßig geringer bzw. sog. Grenzrisiken zu intervenieren, um so strikter müssen die Anforderungen an eine gesicherte Unschädlichkeit des Behandlungsverfahrens sein. Die Ergebnisse des sog. Clofibrat-Versuchs haben dies besonders deutlich gemacht.

Diese Studie wurde unter der Leitung der WHO durchgeführt und sollte die Wirksamkeit eines Lipidsenkers auf die Herzinfarktsterblichkeit prüfen. Da nach 5 Jahren ein negatives Ergebnis vorlag, wurde die Studie abgebrochen, die Behandlungsgruppen wurden jedoch weiter beobachtet und nach fast 10 Jahren einer Reanalyse unterzogen. Dabei ergab sich, daß die nichtkardiovaskuläre Sterblichkeit und die Gesamtsterblichkeit in der früheren Behandlungsgruppe signifikant höher lagen (für die Gesamtsterblichkeit 8,1 vs 6,6 Todesfälle pro tausend Personenjahre). Selbst die Herzinfarktsterblichkeit lag – wenngleich nicht signifikant – in der Behandlungsgruppe mit 3,2 gegenüber 2,9 Ereignissen pro tausend Personenjahre höher. Eine der von den Autoren selbst diskutierten Erklärungen ist eine toxische Spätwirkung des Medikaments. Während der „kontrollierte klinische Versuch" bei eindeutigen Risiken, also etwa unter klinischen Gesichtspunkten, ohne Zweifel indiziert ist und auch mit verhältnismäßig kleinen Zahlen auskommt, ist dies bei Grenzrisiken wie der milden Hypertonie anders.

Die folgende Übersicht listet die wichtigsten Probleme auf: Kontrollierte Versuche zur Reduktion geringer individueller Risiken wie bei der leichten Hypertonie erfordern große Teilnehmerzahlen und ein hohes Maß an Standardisierung in der Durchführung. Große Teilnehmerzahlen und hohe Standardisierungsanforderungen erschweren aber die Repräsentativität. Divergente Studienergebnisse aus verschiedenen Kliniken sind nicht selten; Versuche kleineren Maßstabs kann man jedoch replizieren und dadurch an Sicherheit in der Bewertung gewinnen. Das ist bei Versuchen mit Tausenden von Teilnehmern nicht möglich. Wie sicher aber kann von australischen Freiwilligen auf deutsche Durchschnitts-Patienten geschlossen werden? Diese Problematik muß bei der Beurteilung von Grenzrisiken – um ein solches handelt es sich bei der leichten Hypertonie – berücksichtigt werden.

Möglichkeiten des „kontrollierten klinischen Versuchs" bei Grenzrisiken

Indikation:
- hohes attributables Risiko;

Umfang (n):
- erschwerte Machbarkeit (finanzielle Mittel etc.),
- Repräsentativität (Freiwillige),
- Standardisierung (Homogenität),
- Repetition (Übertragbarkeit);

Behandlung:
- Innerhalb der genetischen „Normalität",
- breit anwendbar,
- wirksam,
[Derzeit nur eingeschränkt verfügbar (Antihypertensiva)];

Unbedenklichkeit:
- höhere Anforderung an den sicheren Ausschluß (vorerst inapparenter)
- Langzeitintoxikationen (-schäden).

Eine handlungsrelevante Bewertung wird noch komplexer, wenn man die derzeitigen, wirklich breit anwendbaren therapeutischen Möglichkeiten einbezieht. Gesichert und für den Arzt unter normalen Rahmenbedingungen erfolgreich handhabbar ist nur die medikamentöse Behandlung, ganz abgesehen davon, daß nur wenige kontrolliert durchgeführte diätetische bzw. andere nichtpharmakologische Therapiestudien vorliegen. Studien zur Wirksamkeit der Reduktion leichter Hypertonie setzen daher fast ausschließlich Antihypertensiva ein. Nun handelt es sich jedoch hier nicht nur um relativ geringe Grenzrisiken, sondern auch überwiegend um Ereignisrisiken, die erst nach mehreren Jahren wirksam werden. Die Langzeitwirkungen von Antihypertensiva lassen sich aber kaum abschätzen. Kontrollierte klinische Versuche stoßen hier an eine weitere prinzipielle Grenze: Vorerst inapparente toxische Langzeitwirkungen können nie mit Sicherheit ausgeschlossen werden. Juvenile Grenzwerthypertonien sollten aus solchen grundsätzlichen Erwägungen heraus nur in Ausnahmefällen medikamentös behandelt werden. Langfristige therapeutische Deviationen von der genetischen Normalität erfordern ein anderes Maß an Unbedenklichkeit als die Wiederherstellung einer Lebenswelt, auf die hin wir in der Evolution programmiert wurden. Die Empfehlung, das Rauchen einzustellen, ist in diesem Sinne unbedenklicher als die Verordnung einer chemischen Substanz (vgl. die Diskussion zu Clofibrat weiter oben).

Plädoyer für quasi-experimentelle Studienformen

Die Schwierigkeiten, die sich der Durchführung von und der Schlußfolgerung aus kontrollierten klinischen Versuchen im Bereich von Grenzrisiken entgegenstellen, sind besonders bedauerlich, da für die Volksgesundheit nicht so sehr die relativen Risiken entscheidend sind, sondern das sog. attributive Risiko: Auch geringe relative Risiken summieren sich letztlich zu einer großen Zahl von Ereignissen, wenn sie in der Bevölkerung weit verbreitet sind. Dies trifft für die sog. biologischen Risikofaktoren (v. a. hoher Blutdruck und Hypercholesterinämie) zu, da sie im wesentlichen normal verteilt sind und im Extrembereich nur mit geringer Häufigkeit auftreten. Wenn man die Bevölkerung in Risikoquintile einteilt, dann trägt das oberste Quintil weniger zur Gesamtzahl aller durch Risikofaktoren verursachten Ereignisse bei als das 2. und 3. Quintil: das sog. präventive Paradoxon.

Welche Möglichkeiten des wissenschaftlich begründeten Vorgehens bleiben uns trotz der genannten Schwierigkeiten für diesen unter Präventionsgesichtspunkten so wichtigen Bereich des Grenzrisikos? Den Schlüssel stellt das individuelle Risikoverhalten dar, das (vgl. Tabelle 1) einerseits auf Risikofaktoren und Folgekrankheiten bestimmend einwirkt, andererseits von psychosozialen Determinanten und Lebensbedingungen abhängig ist. Da die Spätwirkung von Medikamenten durch kontrollierte klinische Versuche nie sicher ausgeschlossen werden kann (es wären Versuche von 10 oder 20 Jahren Dauer notwendig), richten sich die interventiven Anstrengungen überwiegend auf den Verhaltensbereich und seine Determinanten. Während früher stärker die autonome Entscheidungsfähigkeit des Individuums im Vordergrund stand, werden heute psychosoziale Faktoren, besonders im Sinne von „social support", als entscheidend angesehen; d. h. die Intervention kann nicht beim einzelnen, sondern muß in der Gruppe bzw. der Wohnbevölkerung erfolgen. Von daher ist es nur ein Schritt zu Studien, die sich auf ganze Städte bzw. Stadtteile und Bevölkerungsgruppen richten. Einer der ersten Versuche dieser Art war der European Multifactorial Risk Prevention Trial der WHO, in den ca. 80 Betriebe in 4 Ländern einbezogen waren. Tabelle 2 zeigt, daß die Ergebnisse für die beteiligten Länder durchaus unterschiedlich ausfielen, in England sogar entgegen der Studienhypothese. Während

Tabelle 2. Inzidenz- und Mortalitätsdifferenzen in % zwischen Interventions- und Kontrollgruppen für die teilnehmenden Länder (6-Jahresrate in % für die Kontrollgruppe in Klammern). [Aus: WHO European Collaborative Group: Multifactorial trial in the prevention of coronary heart disease: 3. Incidence and mortality results. European Heart Journal 4 (1983) 141–147]

	Großbritannien	Belgien	Italien	Krakau	Gesamt
Herzinfarktsterblichkeit	+8 (2,0)	−21 (1,4)	−30 (2,1)	−20 (0,8)	−7,4 (1,6)
Alle Herzinfarkte	+5 (4,2)	−24[a] (2,7)	−14 (5,0)	−20 (1,8)	−3,9 (3,4)
Gesamtsterblichkeit	+14 (4,2)	−17[a] (4,0)	−6 (4,5)	−22 (3,3)	−2,7 (4,2)

[a] $p < 0,05$

Betriebe noch in größerer Zahl bewältigt werden können und eine Randomisierung von daher möglich ist, ist es aus logistischen Gründen nahezu undenkbar, bei Stadtgemeinden mehr als 5–10 Einheiten innerhalb einer Studie zu berücksichtigen. Dies schränkt das Randomisierungspotential beträchtlich ein, ganz abgesehen von der Unmöglichkeit, eine auf Lebensstilveränderung gezielte Gesundheitserziehung blind oder gar doppelt-blind einzusetzen. Bei Gemeindestudien kommen daher nur sog. quasi-experimentelle Designs in Frage, die wesentliche Voraussetzungen der statistischen Signifikanztestung nur unzureichend erfüllen. Die folgende Übersicht listet die Schwierigkeiten und Einschränkungen für die Durchführung von gemeindebezogenen Studien auf.

1) Konzeptionell (Kausalität):
   – offenes Design, kein „Blinding";
   – quasi-experimentelles Design, keine Randomisierung, fehlende Unabhängigkeit.
2) Partiell:
   – monofaktorielle Analysen,
   – finanzielle und logistische Restriktionen.
3) Potentiell:
   – Referenzpopulation, Komparabilität vs „Kontamination";
   – säkularer Trend,
   – Ergebnisrelevanz, lange Studiendauer.

Der entscheidende Vorteil solcher Studien für Fragen der Lebensstilveränderung, wie sie bei der primären kardiovaskulären Prävention wesentlich sind, liegt aber darin, daß die sozialen Bezüge der Menschen in ihrem unmittelbaren Lebensraum interventiv genutzt werden können. Damit werden die Versuche, den Lebensstil zu beeinflussen, überhaupt erst aussichtsreich, vor allem auch, was die langfristige Stabilisierung solcher Verhaltensänderungen angeht.

Die deutsche Herz-Kreislauf-Präventionsstudie als Beispiel für eine interventive Epidemiologie

In der Bundesrepublik wird seit dem Jahr 1984 erstmals eine solche Studie in großem Maßstab durchgeführt: die Deutsche Herz-Kreislauf-Präventionsstudie (DHP). Die DHP hat es sich zum Ziel gesetzt, innerhalb eines Zeitraums von 8 Jahren in typischen deutschen Gemeinden (Großstadt, Kleinstadt, Land) nachzuweisen, daß durch ein definiertes Programm der Gesundheitserziehung die Herz-Kreislauf-Sterblichkeit signifikant gegenüber der generellen Entwicklung in der Bundesrepublik gesenkt werden kann. Die Maßnahmen der DHP richten sich vor allem auf die noch gesunde Bevölkerung, z.T. noch vor der Ausprägung von Risikofaktoren (primordiale Prävention). Die Früherkennung von Risikofaktorenträgern (primäre Prävention) bzw. Maßnahmen der sekundären und tertiären Prävention spielen nur eine geringe Rolle (vgl. Tabelle 3). Insofern die oben charakterisierten Verhaltensweisen ihrerseits Teil eines komplexeren Alltagsverhaltens sind, geht die DHP über den engeren medizinischen Bereich deutlich hinaus und arbeitet entsprechend eng mit Institutionen und Gruppierungen im allgemeinen Sozialbereich zusammen. Dies ist einerseits geboten, um die entsprechende Breitenwirksamkeit zu erzielen und die geringen zur Verfügung ste-

Tabelle 3. Zur Terminologie des Interventionsbegriffs

Bezug	Primordial	Primär	Sekundär	Tertiär
Deskription	Vor Risikofaktorenreduktion	Zur Risikofaktorenreduktion	Direkt nach Ereignis	Nach Therapie
Zielgruppe	Alle (Gesunde)	Merkmalsträger	Patienten	Rehabilitanden
Maßnahmen	Lebensstil	Lebensstil und medizinisch	Medizinisch	Sozialmedizinisch
Gültigkeit	Allgemein	Weitgehend allgemein	Spezifisch	Spezifisch
Terminus	Promotion (Gesundheitsförderung)	Prävention	Therapie	Rehabilitation

henden Ressourcen zu erweitern. Andererseits empfiehlt sich dies aber auch, um eine möglichst breite Motivation zu erzeugen. Menschen, die noch nicht krank sind bzw. noch nicht einmal Risikofaktoren entwickelt haben, sind – vor allem in jüngerem Alter – schwer durch den Hinweis auf die chronische Krankheit zu motivieren. Besser gelingt dies, wenn die komplexe Einbettung von Risikoverhaltensweisen genutzt wird und z. B. Empfehlungen zur Salzreduktion eingeschlossen werden in Ratschläge für eine allgemeine Verbesserung der Ernährungsqualität: Viele interessieren sich für gutes und gesundes Essen, relativ wenige für die Salzreduktion als Spezialproblem. Eine umfassende Betrachtung ist auch angebracht, wenn eine selektive schichtbezogene Wirksamkeit von Interventionsmaßnahmen vermieden werden soll. Gerade den benachteiligten Bevölkerungsgruppen, wie sie auch in der Bundesrepublik zumindest im einkommensstatistischen Sinne existieren, müssen besondere Hilfen angeboten werden, um ein interventives Programm zur Gesundheitsförderung auch unter ihren Lebensbedingungen nutzen zu können. Die im modernen Verständnis eher analytisch-methodisch orientierte Epidemiologie gewinnt hier eine zusätzliche Dimension, nämlich nicht nur zu analysieren, was „im Volke vor sich geht", sondern zu verstehen, „was auf dem Volke lastet" (ἐπὶ δῆμον λέγειν).

Dieser Anspruch an die Epidemiologie, nämlich ihre Erkenntnisse allen Bevölkerungsschichten auch tatsächlich nutzbar zu machen, geht auf eine für längere Zeit unterbrochene Tradition gerade der deutschen Epidemiologie zurück. Finden sich doch die ersten epidemiologischen Denkmodelle in Deutschland bei Virchow (Untersuchung der Typhusepidemie in Oberschlesien) und bei Semmelweis (Untersuchung des Kindbettfiebers im Wiener Spital). Beide Modelle haben sich mit dem Auftreten von Infektionskrankheiten in benachteiligten Bevölkerungsgruppen befaßt. Hier lassen sich zweifellos auch Analogien zum Bereich der chronischen Krankheiten herstellen, wie sie so eindrücklich in dem oben erwähnten Black Report beschrieben worden sind.

Literatur

1 Mc Keown, Th.:
  The role of medicine: dream, mirage, or nemesis?
  Oxford: The Nuffield Provincial Hospitals Trust 1976.
2 Cancer Patient Survival Report No. 5:
  Bethesda, Maryland: U.S. Department of Health, Education, and Welfare 1976,
  DHEW Publication No. (NIH) 77-992.
3 Thom, Th. J., Epstein, F. H., Feldman, J. J. et al.:
  Trends in total mortality and mortality from Heart Disease in 26 Countries from 1950 to 1978.
  Intern. J. of Epidemiol. 14 (1985) 510-520.
4 Proceedings of the Conference on the Decline in Coronary Heart Disease Mortality,
  NIH-Publication No. 79-1610, May 1979.
5 Townsend, P.; Davidson, N. (Eds.):
  Inequalities in Health. The Black Report.
  Harmondsworth: Penguin Books 1982.
6 Paul, N. (Edit.):
  The Framingham Study Monograph, Section 30.
  1980 S. 558.
7 A co-operative trial in the primary prevention of ischaemic heart disease using clofibrate.
  Report from the Committee of Principal Investigators.
  British Heart J. 46 (1978) 1069-1118.
8 Forschung und Entwicklung im Dienste der Gesundheit.
  Programm der Bundesregierung 1983-1986. Der Bundesminister für Forschung und Technologie (Hrsg.). Bonn 1983.
9 Stamler, J.:
  Life Styles, Major Risk Factors, Proof and Public Policy Circulation 58 (1978) 3-19.
10 The Australian Therapeutic in Mild Hypertension. Report by the Management Committee.
  Lancet I (1980)1261-1267.
11 WHO European Collaborative Group (Edit.):
  Multifactorial trial in the prevention of coronary heart disease: 3. Incidence and mortality results.
  Europ. Heart J. 4 (1983) 141-147.

Gruppenarbeit in der Prävention

B. Geue

Lange Zeit hatten Gruppen keinen Stellenwert innerhalb des Gesundheitssystems. Zwar gab es seit Jahrzehnten bekannte Organisationen (wie etwa die „Anonymen Alkoholiker"), die sich um bestimmte Patientenkreise sorgten. Doch hatten diese Vereinigungen eher einen sozialfürsorgerischen und weniger einen gesundheitlich-therapeutischen, geschweige denn präventiv orientierten Charakter. Mit den Patientenkollektiven und Selbsthilfegruppen entstanden dann Ende der 60er Jahre völlig anders geartete Gruppierungen.

Deren Selbstverständnis war u. a. geprägt durch den Schlachtruf nach „Aufhebung der Unmündigkeit des Patienten"; es äußerte sich lautstark im rigorosen Anspruch auf Selbstbestimmung des einzelnen anstelle einer als entwürdigend empfundenen, kritiklosen Anpassung an die Sachzwänge des Gesundheitswesens. Die emanzipatorischen und sozialkritischen Positionen dieser Organisationen führten zu einem völlig neu definierten Verständnis der Beziehungen zwischen Betroffenen und professionellen Helfern. Nicht zuletzt deshalb wurde die sich abzeichnende Entwicklung von den „etablierten" Berufs- und Verwaltungsgruppen des Gesundheitssystems mit Mißtrauen und Ablehnung betrachtet.

Die Erkenntnis in die Notwendigkeit neuer therapeutischer Vorgehensweisen im Kampf gegen die modernen „Zivilisationskrankheiten" brachte dann einen allmählichen Einstellungswandel mit sich. Dogmatische Positionen auf allen Seiten verloren zusehends an Einfluß; an ihre Stelle traten pragmatische Überlegungen zur Nutzbarkeit zusätzlicher kurativer und präventiver Möglichkeiten: Die Gruppe fand als Übungs- und Lernfeld zur Bewältigung der Risikofaktoren und als gesundheitsorientiertes Trainingssystem im Vorfeld der Krankheit ihre Einbeziehung in das Spektrum einer modernen Heilkunde.

Warum sind Gruppen für die Gesundheitsversorgung notwendig geworden?

Nicht nur für Experten ist seit längerer Zeit offenkundig, daß das „Gesundheitssystem" in der Bundesrepublik zunehmend insuffizient wird; einmal deshalb, weil die Kosten in einem solchen Ausmaß gestiegen sind, daß in absehbarer Zeit der ganze Staatshaushalt dafür verwendet werden müßte (was natürlich unsinnig und damit sogar in der Politik unmöglich ist). Zum anderen haben die ständig wachsenden Ausgaben keineswegs zu einer Abnahme von Erkrankungen, Behinderungen oder gar Todesfällen geführt; an die Stelle der erfolgreich bekämpften

Noxen treten neue Leiden, und nach wie vor müssen alle Menschen sterben – der Fortschritt zeigt damit seine immer deutlichere, aber lange Zeit nur zu gerne übersehene Schattenseite.

Wir verdanken zwar der naturwissenschaftlich ausgerichteten Medizin des ausgehenden 19. Jahrhunderts die erfolgreiche Ausrottung von Seuchen und Epidemien. Doch die rein monokausal denkende, pathophysiologisch ausgerichtete Kuriertechnik muß passen, wo es um die Behebung der immer stärker verbreiteten multifaktoriellen Schäden geht. Diese sog. Zivilisationskrankheiten mit ihrem meist chronischen Verlauf entziehen sich einer Therapeutik, die genau eine zu bestimmende Ursache durch einen pharmakologischen oder technologischen Eingriff zu reparieren sucht.

Wo das Gesamtsystem „Mensch" nachhaltig aus dem Lot gebracht worden ist, vermag die Manipulation eines einzelnen Kriteriums wenig auszurichten; die ausschließliche Behandlung etwa des Diabetes mellitus durch Gaben von Insulin *ohne* gleichzeitige Patientenschulung und Ernährungsumstellung ist bekanntlich auf Dauer vergeblich und sinnlos. Das gleiche gilt entsprechend auch für so unterschiedliche Problembereiche wie den rheumatischen Formenkreis, die verschiedenen Arten chronischer Abhängigkeit oder das Asthma bronchiale.

Doch selbst bei vielen der sog. Akutkrankheiten stellt sich zunehmend heraus, daß deren psychosomatisch bedingter Anteil lange Zeit unterschätzt wurde. Atem- und Verdauungsbeschwerden, Haltungsschäden oder vegetative Dysregulationen können oft nur auf dem Hintergrund falscher Lebensziele oder schädlicher Lebensführung verstanden werden. Eine Behandlung, die hier ausschließlich an den klinischen Symptomen ansetzt, richtet nur wenig aus, wie jeder niedergelassene Praktiker weiß.

Schließlich gilt es noch zu bedenken, daß ein verantwortungsbewußtes therapeutisches Vorgehen auch dann zu erfolgen hat, wenn ein pathologischer Prozeß bereits absehbar ist. Das Modell der Risikofaktoren (vom Zigarettenrauchen bis zu den erhöhten Blutfetten) hat sich ja deshalb allgemein durchsetzen können, weil epidemiologische Erkenntnisse einen eindeutigen Zusammenhang zwischen dem Auftreten dieser Faktoren und der Häufigkeit etwa von Herzinfarkten nahegelegt haben. Die erfolgreiche Abwendung einer bedrohlichen Entwicklung setzt aber voraus, daß der gefährdete Mensch selbst anders lebt und dadurch die selbstschädigenden Tendenzen zum Stillstand bringt – nur deshalb bleibt dann, wenn überhaupt, der erwartete Folgeschaden aus.

Aber ist es wirklich nur entscheidend, Krankheiten rechtzeitig vorauszuahnen oder Schäden zu kurieren? Fast alle Menschen kommen ohne Störungen oder Schäden zur Welt; Gesundheit besitzt man, Krankheiten und Behinderungen entstehen erst im Verlauf des weiteren Lebens. Wäre es da nicht die primäre Aufgabe einer als solche recht verstandenen „Heil"kunde, Bewahrung und Gestaltung der unbeeinträchtigten und ungeminderten Lebenskraft in den Mittelpunkt zu rücken? Und das, ohne die Legitimation dafür über den Umweg der Angst vor möglichen Schäden zu nehmen?

Alle diese Überlegungen lassen den Schluß zu, daß es für jeden einzelnen wichtig und lohnend ist, durch angemessene Lebensführung eine optimale Erhaltung seiner Gesundheit anzustreben – ganz gleich, wie sehr vielleicht die Vitalität schon beeinträchtigt ist. Die fachliche und auch ärztliche Unterstützung

zum Erreichen dieses Ziels wird durch die *Prävention* geleistet. Dabei lassen sich unterscheiden:
- die primäre Prävention zur Bewahrung und Gestaltung der Gesundheit;
- die sekundäre Prävention zur Bekämpfung von Risiken und akuten Erkrankungen;
- die tertiäre Prävention zur vitalen Bewältigung von Behinderungen und chronischen Leiden.

Welche Bedeutung haben nun Gruppen bei der Lösung dieser Aufgaben? Wenn die individuelle Veränderung von Einstellungen und Verhaltensweisen die unerläßliche Grundlage für ein erfolgreiches Vorgehen ist, so kommt den Einflüssen des sozialen Umfelds eine große Bedeutung zu. Schädliche Gewohnheiten, Vorlieben und Moden lassen sich häufig auf soziale Faktoren zurückführen; man denke nur an Trinksitten, Ernährungsprobleme oder falschen Umgang mit Streß. Genauso können auch positive Wirkungen durch das zwischenmenschliche Umfeld verstärkt werden, wie neuere Forschungen über das Zusammenleben intakter kultureller oder religiöser Gemeinschaften nachgewiesen haben.

Für die „Anonymen Alkoholiker" etwa war diese Erkenntnis bereits im vorigen Jahrhundert die Grundlage ihrer Arbeit. Doch die professionalisierte Heilkunst erkannte die therapeutische Bedeutung des Geschehens nicht, obwohl die Erfolgsquote bei der Bewältigung krankhafter Abhängigkeit imponieren mußte. Da sich aber die dabei wirksamen Mechanismen nicht dem Repertoire ärztlicher Vorgehensweisen zuordnen ließen, konnte die funktionelle Wirksamkeit solcher Gruppen leicht auf die sozialfürsorgerische Komponente reduziert werden, obwohl hier der Prozeß der tertiären Prävention maßgeblich gestaltet wurde.

Niemand anders als die Betroffenen selbst können die Fülle der Aufgaben in die Hand nehmen, die sich aus der besonderen Situation der chronischen Erkrankung ergeben; nicht nur deshalb, weil die dazu nötigen Mittel oder Fachleute kaum aufzutreiben wären; es ist doch ein pathologisches Versorgungsmodell, das einen in seiner Leistungskraft eingeschränkten Menschen zeitlebens in die völlige Abhängigkeit von fremder Hilfe bringen will. Nur durch den Verbleib in der „normalen Gesellschaft", aber in gegenseitiger Unterstützung der in gleicher Weise Belasteten, entsteht jenes Maß an Rückhalt und Solidarität, das zur eigenständigen Bewältigung des Alltags motiviert.

Das gleiche gilt für den Bereich der sekundären Prävention, etwa in Fragen der Streßbewältigung, des Abbaus von Übergewicht oder von Bewegungsmangel. Kein noch so engagierter Arzt, kein Therapeut ist in der Lage, viele Menschen auf Dauer und zur gleichen Zeit so zu aktivieren, wie dies eine Gruppe kann. Außerdem unterstützt die Gemeinschaft jedes ihrer Mitglieder bei der Durchsetzung gemeinsamer Ziele und sorgt von sich aus für die evtl. nötige Korrektur, wenn Abweichungen vom gemeinsamen Kurs auftreten. Zu denken ist dabei an das Einhalten von Diätplänen, die Organisation von Lauftreffs und andere Gemeinschaftsaktionen, die nicht „verordnet", sondern nur miteinander durchgeführt werden können.

Noch weitgehend unbeackert ist das Feld der primären Prävention, obwohl gerade hier die gesundheitlich wichtigsten und für die Volksgesundheit bedeutsamsten Weichen zu stellen sind. Die Arbeit mit jungen Eltern, in Kindergärten, in Schulen und Betrieben schafft erst die Grundlage dafür, daß „Gesundheit" nicht nur ein allgemein hochgeschätzter Wert ist, sondern auch in Lebenspraxis umgesetzt wird. Anleitung und gemeinsames Einüben von Verhaltensweisen, besonders in den Bereichen Ernährung, Bewegung, Entspannung und Kreativität erschweren jede pathologische Entwicklung und bringen den einzelnen zur tätigen Selbstbeteiligung an seiner Vitalität.

Was können Gruppen in der Gesundheitsversorgung leisten?

In der Praxis sind je nach Aufgabenstellung und Organisationsform drei Modelle mit unterschiedlichem Charakter bekannt:
1) Die „klassische" Selbsthilfegruppe: Ihre Mitglieder organisieren ohne die ständige Einbeziehung von Fachleuten gegenseitige Hilfestellung (wie etwa die „AA" – die „Anonymen Alkoholiker" – oder als „EA" der Zusammenschluß von psychisch aus dem Lot Gekommenen).
2) Die therapeutisch geleitete bzw. betreute Übungsgruppe: Dazu gehören z. B. die Herz- oder Koronargruppen, die unter Anleitung von qualifizierten Fachkräften spezifische Leistungsziele anstreben (Reduktion des Übergewichts, angemessene Streßbewältigung, bessere körperliche Belastbarkeit).
3) Gesellschaftliche Gruppen ohne direkte gesundheitliche Zielsetzung: Diese Gruppen können als Multiplikatoren genutzt werden. Besonders die in der „kommunalen Prävention" gewonnenen Erfahrungen haben dabei deutlich gemacht, daß sich auf Vereinsebene oder in Stadtteilgemeinschaften die Änderung von Verhaltensweisen gut in die Wege leiten läßt. Wenn alle diejenigen, die ohnehin gut miteinander auskommen, an einem Strang ziehen, dann fällt es jedem einzelnen wesentlich leichter, mit den anderen zusammen den Winterspeck abzutrainieren oder das Rauchen aufzugeben.

So unterschiedlich auch die Gründe sein mögen, die zur Bildung einer Gruppe geführt haben, als Instrument zur Erreichung eines gemeinsamen Ziels erfüllt sie ihre Aufgabe in mehrfacher Hinsicht und kann unter den folgenden Gesichtspunkten eingesetzt werden:
1) Sie bildet eine Informationsbörse, die jedem Interessenten das aktuelle Wissen über das Leitthema (wie Nährwerte, Kochrezepte oder Adressen von Spezialkliniken) verfügbar macht, ihm dadurch Sachkunde vermittelt, konstruktive Auseinandersetzung ermöglicht und Problemverarbeitung erleichtert. Fachliteratur, Vorträge und Trainingsseminare, auch überregionale Treffen leisten dabei wertvolle Hilfe.
2) Sie ist ein Trainingsfeld, das den Weg vom Nachdenken zum Handeln erleichtert. Hier besteht die Möglichkeit, das Gehörte auch praktisch zu erproben, ohne daß ein Fehler gleich katastrophale Folgen haben muß (etwa das Spritzen beim Diabetiker oder die bislang mißlungene Selbstbehauptung gegenüber einem problematischen Hausbewohner im Rahmen eines Selbstsicherheitstrainings). Da jemand nur beibehält, was auch trainiert wurde, ist dieser Punkt besonders bedeutsam.
3) Sie bleibt eine Rettungsmannschaft, die zwar von ihren Mitgliedern Belastbarkeit und Energie fordert (so beim Einhalten von Diätplänen oder Bewe-

gungsvorgaben), und nicht zur alles wieder gutmachenden Feuerwehr werden darf. Andererseits muß sie bereit sein, den einzelnen aufzufangen und zu unterstützen, wenn eine unvermeidliche Krise auftritt – wie etwa ein psychisches Tief in einer Fastenwoche, Konflikte am Arbeitsplatz wegen der Aufgabe des Rauchens oder der Reduzierung des Alkoholkonsums bei Geburtstagsfeiern.

4) Sie wirkt als Verstärkungsinstrument; denn durch die Gemeinschaft wird die Richtigkeit des einmal eingeschlagenen neuen Kurses erlebt und bestätigt. Damit verringert sich gleichzeitig der wirksame Einfluß anderer Gruppen (Kollegenkreis, Nachbarschaft), der falsche oder schädliche Angewohnheiten unterstützt hat. Nur dank dieser sozialen Aufrechnung können Verhaltensweisen dauerhaft in neue Bahnen gelenkt werden.

5) Sie beeinflußt das persönliche Wertsystem und hat dadurch entscheidende Konsequenzen für das Lebenskonzept des Menschen. Somit bekommt jede wesentliche Änderung von Einstellungen und Handlungen grundsätzlichen Charakter und wird deshalb zur Überzeugungssache. Erst auf dem Hintergrund dieses Zusammenhangs erklärt sich etwa die Beständigkeit von modischen Trends, wie bestimmten Diätformen, Aerobic oder Jogging. Diese Gesetzmäßigkeit ist ebenso bei anderen Themen wirksam und deshalb für die Arbeit mit Präventionsgruppen wichtig.

Der Bogen der Einsatzmöglichkeiten spannt sich also sehr weit. Von der informellen Dienstleistung bis zur sozialtherapeutischen Aktivierung reicht das Panorama, und die Instrumente zur erfolgreichen Gestaltung beliebiger Programme sind ebenso vielfältig wie vielseitig: Da gibt es Rollenspiele, Entspannungsübungen, den Einsatz neuer Medien, praktische Arbeitsprogramme (Kochkurse) und jede Form kreativer Betätigung.

Kleine (von zwei oder drei Personen aufwärts) bis größte (400–500 Zuhörer) Einheiten sind je nach Aufgabe denkbar, und das entweder im Rahmen speziell zusammengesetzter Gruppen (etwa zur Streßbewältigung in einer therapeutischen Praxis) oder in bereits vorhandenen sozialen Einheiten (einer Metzgerinnung zur Entwicklung salzarmer Lebensmittel, im Sportverein zur Ergänzung des Konditionstrainings durch Informationen zur Lebensführung). Diese universellen Möglichkeiten, die überdies noch wesentlich kostengünstiger sind als jede Form individueller Motivierung und Betreuung, machen die Gruppe zum entscheidenden Instrumentarium jeder Form von Prävention.

Paradigmatische Beispiele für den Einsatz von Gruppen im Gesamtbereich der Prävention

Noch vor kurzem und über lange Zeit hinweg nahmen fast alle Gesundheitsaktivitäten lediglich einen Ausschnitt der Thematik in Angriff (etwa *nur* Bewegung, *ausschließlich* Ernährung oder *begrenzt auf* Entspannung) und propagierten damit ein einziges Prinzip der Lebensführung als Konzept von Gesundheit „an sich". In den letzten Jahren haben sich dagegen zunehmend auch Initiativen auf präventivem Sektor gebildet, die ein umfassenderes und ganzheitlicheres Verständnis der Thematik in ihr Angebot einfließen ließen.

Neben ideologisch fixierten, parawissenschaftlichen oder von den sog. Jugendsekten offerierten Programmen entstanden auch Modellversuche auf der Basis gesicherter medizinischer und verhaltenswissenschaftlicher Erkenntnisse. Ihnen ist gemeinsam, daß ein interdisziplinäres Team durch qualifizierte Kurs- und Vortragsprogramme Hilfe zur Selbsthilfe leistet. Dabei geht es nicht um Indoktrination, sondern um Einsicht, Motivation und pragmatische Veränderungen – also um die Befähigung des einzelnen, sich eigenverantwortlich und selbstkritisch um sein Wohlergehen zu sorgen.

Zu nennen sind hier unter anderem:
- die „Kommunale Prävention", ursprünglich im Bereich der Orte Eberbach und Wiesloch (Baden-Württemberg) angesiedelt und als Aktion der Solidarität durch die Bürgerschaft selbst organisiert;
- die „Aktion Gesundheit", im Rahmen der AOK des Kreises Mettmann (Nordrhein-Westfalen) als regionale und flächendeckende Aktivität im Kampf gegen die Risikofaktoren gedacht;
- der „Gesundheitspark" der Münchner Volkshochschule, als Lernzentrum für psychophysische Gesundheitsvorsorge konzipiert;
- das „Mergentheimer Modell" des „Instituts für Gesundheitsbildung" mit dem Auftrag, für die Kurgäste des Heilbads und die Bürgerschaft des Main-Tauber-Kreises (Baden-Württemberg) ein positives System gesunder Lebensführung praktisch umzusetzen.

Die Arbeit in Bad Mergentheim, über die hier exemplarisch berichtet werden soll, verwendet Gruppenangebote auf zweierlei Weise. Mit diesen unterschiedlichen Strategien strebt man eine möglichst optimale Umsetzung der Aufgabenstellung an.

Von der Großgruppe zur spezialisierten Übungseinheit

Da niemand gezwungen werden soll, sich „gesundheitsbewußt" zu verhalten, wurde ein Einschleusungssystem geschaffen, das einen individuellen Zugang zur Praxis veränderter Verhaltensweisen ermöglicht. Es beginnt mit dem „Gesundheitsforum" (durchschnittlich 200 Teilnehmer), bei dem der einzelne relativ passiv bleiben kann und von Wissenschaftlern und Ärzten wichtige Informationen über Gesundheitsfragen erhält. Doch schon hier erfolgt im Plenum der Dialog mit dem Besucher, so daß schon auf dieser eher unverbindlichen Ebene die persönliche Ansprache gegeben ist.

Wer sich intensiver mit dem Grundthema beschäftigen möchte, kann regelmäßig an einer Informationsgruppe teilnehmen, die ca. 12–16 Personen umfaßt. Dort findet die Aussprache über die Grundsätze gesunder (nicht krankheitsdefensiver) Lebensführung statt, und zwar orientiert an dem für die heutige Zeit adaptierten Konzept der klassischen Diätetik als System ganzheitlicher Lebensführung.

Für denjenigen, der noch vertiefter einzelne Schwerpunktbereiche kennenlernen oder durch Übung verändern möchte, wird dann ein ganzes Bausteinprogramm vom Kochkurs über verschiedene Entspannungsübungen bis zu kreativen Aktivitäten geboten. Als Besonderheit ist dabei zu erwähnen, daß die Übungsleiter in der Vermittlung der Einzelthemen stets kybernetisch arbeiten, d.h. die Vernetzung mit dem Gesamtkonzept darstellen und Zusammenhänge aufweisen (etwa in der Wechselbeziehung zwischen Bewegungsmangel, psychozialem Streß, einseitiger Ernährung und fehlenden Möglichkeiten zu kreativer Selbstgestaltung).

Auf diese Weise ist ein Weg angeboten, der vom sehr allgemeinen und eher zwanglosen Einstieg bis zum engagierten Verhaltenstraining alle Abstufungen der Verbindlichkeit erlaubt. Darüber hinaus wird auf allen Ebenen ein gleiches geistiges Orientierungsmuster angeboten und damit Verständnis und Motivation für Kurskorrekturen im eigenen Alltag erheblich gefördert.

Das integrierte Gesamtkonzept für "ambulante Übungsgruppen"

Es wird von der Tatsache ausgegangen, daß das traditionelle Risikofaktorenmodell nur dann in seiner Bedeutung für den Menschen vollständig verstanden wird, wenn die Risiken als spezieller Ausdruck einer allgemein aus dem Gleichgewicht gekommenen Lebensweise zu sehen sind. Deshalb hat das „Institut für Gesundheitsbildung" Programmeinheiten entwickelt, die das Risikoverhalten und im Bereich der tertiären Prävention den Umgang mit Behinderungen und chronischen Krankheiten auf der Basis einer generellen Kurskorrektur der Lebensführung verändert.

Beispielhaft sei auf den Kurs „Gesunde und bedarfsgerechte Ernährung" verwiesen, der seit 1984 angeboten wird und im Vergleich zu ähnlichen Programmen einige Unterschiede aufweist.

Drei Ausgangsbedingungen legte man der Arbeit zugrunde:
1) Die Kursteilnehmer wurden von den Hausärzten aus ihrem Patientenstamm ausgewählt und ausschließlich von ihnen medizinisch weiterbetreut; das Angebot ist weder Ersatz noch Alternative, sondern qualitative Ergänzung der Basisversorgung.
2) Mit der AOK des Main-Tauber-Kreises wurde ein Kostenträger gefunden, der diese Aktion für seine Mitglieder als gesundheitsfördernden Bonus ausschüttete.
3) Das Institut stellte als praxisübergreifendes und damit wettbewerbsneutrales Zentrum die verschiedensten Fachkräfte zur Verfügung. Mit Arzt, Psychologen, Diätassistentin und Ökotrophologin war ein qualifizierter personeller Aufwand möglich, der einem einzelnen Organisator nicht gegeben gewesen wäre.

Auch im Ablauf der Kurse gab es einige Besonderheiten. So waren dem Programm jeweils Informations- und Beratungsveranstaltungen mit der Ärzteschaft vorgeschaltet; zu Anfang, in der Mitte und am Ende des Programms wurden in den Praxen eine Reihe von relevanten Laborwerten erhoben; vor allem aber war der Kurs darauf angelegt, die ambulante Übungsgruppe nach ihrem Abschluß in eine Selbsthilfegruppe übergehen zu lassen, um auf diese Weise die positive Weiterwirkung der initiierten Verhaltensänderungen zu sichern und im Endeffekt auch katamnestisch eine höhere Erfolgsquote zu erreichen.

Perspektiven für zukünftige Entwicklungen der Gruppenarbeit in der Prävention

Es ist unbestritten, daß die Kostenlawine im Gesundheitswesen gestoppt werden muß. Aber obwohl allgemein anerkannt wird, daß eine *entscheidende* Grundlage dafür die gesteigerte Eigenverantwortung des Patienten darstellt, lehnen manche Kritiker die Prävention als taugliches Mittel auf dem Weg dorthin ab; es wird sogar der Verdacht geäußert, daß „Vorbeugung" eher kostentreibend sei und überdies keine Garantie für eine Entwicklung aus der Talsohle heraus bedeute.

Andererseits ist es weder ethisch noch ökonomisch vertretbar, auf Hilfsmöglichkeiten schon im Vorfeld einer Erkrankung zu verzichten. Denn wenn wir auch alle dem Krankwerden und letztlich dem Sterben nicht entgehen können, so würde es doch eine grobe Nachlässigkeit darstellen, aufgrund der pessimistischen Perspektive auf jede Art von Schutz und Stärkung zu verzichten. Zumindest hat die ausschließliche Investition von Volksvermögen in kurative Maßnahmen immer mehr Geld verschlungen, und es ist legitim zu fragen, ob nicht ein Teil der steigenden Kosten durch Prävention eingespart werden könnte.

Hilfe ist immer dann am effektivsten, wo sie eigenes Handeln nicht ersetzt, sondern unterstützt oder sogar erst aktiviert. In diesem Sinne sind Gruppen ein ideales Mittelding zwischen professioneller Hilfestellung, zwischenmenschlicher Solidarität und individuellem Streben nach weitestgehendem Wohlergehen, und zwar unter folgenden Voraussetzungen:

1) Das Generalziel aller Bemühungen darf nicht krankheitsorientiert sein, sondern muß für Gesunde, akut Kranke und Behinderte gleichermaßen auf die Stärkung der (noch) vorhandenen Vitalität hinauslaufen.
2) Keine Gruppe zum Thema „Gesundheit" sollte ein Außenseiterdasein führen, sondern im Normalbereich der Gesellschaft angesiedelt werden. Das bedeutet auch, daß sich therapeutisch orientierte Organisationsformen nach einer eventuellen Betreuungsphase möglichst über eine Selbsthilfegruppe in eine zwischenmenschliche und unprofessionelle Gemeinschaft überführen lassen sollten.
3) Alle Fachleute und Berufsgruppen müssen sich für die partnerschaftliche Kooperation qualifizieren: einmal dadurch, daß sie die sprachlichen und kommunikativen Fertigkeiten erwerben, um mit Gruppen umgehen zu können; zum anderen durch eine Änderung des bisherigen Arzt-Patienten-Verhältnisses: Gemeinsamkeit im Bestreben um aktive Wahrnehmung der Eigenverantwortung setzt die Aufhebung einseitiger Abhängigkeiten voraus, ohne die fachliche Kompetenz in Frage zu stellen.

Literatur

Badura, Bernhard und Christian von Ferber: Selbsthilfe und Selbstorganisation im Gesundheitswesen. München 1981.
Bergdoldt, Helmut: Wieslocher Modell. Wegbereiter der kurativen Prävention in Gruppen. Mannheim 1982.
Gesundheit für alle bis zum Jahr 2000. Weltgesundheitstag 1981. Herausgegeben von der Bundesvereinigung für Gesundheitserziehung. Bonn 1981.
Geue, Bernhard: Institut für Gesundheitsbildung. Tätigkeitsbericht 1980-1985. Bad Mergentheim 1985.
Halhuber, Carola: Rehabilitation in ambulanten Koronargruppen. Ein humanökologischer Ansatz. Teil 2: Das Gruppengespräch. Heidelberg 1980.
Hinsch, Rüdiger und Ulrich Pfingsten: Gruppentraining sozialer Kompetenz. München 1983.
Hockel, Michael: Gebotsorientierte Prävention. Die Abteilung Psychologie des Gesundheitsparks der Münchner Volkshochschule. Report Psychologie 2/1985.
Kickbusch, Ilona und Alf Trojan: Gemeinsam sind wir stärker. Selbsthilfegruppen und Gesundheit. Frankfurt 1981.
Krause, Regina: Aktion Gesundheit. Präventionsarbeit im Rahmen der AOK für den Kreis Mettmann. Report Psychologie 2/1985.
Kutter, Peter (Hrsg.): Gruppendynamik der Gegenwart. Darmstadt 1981.
Moeller, Michael Lukas: Anders helfen. Selbsthilfegruppen und Fachleute arbeiten zusammen. Stuttgart 1981.
Nijkerk, K. J. und Ph. H. van Praag: Die Arbeit mit Gruppen. Freiburg 1977.
Revenstorf, Dirk: Psychotherapeutische Verfahren, Band IV: Gruppen-, Paar- und Familientherapie. Stuttgart 1985.
Schneider-Düker, Marianne: Gruppenpsychotherapie. Methoden, Probleme, Erfolge. Düsseldorf 1985.

Perspektiven einer Vorsorgemedizin

Gesundheitserziehung und Gesundheitsbildung als Gegenstand der ärztlichen Aus- und Weiterbildung

W. Jacob

Bei dem Versuch, Gesundheitserziehung und Gesundheitsbildung als Gegenstände der ärztlichen Aus- und Weiterbildung zu verhandeln, greifen wir dem Status praesens einer in der Aus- und Weiterbildung zu vermittelnden allgemeinen Gesundheitslehre und Gesundheitsforschung [1] weit voraus. Das öffentliche und auch gesundheitspolitische Interesse an diesen Themen scheint zwar erheblich zu sein; dennoch wird allenthalben deutlich, daß die notwendigen Schritte zu einer Konkretion immer wieder rasch erlahmen, sei es auf der Seite des Ärztestandes selbst, sei es bei dem potentiell von Krankheit bedrohten Ratsuchenden oder Gesundheitsbeflissenen, sei es in den Bereichen der Rehabilitation und Prävention.

Die von der öffentlichen Hand bisher allein für die „gesundheitliche Aufklärung" bereitgestellten Summen sind erheblich, doch sie werden ohne jede Effektivität vergeudet. Ähnliches gilt für die Gesundheitsforschung. Sie befindet sich z.Z. in einem gradezu bedenklich niveaulosen Zustand, wenn man die Ergebnisse fast eines Jahrzehnts aus dem Programm der Bundesregierung „Forschung und Entwicklung im Dienste der Gesundheit" einmal kritisch unter die Lupe nimmt.[1]

Wir befinden uns also immer noch in statu nascendi einer Disziplin, welche der kurativen Medizin ebenbürtig an die Seite gestellt werden sollte, um die nicht nur ökonomisch bedenklichen Entwicklungen unseres „Krankheitswesens" zu regulieren, welch letzteres weit davon entfernt ist, ein „Gesundheitswesen" zu sein!

Freilich müssen wir uns kritisch fragen, wie denn die Grundlagen einer Gesundheitserziehung und Gesundheitsbildung überhaupt beschaffen sein müssen, um zu wirksamen und effektiven Ergebnissen zu kommen. Wir müssen also den Versuch unternehmen, auch die kurative Medizin, so wie sie sich heute darstellt und ihre Ausbildungspläne kreiert, dort anzutreffen und von der Notwendigkeit einer Korrektur zu überzeugen, wo sie zu den Fragen, die wir im Rahmen einer allgemeinen Gesundheitslehre zu stellen haben, selbst keinen Beitrag leistet [2].

Was Gesundsein eigentlich ist, können wir nur erfahren, wenn wir ‚gesund' und ‚krank' als komplementär zueinander betrachten, als einen Werdevorgang im Lebensschicksal eines jeden Menschen. Bei allen Bemühungen, Gesundheit zu erhalten oder zu erreichen, stehen die Möglichkeiten des Krankwerdens oder Krankseins als schicksalhaft den Menschen bedrohende Ereignisse vor uns [3], über die wir vielleicht einige statistische, doch kaum erst auf die Person bezogenen Aussagen machen können.

Dieser Aspekt einer schicksalhaften Lebensentwicklung stand dem Arzt in der Antike ebenso vor Augen wie die Erfahrung und Überzeugung, daß die Bemühung um die Gesundheit des Menschen eine ärztliche Aufgabe sei [4].

Den Blick für den Sinn einer Krankheit im Leben eines Menschen hat uns u.a. das christliche Mittelalter eingeschärft. Doch bei genauerer Betrachtung begegnet uns diese Frage bereits im Alten Testament, etwa im Buch Hiob, und sie begegnet uns auch in den großen Zeugnissen anderer menschlicher Kulturen der Vergangenheit und Gegenwart [5, 6].

Ich möchte im folgenden den Versuch unternehmen, die Dimensionen der heutigen allgemeinen Gesundheitslehre kritisch zu betrachten. Es wird in meinen Ausführungen zunächst von all jenen Bemühungen die Rede sein, welche dem Begriff der ‚Volksgesundheit' einzuordnen wären, von dem gesondert die tieferen Schichten des ‚Gesundseins der Person' unterschieden werden müssen. Es werden also die Bemühungen um das Gesundsein der Person von den Bemühungen um eine Volksgesundheit unterschieden und beide in ein kritisches Verhältnis zueinander gesetzt.

Der Begriff der Volksgesundheit ist durch seinen Gebrauch im Dritten Reich anrüchig geworden. Verharmlost könnte man sagen: Das Bemühen um die Volksgesundheit verfolgt ökonomische Ziele, um das Gesundheitswesen zu entlasten, oder es verfolgt ideologische Ziele, um jedem – auch wenn er nicht will – zu einer Gesundheit zu verhelfen nach dem Prinzip „Gemeinnutz geht vor Eigennutz" oder nach der Devise „Warum soll der Steuerzahler die Lasten und Folgekosten einer willkürlichen Zerstörung der Gesundheit durch den einzelnen wortlos und klaglos tragen?"[2]

Ein weiterer Gesichtspunkt ist die Massen- oder Modewirksamkeit volksgesundheitlich ausgerichteter Programme. Zu ihnen rechne ich die Bemühungen der WHO, die Eberbach-Wiesloch-Studie, die in den Parteiprogrammen etablierte „gesundheitliche Aufklärung" und die staatlich sanktionierte Ressortforschung auf den Gebieten der Gesundheit. Zu ihnen gehören auch die Anstrengungen der Medien, dem Volk mit einiger Hoffnung auf Effektivität und Effizienz gesundheitserzieherische Maßnahmen zu vermitteln.

Selbstverständlich steckt in all diesen Bemühungen auch ein Stück eines individuellen, personengebundenen Interesses an der eigenen Gesundheit, auf welches diese Bemühungen abzielen. Indessen sollte in einer allgemeinen Gesundheitslehre doch sehr klar zwischen den ernsthaften und intensiven Bemühungen um das „Gesundsein der einzelnen Person" und den öffentlichkeitswirksamen Propagandaunternehmungen im Namen einer „Volksgesundheit" unterschieden werden.

Wir werden versuchen, diese Unterscheidung kritisch zu begründen mit dem Ziel, diejenigen Bemühungen um einen wissenschaftsgerechten Ansatz zu verstärken, welche notwendig sind, um der Gesundheitserziehung und Gesundheitsbildung im Rahmen einer ärztlichen Aus- und Weiterbildung die notwendige Basis zu verschaffen. Als wissenschaftsgerecht kann hier nur ein Ansatz verstanden werden, der der Medizin als einer eigenständigen Wissenschaft entspricht, einer Medizin auf anthropologischer Grundlage [7], nicht aber einer Medizin, welche sich auf die Redukte unserer derzeitig fast ausschließlich naturwissenschaftlich-technisch orientierten medizinischen Wissenschaft beschränkt.

Auch geht es dabei nicht nur um die Frage, welche Bedeutung der Gesundheitsbildung und Gesundheitserziehung im Rahmen der ärztlichen Aus- und Weiterbildung zukommt, sondern ob und wie Gesundheitsbildung und Gesundheitserziehung in den Schulen zu verankern sind, ob auch der Lehrer in die Aus- und Weiterbildung über Gesundheitserziehung einbezogen werden soll.

Mit derartigen Fragen greifen wir freilich der Wirklichkeit weit voraus: Nirgens zeichnet sich bundesweit auch nur im Ansatz eine Entwicklung ab, die wir als systematische Unterrichtung der Studenten in den Bereichen der Gesundheitserziehung und Gesundheitsbildung bezeichnen können. Ansätze solcher Art gibt es meines Wissens nur in Heidelberg und an wenigen anderen Orten der BRD [8].

Wenn H. Schipperges immer wieder betont, daß in der Medizin der Antike und des Mittelalters bis weit hinein in die Neuzeit die Gesunderhaltung des Menschen zu den vornehmlichen Pflichten und Aufgaben des Arztes gehörte [9], so müssen wir zunächst die Frage stellen, warum eigentlich – vornehmlich in unserem Jahrhundert – die Lehre von der Gesundheit aus den großen medizinischen Unterrichtsfächern ausgeschieden ist. Der heutige Mediziner, auch der Hochschullehrer, hat sich mit den Fragen einer allgemeinen Gesundheitslehre so gut wie nicht zu befassen. Es mag hin und wieder eine allgemeinere oder vielleicht auch philosophisch gefärbte Betrachtung zur Gesundheit in ihrer Bedeutung für den Menschen im Rahmen einer unserer großen klinischen Vorlesungen auftauchen; inhaltlich bleibt sie meist von untergeordneter Bedeutung und beschränkt sich in der Regel auf eine kurze Definition der Gesundheit, von welcher der Begriff der Krankheit als der eigentliche interessierende sich anhebt. Es wird also nicht nach der Bedeutung der Gesundheit für den Menschen gefragt, und es wird auch nicht gefragt, was Gesundheit eigentlich sei, wodurch sie sich gegenüber der Krankheit auszeichnet oder wie sie als solche überhaupt möglich wird, sondern es interessiert in diesem Fall lediglich die „Gesundheit" als ein von der „Krankheit" zu unterscheidender Zustand, in dem sich jener Mensch befindet, den wir als gesund bezeichnen, wenn wir durch meßtechnische Verfahren eruieren, daß eine Krankheit nicht festzustellen ist und Gesundheit schlechthin als „Abwesenheit von Krankheit" betrachtet wird [10].

Es wäre nun eigentlich eine Hauptaufgabe der Physiologie, sich über die Bedingungen der Gesundheit Gedanken zu machen und sich beispielsweise für die Abartigkeit pathogener Lebensweisen und deren pathophysiologische Folgen zu interessieren.

Zu einer Zeit, als sich aus der Physiologie die Pathophysiologie als eine eigene Disziplin abgespalten hatte – gegen Ende des 19. Jahrhunderts – war freilich das Wissen von der „Gesundheit" als einem wesentlichen Zustand der menschlichen Natur – also nicht nur ihrer biologischen Funktion und Organisation – auch aus dem Interessenbereich der Philosophie als der eigentlichen Lehre von der „Physis", der lebendigen Natur bereits entschwunden [11]. Seither interessiert nur noch die biologische Funktion. Folgerichtig betrachtete es die Physiologie als ihre Aufgabe, die physiologische Funktion als solche in ihren minutiösen Ausfaltungen bis in den mikroskopischen Bereich der naturwissenschaftlichen Analyse hinein zugänglich zu machen. Sie ist seither nur noch eine Wissenschaft von der biophysikalischen Natur der Funktionen lebendiger Organismen und hat die Frage, was Gesundheit als solche, als ein Zustand des ganzen Organismus oder gar des Menschen sei, völlig aus dem Blick verloren.

Vielleicht stellt gerade an der Schwelle des 20. Jahrhunderts die Ernährungsphysiologie eines Rubner oder die Syzygiologie eines F. Kraus noch einen letzten Versuch im Sinne der Naturwissenschaft des 19. Jahrhunderts dar, sich mit typischen Eigenschaften des biologischen Organismus prinzipiell unter dem Aspekt einer Interdependenz physiologischer Funktionen auseinanderzusetzen, einem Zustand insgesamt also, den wir ganz allgemein als Gesundheit bezeichnen, ohne über die Bedingungen nachzudenken, welche die physiologischen Funktionen im Dienste der Gesundheit fördern [12, 13, 14].

Dem zu Beginn des 20. Jahrhunderts tätigen Physiologen Verworn [15] ist die konditionale Betrachtungsweise in der Physiologie als Wissenschaft zu verdanken, welche für eine heutige physiologische Gesundheitsforschung durchaus brauchbar wäre; sie ist jedoch leider völlig in Vergessenheit geraten. Ähnliches gilt für den Weitblick eines Sherrington, dem eine Physiologie der Gesundheit manche brauchbare Anregung für eine physiologische Gesundheitsforschung entnehmen könnte [16]. Vor allem aber ist es H. Schaefer gelungen, das auf den einzelnen biologischen Organismus sich beschränkende Konzept der Physiologie zu einer Sozialphysiologie zu erweitern [17].

Die Tätigkeit des Klinikers in der Gesundheitsforschung beschränkt sich zunächst darauf, abweichende Stoffwechselparameter oder pathophysiologische Mechanismen festzustellen und sie in Richtung auf die physiologische Funktion zu korrigieren und zu regulieren, sie möglichst durch direkte medikamentöse oder diätetische Eingriffe in den Mineral- und Vitaminhaushalt zu kontrollieren, d. h. die sog. Risikofaktoren zu reduzieren. Einen anderen Weg verfolgt die sog. Life-style-Forschung [18]; sie bedient sich in ihrem Ansatz vornehmlich anthropologischer Komponenten. Wir haben gelernt, daß einem Teil der sog. Zivilisationskrankheiten durch eine Veränderung des Lebensstils vorgebeugt werden kann [19]. Aus dieser Erkenntnis resultiert der Versuch – auf mehr oder weniger punktuelle ärztliche Empfehlungen und Anordnungen hin – Lebensgewohnheiten zu verändern, d. h. auf den mehr oder weniger gesunden Menschen einzuwirken, so daß er sich mehr bewegt, weniger ißt, bestimmte Nahrungsbestandteile ganz vermeidet und vor allem nicht raucht und sich im Alkoholkonsum mäßigt. Das erklärte Ziel dabei ist, durch den Abbau bestimmter Risikofaktoren die Entstehung von Krankheiten oder krankhaften Zuständen zu vermeiden, so z. B. den Bauchspeck zu reduzieren oder einen erhöhten Blutdruck oder einen erhöhten Cholesterinspiegel oder eine Fettsucht gar nicht erst entstehen zu lassen.

Am Ende einer solchen Prozedur „fühlen wir uns wohler", haben „abgespeckt" und „unseren Blutdruck gesenkt", schlafen besser und harren einer glücklicheren und durch eigene Willensanstrengung deutlich verlängerten „Lebenserwartung" entgegen! Fortan passen wir auf und lassen uns durch die Zeitschrift „Brigitte" unsere Diät empfehlen, empfangen dankbar und aufmerksam alle Ratschläge, die unsere ohnehin sehr lange Lebenserwartung auch fürderhin verlängern könnten, unterziehen uns dann und wann einer Check-up-Untersuchung oder einer Präventionskur und halten Maß in unseren alltäglichen Eß- und Trinkgewohnheiten.

Damit sind wir in die volksgesundheitlichen Bemühungen um die Anhebung des Gesundheitszustands einer Gemeinde, einer Nation, eines Volkes schon mitten hinein geraten. So einfach also scheint sich gesunde Lebensführung für uns auszunehmen, wenn wir uns erst einmal ernsthaft zu ihr entschlossen haben. Gesundheit ist „in Mode" gekommen; also schließen wir uns dieser Mode an, kaufen wir das neue modische Kleid einer uns gut zu Gesicht stehenden Gesundheit. Selbstverständlich haben wir unsere Modeberater – z. B. Soziologen – die uns sagen, wie wir uns dieses neue Kleid des gesunden Handelns anzumessen oder zuzuschneiden haben.

Ist das „präventive Handeln" erst einmal leidlich in Mode gekommen und organisiert, die „Selbstverantwortlichkeit für den Leib" geweckt, hat sich erst einmal die „Betroffenheit" eingestellt und die bessere Einsicht gesiegt, „eingewoben in das Netz alltäglicher Sinn- und Handlungsorientierungen", ist diese bessere Einsicht erst einmal in den sozialen Bezügen verankert statt der Forderung eines religiösen Gebots – wie in alten Zeiten –, sich fromm oder vertrauensselig zu unterwerfen, sind erst einmal die sozialen Kräfte bereit, der „intersubjektiven Einbindung des Leibes in den Mikrokosmos" ihre Unterstützung zuzusagen, um durch sie eine dauerhafte Grundlage jeder Form der „Gesundheitsbildung" zu garantieren, so sind wir auch schon auf dem Fußmarsch oder Anmarsch ins bewährte soziale Jahr 2000, in dem vor allem die *Soziologen* zu retten wünschen, was zu retten ist und was zu gestalten die Medizin versäumte: jene ersehnte Expertise einer „arbeitsteiligen Professionalisierung der Experten", jene vorgeschlagene Forderung einer „Laienmedizin in Symbiose mit der Expertenmedizin"; diese wird sich dann ebenso prompt verwirklichen lassen, wie die Gartenlaubenexistenz einer „präventiv motivierten diätetischen Reorganisation bestehender kleiner Lebenswelten" – mit „Vorsorgepaß", versteht sich – damit man die Sache auch kontrollieren kann und durch neue Grenzsetzungen gegen das Unerlaubte „in den Griff bekommt", was durch die Aufhebung der Grenzen in Europa zu verschludern droht: die Wachposten werden nunmehr an den Grenzen zum Kranksein aufgepflanzt, und das Losungswort wird heißen: „Umstrukturierung typischer Patientenkarrieren" – mindestens als Thema und Zielsetzung einer Zweit- oder Drittprävention [20].

Hat sich das neue ‚einfache Leben' nur erst einmal bis in alle Winkel einer europäischen Kleinstadt herumgesprochen, so backen die Bäcker das richtige und schmackhafte Brot. Beteiligen sich der Bürgermeister und sein Stellvertreter erst einmal am morgendlichen Waldlauf und greifen die fröhlichen Wandergruppen einer gesundheitsbewußten, natürlich dem Segen des kollektiven Erlebens sich anvertrauenden Ortschaft an jedem zweiten Wochenende nach Osten oder Westen aus und setzen sie sich erst einmal herzhaft in Bewegung, so dürfte um den weiteren Gesundheitszustand der Ortschaft nichts mehr zu befürchten sein. Die Ärzte hätten in einer solchen gesundheitlich prosperierenden Stadt nichts mehr Gewichtiges zu tun, sie hätten sich endlich überflüssig gemacht.

Versuchen wir zunächst, aus diesen wenigen, nur z. T. ironisierenden Andeutungen einer denkbaren oder möglichen Verhaltensänderung im Dienste der Gesundheit ein kurzes Resümee zu ziehen:

Offensichtlich beziehen sich Veränderungen der Gesundheit nur vordergründig auf Stoffwechselvorgänge, auf die Ernährung und andere diätetisch zu bedenkende Lebensweisen, deren anthropologische Hintergründe wir aus der Lehre von den „Sex res non naturales" [21] inzwischen etwas besser kennen; sie beziehen sich auch auf die Veränderung des Verhaltens oder des sog. Lebensstils, und sie scheinen schließlich etwas mit der Erlebniswelt des Menschen und deren Veränderungen zu tun zu haben.

Bisher wurde über einen Punkt noch nicht gesprochen, den Schaefer in die Debatte um die Prävention geworfen hat: über das Zusammen- oder Gegeneinanderwirken von Genom und Peristase [22]. Sind – so müssen wir uns grundsätzlich fragen – die genetischen Grundlagen der Gesundheit von den permanenten Einflüssen der Peristase zu trennen und zu unterscheiden? Sind die physischen oder psychischen Phänomene der Gesundheit genetisch vorgeprägt? Die Beantwortung dieser Fragen nimmt eine Schlüsselstellung ein, wenn wir ihr die weitere Frage diametral entgegenstellen: Ist Gesundheitsverhalten und Gesundheitshandeln überhaupt möglich? Bestimmt nicht letzlich die genetisch angelegte robuste gesundheitliche Konstitution über das Gesundheits- oder Krankheitsschicksal ihres Trägers?

Die heute von namhaften Wissenschaftlern vertretene Auffassung besagt, Gesundheit und Krankheit seien *nichts anderes* als das Zusammenwirken zwischen der sog. genetischen Mitgift, dem, worüber der Mensch seit seiner Konzeption an genetisch bedingten Kräften verfügt, und den die Gesundheit begünstigenden oder aber schädigenden Einwirkungen der Umwelt, die, wenn sie eine gewisse Toleranzgrenze des betroffenen Organismus überschreiten, Krankheit erzeugen [23]. Zu erwähnen sind in diesem Zusammenhang die genetisch bedingten Mißbildungen, die sog. Erbkrankheiten. Wir lernen aus ihnen, daß die genetische Ausrüstung selbst Fehler oder Schwächen enthalten kann, die mehr oder weniger rasch zu manifesten Krankheiten führen; und es wäre hier eine ganze Reihe von Stoffwechselkrankheiten zu nennen, zu denen als eine der häufigsten der Diabetes mellitus zu rechnen ist.

Im wahrsten Sinne des Wortes erscheinen hier Gesundheit und Krankheit als „schicksalsbedingt", d.h. an einem solchen Krankheitsschicksal könnte der Mensch selbst nur weniges ändern; allenfalls könnte er es modifizieren, durch ein bestimmtes diätetisches Verhalten (im engeren Sinn des Wortes) die Manifestation einer genetisch angelegten Krankheit verhindern oder hinauszögern.

Was aber ist in diesem Zusammenhang primäre Prävention, also die Vorbeugung vor Krankheit überhaupt? Es geht hier darum, das Gebiet abzustecken, mit dem wir es bei der speziellen Betrachtung unseres Themas zu tun haben werden. Die Gesundheit prophylaktisch – vorbeugend – so zu stählen, daß Krankheit gar nicht erst entsteht, wäre eines der vornehmsten und idealen Ziele der Gesundheitserziehung und Gesundheitsbildung. Wie aber wollen wir diese Ziele erreichen, wenn wir nicht auch das Chronischwerden zahlreicher Erkrankungen, mit denen wir es in unserer Zivilisation vornehmlich zu tun haben, unter einem solchen Aspekt zu betrachten versuchen? Wie wird sich eine rheumatische Erkrankung, eine Arthrose, eine primär chronische Arthritis vermeiden oder verhindern lassen? Wie können wir uns vor Arteriosklerose, vor einem Bluthochdruck, vor einer chronischen Bronchitis bewahren? Welche Möglichkeiten stehen uns zu Gebote, einen Herzinfarkt gar nicht erst zu bekommen oder ein Karzinom zu vermeiden?

Freilich, auch hier haben wir mehr oder weniger einfache Rezepte zur Hand, die uns von der Medizin als Wissenschaft empfohlen werden und uns dennoch so gut wie gar nichts nützen: etwa die rechtzeitige Erkennung eines Risikofaktors und seine Vermeidung – so lautet die Empfehlung beim Herzinfarkt, bei der Arteriosklerose oder beim Bluthochdruck – oder die Vermeidung von Umweltnoxen, von sog. Umweltgiften – so lautet die Empfehlung beim Krebs – oder die Vermeidung von Genußgiften, wie etwa des Rauchens – so lautet die Empfehlung zur Vermeidung der chronischen Bronchitis, einer arteriellen Verschlußkrankheit, eines Herzinfarkts oder eines Lungenkarzinoms.

Cum grano salis enthalten alle diese Empfehlungen etwas Richtiges: Sie empfehlen die Fernhaltung einer Noxe, welche der krankheitsgefährdete Mensch aus irgendwelchen mehr oder weniger bekannten Gründen nicht verträgt; entsprechend lautete die Empfehlung eines seinerzeit bekannten Ordinarius für Hals-Nasen-Ohren-Heilkunde auf die Frage eines Larynxkarzinompatienten, ob er weiterrauchen dürfe: „Sie dürfen weiterrauchen, wenn Sie ganz genau wissen, ob Ihnen das Rauchen bekommt" [24].

Diese auf den ersten Blick paradox erscheinende ärztliche Empfehlung führt uns in den zentralen Bereich unseres Themas: *Was* kann der einzelne Mensch im Hinblick auf seine Gesundheit bewirken, und *wie* kann er Krankheit vermeiden? Muß hier nicht in jedem Fall dem medizinischen Skeptiker beigepflichtet werden, der uns sagt, Krankheit sei nichts anderes als das ungünstige Zusammenwirken von Genom und Peristase, oder der uns darüber belehrt, gegen die Entstehung eines primär chronischen Rheumatismus oder eines Karzinoms sei bisher kein medizinisches Kraut gewachsen?

Über das Chronischwerden einer Krankheit, mit deren pathogenetischen Zusammenhängen wir vertraut sind, wissen wir so gut wie nichts. Wenn das aber bei der Mehrzahl unserer sog. Zivilisationsseuchen so ist, würde sich dann nicht jeder Versuch einer durchgreifend wirksamen Gesundheitsbildung oder Gesundheitserziehung von vornherein als illusorisch erweisen? Erliegen wir nicht statt dessen der Versuchung, durch eine Art neuer ideologischer Utopie den eigentlichen Problemen unserer Gesundheitsbildung angesichts des modernen Krankheitspanoramas gerade dadurch auszuweichen, daß wir uns als Ärzte dem freilich von uns seit mehr als einem halben Jahrhundert sträflich vernachlässigten Gebiet der „Hygieia" wieder zuwenden, während die „Panakeia" in Wirklichkeit das Feld unseres modernen zivilisatorisch beeinflußten Gesundheits- und Krankheitspanoramas bestellt? Dünkt es nicht wie eine Illusion, das Panier der Gesundheit dort aufzupflanzen, wo wir alle Mühe haben, den zivilisationsbedingten Noxen entgegenzuwirken und mit ihnen wesentliche Bedingungen chronischer Erkrankungen wirksam abzuwehren, d. h. die Peristase zu verbessern? Liegt nicht doch der Schwerpunkt nach wie vor zunächst auf den Bemühungen der sog. kurativen Medizin, und waren wir nicht einen Moment zu vorschnell bereit, eine fast totale Kehrtwendung zu vollziehen, indem wir unseren ärztlichen Blick von dem uns völlig absorbierenden panakeischen Interesse ab und der Hygieia wieder zuzuwenden suchten?

Wir haben bisher bei unserem Versuch, Gesundheit oder Krankheit nach herkömmlichen und in der Medizin uns vertrauten Gesichtspunkten zu betrachten, *eine* Dimension völlig außer Betracht gelassen, um die es eigentlich geht: das menschliche Leben selbst, die individuelle Biographie des einzelnen Menschen in sozialer Situation.

Was ist – so müssen wir uns unter anthropologischem Aspekt fragen – Kranksein und Gesundsein der Person?

Bisher waren es die Begriffe „Genom" und „Peristase" sowie die „functio laesa" – das Nichtaufhören des Krankheitsprozesses aus uns unbekanntem Grunde –, welche wir der klinischen Betrachtung des Gesunden und Kranken, ihrem Voneinandergeschiedensein zugrunde legten. Nunmehr stellt die biographische Dimension und der sich in ihr vollziehende psychosoziale Wertewandel – eng mit den Ereignissen von Gesundsein und Kranksein verknüpft – sozusagen eine neue Kategorie dar. Es handelt sich um das Lebensfeld des einzelnen Menschen, in dem dieser Mensch erkrankt und schließlich stirbt oder in dem ihn die Krankheit wieder verläßt. Dieses Ereignisfeld der Biographie läßt sich durch die Begriffe Genom und Peristase nicht zureichend umschreiben, auch nicht durch das, was wir zuvor als gesundheitsmäßiges Verhalten oder als Veränderung unseres Lebensstils bezeichnet haben. Sie sind Teilbereiche des sich ereignenden Lebensfeldes, in dem Gesundsein und Kranksein geschehen und sich vollziehen, ohne daß die verschiedenen Ereignisfelder im Leben dieses Menschen voneinander wirklich getrennt oder beliebig unterschieden werden könnten.

Demnach scheint es so zu sein, daß bestimmte krankheitswirksame Ereignisse, die dieser Mensch erleidet, mit denen er sich quält oder welche er zu verdrängen sucht, in einer ganz spezifischen konkreten Dynamik des Lebens gerade dieses Menschen sich ereignen – unvergleichbar mit der Wirkung eines gleichen oder ähnlichen Ereignisses auf einen anderen Menschen, etwa den Bruder, den Ehepartner, die Kinder oder die Eltern, auf Angehörige der gleichen Familie oder Verwandte und Bekannte, welche von einem solchen von außen eintreffenden Ereignis zwar in vergleichbarer Weise getroffen werden, jedoch völlig anders auf dieses Ereignis reagieren. Selbst unter den Bedingungen einer gemeinsamen kosmischen, geographischen oder sozialen Peristase, denen der einzelne Mensch als Person ausgesetzt ist, antwortet dieser Mensch in je besonderer biographisch bestimmbarer, innerer, persönlichkeitsgebundener und sozial bezogener Situationen. *So* scheinen die entscheidenden *Bedingungen* des Krankseins und Gesundseins auszusehen. Wir können sie als Gestaltungsfaktoren von Gesundheit und Krankheit, die sich im Lebensfeld des einzelnen Menschen ereignen, betrachten und beschreiben.

Wie aber lassen sich wissenschaftliche oder gar lehrbare Grundlagen für eine Gesundheitserziehung und Gesundheitsbildung schaffen, deren wirksame Kräfte letztlich in der Person des Kranken, und zwar dieses bestimmten, einem drohenden Kranksein ausgesetzten Menschen zu suchen sind? Selbst wenn wir die sog. genetische Mitgift der Gesundheit zugrundelegen und die sozialen Peristase im allgemeinen so gesundheitsgünstig wie möglich zu gestalten versuchen, bleiben dennoch die Fragen: Wo liegen gesundheitsfördernde Kräfte im einzelnen Menschen, in der Person bereit, und wie wollen wir sie wirksam einsetzen? Was können wir darüber schon jetzt lehren?

Schultz van Treeck stellt zunächst ganz allgemein die Frage nach den Bedingungen der Gesundheit, wenn er sagt: „Bevor ich begann, mich mit den psychosozialen Bedingungen meiner Larynxkarzinompatienten zu befassen, beschäftigte ich mich ein Jahrzehnt lang mit der Frage: Wie wird ein Mensch gesund alt?" [25]. Auch er vermochte eine präzise Antwort auf diese Frage nicht zu geben. Dennoch wußte er bei seinen Patienten, wie es im einzelnen zu einem Ungleichgewicht der Wertewelten in der Biographie dieses oder jenes Patienten gekommen war und was ihm fehlte. Es handelte sich zumeist um ein Ungleichgewicht, das die engen zwischenmenschlichen Beziehungen, nicht selten das Verhältnis eines Patienten zu seinen Eltern, betraf und das Schultz van Treeck in der Feststellung zusammenfaßte: „Dieser Kranke muß lernen, daß ihm seine Eltern gleichgültig werden; und er muß lernen, daß sie ihm gleich gültig werden!"

In dieser kurzen Bemerkung erkennen wir bei näherer Betrachtung eine Reihe wichtiger Anweisungen, welche uns auf verschiedene Dimensionen einer allgmeinen Gesundheitslehre hinweisen. Sie betreffen:
1) die biographische Dimension,
2) die soziale Dimension,
3) die tiefenpsychologische Dimension,
4) die soziokulturelle Dimension des ‚Hier' und ‚Jetzt',
5) die religiöse Dimension.

Der Satz: „Dieser Kranke muß lernen, daß ihm seine Eltern gleichgültig werden; er muß lernen, daß sie ihm gleich gültig werden!" besagt in der biographischen Dimension, daß das Verhältnis zu den Eltern im Laufe des Lebens – unter Umständen von früher Kindheit an – in ein Ungleichgewicht kommen kann. Die tiefgreifende traumatische Bedeutung und Wirkung auf die Lebensgestaltung der Person ist vor allem in der Psychoanalyse herausgearbeitet worden und stellt dort ein wesentliches diagnostisches und therapeutisches Thema dar.

Der Satz Schultz van Treecks enthält darüber hinaus eine kritische Mitteilung zur Therapie; er zeigt an, daß die Therapie eines Krebskranken zumindest nicht so verlaufen darf, wie wir es bei schlecht geführten psychoanalytischen Prozessen häufig zu sehen bekommen, indem sich der Streit und die permanenten Auseinandersetzungen mit den Eltern als den an dem eigentlichen Schicksal des Kindes vorgegebenermaßen „schuldigen" Personen auf unbestimmbare Zeit forsetzen. Statt dessen lautet die Forderung: „Sie – die Eltern – müssen ihm – dem Patienten – gleich gültig werden!"

Wir erkennen hier eine an den Dekalog anknüpfende – freilich nicht expressis verbis artikulierte – alttestamentarische Dimension. Die Verdichtung der Aussage zu diesem für das Überleben des Patienten einschneidenden Sinngehalt der Aussage zeigt uns an, mit welchen Dimensionen wir es in einem ernsthaft geführten ärztlich-therapeutischen Gespräch zu tun haben, d.h. auch die sog. religiöse Dimension darf – etwa im Umgang mit dem Krebskranken – aus dem psychotherapeutischen Gespräch nicht ausgeklammert werden. Gerade für die Krebskrankheit läßt sich zeigen, daß nicht nur die sog. tiefenpsychologisch faßbaren Reaktionen des Unbewußten für den Krankheitsverlauf bedeutsam sind, sondern daß eine Außerachtlassung der genannten Dimension die schlimmsten Folgen für den Kranken haben kann.

Für Kenner dieses Gebiets sei hier angemerkt, daß die in dem Buch *Mars* von F. Zorn niedergelegte Psychotherapie eines Karzinomkranken eine der sinnfälligsten, freilich schlimmsten Fehlinterpretation der Existenz des Kranken darstellt und einen therapeutisch falsch eingeschlagenen Weg beschreibt, obgleich zu hoffen war, die Psychotherapie könne dem Kranken hilfreich werden oder nicht. In dem vorliegenden Fall hatte sie *vor* dem Ausbruch des Tumorleidens die Funktion gehabt, dem Kranken aus einer biographisch bedingten Erlebnisstarre herauszuhelfen, die – wie es schien – mit einem gemütlosen, kalten, bürgerlichen, hypertrophisch an einer rein materiellen wertorientierten Elternhaus an der sog. Goldküste des Zürichsees verknüpft war und eine völlige „Erlebnisleere" in dem Patienten erzeugt hatte. Durch die Therapie entstand in der Auseinandersetzung des Kranken mit seiner menschlichen Mitwelt und Umwelt nun aber eine wahre Erlebnishölle. Kurz vor seinem Tode dem eigenen Elend völlig überlassen, versucht der Patient, den Teufel zu beschwören und ihn an die Stelle Gottes zu setzen, eine in dem leidenschaftlichen Niederschlag dieses Berichts durch nichts zu überbietende Hypostase Gottes durch den Teufel [26].

Die soziokulturelle Dimension des „Hier" und „Jetzt" der pathologischen Erlebniswelt des Kranken läßt sich negativer und leidenschaftlicher, aber auch in dem Ausmaß dieses höllischen Leidens einprägsamer nicht darstellen. Jedoch nur aus der biographischen Dimension einer Krankengeschichte lassen sich derartige krisenhafte Erlebniszusammenhänge ermitteln, keinesfalls aber aus einer bloßen Krankheitsgeschichte, aufgrund irgendwelcher lückenhafter anamnestischer Daten und Laborbefunde früherer Krankheiten. In der Therapie und Prophylaxe gilt gleichermaßen das Bemühen um die Gesundheit; es geht um den Versuch, „das Gesunde aus dem Kranken zu begleiten" [27], und dieser Versuch kann als die eigentliche und vornehmste Aufgabe des Arztes in Therapie und Prophylaxe bezeichnet werden.

Das Beispiel lehrt uns, daß wir in der Erfassung der biographischen Dimension die Wertewelt des Kranken, seine leib-seelisch-geistige Verfassung und die pathologischen Auswüchse einer leidenschaftlichen Existenz in allen Lebensbereichen nicht außer acht lassen dürfen und auch nicht außer acht lassen können! Die Werteverschiebungen und pathologischen Wertewirkungen in der menschlichen Existenz beschränken sich jedoch nicht nur auf die sog. intrapsychischen Lebensbereiche des Betroffenen, sondern sie erfüllen das gesamte Lebensschicksal des Kranken - oft um so mehr, je weniger nach außen davon sichtbar wird.

Wir können dieser Krankengeschichte entnehmen, daß die intrapsychischen dynamischen Prozesse des Unbewußten zwar die Lebensführung des Kranken bestimmen, doch läßt sich kaum eine einzige sog. intrapsychische Befunderhebung ohne einen sozialen Kontext zureichend beurteilen oder therapeutisch verändern. Man spricht daher zu Recht auch in der analytisch orientierten Psychotherapie heute nicht mehr nur von intrapsychischer, sondern auch von psychosozial orientierten psychodynamischen Prozessen.

Fragen wir uns nunmehr, was die kurz erwähnte Darstellung der Wertewelt des Krebskranken für eine allgemeine Gesundheitslehre zu bedeuten habe, so legt die Krankengeschichte des F. Zorn den Schluß nahe, daß die Wertewelt der Affekte für das Wohlergehen des Gesunden wie des Kranken etwas zu bedeuten habe. Und hier wiederum ist es die Affektelehre eines Thomas von Aquin [28], welche nicht nur durch ihre Beschreibung, sondern auch mit ihren Bewertungen diesem Kranken vielleicht eher hätte zu Hilfe kommen und ihn trösten können als die moderne Psychotherapie.

Es handelt sich hier um eine jener möglichen Entdeckungen für eine moderne Gesundheitslehre, deren wir durch die besondere Begabung unserer Zeit teilhaftig werden können, nämlich die Fähigkeit, historische Epochen und Zeugnisse der Vergangenheit in unsere Gegenwart zu heben und die bedeutenden Werte der Geistesgeschichte des Menschen im Sinne der „Vollzahl der Zeiten" in das Bewußtsein unserer Gegenwart zu integrieren. Von dieser in unserer Generation erworbenen Fähigkeit werden wir ohnehin bei unseren Bemühungen um eine allgemeine Gesundheitslehre füglich Gebrauch zu machen haben, und zwar nicht nur in Hinsicht auf das christliche Mittelalter, sondern auch im Blick auf andere uns erreichbare Epochen und Kulturen im Sinne einer „Geschichte der Menschheit in weltbürgerlicher Absicht" (Kant) [29].

Ich möchte darauf verzichten, im einzelnen den Kontext des bisher Dargebotenen auf die Probleme einer allgemeinen Gesundheitslehre, insbesondere auf die Prozesse der biographisch orientierten Gesundheitsbildung und Gesundheitserziehung zu übertragen.

Der Alltag einer psychosomatischen Praxis lehrt uns, daß das sog. psychosoziale Konfliktgeschehen unter den krankmachenden Ereignissen an erster Stelle steht, bis hin zur Entstehung und jahrelangen Perpetuierung psychosomatischer Krankheitsprozesse, wie etwa bei einem Magenulkus oder einem Bluthochdruck. Wir lernen auch, daß selbst wenn in der psychosomatischen Praxis von einer „Ulkuspersönlichkeit" gesprochen wird, zwar u. U. typische psychodynamische Persönlichkeitsmerkmale bei jeder dieser Erkrankungen beobachtet werden können, daß aber die Person des Kranken als solche, d. h. in ihren gesamten existentiellen Dimensionen, betroffen ist.

Auch in der Gesundheitserziehung und Gesundheitsbildung stellt der Persönlichkeitstypus nur eine Orientierungshilfe dar; wir lernen deutlicher erkennen und wahrnehmen, woher dem einzelnen Menschen als einer krankheitsgefährdeten Person in einer besonderen Konfliktlage eine Gefahr droht, wie in einer seine gesundheitliche Existenz bedrohenden sozialen Situation Entlastung möglich werden kann und was ihn vor dem Krankwerden behütet. Das zu bestimmen, scheint im einzelnen nur vor dem Hintergrund einer sorgfältig erarbeiteten Kenntnis der gesamten biographischen Situation des Betroffenen möglich zu sein!

Und wer anders als der Arzt, des näheren der Haus- und Familienarzt, kann – bei entsprechender Aus- und Weiterbildung – in der Lage sein, einen von Krankheit bedrohten, noch nicht einmal krank gewordenen Patienten vor dem in Aussicht stehenden Übel der Erkrankung oder des Chronischkrankwerdens zu bewahren? Wer kennt das Lebensschicksal und die Lebensführung des Patienten besser als er!

Angesichts einer in ihren einzelnen Dimensionen hier nur skizzenhaft dargestellten Kategorientafel der Gesundheit, deren Grundbedingungen und deren einzelne Elemente wir viel deutlicher als in der modernen Gesundheitslehre in den großen Bemühungen um die Gesundheit etwa einer Hildegard von Bingen oder eines Paracelsus erkennen können [30], erscheint es müßig, drastische oder sanktionierbare Gesundheitsmaßnahmen über eine Bevölkerung zu ergießen in der Hoffnung, hier könne sich Wesentliches dadurch bessern, daß der einzelne in einem mehr oder weniger wohlsortierten Warenhausangebot sich gesunderhaltender Modeschöpfungen bedient. Auf kurze Zeit mag eine solche „modische" Gesundheitsmaßnahme u. U. wirksam werden, einfach weil der einzelne unter dem Eindruck derartiger Modeschöpfungen auf bestimmte Zusammenhänge aufmerksam gemacht werden kann, die es in der Gestaltung des eigenen Lebensstils eben auch noch gibt und die er vielleicht gänzlich vernachlässigt hatte. Es erscheint jedoch äußerst zweifelhaft, ob mit derartigen mehr oder weniger an der Oberfläche bleibenden Gesundheitserziehungs- oder Gesundheitsbildungsmaßnahmen eine Wirkung erzeugt werden kann, die wirklich vor einer ernsteren Erkrankung oder vor chronischem Siechtum bewahrt.

Ich komme damit zum dritten Teil meiner Ausführungen, der aus den beiden anderen resultiert. Er soll sich mit der Frage beschäftigen, was denn geschehen kann oder geschehen muß, um

1) die Prinzipien und Inhalte einer allgemeinen Gesundheitslehre in der Aus- und Weiterbildung des Arztes zu vertreten,
2) eine Gesundheitsforschung vollgültig und ebenbürtig in die heutige vorwiegend kurativ ausgerichtete Medizin einzubinden.

In der folgenden Übersicht sind die wichtigsten Themen einer allgemeinen Gesundheitslehre aufgeführt:

1 Gesundheit
   1.1 Gesund versus krank
       (Begriffsbestimmung von Gesundheit und Krankheit)
   1.2 Prophylaxe – Prävention
   1.3 Anthropologie der Gesundheit
   1.4 Gesundheitstheorien
       – historisch
       – aktuell
       – „Vollzahl der Zeiten"
       – interkulturell
       – Synopsis
   1.5 Biographische Methode
   1.6 Gesundheitserziehung
       – gesundheitliche Aufklärung
       – Motivationslehre
       – Gesundheitstraining
       – Gesundheitserziehung in der sekundären und tertiären Prävention
   1.7 Gesundheitsbildung
       – biographische Dimension
       – Dynamik der Gesundheitsbildung
       – Gesundheitsbildung der Person
       – Gesundheitsbildung als „Bildung" und „Ausbildung"
       – Gesundheitsbildung als „soziale Institution"

2 Gesundheitsforschung
   2.1 Physiologische Parameter, Gestaltkreisforschung
   2.2 Soziologische Verknüpfungen
   2.3 Prophylaxe – Prävention
   2.4 Bedingte Gesundheit
   2.5 Gesundheit und Freizeit
   2.6 Kur und Gesundheit
   2.7 Ökologisch und sozial bestimmbare Störfaktoren der Gesundheit
   2.8 Interdisziplinäre Probleme der Gesundheitserziehung und Gesundheitsbildung
   2.9 Gesundheitsbildung als Prophylaxe chronischer Erkrankungen
   2.10 Kunst und Kunsthandwerk als gesundheitsbildende Kräfte

Des öfteren wurde darüber gesprochen, wie schwierig es sei, das Gesundsein als solches genauer zu umschreiben und begrifflich zu fassen. Es fällt uns im Zeitalter einer vorwiegend naturwissenschaftlich-technisch orientierten Medizin ausgesprochen schwer, den Zustand der Gesundheit und der Krankheit anders als in naturwissenschaftlich-technischen Parametern (Laborwerten u. a.) zu erfassen und zu definieren. So beschränkt sich selbst die begrifflich völlig unzureichende Definition der WHO auf die Beschreibung eines „Gefühls", das im übrigen – wie wir alle wissen – sehr wohl trügen kann. Wohlbefinden ist eine Kategorie, die Gesundheit nicht zu beschreiben vermag[3]. Nach Schipperges ist der in den Regimina sanitatis enthaltene Begriff der „neutralitas" weitaus geeigneter, Gesundsein zu umschreiben, als beispielsweise der moderne Versuch, Gesundheit als „Abwesenheit von Krankheit" oder als „Schweigen der Organe" (Leriche) zu definieren [31, 32].

Es bleibt uns also gar nichts anderes übrig als den Zustand der „neutralitas" im biographischen Kontext des einzelnen Menschen aufzusuchen, ihn dort zu verstehen, adäquat zu interpretieren und vorsorgend zu „bewachen", wie es der Begriff einer sorgsamen „Prophylaxe" fordert.

Auch in der Medizin der Antike und des Mittelalters waren es ja nicht irgendwelche als Laien tätige „Gesundheitswächter" oder „Gesundheitspfleger" (oder Soziologen!), sondern ausgebildete und erfahrene Ärzte, die in der Lage waren, der Hygieia ebenso wie der Panakeia zu dienen.

Auch uns wird es letztlich nichts nützen, die Aufgaben der Gesundheitserziehung und Gesundheitsbildung einfach an eigens dazu ausgebildete Professionen zu delegieren *ohne* die Mitwirkung und verantwortliche Führung durch einen in der allgemeinen Gesundheitslehre gründlich ausgebildeten und erfahrenen Arzt.

Man kann also die systematische Aus- und Weiterbildung des Arztes in der allgemeinen Gesundheitslehre ebenfalls in die folgenden Abschnitte gliedern:
1) gesund versus krank,
2) Biologie des gesunden Organismus,
3) Anthropologie des Gesunden und des Kranken,
4) Gesundheitstheorien,
5) soziokulturelle Bedingungen der Gesundheit,
6) Prävention und Prophylaxe
7) biographische Methode,
8) Gesundheitsberatung,
9) Gesundheitserziehung,
10) Gesundheitsbildung.

In einem ersten Abschnitt sollte das Komplementärverhältnis von gesund und krank, ebenso die Differenzierung und Abgrenzung beider Begriffe voneinander abgehandelt werden.

Im zweiten Abschnitt wären die aus der Biologie des gesunden Organismus zu vermittelnden Fakten einer allgemeinen Lebenslehre bei Tier und Mensch darzustellen. Die heutige Biologie und die moderne Ethologie verfügen über eine Fülle wichtiger Beobachtungen und Tatbestände, die in einer allgemeinen Gesundheitslehre zu Beginn vermittelt werden sollten.

Ein weiterer Unterrichtsabschnitt sollte sich mit den spezifisch anthropologischen Dimensionen und Bedingungen des Gesundseins und des Krankseins befassen.

Ohne eine Übersicht über die wichtigen Gesundheitstheorien, worunter auch eine Reihe von Gesundheitstheorien aus der Geschichte (Vollzahl der Zeiten [33]) fällt, sollten die praktischen Bereiche einer Gesundheitsberatung, -bildung und -erziehung nicht abgehandelt werden.

Das gilt auch für die soziokulturellen Bedingungen der Gesundheit. Eine intensive interkulturelle Gesundheitsforschung beschränkt sich nicht auf die ethnologisch distanzierte Darstellung unterschiedlicher soziokulturell gebundener Gesundheitssysteme, sondern sie fragt nach den konkreten gesundheitlichen Perspektiven, welche mit diesen Systemen verbunden sind, und sie fragt zugleich nach den Möglichkeiten einer Transformation in den abendländischen Bereich. Hier seien als Pars pro toto die Ernährungkunde, aber auch eine Reihe östlicher, ebenfalls soziokulturell eingebundener Lebensweisen genannt, deren Transformierung in den westlichen Bereich einer kritischen Sichtung und Prüfung bedarf [34].

Aus einer sorgfältig erarbeiteten interkulturellen Synopsis ganz verschiedenartig begründeter Gesundheitstheorien ließe sich ebenfalls eine gediegene und erweiterte Perspektive über die soziokulturellen Bedingungen der Gesundheit des Menschen erarbeiten.

Zur Prophylaxe und Prävention menschlicher Erkrankungen bedarf der auszubildende Arzt eines gründlichen Wissens und ebenso gründlicher Erfahrung von der konkreten Bedrohung des einzelnen Menschen durch die Krankheit unter den ihm eigenen individuellen und sozialen Lebensbedingungen. Nur wenn der soziobiographische Kontext einer solchen „Bedrohung" prägnant herausgearbeitet wird, läßt sich in der Gesundheitsberatung wirksam etwas tun. Auch die Indikationsstellung zu einem gezielten Gesundheitstraining basiert auf einer grundlegenden Ausbildung und ärztlichen Erfahrung. Das gilt vor allem für Gesundheitserziehungsmaßnahmen im Bereich der Sekundär- und Tertiärprävention, wenn es darum geht, Risikofaktoren zu mindern oder nach einer Krankheit in der Rehabilitationsphase ein gezieltes Gesundheitstraining zu verordnen.

Auch die Stärkung der „bedingten Gesundheit" im Rahmen einer sorgfältigen ärztlichen Führung nach Abschluß kurativer Maßnahmen oder im Rahmen einer chronischen Erkrankung gehören in diesen Bereich.

Der Medizinstudent sollte sich während seines gesamten Studiums in allen klinischen Fächern nicht nur in der Kunst einer sorgfältigen soziobiographischen Anamneseerhebung ständig üben, sondern er sollte aus den vielfältigen Lebensschicksalen der Patienten Kenntnisse gewinnen, die seine ärztliche Erfahrung stärken, sein ärztliches Urteil und sein Kritikvermögen in der Begegnung mit dem Kranken schärfen und Gesundes von Krankem in der Lebensführung, im Befinden, in der Gesamtsituation des einzelnen Kranken unterscheiden lernen [35]. Diese Ausbildung des ärztlichen Urteils und der ärztlichen Erfahrung wird ihn dazu befähigen, im ärztlichen Umgang mit dem gesunden und dem kranken Menschen eine Kompetenz auszubilden, die ihn zu einer wirksamen ärztlichen Gesundheitsberatung überhaupt erst befähigt. Eine vernünftig verordnete und verantwortlich angeleitete Gesundheitserziehungsmaßnahme dürfte ohne die wirkliche Kenntnis der Biographie des zu Erziehenden kaum möglich sein. Freilich hätten wir als Ärzte in diesem Zusammenhang neu zu lernen und neu zu erfahren, welches die in der Erziehung des Menschen eigentlichen und wirksamen Kräfte überhaupt sind.

Ähnliches gilt für die Konzepte einer wirksamen Gesundheitsbildung, welche ebenfalls ohne eine eingehend erfaßte biographische Dimension des zu Bildenden nicht denkbar ist. Die Gesundheitsbildung der Person, welche – modern gesprochen – eine Einwirkung auf die primären und sekundären Sozialisationsprozesse des einzelnen Menschen notwendig umfassen muß, scheint ebenfalls nur dann sinnvoll und wirksam zu sein, wenn sie die Bildung und Ausbildung des einzelnen Menschen vor dem Hintergrund seiner Biographie und in Zusammenhang mit dem soziobiographischen Kontext genau betrachtet und gestaltet.

Soweit die „Bildung" und „Ausbildung" des einzelnen Menschen nicht nur dem Elternhaus, der Familie oder der Lebensgemeinschaft überlassen bleibt, in der er aufwächst, sind wesentliche Elemente der Gesundheitsbildung in die sozialen Institutionen zu integrieren, welche – wie alle Schulen und Lehrstätten – die Bildung und Ausbildung des Menschen verantwortlich übernehmen.

Die erschreckenden sozialpathologisch wirksamen und daher selbst krank machenden Wirkungen persönlichkeitsferner und inadäquater rein kognitiv-intellektuell ausgerichteter Bildungs- und Ausbildungssysteme in unserer Zeit bedürfen einschließlich der bedenkenlos sich etablierenden und ebenfalls sozialpathologisch wirksamen technisch-zivilisatorischen Veränderungen unserer Lebenswelt unter dem Aspekt der Gesundheitsbildung einer grundlegenden Revision im Sinne einer allgemeinen Sozialhygiene, d.h. einer verantwortungsbewußten und gesundheitsfördernden gesellschaftlichen Anstrengung.

Es geht nicht darum, gesundheitsbewußtes Verhalten des einzelnen einer sozialen Kontrolle zu unterwerfen. Vielmehr sind die sozial begründeten Bildungsinstitutionen so zu gestalten, daß sie ihrerseits einer ernsthaften Bemühung um die Gesundheitsbildung des einzelnen förderlich sind, anstatt diese durch falsche öffentlich wirksame Entscheidungsprozesse im Erziehungswesen und sozialen Leben – wie es heute vielfach geschieht – bedenkenlos zu untergraben.

Abschließend möchte ich auf einen Gesichtspunkt hinweisen, den wir gerade in der Aus- und Weiterbildung des Arztes zu bedenken haben: Es geht um die Einheit von Forschung und Lehre in ihren Bemühungen um eine in der Aus- und Weiterbildung des Arztes neu zu begründende Institution. Einheit von Lehre und Forschung bedeutet im Rahmen der Gesundheitsbildung und der Gesundheitserziehung: Alles ist in Fluß. Wir haben einerseits die Aufgabe, solide Grundlagen für eine allgemeine Gesundheitslehre zu schaffen; auf der anderen Seite geht es darum, eine systematische Gesundheitsforschung zu etablieren, die sich mit den naturwissenschaftlich und biographisch erfahrbaren Grundlagen der Gesundheit befaßt.

Hier zeigt sich sehr deutlich, daß wir von vornherein einen Weg einschlagen müssen, den die vorwiegend naturwissenschaftlich-technisch ausgerichtete Medizin weitgehend aus den Augen verloren hat: die Berücksichtigung des Menschen als Person in der Gesundheitsforschung [36]. Scheint dieser Weg für die naturwissenschaftlich-technisch orientierte Medizin bislang weitgehend versperrt, so kann und muß andererseits auch für die Gesundheitsforschung zunächst gesagt werden, daß sie ebenso wie die kurative Medizin einer naturwissenschaftlichen Fundierung – vielleicht in einem etwas beschränkteren Umfang – bedarf. Die Anwendung feinstphysiologischer Methoden [37] und der Gestaltkreispsychophysiologie [37] könnte in der Gesundheitsforschung vielleicht weiterführen. Von besonderer Bedeutung und ebenso wichtig bleibt jedoch die „Vergegenwärtigung" historischer Gesundheitsmodelle ebenso wie die „Vergegenwärtigung" des gesamten historischen und soziokulturellen Gedankenguts in Hinsich auf die *Gesundheit,* ein Schritt, den die rein naturwissenschaftlich-technisch orientierte Medizin weitgehend vermissen läßt.

Es bleibt uns keine andere Wahl: Im Rahmen einer allgemeinen Gesundheitslehre und Gesundheitsforschung haben wir die grundlegenden anthropologischen Prinzipien der Medizin, kurzum, wir haben die Medizin als eine eigenständige Wissenschaft neu zu erarbeiten. Wie zu allen Zeiten befindet sich auch die heutige Medizin in statu nascendi.

Anhang

Themenkatalog für die ärztliche Aus- und Weiterbildung zum Thema: Gesundheitserziehung und Gesundheitsbildung

A. Soziobiographische Anamnese und medizinische Anthropologie

1. Der Arzt soll den Umgang mit der Krankengeschichte (soziobiographische Anamnese) lernen und üben.
2. Er soll lernen, die Feinheiten der soziobiographischen Anamnese zu analysieren und zu deuten (ein Stück tiefenpsychologisch orientierter Lebenserfahrung).
3. Er soll lernen, das dialogische Prinzip von einer rein historisierenden Deutung der Krankengeschichte zu trennen (Was ist aktuell in dieser Krankengeschichte, was beschäftigt den Kranken sehr? Welche Konflikte sind von langer Hand vorbereitet – evtl. aus der Frühzeit der Kindheit etc.?).
4. Was läßt sich an frühkindlichen, kindlichen und postkindlichen Werten und Erfahrungen für die Gesundheitsbildung und Gesundheitserziehung „verlebendigen", in die Gegenwart heben?
   Wo sind Kindheitserlebnisse originär, aber verschüttet?
   Was entspricht an originären, aber verschütteten Kindheitserlebnissen den eigenen Lebensbedürfnissen und den erstrebten Lebenswerten?
5. Individuelle (intrapsychische) Verdrängung, soziale Verdrängung, schicksalhafte Verdrängungsprozesse.
6. Die Biographie enthält durch die Aktualisierung vergangener Ereignisse so etwas wie eine Präsenz der Vergangenheit.
7. Erlernen der Deutung der biographischen Maßstäbe, Werte und Präsenzen.
8. Das dialogische Verständnis der soziobiographischen Anamnese soll vom Arzt und vom Kranken neu entdeckt und eingeübt werden.
9. Welche Rolle spielen dabei die Affekte und Motive des Arztes und des Kranken?

B. Vollzahl der Zeiten – soziokulturelle Dimension

10. Der Begriff der Vollzahl der Zeiten (Rosenstock-Huessey).
11. Die Anwendung des Prinzips der „Vollzahl der Zeiten" auf die Aktualisierung vergangener Geschichtselemente (Ereignisse) und die Aktualisierung „vergangener" (in Wirklichkeit noch „gegenwärtiger" und wirksamer) Werte.
12. Gibt es so etwas wie eine Verdrängung kollektiver Werte (welche untergründig, sozialpathologisch fortwirken)?
13. Was bringt soziokulturell einen lebensgeschichtlich vergangenen (verdrängten) Wert wieder zum Erklingen? Ähnlich wie die Sprache oder Musik neu erklingen oder entdeckt werden kann (z. B. die Epoche der Renaissance in der Musik u. a.).
14. Was an zurückliegender Erlebnis- und Kulturgeschichte läßt sich aus den verschiedenen historischen Epochen aktualisieren?
15. Die Wiederentdeckung der „Vollzahl der Zeiten" und mit ihr die Wiederentdeckung gültiger alter Gesundheitslehren für die heutige Gesundheitserziehung und Gesundheitsbildung.
16. „Modernisierung" historisch vergangener Lebensgewohnheiten: „Es kommt etwas wieder in Mode".
17. Welche historischen Werte und Erfahrungen der Gesundheitsbildung und Gesundheitserziehung eignen sich für derartige „Modernisierungen"?

C. Kreative Dimension der Gesundheitserziehung und Gesundheitsbildung

18. Zugang zur Kreativität – ein ahistorischer oder ein biographisch bedingter Vorgang? Kreativität als ein lebensgeschichtlich bezogener Prozeß.
19. Verlebendigung „verdrängter Erlebensschwellen" durch Kunsttherapie.
20. Gibt es auf das Lebensalter bezogene Schwerpunkte der Kreativität und der Kunsttherapie?
21. Aktualisierung und Aktivierung eines lebensaltergerechten soziokulturellen Verhaltens: z. B. Malerei in höherem Lebensalter, Anwendung bibliotherapeutischer Erfahrungen u. a.

Anmerkungen

[1] Die im Rahmen dieses Programmes vorgelegten und abgeschlossenen Forschungsprojekte sind bisher weder evaluiert noch je einer kritischen Gesamtbetrachtung unterworfen worden. Ein im Februar 1985 im Bundesgesundheitsministerium anberaumtes Gespräch mit Mitgliedern der AWMF (Arbeitsgemeinschaft der Wissenschaftlich-Medizinischen Fachgesellschaften) verlief ohne Ergebnis.
[2] Es wäre lohnend, die heutigen Bemühungen um eine „Volksgesundheit" mit den damaligen zu vergleichen, wenn man die von Ridder neu eröffnete Debatte über den „Herrschaftsanspruch" und die sog. Gefahren einer Totalisierung der volksgesundheitlichen Bemühungen aus der Ambivalenz einer abstrakt soziologisch geführten Diskussion (Baier, Ridder u. a.) herauszuführen versucht, um zu zeigen, was dieser „Herrschaftsanspruch" wirklich meint.
[3] Gesundheitsdefinition der WHO: „Die Gesundheit ist der Zustand des vollständigen körperlichen, geistigen und sozialen Wohlbefindens und nicht nur das Freisein von Krankheit und

Gebrechen ... Die Erlangung des bestmöglichen Gesundheitszustandes ist eines der Grundrechte eines jeden Menschen ohne Unterschied der Rasse, der Religion, des politischen Bekenntnisses, der wirtschaftlichen oder sozialen Stellung."

Literatur

1. Jacob, W. und H. Schipperges (Hrsg.): Kann man Gesundsein lernen? Gentner, Stuttgart 1981 (Schriftenreihe des Instituts für Gesundheitsbildung, Bd. 1).
2. Henkelmann, T. und D. Karpf: Gesundheitserziehung – gestern und heute. Gentner, Stuttgart 1982 (Schriftenreihe des Instituts für Gesundheitsbildung; 2).
3. Jacob, W.: Kranksein und Krankheit. Hüthig, Heidelberg 1978.
4. Schipperges, H.: Homo patiens. Zur Geschichte des kranken Menschen. Piper, München 1985.
5. Schipperges, H.: Gesundheit – Krankheit – Heilung. In: Christlicher Glaube in moderner Gesellschaft. Bd. 10. Herder, Freiburg, Basel, Wien 1981, S. 51–84.
6. Jacob, W.: Die Hiob-Frage in der Medizin. In: Die Grenzen der machbaren Welt. Festschrift der Klopstock-Stifung. Hrsg. E. Benz. Brill, Leiden 1975, S. 46–66.
7. Jacob, W.: Der Teil und das Ganze – Aporien in den Denkbewegungen der medizinischen Moderne. In: Medizinische Anthropologie. Hrsg. E. Seidler. Springer, Berlin, Heidelberg, New York, Tokyo 1984, S. 121–137.
8. Jacob, W.: Medizinsoziologie nach dem Heidelberg-Modell. In: Deutsches Ärzteblatt 81 (1984) 419–422.
9. Schipperges, H., E. Seidler u. P. Unschuld (Hrsg.): Krankheit, Heilkunst, Heilung. Alber, Freiburg, München 1978.
10. Hartmann, F., J. Linzbach, R. Nissen, H. Schaefer (Hrsg.): Fischer-Lexikon der Medizin 1. Fischer, Frankfurt 1959, S. 168–185.
11. Jacob, W.: Medizinische Anthropologie im 19. Jahrhundert. Enke, Stuttgart 1967.
12. Rubner, M.: Gesetze des Energieverbrauchs bei der Ernährung. Leipzig 1902.
13. Kraus, F.: Allgemeine und spezielle Pathologie der Person. Klinische Syzygiologie. Thieme, Leipzig 1919, 1926.
14. Virchow, R.: Handbuch der rationellen Pathologie. Braunschweig 1846.
15. Verworn, M.: Kausale und konditionale Weltanschauung. Leipzig 1912.
16. Sherrington, C. F.: The Integrative Action of the Nervous System. London 1901.
17. Schaefer, H. u. H. Heinemann: Modelle sozialer Einwirkungen auf den Menschen (Sozialphysiologie). In: Handbuch der Sozialmedizin Bd. 1. Enke, Stuttgart 1975, S. 92–131.
18. Higginson, J.: Hazardous Society? Individual versus community responsibility in cancer prevention. III. 3. Ann. Mathew B. Rosenhaus Lecture 1975. Am. Public Health Assoc. 103. Ann. Meeting Chicago 1975.
19. Virchow, R.: Mitteilungen über die in Oberschlesien herrschende Typhus-Epidemie. Virchows Arch. 2 (1849) 143–322.
20. Ridder, P.: Kritische Übersicht über das Begriffsfeld. In: Präventive Medizin. Hrsg. H. Schaefer, H. Schipperges, G. Wagner. Springer, Berlin, Heidelberg, New York, Tokyo 1987.
21. Schipperges, H.: Der Arzt von morgen. Von der Heiltechnik zur Heilkunde. Severin u. Siedler, Berlin 1982.
22. Schaefer, H.: Umwelt und Gesundheit. Aspekte einer sozialen Medizin. Fischer, Frankfurt 1982.
23. Schaefer, H.: Plädoyer für eine neue Medizin. Piper, München 1979.
24. Schulz van Treeck, A.: Mündliche Mitteilung (1954).
25. Schulz van Treeck, A.: Krebs und körpereigene Abwehr. In: Zschr. Laryng. Rhin., Otologie, 33 (1954) 385–396.
26. Zorn, F.: Mars. Kindler, Zürich 1977.
27. Weizsäcker, V. v.: Pathosophie. Vandenhoeck & Ruprecht, Göttingen 1956.
28. Thomas von Aquin: Summa Theologica. Bd. X (Dt.-lat. Ausg.) Kerle, Heidelberg 1955.

29 Kant, I.: Idee zu einer allgemeinen Geschichte in weltbürgerlicher Absicht. Werke Bd. VI. Wiss. Buchges., Darmstadt 1960.
30 Schipperges, H.: Homo patiens. Piper, München 1985.
31 Schipperges, H.: l.c. (1985).
32 Doerr, W. u. G. Quadbeck: Allgemeine Pathologie, S. 6: Gesundheit ist das „Schweigen der Organe" (Leriche).
33 Rosenstock-Huessey, E.: Soziologie, Bd. 2: Die Vollzahl der Zeiten. Kohlhammer, Stuttgart 1958.
34 Crisan, H.-G.: Zum Problem der abendländischen Rezeption des Yoga - Paranayama-Atemübungen bei Angstneurotikern. Med. Diss. Heidelberg 1984.
35 Jacob, W.: Medizinsoziologie nach dem Heidelberg-Modell. Deutsches Ärzteblatt 81 (1984) 419-422.
36 Jacob, W.: Gesundheitsbildung - ein Problem pathisch-menschlicher Existenz. In: Kann man Gesundsein lernen? Gentner, Stuttgart 1981.
37 Klinger, L.: Einführung in die Gestaltkreisexperimente. In: V.v. Weizsäcker - Materialien zu Leben und Werk. Springer, Berlin, Heidelberg, New York, Tokyo 1986, S. 178-189.

Ein Modell der Gesundheitsüberwachung und medizinischen Betreuung

G. Wagner

Im April 1970 publizierte der amerikanische Arzt Sydney R. Garfield in der Zeitschrift *Scientific American* einen vielbeachteten Artikel mit dem Titel „The Delivery of Medical Care" [6]. Garfield vertrat darin die Ansicht, daß das US-amerikanische „Medical-Care"-System zwar von hoher Qualität, aber viel zu teuer und ungerecht verteilt sei und daß die kommenden Jahre noch eine wesentliche Verschlechterung der Situation mit sich bringen würden. Wie recht er mit seiner Prognose hatte, hat die Kostenexplosion auf dem Gesundheitssektor in den letzten Jahren wohl hinreichend deutlich gemacht. Die geradezu atemberaubenden Fortschritte der Medizin der jüngsten Zeit und die früher für unvorstellbar gehaltene technologische Entwicklung im Bereich der apparativen Medizin haben zwar enorme therapeutische Erfolge aufzuweisen, aber gleichzeitig auch kaum noch tragbare Kosten mit sich gebracht.

Als Garfield seinen Artikel veröffentlichte, war er seit ca. 40 Jahren leitender Arzt der Kaiser-Permanente Health Insurance Company, eines privaten Versicherungsunternehmens, das in der Depressionszeit der 30er Jahre in Südkalifornien gegründet worden war. Garfield hatte damals als ärztlicher Betreuer mehrerer tausend beim Bau des Grand-Coulee-Damms eingesetzter Arbeiter vorgeschlagen, einen vorbezahlten medizinischen Dienst einzurichten, der den Arbeitern bei Erkrankung oder Unfall kostenlose Hilfe leisten sollte. Das System erwies sich als wirkungsvoll und äußerst sparsam und fand das Interesse von Henry Kaiser, einem der an der Konstruktion des Dammes beteiligten Unternehmer, der gemeinsam mit Garfield ein Konzept für ein komplettes „Prepaid-System" für die Familien der Bauarbeiter entwickelte. Dieses System erhielt gewaltigen Auftrieb im Zweiten Weltkrieg, als Kaiser in seinen Werften mehr als 90 000 Arbeiter mit dem Bau der sog. Liberty-Schiffe beschäftigte.

Als die Kriegskonjunktur vorbei war und die Zementschiffswerften schließen mußten, beschlossen Kaiser und Garfield, ihre Erfahrungen mit der vorbezahlten Gesundheitsüberwachung der allgemeinen Öffentlichkeit in Kalifornien zugänglich zu machen. Im Laufe der folgenden Jahre entstand die Kaiser Foundation Health Plan Inc., eine Privatversicherung mit heute mehr als 4,8 Millionen Mitgliedern, die für einen festgesetzten Jahresbeitrag und unter dem Schlagwort „medical care as a right" [7] eine vollständige und kostenlose Betreuung im Krankheitsfall und vorbeugende Gesundheitsuntersuchungen in über 20 eigenen Krankenhäusern und mehr als 50 Ambulanzen in 16 Staaten der USA anbietet.

Die verschiedenen Institutionen des Unternehmens werden nicht nach Einzelleistung honoriert, sondern erhalten einen jährlichen Gesamtetat. Das hat zur

Folge, daß die Ärzte sich besser stellen, wenn ihre Versicherten gesund bleiben, die Krankenhäuser mehr Profit machen, wenn ihre Betten nicht belegt sind.

Das Schlagwort von der „Verbesserung der Lebensqualität" ist in unserer heutigen sozialisierten Gesellschaft von hohem Stellenwert. Unvermeidbar damit einher geht aber eine zunehmend schwerer zu verkraftende Kostenexplosion im Gesundheitswesen. Das liegt zu einem nicht geringen Anteil daran, daß sich trotz entscheidender Veränderungen und Fortschritte auf vielen medizinischen und technologischen Gebieten das System der medizinischen Betreuung der Bevölkerung seit etwa 100 Jahren nicht wesentlich geändert hat. Zu Ende des vorigen und zu Beginn dieses Jahrhunderts war die medizinische Betreuung noch relativ primitiv: Es gab den Doktor mit der schwarzen Arzttasche und das Krankenhaus, das man in der Regel nur zum Sterben aufsuchte. Man konsultierte den Doktor nicht ohne Not; nur wirklich Kranke kamen zu ihm (Abb. 1).

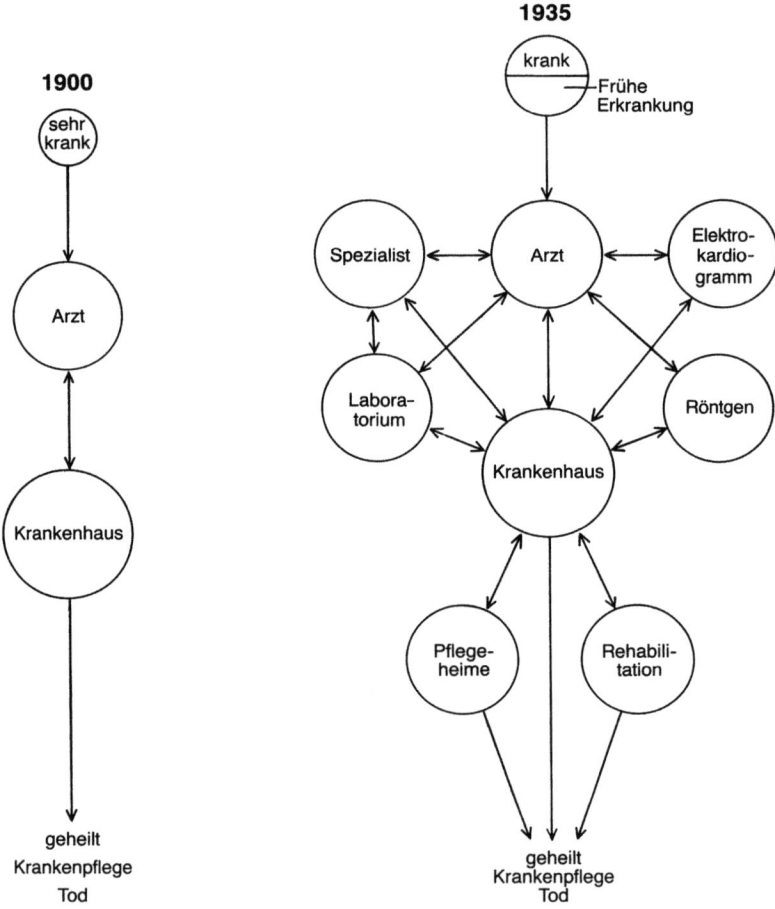

Abb. 1. Medizinische Betreuung Ende des vorigen und zu Beginn dieses Jahrhunderts

Abb. 2. Zunehmende Spezialisierung Mitte der 30er Jahre

Mitte der 30er Jahre begann die zunehmende Spezialisierung der Medizin. Neben den Hausarzt traten der Spezialist, das klinische Laboratorium, die Röntgenabteilung etc. Aber der Doktor blieb weiterhin der entscheidende Eingangsfilter zu diesen Stationen (Abb. 2). Das hat sich auch bis heute – trotz weiterer Diversifikation und Spezialisierung – nicht wesentlich geändert (Abb. 3). Daß das aus dem vorigen Jahrhundert stammende System der medizinischen Betreuung nicht längst zusammengebrochen ist, ist nicht zuletzt den ihren Beruf mit höchstem Verantwortungsgefühl unter einer oft überwältigenden Arbeitslast ausfüllenden Ärzten sowie dem in der Regel für seine verantwortungsvollen Aufgaben viel zu schlecht bezahlten paramedizinischen Personal zu verdanken.

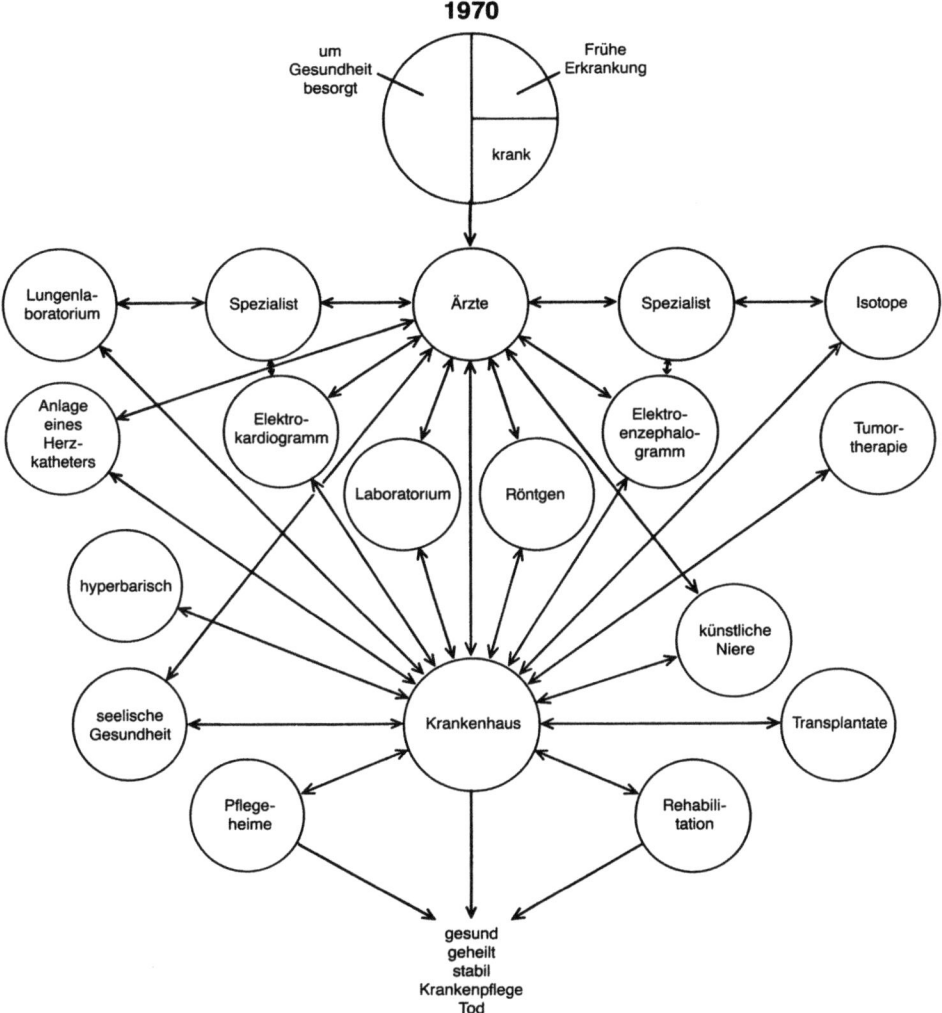

Abb. 3. Das gleiche Prinzip mit weiterer Diversifikation und Spezialisierung

In herkömmlichen Versorgungssystemen entscheidet der Patient, wann er ärztliche Hilfe braucht. Dieser Patient kann – nach Garfield – einer der folgenden vier Klassen angehören:
1) den Gesunden,
2) den sog. Worried well, d.h. Leuten, die sich um ihren Zustand Sorgen machen,
3) den sog. Early sick, d.h. noch symptomlosen Patienten mit beginnenden Krankheiten,
4) den echt Kranken.

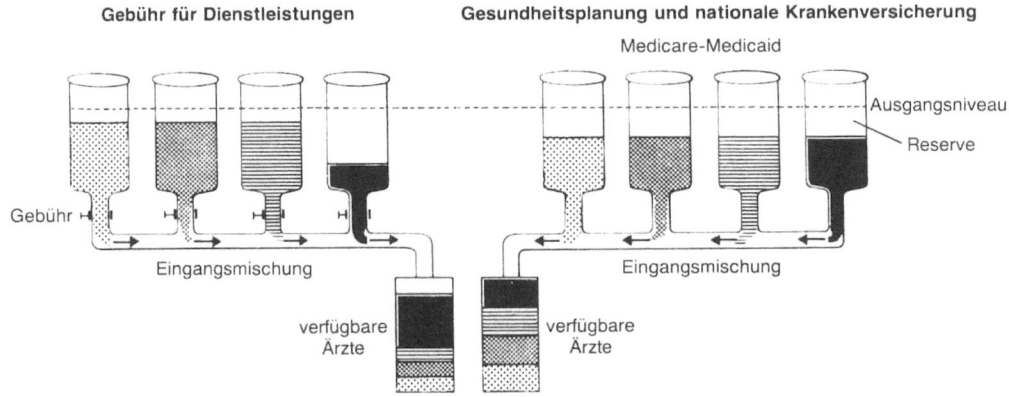

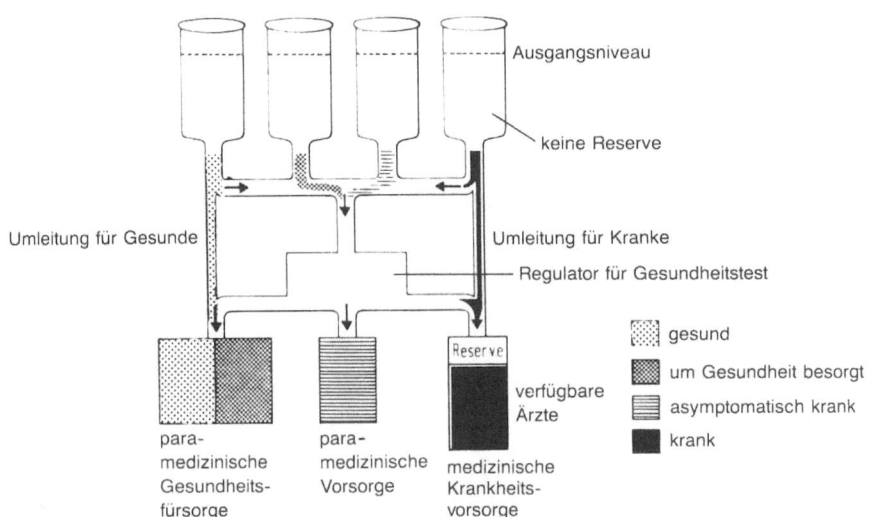

Abb. 4. Gesundheitsplanung und nationale Krankenversicherung und entsprechende Dienstleistung

In dem traditionellen System, in dem der Patient für die ärztliche Hilfeleistung zahlen mußte, wurde der Arzt erst dann aufgesucht, wenn man wirklich krank war (Abb. 4). Das änderte sich schlagartig mit der Entwicklung der gesetzlichen Krankenversicherung, die jedem bei ihr versicherten Bürger das Recht auf kostenlose Behandlung zusichert. Analog ist auch ein „Prepaid-System" wie das der Kaiser Foundation zu bewerten. Allerdings merkten die Verantwortlichen einer privaten Institution, die sich selbst finanzieren muß, offenbar viel schneller als unser Kassensystem, daß auch in einem gebührenfreien System zumindest die Gruppe der Early sick zu kurz kommt, da einerseits die verfügbare Zeit der Ärzte von der Betreuung der echt Kranken zu stark absorbiert wird, andererseits aber auch viele Patienten den Doktor völlig unnötigerweise in Anspruch nehmen („Searching for illness in healthy people, is extremely wasteful of the time of medical care personnel. In addition, its is both boring and frustrating for the physician" [8]).

Garfield empfahl als Ausweg aus dieser unbefriedigenden Situation, den Arzt, wo dies möglich ist, als Eingangsfilter zu entlasten und die Versorgung der vier obengenannten Gruppen von Rat und Beistand suchenden Personen voneinander zu trennen. Im Mittelpunkt seines Systems steht der *Health Testing and Referral Service* (Abb. 5), in dem der Versicherte einmal pro Jahr sich unentgeltlich einem Check-up-Programm unter Verwendung modernster computergesteuerter Laboratoriumstests sowie apparativer diagnostischer Verfahren einschließlich einer standardisierten Anamneseerhebung unterziehen kann. Dieses Verfahren ist unter der Bezeichnung „Automated Multiphasic Health Testing and Services" (AMHTS), zumindest in den USA, heutzutage sehr populär geworden.[1]

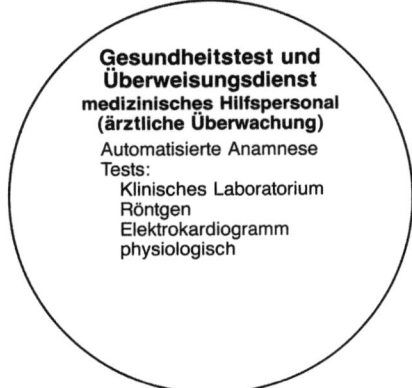

Abb. 5. Gesundheitstest und Überweisungsdienst
(Health Testing and Referral Service)

---

[1] Sogenannte multiphasische Screeningprogramme wurden in den USA erstmalig Ende der 40er Jahre eingeführt. Sie konnten sich jedoch zunächst nicht durchsetzen und verloren sogar bis Ende der 50er Jahre infolge fehlender Unterstützung von seiten der Ärzteschaft sowie häufig schlechter Qualität der Testmethoden (die noch einzeln und manuell angewandt werden mußten) zunehmend an Reputation. Erst mit dem Aufkommen automatisierter Laborgeräte und dem Einsatz computergesteuerter Verfahren bekam das multiphasische Screening oder AMHTS erneut zunehmende Bedeutung [4].

Die Gesunden und die sog. Worried well (68,4% aller Patienten im Kaiser-Permanente-System [9]) können sich im *Health Care Center* (Abb. 6) je nach Interessenlage über eine gesunde Lebensführung, Gesundheitserziehung, Familienplanung, Ernährungsfragen usw. durch Ausstellungen, Poster, Vorträge, Kurse, Lehrfilme und andere Methoden aufklären und weiterbilden lassen.

Im *Preventive Maintenance Center* (Abb. 7) können die beim Check-up als risikobehaftet oder (noch) asymptomatisch krank ermittelten Personen, z. B. Hypertoniker, unerkannte Diabetiker, familiär Belastete usw. (3,9% der Patienten im Kaiser-Permanente-System [9]) sich laufend überwachen lassen.

Im *Sick Care Center* (Abb. 8) schließlich, das unserem derzeitigen Krankenhaustyp entspricht, wird den wirklich Kranken (27,7% der Patienten im Kaiser-Permanente-System [9]) die erforderliche Behandlung zuteil.

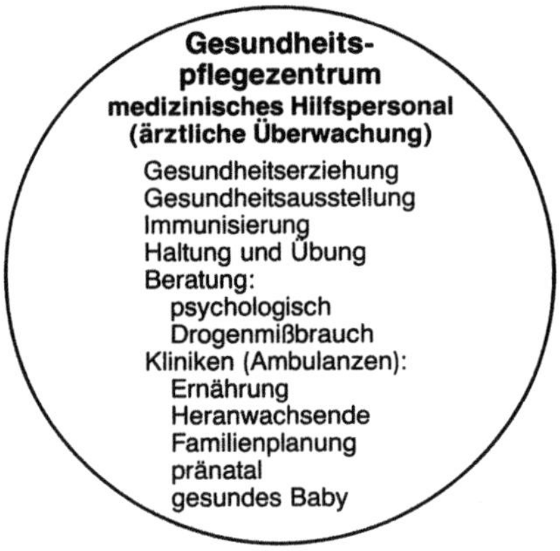

Gesundheitspflegezentrum
medizinisches Hilfspersonal
(ärztliche Überwachung)

Gesundheitserziehung
Gesundheitsausstellung
Immunisierung
Haltung und Übung
Beratung:
　psychologisch
　Drogenmißbrauch
Kliniken (Ambulanzen):
　Ernährung
　Heranwachsende
　Familienplanung
　pränatal
　gesundes Baby

Abb. 6. Gesundheitspflegezentrum
(Health Care Center)

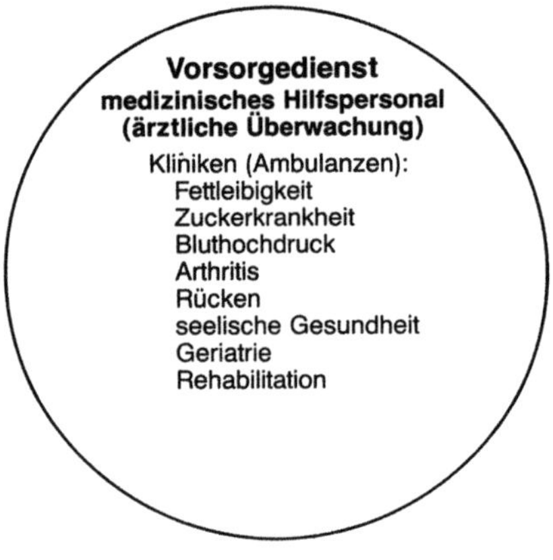

Vorsorgedienst
medizinisches Hilfspersonal
(ärztliche Überwachung)

Kliniken (Ambulanzen):
　Fettleibigkeit
　Zuckerkrankheit
　Bluthochdruck
　Arthritis
　Rücken
　seelische Gesundheit
　Geriatrie
　Rehabilitation

Abb. 7. Vorsorgedienst
(Preventive Maintenance Center)

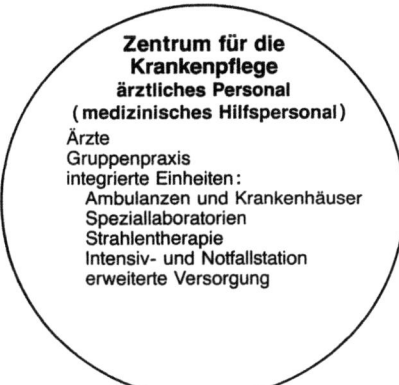

Abb. 8. Zentrum für Krankenpflege (Sick Care Center)

Das Garfield-Modell (Abb. 9) hat gegenüber den konventionellen Systemen mehrere Vorteile:
1) Es trennt den gesamten Patientenstrom in drei, bzw. vier Teilmengen, von denen für jede geeignete Ressourcen zur Verfügung stehen.
2) In drei der vier genannten Abteilungen wird paramedizinisches Personal beschäftigt, wenn auch unter ärztlicher Aufsicht. Dennoch wird der Arzt im Gesamtsystem erheblich entlastet. Er ist nicht mehr der Eingangsfilter für alle, sondern kann sich vorwiegend um den Personenkreis kümmern, der ihn wirklich benötigt: die echt Kranken. Routineuntersuchungen, Labortests, Röntgenaufnahmen etc. werden von ausgebildeten ärztlichen Hilfskräften durchgeführt; das ist wesentlich billiger, als wenn dafür Ärzte eingesetzt werden. Der Computer dient dabei als Datensammler und Informationskondensator. Garfield et al. [9] berechneten, daß die Verfügbarkeit der im Kaiser-Permanente-System angestellten Ärzte für neue Patienten gegenüber dem herkömmlichen System um das 20fache gesteigert, die Wartezeiten der Patienten von 6–8 Wochen auf 1–2 Tage herabgesetzt und die Kosten für das Untersuchungsprogramm um 70–80% gesenkt werden konnten.
3) Für die echt Kranken ändert das neue System praktisch nichts, abgesehen davon, daß die Ärzte jetzt mehr Zeit haben, sich um diese Patienten zu kümmern.
4) Beim konventionellen Versorgungssystem steht der einzelne Patient einmal innerhalb, einmal außerhalb des Systems, je nachdem, ob er gerade „krank" oder „gesund" geschrieben ist. Im Kaiser-Permanente-System bleibt er im Gesamtsystem und wechselt nur den Ansprechpartner, d.h. das Eingangssystem. „In that fashion much of medicine becomes continuous rather than episodic and much of illnes a trend rather than a crisis" [6].

Das Modell der Kaiser Foundation hat sich seit vielen Jahren bewährt. Die riesigen Mengen von im Health Testing Center anfallenden und im Computer aufbereiteten Daten haben zu hervorragenden Publikationen auf dem Gebiet der Vorsorgeuntersuchungen geführt, für die Kaiser Permanente heute Weltruf hat (z.B. [1, 2, 3]).

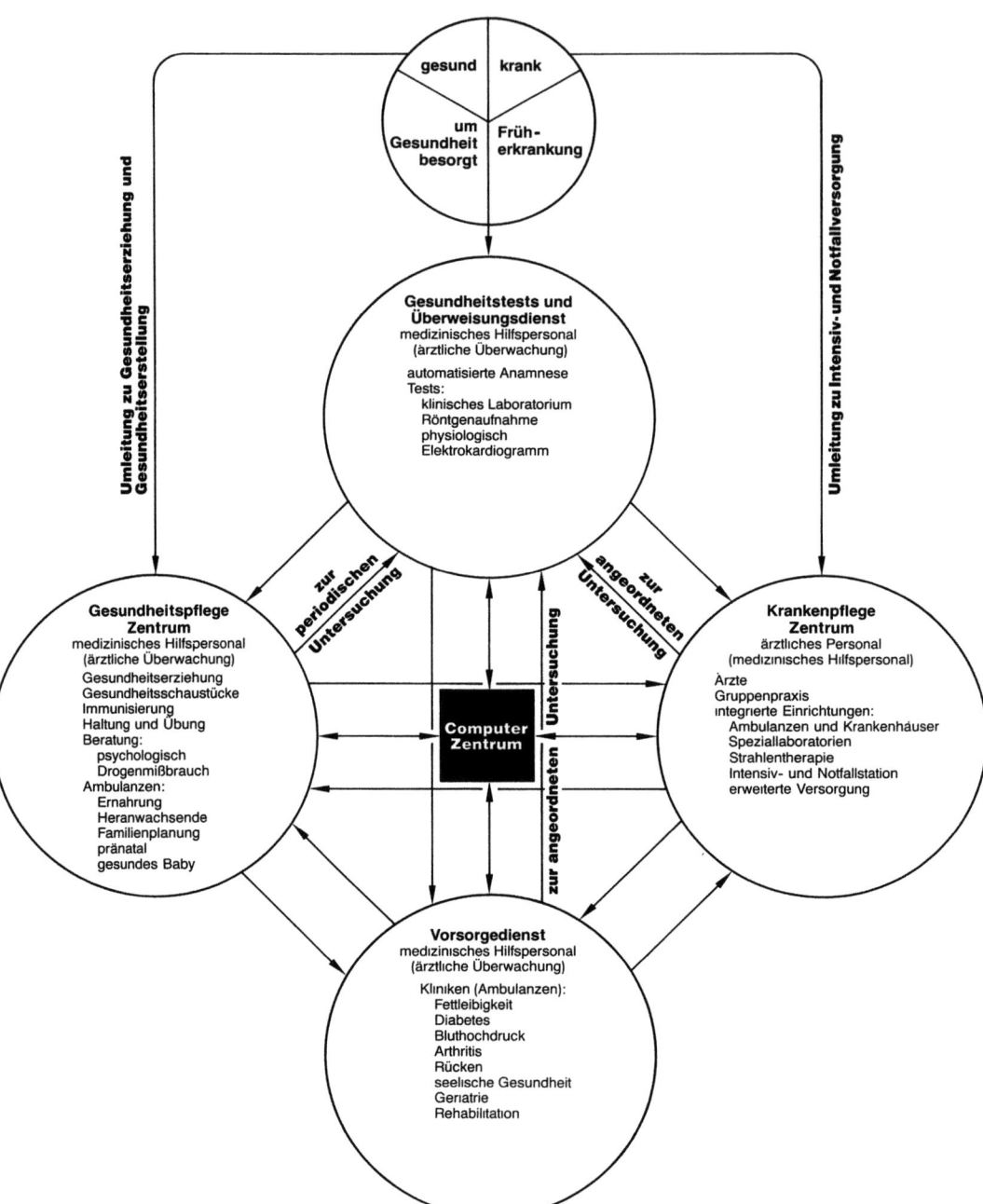

Abb. 9. Garfield-Modell

Auch bezüglich der Kosten multiphasischer Screeningverfahren konnten in Oakland wichtige Erfahrungen gesammelt werden. So haben beispielsweise Collen et al. [5] für 23 verschiedene Vorsorgeuntersuchungen die Kosten pro positivem Test berechnet. Am teuersten erwies sich dabei die Ermittlung einer positiven, d. h. krebsaufdeckenden Mammographie (US$ 408,00 im gesamten Untersuchungsgut, US$ 350,00, wenn nur die Untersuchungen bei über 60 Jahre alten Frauen berücksichtigt werden); erstaunlich billig war dagen die Ermittlung von Hörschäden im Audiogramm (US$ 1,55!).

Abschließend soll erwähnt werden, daß das Kaiser Permanente Medical Care Program auch bei den Überlegungen zur Kostensenkung im Gesundheitswesen der letzten Jahre in den USA eine bedeutsame Rolle gespielt hat.

Das Gesundheitswesen ist der zweitgrößte Industriezweig der USA. 1984 waren in diesem Bereich 7934000 Personen beschäftigt; die Gesamtausgaben in diesem Sektor beliefen sich auf 387 Mrd. $, 1985 bereits auf über 400 Mrd. $ oder über 11% des Bruttosozialprodukts [10]. Seit Anfang der 70er Jahre ist auch in den USA ein rasches Ansteigen der Kosten des Gesundheitswesens zu beobachten, was weit nachhaltiger als hierzulande die Struktur des Gesundheitswesens beeinflußt hat und noch verändert.

In den letzten Jahren – insbesondere nach Verabschiedung des sog. HMO- (Health Maintenance Organization) Act durch die Nixon-Administration im Jahre 1973 – sind in den Vereinigten Staaten sog. Health Care Delivery Organizations entstanden, die in hartem Konkurrenzkampf ihre Dienste im Krankheitsfall anbieten. Allein für Fernsehwerbung auf dem Health-Care-Sektor wurden 1984 41 Mio. $ ausgegeben.

Bei den „Gesundheitsanbieter"-Gesellschaften kann man zwei Hauptgruppen unterscheiden:
1) die sog. Preferred Provider Organizations (PPO), Zusammenschlüsse von Krankenhäusern, Ärzten, Zahnärzten, Optikern u. a., die geschlossenen Personenkreisen (z. B. Firmenbelegschaften) ihre Dienste zu ausgehandelten Preisen anbieten;
2) die sog. Health Maintenance Organizations (HMO), die freiwillig Versicherten auf einer Prepayment-Basis kostenlose präventive, diagnostische und therapeutische Dienste anbieten. Hierfür hat die Kaiser Foundation Modell gestanden.

Beide Gruppen sind etwa gleich groß. Bei den PPO schätzte man 1985 etwa 350 Gesellschaften; die Zahl der HMO belief sich Ende 1985 auf knapp 400.

Man ist in den USA zuversichtlich, durch die organisatorischen Strukturveränderungen die Kostensteigerungen im Gesundheitswesen – wenn auch nicht sofort, so doch in einigen Jahren – in den Griff zu bekommen.

Literatur

1. Collen, M. F.: Computer analysis in preventive health research. Meth. Inform. Med. *6* (1967) 8-14.
2. Collen, M. F.: The multitest laboratory in health care of the future. Hospitals *41* (1967) 119-125.
3. Collen, M. F., Davis, L. S., van Brunt, E. E.: The computer medical record in health screening. Meth. Inform. Med. *10* (1971) 138-142.
4. Collen, M. F., Feldman, R., Barbaccia, J. et al. (Eds): Provisional Guidelines for Automated Multiphasic Health Testing and Services. Vol. 2: Operational Principles. Washington, D. C.: U. S. Dept. of Health, Education, and Welfare 1970.
5. Collen, M. F., Feldman, R., Siegelaub, A. B. et al.: Dollar cost per positive test for automated multiphasic screening. New Engl. J. Med. *283* (1970) 459-463.
6. Garfield, S. R.: The delivery of medical care. Scient. Amer. *222* (1970), No. 4, 15-23.
7. Garfield, S. R.: Multiphasic health testing and medical care as a right. New Engl. J. Med. *283* (1970) 1087-1089.
8. Garfield, S. R.: Health care and health services resources. Med. Progr. Technol. *1* (1972) 2-6.
9. Garfield, S. R., Collen, M. F., Feldman, R. et al.: Evaluation of an ambulatory medical-care delivery system. New Engl. J. Med. *294* (1976) 426-431.
10. Vohs, J. A. (Edit.): The Changing Face of Health Care Delivery - Kaiser Permanente Medical Care Program. Annual Report 1985.

Modelle einer primären Prävention

G. Vescovi

Einleitung

Eine 1981 von Karpf und Henkelmann veröffentlichte Studie über die Untersuchung von rund 3000 Aktivitäten zur Gesundheitserziehung in der BRD ergab bezüglich der Präventionsarten den bescheidenen Anteil von 21% für den Bereich der primären Prävention. Daran hat sich in den letzten Jahren nicht viel geändert, obwohl doch die primäre Prävention mit ihrer Aufgabe, Gesundheit zu bewahren und zu fördern, neben der Aufgabe, Krankheiten zu heilen, seit über 2000 Jahren zum Zielkatalog der Medizin gehört.

„Die Gesundheit zu erhalten und die Krankheiten zu heilen: das ist das Problem, das die Medizin von Anfang an aufgestellt hat und dessen wissenschaftliche Lösung sie noch immer verfolgt", hatte Claude Bernard 1865 in seiner *Einführung in das Studium der experimentellen Medizin* geschrieben.

Der Umgang mit dem Gesunden und der Gesundheit, wie es die primäre Prävention verlangt, ist unterdessen aber weder zum Gegenstand einer breiteren Forschung, noch – wie J. Schlemmer apostrophiert – zu einer „Ziffer in der ärztlichen Gebührenordnung" geworden. Was bisher in der primären Prävention an Pilotprojekten modellhaft erprobt und von Pionieren der Gesundheitsbildung inszeniert wurde, mag zwar den Ansprüchen an eine systematisierte und strukturierte Gesundheitswissenschaft noch nicht genügen, dennoch zeichnen sich aus dem Fragmentarischen und den bisherigen praktischen Erfahrungen wertvolle Ansätze für weitere Modelle primärer Gesundheitsvorsorge und für eine sich bildende Gesundheitslehre ab, die mehr als nur eine theoretisch-empirische Bricolage bedeutet.

Der Arzt, der sich, wie es F. Hartmann zum Ausdruck brachte, aus dem „geschlossenen System von Diagnosen", das ihm Sicherheit bringt, in die Regionen der offenen Probleme und damit in Unsicherheit begibt, muß sich öffnen für neue und alte Wege der Erkenntnis, muß sein logisch linear-kausales Denken als eingefahrene Suchbewegung durch intuitives Denken ergänzen. Und so ist der Arzt gerade in der sozialen Figur des Umgangs mit dem Gesunden zu einer Problemoffenheit gefordert, die Voraussetzung für eine innovierende Überschreitung seines geschlossenen Diagnose- und Therapiesystems in der Begegnung mit Kranken und Krankheit ist.

Wenn die primäre Prävention mit ihren Überlegungen und Modellen auch eine Erweiterung strategischer Konzepte der Medizin zur Absicht hat, so wäre sie doch gründlich mißverstanden, wollte man ihr das Ansinnen unterstellen, ein

Medium unberechtigter Medizinkritik oder gar einer Antimedizin zu sein. Eine solche apologetische Feststellung rechtfertigt sich wegen manchem Argwohn, auf den einzugehen hier nicht möglich ist.

Die Zielgruppen der primären Prävention als thematisches Spektrum

Das thematische Spektrum und die Aufgabenbereiche der gesamten Prävention mit ihren drei Bereichen lassen sich am deutlichsten an einem Zielgruppenschema für medizinische Interventionen verdeutlichen. Diese Zielgruppen sind:
1) die sog. Gesunden;
2) die sog. Gesunden mit erkennbaren Belastungen durch umweltbedingte Noxen und pathogenes Lebensverhalten;
3) Menschen mit Frühzeichen einer Erkrankung oder mit Risikofaktoren;
4) manifest Erkrankte;
5) chronisch Kranke, chronisch Behinderte;
6) unmittelbar vom Tode Bedrohte.

Für die Prävention ergeben sich dabei drei unterscheidbare Aktionsebenen: Die Zielgruppe 5 wird der tertiären Prävention zugerechnet. Ihr Aufgabenbereich ist es, erlittene Einschränkungen und Behinderungen zu stabilisieren und mit ihnen zu einem akzeptablen, befriedigenden Lebensmodus zu finden.

Die 4. Zielgruppe entspricht den klassischen Aufgaben der Kuration, dem Bemühen um Überwindung von Krankheit und Wiederherstellung aller Organ- und Funktionsstörungen.

Die 3. Zielgruppe markiert den Aufgabenbereich der sekundären Prävention, Frühzeichen beginnender Krankheit und Risikofaktoren zu erfassen und auszuschalten.

Die primäre Prävention, um die es nun geht, umfaßt die Zielgruppe 1, die sog. Gesunden, und die Zielgruppe 2, die als Zwischenglied zur Zielgruppe 3 auch jene „Gesunden" erfaßt, bei denen schon eine besondere Belastung oder Gefährdung der Gesundheit durch umweltbedingte Noxen, durch besondere psychosoziale Belastungen von Langzeitcharakter oder durch ubiquitär erworbene Fehlverhaltensweisen festgestellt werden kann, ohne daß hierdurch bereits pränotative Krankheitssymptome feststellbar sind. Diese erste Unterscheidung der sog. Gesunden, denen sich die primäre Prävention zuwendet, läßt bereits das operative Grundmuster vorbeugender Gesundheitspflege mit ihren beiden Hauptaufgaben erkennen. Es geht um
1) die Erhaltung, die Konditionierung und Habituierung gesunder Organ- und Funktionssysteme und insgesamt eines auf Ausgleich gerichteten Lebensverhaltens,
2) die Vermeidung und Ausschaltung gesundheitsbelastender oder schädigender Faktoren in der natürlichen wie auch der zivilisatorischen Umwelt, im psychosozialen Bereich und im Lebensverhalten.

Beide Aufgabenbereiche sind eine untrennbare Einheit für die primäre Prävention und die Programme der Gesundheitserziehung und Gesundheitsbildung, wobei der noxifensorische Charakter der Vermeidung und Ausschaltung schädigender, belastender Faktoren für die Gesundheit seinen schulmeisterlich edukatorischen Charakter, wie wir ihn bei simplen Programmen der Gesundheitserziehung beobachten können, dann verliert, wenn die Lehr- und Übungsprogramme des ersten Aufgabenbereichs eine positive Zielsetzung „in kleinen Schritten" vorsieht.

Topologie der Ansätze für die primäre Prävention

Die beiden Grundaufgaben der Medizin seit altersher sind die Erforschung des „Krankmachenden" und dessen, was den Menschen gesund erhält. H. Schipperges demonstriert diesen bilateralen Auftrag mit der Feststellung, daß die Ärzte der griechischen Antike ihren beruflichen Eid sowohl auf „Hygieia" wie auch auf „Panakeia" ablegten, also auf die Erhaltung der Gesundheit und auf die Behandlung der Kranken.

Die naturwissenschaftliche Medizin hat sich unterdessen auf eine Lehre von den Krankheiten, auf deren Ätiologie und Pathogenese festgelegt, wobei erst durch die Frage nach der Ätiologie und Pathogenese der Zivilisationskrankheiten und die Entwicklung von präventivmedizinischen Strategien der ursprüngliche erste Aufgabenbereich, die Frage nach dem, was Gesundheit sein mag, sie erhält, was sie gefährdet, wieder ins Interesse gerückt wurde.

Obwohl Forschung und Diskussion erst die „Zwischenstation" auf neuen Erkenntniswegen um eine primäre Prävention, nämlich die Problematik der Risikofaktoren und der Protektionsfaktoren sowie der Disposition und Exposition, erreicht haben, zeichnet sich doch – und das nicht nur in der Medizin, sondern auch in der Philosophie, Psychologie und den Sozialwissenschaften sehr deutlich der zunehmende, rasch anwachsende Trend der Erkenntnis ab, daß die moderne Lebenswelt und die Lebensführung des einzelnen eine Schlüsselrolle bei der Entstehung von Krankheit wie auch bei der Bewahrung von Gesundheit einnehmen.

Aus der Sicht der Philosophie stellt K. Ulmer in seinem Werk *Philosophie der modernen Lebenswelt* fest, „daß der zunehmenden Kenntnis und Macht in den einzelnen Lebensverhältnissen eine zunehmende Unkenntnis, Unsicherheit und Ohnmacht hinsichtlich der Gesamtheit des Lebens entspricht" und „daß der Mensch das Bedürfnis nach einem Wissen vom Ganzen seiner Lebensverhältnisse nicht verloren hat, wenn dieses ihm auch verdunkelt und verstellt ist".

Die Struktur modernen Lebens bringt es mit sich, daß man in einem ständig noch ansteigenden Ausmaß den Spezialisten vertrauen muß, weil man sonst „ein Narr von Überbürdung würde, wenn man jede Gewissensfrage selbst lösen wollte" (R. Musil). Fatalerweise durchschauen aber zugegebenermaßen nicht einmal mehr die Wissenschaften selbst ihren eigenen Zusammenhang und daher noch weniger den der Gesellschaft und des einzelnen Lebens.

Der wichtigste Ansatz zur Lösung dieser Problematik, die auch für die Medizin von grundsätzlicher Bedeutung ist, liegt in einer eingehenden Hinwendung zur Lebenswelt des Menschen, zu den Abläufen, den Störungen und Belastungen, zum Gelingen auch des Alltags und seiner Ordnung und Kultivierung. Und hier stoßen wir auf kulturelle Konzeptionen, die wir kulturgeschichtlich bis zu archaischen Hochkulturen zurückverfolgen können, vor allem auch auf Ideen und Modelle der Medizin zur Lebensführung, die H. Schipperges in Philosophie und Medizin über zwei Jahrtausende verfolgt und für heuristische Ansätze zur Diätetik freipräpariert und in seinem Buch *Alte Wege zu neuer Gesundheit* dargestellt hat.

Topologisch lag also immer schon – und jetzt wiederum ganz aktuell – der Ansatz für eine primäre Prävention und für eine systematische Gesundheitsbildung im Bereich der Alltagskultur und der Lebensführung des Menschen. In einer ganzheitlichen Blickrichtung war und ist nun wieder die Gesundheitsbildung als primäre Prävention an der Frage ausgerichtet, wie der Mensch sein Lebensverhalten im ganzen und speziell in besonderen Lebenssituationen, im Ablauf seines Alltags, in einem bestimmten Lebensalter, vor allem unter den vielfältigen Belastungen und Schicksalen gestalten und ordnen soll, um zu einer Haltung zu finden, die ihn immer wieder „im Lot" und damit gesund bleiben oder werden läßt. Es geht dabei auch um eine Filterung aller schädlichen Einflüsse der natürlichen und zivilisatorischen Umwelt, (Gefahren der Genußmittel und Drogen), die ein breites, verführerisches Konsumangebot in unserer Zivilisation bereithält, wobei der schadenabwehrende Auftrag der Natur- und Verhaltenswissenschaft als fachliche Kompetenz gefordert ist. Hier liegen die topologischen Ansätze für die Entwicklung einer Gesundheitslehre mit einem System der Lebensordnung, in der sich die Erkenntnisse der Biologie und der Erbwelt, der Ökologie als Umwelt, der Psychologie als Binnenwelt und der Soziologie als Mitwelt zusammenfinden und aufeinander abstimmen sollten.

Primäre Prävention und die sie tragende Gesundheitsbildung erfordern daher ein interdisziplinäres Zusammenwirken der Naturwissenschaften mit allen Human- und Kulturwissenschaften, wenn sie anthropoökologische Zusammenhänge mit immanentem Anspruch auf wissenschaftlich begründbare Aussagen zu einer „Lehre vom gesunden Leben" verbinden sollen.

Gesundheitsbildung als Aufgabe der primären Prävention

Wenn wir die Bezeichnung „Gesundheitsbildung" derjenigen der „Gesundheitserziehung" vorziehen, um damit Programme der Anleitung zu gesunder Lebensführung zu kennzeichnen, so nicht nur, weil wir die Aufgaben der Gesundheitsbildung auch als elementaren Teil der Erwachsenenbildung verstehen und erwachsene Menschen gegenüber „Erziehung" eine Abneigung spüren.

„Bildung" impliziert mehr als „Erziehung", auch wenn man letztere mit dem Wort „Pädagogik" in einen wissenschaftlichen Bereich zu rücken versucht. Bildung, so versteht es E. Spranger richtig, ist eben nicht nur das Werk der Erziehung, sondern auch das Ergebnis von Talenten, von Lebenserfahrungen und außerpädagogischem Umgang mit sich und anderen, von Schicksalen „im Strom der Welt". Talent für das, was Erziehung vermittelt, und für den Umgang mit sich und anderen, auch für die Bewältigung von Schicksal, erscheint aber gerade dann wichtig, wenn die pädagogischen Bemühungen anderer zurücktreten (sollen) hinter die Selbstbestimmung und volle Selbstverantwortung, wie das bei Erwachsenen erwartet wird.

Dennoch haben Pädagogik und Medizin eines gemeinsam: einen intentionalen Charakter; sie sind Wissenschaften vom „Sollen" und unterstehen beide dem Anspruch von theoriegeleiteter Praxis, d.h. sie sind wissenschaftlich begründete Anleitungen zu gemäßem Handeln.

Gesundheitsbildung als gebündeltes und systematisiertes Programm mit Information, Motivation, Konditionierung und Habituierung zu gesunder Lebensführung ist nicht allein deshalb an den Arzt als Rollenträger gebunden, weil er als Experte für Krankheit und Gesundheit, als Träger eines methodischen und verfeinerten Wissens gilt, sondern weil er auch als Verkörperung für die Beziehung und Anwendung von Wissen auf praktische fundamentale Lebensanliegen gesehen wird.

Wenn es nun in der primären Prävention um das „Lernziel Leben" geht, um das Erlernen und Einüben eines gesundheitsförderlichen Lebensverhaltens, um die Kultivierung eines persönlichen Lebensstils, so gehen wir von der ideellen Voraussetzung aus, daß Erkrankungen durch ein bestimmtes Lebensverhalten in ihrem Entstehen verhindert, zumindest verzögert und in ihrem Ablauf gelindert werden können.

Dieser Gedanke liefert allerdings nur das Argument von „Verhütung" und ist daher nur bedingt positiv, im übrigen aber ebenso defensiv wie alle spezifisch auf bestimmte Krankheiten bezogene Prophylaxe. Gesundheitsbildung als primäre Prävention zielt jedoch über die defensive Prophylaxe hinaus. Sie will Lebensfreude und Spaß am Gesundsein, vor allem auch ein innigeres und bewußtes Verhältnis zur Leibeskultur und den Möglichkeiten des Körpers vermitteln und damit als Folge bewußt werden lassen, daß Gesundheit nicht erst dann zum Thema werden darf, wenn sie in Gefahr oder Verlust geraten ist.

In der primären Prävention mit ihren Adressaten der Gesunden und gefährdeten Gesunden steht der Gesundheitsbildung nicht wie in der sekundären und tertiären Prävention der Leidensdruck als Motivator zur Verfügung. Hier sollte auch nicht mit dem Defensivgedanken der Verhütung von Krankheiten allein, schon gar nicht mit diesbezüglichen Horrortechniken gearbeitet werden. Ziel ist vielmehr, in praktischen Bereichen Fähigkeiten der Lebensführung und eines individuell besseren bis optimalen Anpassungssets an die Belastungen des Lebens im Alltag zu vermitteln und reaktives Fehlverhalten zu minimieren. Erreichbar sind solche individuell wie generell ausgemachten Ziele durch eine Strategie der kleinen Schritte in Programmen des Verhaltenstrainings.

Das Modell der diätetischen Regelkreise als Struktur und Systematik einer primären Prävention

In einem historischen Rückblick auf Programme der Präventivmedizin seit über 2000 Jahren, bei denen die von Goethe wieder aufgegriffene Formulierung einer „Kunst der Lebensführung" in Anlehnung an die „Ars vivendi" im Vordergrund einer vorbeugenden und die Gesundheit fördernde Lebenslehre steht, hat uns

Schipperges in zahlreichen Untersuchungen und Publikationen das in der Antike entwickelte und in der Scholastik weiter ausgeformte Modell der Diätetik, der Sex res non naturales, freipräpariert und in vertiefenden Analysen für heuristische Ansätze zu einer modernen Konzeption verfügbar gemacht.

Das „Institut für Gesundheitsbildung" (IfG) der „Gesellschaft für Gesundheitsbildung" (GfG) hat aus den klassischen sechs Lebensbereichen der Diaita, die als ein vielfach verbundenes Ensemble der Bezogenheiten und Aufgaben der Lebensführung zu betrachten sind, mit den „sechs Regelkreisen der Lebensführung" ein Modell für die Gesundheitsbildung entwickelt, anhand dessen wir in Theorie und Praxis die Kunst gesunder Lebensführung strukturiert und systematisiert lehren und erlernen können. Es sind jene sechs Lebensbereiche, durch die der Mensch mit seinem Leben in die Architektonik des Universums eingebunden ist und die er als Aufgabenbereiche für die Lebenskultur seines Alltags beachten und gestalten muß, wenn er Gesundheit erhalten und fördern will.

Wenn wir dabei von „Regelkreisen" der Lebensführung sprechen, so ist dies nur in sphärischer sprachlicher Anlehnung an den der Kybernetik verpflichteten Begriff und als Hinweis auf funktionelle Interdependenzen zwischen den diätetischen Lebensfeldern zu verstehen, die nur wiederum als Ganzes einer vernünftigen Lebensordnung und nicht solistisch das Modell als diagnostisches wie therapeutisches Konzept einer primären Prävention ausmachen.

In Kurzform lassen sich Inhalt und Aufgabenbereich der sechs Regelkreise wie folgt festhalten:

Der 1. Regelkreis betrifft unseren ökologischen Lebensbereich, die natürliche und zivilisatorische Umwelt als „Zuhause" des Menschen: Licht, Luft, Wasser und Boden als biologisches Milieu unseres Lebens, mit deren Erhaltung und Umgang als unserer humanökologischen Aufgabe. Wir sind in den Lebensraum der Natur eingeflochten und innerhalb uns weitgehend bekannter Grenzen biologischer Anpassungsmöglichkeiten von der Natur, so auch von Klima und Wetter, abhängig. Die Optimierung unserer Anpassung an Klima und Wetter, sinnvoller Umgang mit der Sonnenstrahlung und Schulung der Atmung sind hier herausragende Aufgaben der Gesundheitsbildung.

Regelkreis 2 umfaßt die Ernährung und den Stoffwechsel, die gesamte Kultur von Speise und Trank. Dabei stehen folgende Aspekte im Zentrum der Beachtung:
- die Ökonomie von Energiezufuhr, Verbrauch und Ausscheidung, also das Bilanzproblem;
- die Qualität der Nährstoffe und ihre sinnvollen Relationen bei der Ernährung;
- die Gebote einer sinnvollen Adaption der Nahrungsaufnahme an die Gegebenheiten der biologischen Tagesrhythmik;
- der soziale und sakrale Charakter des Essens und Trinkens als psychosozialer und kultureller Hintergrund;
- die psychosozial bei besonderer Belastung auftretenden Entgleisungen;
- die besonderen Kost- und Ernährungsformen einschl. des Fastens. Koch- und Zubereitungskurse sind dabei ergänzendes Praktikum.

Der 3. Regelkreis betrifft den Lebensrhythmus aus chronobiologischer Sicht. Die Erkenntnisse der Tages- und Jahresrhythmik und die Rhythmik der vegetativen Funktionen in ihren praktischen Bedeutungen für die Tagesabläufe und den Wach-Schlaf-Rhythmus lassen sowohl wichtige Aufgaben für die Erhaltung der Gesundheit als auch Folgen einer diesbezüglichen längeren Störung erkennen.

Der 4. Regelkreis ist eng mit der Lebensrhythmik verbunden und betrifft den Haushalt von Belastung und Erholung, von Anspannung bei Leistung und Entspannung durch Muße. Es geht hier um die Ausgewogenheit von Aktivität und Passivität. Das praktische Aufgabengebiet liegt hier in einem Optimierungstraining für Belastbarkeit durch Leistung und normalen Streß wie auch für Entspannungsfähigkeit durch kreativen Umgang mit Freizeit und Urlaub.

Der 5. Regelkreis umfaßt den Bereich des Körpers und der Körperlichkeit mit allem, was wir auch als „Körperkultur" zu beschreiben versuchen. Die Pflege und Kultivierung des Körpers also, auch die Leiblichkeit im ganzen. Gymnastik, Sport, Körperhygiene, aber auch Sexualität und Sexualleben als bedeutsame, koordinierende Schaltstelle für die psychosomatische Einheit und Harmonie des Menschen sind hier bedeutsam für eine ständige Regulierung und Kultivierung des Zusammenspiels in Bedürfnis und Ausdruck unserer leiblichen Existenz.

Der 6. Regelkreis stellt uns die Aufgabe der Regulierung und Kultivierung des Gemütslebens, der Affekte, des Umgangs mit uns selbst und mit anderen. Es geht hier um die mentalen und sittlichen Lebensfelder, damit auch um die Tugenden. Selbstbeherrschung, Gelassenheit, Humor – wie schwer fällt es uns, wenn wir mit einem hohen Maß an Enttäuschung, an Zorn, Trotz, Furcht, Angst, Scham oder Trauer zurechtkommen müssen und dabei in der Folge auch unser Körper und seine Organe in Mitleidenschaft geraten.

Der Umgang mit sich und anderen fordert daher Durchblick und Verständnis für das eigene Leben und das der anderen sowie eine Stabilisierung der Beziehungen zur eigenen Identität und Subjektivität und die Fähigkeit zu sozialer Einbindung und sozialem Engagement. Die Motivation und Anleitung zum Schreiben von Tagebüchern und Briefen an besondere Bezugspersonen, das Lesen und Vorlesen in Verbindung mit Schulung von Ausdrucksmöglichkeiten, Sprechen und Singen, Musizieren und bildnerisches Gestalten leisten für die praktische Bewältigung der hier skizzierten Aufgaben wertvolle Dienste.

Nun sind diese diätetischen Regelkreise in ihren vielfältigen Bezogenheiten untereinander als ein dynamisches Ganzes zu bedenken, als ein enges Geflecht jener fundamentalen Lebensfelder, in deren Bereichen sich ganzheitlich die Belastungen und Leistungen unseres Lebens abspielen. Und damit öffnen sie auch den Blick für eine systematisierte Betrachtung und ein dynamisches Verständnis des so schwer definierbaren Phänomens „Gesundheit". Wir verstehen jetzt, daß Gesundheit als kulturelle Aufgabe alltäglich vor uns liegt, weil sich in den diätetischen Feldern tagtäglich die Vorgänge der Anpassung an Anforderungen und Erholungsphasen in eigener Rhythmik vollziehen und ein ständiges Bemühen um Ausgleich eines dynamischen Gleichgewichts verlangen.

So gesehen bedeutet Gesundsein die Kraft und Fähigkeit zur Anpassung innerhalb einer individuell und sozial vorgezeichneten Lebensordnung. Diese Anpassungsleistung kann freilich nur dann erbracht werden, wenn die Systeme und Organe des Menschen innerhalb ihrer genetischen Möglichkeiten durch eine kultivierte Lebensführung hinreichend, ja möglichst optimal aktions- und reaktionsfähig gehalten werden. Bei dieser Bemühung, die dem Aufgabenbereich der primären Prävention zukommt, spielt die Förderung und Erhaltung einer ausreichenden Anpassungsamplitude der Funktionsordnungen des vegetativen Nervensystems und der Immunabwehr eine herausragende Rolle. Gerade im Hinblick auf das Leistungsvermögen des vegetativen Nervensystems sehen wir Gesundsein im biologischen Sinn als Verfügbarkeit über ein Anpassungspotential gegenüber den vielseitigen Belastungen des Lebens. Aus diesem Verständnis heraus läßt sich wiederum Kranksein als Leben am Rande der Anpassungsfähigkeit betrachten, eine Ansicht, die H. Schaefer in anderer Formulierung mit der Beobachtung bestätigt, wenn er sagt, daß die „Freiheit körperlicher Reaktionen desto größer ist, je vitaler und gesünder ein Körper ist", während „der Weg in die terminale Phase (einer Krankheit) in der Regel von erstaunlicher Monotonie ist".

Die Nutzanwendung der diätetischen Regelkreise

Nun bietet sich das Modell der sechs diätetischen Regelkreise in zweifacher Hinsicht für die primäre Prävention an: einmal diagnostisch und zum anderen therapeutisch.

Diagnostisch dient es gleichsam einer „Abrasterung" der elementaren Lebensbereiche bei der Suche nach außergewöhnlichen Belastungen und Störfeldern und ihrer Interdependenzen. Auch die Ortung und die Analyse komplexer Fehlverhaltensweisen als Reaktion auf exogene und endogene (idiopathische) Belastungen und Anpassungsreaktionen wird auf dem Hintergrund der diätetischen Regelkreise evident und einem vertieften Verständnis zugänglich.

Als partiell und adjuvant objektivierende biologische Kontrollmethode für vegetative Funktions- und Anpassungsparameter versprechen die von W. Jacob und L. Klinger in Erprobung genommenen feinbiologischen Langzeitmessungen vegetativer Grundrhythmen wertvolle Aufschlüsse über die Belastungssituation und die Reaktionsamplitude des Vegetativums.

Eine ergänzende, teilobjektivierende und die diätetische Diagnostik im somatischen Reaktionsbereich quantifizierende mikrobiologische Untersuchungsmöglichkeit scheint sich jedenfalls für die Zukunft abzuzeichnen. Wird der kategoriale Unterschied beider Möglichkeiten zur Beurteilung des Status gesundheitlicher Belastungen und der psychosomatischen Reaktionsformen und biologischen Beantwortungsmuster bedacht und der „Objektivierung", die nichts als Messung biologischer Reaktionen verspricht, keine alleinherrschende Rolle zugedacht, so werden sich künftig einmal diätetische Diagnostik und biologisches Feedback bei der Untersuchung und Beurteilung von Gesundheit zu einem wertvollen Modell ergänzen.

Die *therapeutischen Ansätze,* die uns durch die Regelkreise vermittelt werden, sind für die Gesundheitsbildung und die Verhaltensmedizin ebenso wie für die diagnostischen Erkenntnisse, die wir aus ihrem komplexen „Gesamt" zu schöpfen vermögen, so wertvoll, weil sie vor solistischen Aktivitäten bewahren und ein volles Programm an Hilfen und Bemühungen nahebringen, das allein die Bezeichnung einer „Comprehensive Care" verdient. Es ist grundsätzlich zu bedenken, daß jede Belastung oder Störung in einem oder mehreren diätetischen Regelkreisen eine Revision und Konditionierung der gesamten Lebensordnung verlangt. Sämtliche Schichten und Bereiche des Lebensverhaltens und der Lebensführung müssen angesprochen sein, ob es um Streßbewältigung, falsche Ernährung oder die Verbesserung der Anpassung an Klima und Wetter gehen mag. Diese Einsicht setzt sich inzwischen auch bei den Modellen zur Sekundärprävention anhand der Risikofaktoren durch.

Praktische Umsetzung

Strategie der Praxis von Modellen einer primären Prävention

Wie läßt sich nun die theoretische Konzeption von Modellen einer primären Prävention in unserem Gesundheitswesen in die Praxis einer vorbeugenden Gesundheitsstrategie umsetzen? Welche Modelle bieten sich – wenn schon nicht kurzfristig, so doch mittel- und langfristig gesehen – an? Wo liegen die Hindernisse, die Gefahren?

Mit diesen kapitalen Fragen stellen wir uns den Kernproblemen, dem Dilemma der primären Prävention und darüber hinaus den bisherigen technizistischen und bürokratischen Schwierigkeiten und Divergenzen der Auffassungen. Ungeachtet aller Schwierigkeiten wurde jedoch in Bad Mergentheim durch das Institut für Gesundheitsbildung ein Modell primärer Prävention nach dem Baukastenprinzip in Anlehnung an die diätetischen Regelkreise entwickelt und in praktische Erprobung gesetzt, das in seiner Strategie, seinen Zielsetzungen und in der Variabilität und Offenheit seiner Strukturelemente zu einem praktischen Ausgangspunkt für landes- oder bundesweite Modelle der primären Prävention konzipiert ist und empfehlenswert erscheint.

Wir gehen dabei von der Grundeinstellung aus, daß Gesundheit die Freiheit des Menschen, in dessen Verantwortung wir sie gestellt wissen wollen, nicht verfehlen und zu einem staatlich oder organisatorisch gelenkten Entmündigungs-Beherrschungs-Instrument entarten darf, wovor H. Baier zu Recht immer wieder warnt. Gesundheit und alle Erfahrungen, alles Wissen und alle Techniken zu ihrer Herstellung und Bewahrung müssen in der Zuständigkeit des aufgeklärten, mündigen Bürgers bleiben. Mit dieser Maxime, die sich allen totalen und totalitären Ansprüchen widersetzt, bewahren wir die Freiheit und Intimität der Motivationswelt des Bürgers, in die nur mit Zustimmung des einzelnen mit Techniken und Veränderung des Lebensverhaltens eingegriffen werden darf. Es bedeutet dies eine Analogie zu den Voraussetzungen für jeden therapeutischen Eingriff des Arztes. Wir sind uns dabei durchaus bewußt, daß dies die Effizienz der Prävention a priori schmälert, weil sie den schwierigeren Weg über die Motivation und Zustimmung des einzelnen sucht und davon abhängig macht. Letztendlich steht aber die Erfahrung dahinter, daß nur die Überzeugung und eine tiefer wurzelnde Motivation des einzelnen und von Gruppen eine Verhaltensänderung von Dauer und mit sozialen Auswirkungen zu bewirken vermag.

Gesundheitsbildung als Angebot zur primären Prävention umfaßt daher in der Praxis drei Säulen, drei Einrichtungen, die von uns modellhaft entwickelt wurden:
1) die Informationsveranstaltung als öffentliches „Gesundheitsforum";
2) die individuelle ärztliche Gesundheits- und Lebensberatung;
3) die Gruppenarbeit mit Schwerpunkt-Zielen und Vermittlung praktischer Übungen.

Die Informationsveranstaltung als öffentliches Gesundheitsforum

Ob es sich hier um eine Medienveranstaltung oder ein öffentliches Forum auf örtlicher Ebene handelt, es geht dabei in erster Linie um Information und Kontaktbildung zu interessierten oder zufälligen Zuschauern und Zuhörern, sekundär natürlich auch um eine Einflußnahme aus Distanz auf die Einstellung und Erstmotivation der Teilnehmer. Zuschauer (Television oder Video) oder Zuhörer erfahren dabei einen ersten, noch unverbindlichen, möglichst aber anregenden Kontakt mit Fragen der gesunden Lebensführung, wobei wir in Bad Mergentheim die Themen an den diätetischen Regelkreisen, den Risiken der Umwelt und des Verhaltens und auch an gezielter Prophylaxe von Krankheiten orientieren. Solche Informations- und Bildungsveranstaltungen lassen sich aber auch zielgruppenorientiert im Schulbereich, in Betrieben, beim Militär und in Vereinen und anderen gesellschaftlichen Institutionen einrichten, um Gesundheit als Thema ins Bewußtsein vieler zu bringen und in Diskussion zu halten. Schließlich dienen Informationsveranstaltungen aber auch als Hinweis auf die Möglichkeiten einer individuellen Gesundheitsberatung durch den Arzt und der Kursprogramme zu vertiefenden Kenntnissen und praktischen Übungen der Gruppenarbeit in der Gesundheitsbildung.

Die Gesundheitsforen verlangen von den Vortragenden oder – sofern dem Einzelvortrag ein Gespräch in Form des Round table vorgezogen wird – von den Partnern eines Podiumsgesprächs eine fachlich-beruflich ausgewiesene Kompetenz oder Expertenschaft. Ferner hat sich in der Praxis eine Einbeziehung des Publikums in die Vortragsthematik als belebend und effektivitätssteigernd erwiesen.

Wenn möglich, so ist der Einsatz von bildgebenden Medien stets von Vorteil. Die Schwierigkeiten für die Vortragenden liegen in der Kunst des exakten und deutlichen Sprechens und eines lebendigen, möglichst oder weitgehend freien Vortrags, vor allem aber auch darin, die Expertensprache zugunsten einer allgemeinverständlichen Darstellung zu tauschen. Wissenschaftliche Erkenntnisse sollen dabei ohne Verlust der Aussage und mit eingehender Prägnanz zu verständlichem Ausdruck gebracht werden.

Die ärztliche Gesundheits- und Lebensberatung

In verkürzten Formen gibt es die diätetische Beratung durch den Arzt in der kurativen Medizin in Klinik und Praxis als Teil der ärztlichen Beratung kranker Menschen tagaus, tagein. Neben der Medikation und Erklärungen ihrer Signatur erwartet und verlangt der Patient vom Arzt Anweisungen zu seinem Lebensverhalten, wenn auch meist in der Einschränkung von Fragen, was er darf und was er zu vermeiden oder zu unterlassen hat. Die Dimension diätetischer Lebensberatung ist ohne Zweifel unter dem kurzen Zeittakt des Gesprächs zwischen dem Patienten und dem Arzt und wegen der Dominanz und Präponderanz der Arzneiverordnung verkümmert und an den Rand geraten. Alle Bemühungen um eine Ausweitung und Vertiefung der Patient-Arzt-Beziehung im Gespräch und in der Beratung hängen mit dem Anspruch auf Hoffnung an einer Rekultivierung der diätetischen Thematik, der Erkundung, Beurteilung und Beratung der Lebensumstände und der Lebensführung zusammen.

Auch die Compliance und die hiervon abhängige Utilisation verordneter Arzneimittel und Heilmaßnahmen wird durch eine Vertiefung des diätetischen Gesprächs effizienter und obendrein kostensparender werden. So hat also die Diätetik mit ihren Regelkreisen auch auf dem kurativen Sektor der Medizin eine Leitfunktion bei der Entwicklung einer Intensivierung ärztlicher Hinwendung und einer Verbesserung der Compliance, des Bündnisses von Patient und Arzt mit seinem Ziel, Krankheit zu überwinden und Gesundheit wiederzufinden. Warum aber sollte diese so ursprüngliche und primäre ärztliche Aufgabe der Beratung zur Lebensführung nur dem Kranken und bei notwendig erachteter primärer Prävention nicht auch in gewissen Situationen dem sog. „Gesunden" in der Form ärztlicher Gesundheits- und Lebensberatung gewährt werden? Die Krankenkassen befürchten Mißbrauch seitens der Ärzte als Leistungsanbieter und halten die ärztliche Gesundheitsberatung für nicht finanzierbar, wenn sie als Regelleistung in den Gebührenkatalog aufgenommen würde.

Aus präventivmedizinischer Sicht kann aber die gesundheitliche Individualberatung weder unterlassen noch durch Gruppenarbeit ersetzt werden.

Aus den vorangegangenen Darlegungen wird verständlich, daß es Gesundheit nur in einem individuell geprägten Bezugssystem und nicht als liniierte Einheitsformel gibt. Die besondere Belastungs- und Leistungssituation und die genetischen Faktoren mit ihren individuellen Dispositionen verlangen, wenn die Entstehung von Risikofaktoren oder Krankheit verhindert werden soll, auch die individuelle Überprüfung von noch Gesunden. Zudem sehen wir Gründe genug, wie sie schon dargelegt wurden, für eine vorbeugende, vorsorgliche Überprüfung der gesundheitlichen Verhältnisse jener Menschen, die in den Karteien der Versicherungen als „gute Risiken" erkennbar sind. Daher liegt für das Modell einer primären Prävention durch individuelle ärztliche Gesundheits- und Lebensberatung die Überlegung als praktikabler Vorschlag nahe, seitens der Krankenversicherung in angemessenem Umfang jenen Mitgliedern im Bonusverfahren eine Individualkontrolle ihrer Gesundheit zu ermöglichen, die ihre Gesundheit außerordentlichen Belastungen ausgesetzt sehen oder die aus der Sicht der Krankenkasse in einem gemäßen Auswahlverfahren ihre Risiken überprüfen lassen sollten. Auch das wiederum soll nur als Angebot verstanden werden, ähnlich den Früherkennungsmaßnahmen, wie sie schon eingeführt sind.

Wie könnte, wie müßte aber eine solche ärztliche Gesundheitsberatung strukturiert und mit sinnvollen Fragestellungen versehen sein?

Das Institut für Gesundheitsbildung hat dazu ein Modell entwickelt, das in allerdings zahlenmäßig noch ungenügendem Umfang auf Privatbasis angeboten und durchgeführt und auch in die Diskussion einer breiteren Umsetzung mit der KV-Nordwürttemberg eingebracht wurde. Es soll hier in Form der dazu entwikkelten Untersuchungsbögen vorgestellt sein (s. Anhang).

Bei dieser ärztlichen Gesundheits- und Lebensberatung steht die soziobiographisch und ökologisch ausgerichtete Anamnese in Umfang und Gewichtung im Vordergrund. Die besprochenen diätetischen Regelkreise bilden den Hintergrund für das Raster der Fragen, wobei der Anamnesebogen weniger als bürokratisch zu erhebende Dokumentation denn als ein Manual für das erkundende Gespräch verstanden sein will. Die Dauer eines solchen anamnektisch-diätetischen Gesprächs liegt nach ersten Versuchen im Durchschnitt bei 30–45 Minuten, so daß zusammen mit der Untersuchung und Beratung mindestens eine Stunde benötigt wird.

Gruppenarbeit – Seminare als primäre Prävention und flankierende Einrichtung zur Individualberatung

Der Anteil von Menschen, die nach Information und Motivation eine Verhaltensänderung aus eigener Kraft und mit anhaltendem Willenspotential zu bewirken vermögen, wird kaum wesentlich über 20% liegen. Daher bedient man sich für die Erlernung und Konditionierung bestimmter Verhaltensweisen in der Prävention der Gruppenarbeit in seminaristischer Form.

Die Begründung für ein besseres Gelingen und bessere Resultate bei Unterricht und praktischen Übungen in Gruppen mit begrenzter Teilnehmerzahl gegenüber der Information und Motivation einzelner liegt bekanntlich in der Tatsache, daß der Mensch aus phylogenetischer Sicht ein „Rudelwesen" ist und seine Verhaltensmuster in sozialer Abstimmung determiniert wie auch ändert. Dabei spielen gruppendynamische Prozesse eine bedeutsame Rolle. Zudem läßt sich Verhaltenstherapie bei einer Gruppe von Menschen mit gleichen oder ähnlichen Problemen ökonomischer als bei Einzeltherapie anwenden.

Für die Erfordernisse der primären Prävention hat sich die Gruppenarbeit als Gesprächsunterricht und praktische Übung zu den diätetischen Aufgaben der Lebensführung in folgenden Bereichen als praktikabel erwiesen:
- Atemschulung, Stimm- und Sprechschulung;
- Anleitung zu täglichem Spaziergang und/oder Trimmtrab bei jeder Witterung und in jeder Jahreszeit zu verbesserter Anpassung an Klima und Wetter („Abhärtung") und gleichzeitig als Bewegungs- und Kreislauftraining;
- Seminare für bedarfsgerechte und gesunde Ernährung mit Kochabenden;
- Erlernung und Einübung von Entspannungstechniken (autogenes Training, Yoga) zur Streßbewältigung und Rhythmisierung;
- Gymnastik, besonders rhythmische Gymnastik als aktive Körperpflege und Mittel zu psychosomatischem Ausgleich;
- Unterrichtung, Aussprache und praktische Übung in Körperpflege und Kosmetik;
- Gesprächskreis über Sexualität und Sexualhygiene;
- Kreativkurse mit Übungen der Biblio- und Graphotherapie, mit bildnerischem Gestalten und Basteln, Musizieren;

- Gesprächsabende über Probleme des Lebens und der Lebensführung;
- Gesprächsabende über Sinnfragen des Lebens.

Die Einrichtung und Arbeit von Gruppen mit dieser aufgefächerten, diätetisch orientierten Thematik sind eine gemeinsame Aufgabe von Ärzten, Psychologen und allen jeweils thematisch kompetenten Komplementärberufen der Medizin und des Gesundheitswesens. Die vielerorts in Städten und Gemeinden schon entstandenen und sich weiterentwickelnden Arbeitsgemeinschaften von Angehörigen aller Heilberufe, der Krankenkassen und der Volkshochschule werden in zunehmendem Maße in der Lage sein, nach diesem Modell auf kommunaler Ebene Angebote zu entwickeln.

Schwierigkeiten bei der primären Prävention

Während Rehabilitation als tertiäre Prävention bei chronisch Kranken und Behinderten über gesetzliche Regelungen und Einrichtungen der Versicherungsträger keine finanziellen Probleme und in personeller Hinsicht höchstens Strukturprobleme besitzt, und da Aufgaben der sekundären Prävention zum größten Teil durch Leistungen der Krankenkassen personell wie finanziell abgedeckt werden, stellt nur die primäre Prävention ein bislang noch „unbesetztes" Neuland dar. Einsichtige sprechen ihm zwar Zukunft zu, doch bislang hat noch keiner der hauptsächlichen Kostenträger des Gesundheitswesens mit finanzieller Investition begonnen.

Einzelaktionen und die hier entwickelten Modelle einer primären Prävention sind bisher noch ohne finanzielle Absicherung und daher der Finanzierung durch den interessierten einzelnen Bürger als Teilnehmer an den Programmen der Gesundheitsbildung überlassen, nicht zuletzt aber auch der freiwilligen Hingabe der Pioniere einer primären Prävention. Deren Zahl wächst angesichts der ungelösten Kostenfrage nur sehr langsam, besonders unter den Ärzten, die es ohnehin schwer haben, über den ihnen vertrauten kurativen Sektor hinauszutreten und in eine so eminent soziale Funktion mit neuen, zumindest von der Aus- und Weiterbildung her nicht vertrauten Wissens- und Handlungsbereichen hineinzufinden. Die „manpower" ist daher wohl ein Hauptproblem und für die Gegner einer Ausdehung der Prävention zur Gesundheitsbildung hin ein schwer widerlegbares Argument mit dem Hinweis, daß wir selbst im Falle des Wollens personell nicht in der Lage wären, primäre Prävention flächendeckend zu installieren.

Eine weitere Problematik der primären Prävention liegt in der „Erreichbarkeit" der Gesunden für Programme der Gesundheitsbildung. Ein sog. „Gesunder" ohne Belastungsprofil sieht in der Regel keinen Anlaß, sein Leben mit Wohlgefühl, Freude und Erfolgserlebnissen zweifelnden Fragen zu unterziehen, weil es ihm absurd erscheint, noch gesünder werden zu sollen oder seinen positiven Lebensgefühlen hypochondrisch anmutende Zweifel zu unterlegen. Das Motto unseres Instituts für Gesundheitsbildung „Lebensfreude kontra Krankheit" und die positiven Zielsetzungen der Diätetik in der Gesundheitsbildung wirken jedoch, wie wir aus jahrelanger praktischer Erfahrung wissen, nicht im Sinne einer Phobie vor Krankheiten und finden auch bei Gesunden – etwa bei Vorträgen in Sportvereinen – Verständnis für die Notwendigkeit, Gesundheit zu pflegen. Man muß allerdings die Gesunden „aufsuchen" und Veranstaltungen in allen möglichen Institutionen, wo sich vorwiegend Gesunde versammeln, durchführen.

Ausblick

Modelle der primären Prävention, wie sie hier dargelegt wurden, leben von der Hoffnung auf Zukunft. Diese Zukunft hat zwar, wenn wir die geschilderten Probleme und Schwierigkeiten bedenken, noch nicht so recht beginnen können; doch muß und wird es erklärtes Ziel der Gesundheitspolitik werden, durch primäre Prävention in Form flächendeckender Angebote der Gesundheitsbildung eine ständig wachsende Zahl von Menschen zur Pflege und Erhaltung ihrer Gesundheit zu bewegen und dabei wachsende wissenschaftliche Erkenntnisse und Erfahrungen mit der Gesundheit zu vermitteln und das Lebensverhalten des einzelnen und ganzer gesellschaftlicher Gruppen in gesundheitsbewußtem Sinne zu stilisieren. Die Laiensysteme und die Medizin müssen sich dieser Aufgabe bemächtigen, wenn, wie es H. Schaefer einmal treffend formulierte, „Gesundheit nicht an der Psychologie der Menschen scheitern soll".

Um eine „Umschaltung" unseres Gesundheits- und Versicherungswesens von der Krankenversorgung auf mehr Gesundheitsvorsorge zu ermöglichen, sind Modelle einer primären Prävention ebenso wichtig wie eine vermehrte Hinwendung der Ärzte zu präventiven Aufgaben und sozialem Engagement in einer unabdingbaren Zusammenarbeit mit Angehörigen komplementärer Heilberufe und Gruppen der Laienmedizin. Dabei öffnet sich für die notwenige ärztliche Fortbildung und für ein Zusammenwirken mit Pädagogen und Schulen, mit vielen Organisationen und Einrichtungen des Gesundheitswesens, der Kommunen und Vereine ein weites Aktionsfeld. Es ist kein Unglück, wenn bislang noch die praktischen Erfahrungen in der Gesundheitsbildung vorwiegend im Bereich der tertiären und sekundären Prävention gesammelt werden, um über erste Modelle den Weg in die primäre Prävention vorzubereiten. Die Diätetik als System und Struktur der Gesundheitsbildung wird dabei auch eine neue Dimension in den Beziehungen vom Patienten zum Arzt und vom Arzt zum Patienten und auch zum gesunden Menschen bewirken.

Anhang

Modell einer ärztlichen Gesundheitsberatung, Umfang – Programm

Teil A: Ausführliche Anamnese und Verhaltensbiogramm.

Teil B: Körperlich-physikalische Untersuchung und Teststreifenuntersuchung.

Teil C: Ärztliche Beratung und Empfehlungen.

Dokumentation der Befunde der ärztlichen Empfehlungen

Teil A   Anamnese mit sozio-biographischen Erhebungen und Angaben zur Lebensführung und Lebensverhalten (Verhaltensbiogramm)

Grunddaten:

| Name | Geschlecht | Alter |

Frühere und/oder noch bestehende Erkrankungen

keine   welche

Erbliche Krankheiten oder Behinderungen in der Familie

keine   welche

bei Frauen: Menstruationsbeschwerden

keine   welche

Menarche: im Alter von   Jahren

2.3 Angegebene Beschwerden

Leiden Sie unter

Kurzatmigkeit oder Luftnot bei   ○
körperlicher Anstrengung

Wadenschmerzen bei kurzen   ○
Gehstrecken

Schmerz, Unbehagen, krampf-   ○
artigen Beschwerden in der Brust

Sonstiges _____

2.4 Medikamentengebrauch

Nehmen Sie Medikamente ein

gelegentlich   ○

regelmäßig   ○

zur Zeit   ○

welche _____

2.5 Allgemeines Befinden/Umwelt

Fühlen Sie sich im allgemeinen wohl?　　　　　Sind Sie wetterempfindlich?

beständig ○　　　　　　　　　　　　　　　　　　　　　nein ○

wechselnd ○　　　　　　　　　　　　　　　　　　　　　　ja ○

selten ○　　　　　　　　　　　Reaktionen _____

warum _____　　　　　　_____

Sind Sie mit Ihren Wohnverhältnissen zufrieden?　　Ärgern Sie sich gelegentlich über

　　　　　　　　　　　　　　　　　　　schlechte Luft ○

ja ○　　　　　　　　　　Lärm ○

nein ○　　　　　　　　　Kollegen ○

warum _____　　Familienangehörige ○

　　　　　　　　　　　　　　　　Nachbarn ○

　　　　　　　　　　　　　　　　warum _____

2.6 Ernährungsgewohnheiten

Essen Sie mit Lust und Appetit?　　　　　　Bevorzugen Sie eine bestimmte Kost?

immer ○　　　　　　　　　　　　　　　　　　　　　　nein ○

selten ○　　　　　　　　Diät (_____) ○
　　　　　　　　　　　　　　　　　welche
nie ○　　　　　　　　　　Naturkost ○

warum _____　　vegetarische Kost ○

Ist Ihre Hauptmahlzeit das　　　　　　Essen Sie zwischen den Mahlzeiten?

Mittagessen ○　　　　　　vormittags ○

Abendessen ○　　　　　　nachmittags ○

warum _____

Essen Sie manchmal besonders viel?　　　　　Essen Sie schnell?

　　　　　　　　　　　nein ○　　　　　　　　　　　　　　　　nein ○

　　　　　　　　　　　ja ○　　　　　　　　　　　　　　　　　ja ○

warum _____　　　　warum _____

_____　　　_____

Leiden Sie unter starkem Durst?　　　　Was trinken Sie　　　　　Menge

häufig　　　　　　　　　　○　　　　zum Frühstück　　_____

selten　　　　　　　　　　　○　　　vormittags　　　　_____

nie　　　　　　　　　　　　○　　　zum Mittagessen　_____

　　　　　　　　　　　　　　　　　nachmittags　　　_____

　　　　　　　　　　　　　　　　　zum Abendessen　_____

　　　　　　　　　　　　　　　　　danach　　　　　_____

2.7　Rauchen　　　　　　　　　　　2.8　Alkohol

　　Sind Sie　　　　　　　　　　　　　Trinken Sie Alkohol

　　○　Nichtraucher　　　　　　　　　○　nie

　　○　Raucher (_____)　　　○　selten
　　　　　　　　　　　seit
　　　　　　　　　　　　　　　　　　　○　regelmäßig

　　○　Exraucher (_____)　　Menge　Bier　　_____
　　　　　　　　　　　seit
　　　　　　　　　　　　　　　　　　　　　Wein　　_____
　_____| Zigaretten täglich
　　　　　　　　　　　　　　　　　　　　　Hochprozentiges _____
　_____| Zigarren, Zigarillos,
　　　　　　　Pfeifen täglich

Rauchen oder trinken Sie manchmal besonders viel?

　nein ○　　　　　　warum _____

　ja ○　　　　　　　　　　　_____

2.9 Tagesrhythmik

Sind Sie eher   Gehen Sie eher

Frühaufsteher ○   früh zu Bett   ○

Langschläfer   ○   spät zu Bett   ○

Wie lange schlafen Sie üblicherweise?   Nehmen Sie Schlafmittel ein?

|___,___| Stunden   nie   ○

                                   selten   ○

                                   regelmäßig   ○

                                   welche _____

Haben Sie Schlafschwierigkeiten?

                                          immer   gelegentlich
○ nein
○ ja   beim Einschlafen   ○   ○

                beim Durchschlafen   ○   ○

                mit vorzeitigem Erwachen   ○   ○

2.10 Arbeit – Freizeit – Bewegung

Erreichen Sie Ihren Arbeitsplatz   Arbeiten Sie im Schichtdienst?
                         Dauer
mit Bahn/Bus   ja   ○

mit Pkw   nein ○

mit Fahrrad

zu Fuß

Befriedigt Sie Ihre Arbeit?   Fühlen Sie sich Ihrer Arbeit gewachsen?

○ ja   ja   ○

○ überwiegend   nicht immer   ○

○ nein   eigentlich nicht so ganz ○

warum _____   warum _____

_____   _____

Sind Sie am Arbeitsplatz belastenden Einwirkungen ausgesetzt?

Staub	○	langes Stehen	○	Großraumbüro	○
Hitze	○	Akkord	○	Bildschirmarbeitsplatz	○
Lärm	○	Klimaanlage	○	Sonstiges _____	

Verbringen Sie den Abend und das Wochenende überwiegend

lieber geruhsam mit Ausruhen, „Faulenzen", Fernsehen   ○

lieber aktiv mit Sport, Wandern, Hobby   ○

Machen Sie lieber

Ausruhurlaub   ○

Aktivurlaub   ○

2.11 Körper und Seele

Halten Sie Ihren Körper in Schwung durch

wechselwarme Duschen/Bäder   ○

Sauna   ○

regelmäßige Zahnpflege   ○

regelmäßige Hautpflege   ○

regelmäßige körperliche Bewegung   ○

welcher Art _____

_____

und dabei spürbare Anstrengung (Schwitzen, Pulsbeschleunigung)   ○

Haben Sie regelmäßig Stuhlgang?

ja   ○

nein   ○

Haben Sie Schwierigkeiten beim Wasserlassen?

nein   ○

ja   ○

welche _____

Finden Sie in der körperlichen Liebe Erfüllung und Entspannung?

ja   ○

selten   ○

nie   ○

warum _____

_____

Können Sie sich eigentlich so richtig freuen?

    täglich ○

    nur manchmal ○

    nur selten ○

warum _____

_____

Sind Sie häufigen Stimmungsschwankungen unterworfen?

    ja ○

    nein ○

Sind sie öfter und anhaltend bedrückt?

    ja ○

    nein ○

Teil B

Körperliche Untersuchung

3.1 Ernährungszustand

Größe in cm |__|__|__| Gewicht in kg |__|__|__|

Körperfettanteil

○ unauffällig

○ adipös

○ reduziert

3.2 Blutdruck/Puls

Blutdruck im Sitzen |__|__|__|/|__|__|__|

Zweite Messung am Endes des Untersuchungsprogramms

Puls-Frequenz |__|__|__|/Minute

○ regelmäßig

○ unregelmäßig

3.3 Thoraxorgane

	unauffällig	auffällig
Herzauskultationsbefund (Standardpunkte)	○	○
physikalischer Lungenbefund	○	○
Brustkorb (Inspektion)	○	○

3.4 Abdomen

	unauffällig	auffällig
Palpation	○	○
Perkussion	○	○

3.5 Nierenlager

	unauf-fällig	auf-fällig
Palpation	○	○
Perkussion	○	○

3.6 Wirbelsäule

	unauf-fällig	auf-fällig
Inspektion Beweglichkeit Klopfschmerz	○	○

3.7 Periphere Durchblutung

	unauf-fällig	auf-fällig
venöse und arterielle Durchblutung (Ödeme Fußpulse, Varizen)	○	○

3.8 Urinbefund

Teststreifen		Hb. positiv	○
unauffällig	○	Nitrit positiv	○
Eiweiß positiv	○	Zucker positiv	○

Ergebnis der körperlich-physikalischen Untersuchung

Hinweise auf

a) Erkrankung   nein   ja   welche

b) Risikofaktoren   nein   ja   welche

Teil C

Ergebnisse nach Beratung:

Gesundheitsrisiken und empfohlene Maßnahmen			*Art der präventiven Maßnahmen*		
Pathogene Belastungen und Fehlverhalten	nein		ja		
	präventive Maßnahme vereinbart	Selbstlernprogramme	Selbstkontrollmethode	Kurs	externe Beratung
Befinden, Umwelt					
Ernährung, Rauchen, Alkohol					
Tagesrhythmik					
Arbeit – Freizeit					
Hygiene, Bewegungstraining					
Mentale Situation					

welche _____ welche _____

Verabredetes Ziel (Zwischenziel) bis zur nächsten Beratung

Literatur

Affemann, R.: Erziehung zur Gesundheit. Kösel, München 1978.
Blöschl, L.: Grundlagen und Methoden der Verhaltenstherapie, 5. Aufl. Huber, Bern – Stuttgart – Wien 1979.
Jacob, W., H. Schipperges: Kann man Gesundsein lernen? Schriftenreihe des Inst. f. Gesundheitsbildung, Bd. 1. Gentner, Stuttgart 1981.
Karpf, D., Th. Henkelmann: Gesundheitserziehung – gestern und heute. Ergebnisse einer Umfrage. Schriftenreihe des Inst. f. Gesundheitsbildung, Bd. 2. Gentner, Stuttgart 1982.
Pflanz, M.: Gesundheitsverhalten. Die soziale Dimension in der Medizin. In: P. Lüth, Interdisciplina. Hippokrates, Stuttgart 1975, S. 9.
Schaefer, H.: Plädoyer für eine neue Medizin. Piper, München 1979.
Schaefer, H.: Tugenden – ein Weg zur Gesundheit. Atrioc, Bad Mergentheim 1983.
Schipperges, H.: Arzt und Patient in der Welt von morgen. In: Medizin im Wandel. Verlag für Medizin Dr. Ewald Fischer, Heidelberg 1983.

Schipperges, H.: Alte Wege zu neuer Gesundheit. Modelle gesunder Lebensführung. Materialien zur Schriftenreihe des Inst. f. Gesundheitsbildung, Bd. 1. Atrioc, Bad Mergentheim 1983.

Schipperges, H.: Die Vernunft des Leibes. Gesundheit und Krankheit im Wandel. Styria, Graz-Wien-Köln 1984.

v. Troschke J., Stößel, U. (Hrsg.): Möglichkeiten und Grenzen ärztlicher Gesundheitsbildung. Gesomed, Freiburg 1981.

Ulmer, K.: Philosophie der modernen Lebenswelt. J. C. B. Mohr (Paul Siebeck) Tübingen 1971.

Vescovi, G.: Erfahrungen aus der Praxis der Gesundheitsbildung. Medizin, Mensch, Gesellschaft 10 (1985) 91–97.

Vescovi, G.,: Gesundheitsbildung in der Medizin, im ärztlichen Beruf und in der Sozialpolitik. Dtsch. Ärzteblatt 78 (1981) H. 44.

Vescovi, G.: Gesundheitsbildung in Theorie und Praxis. Ärztebl. Baden-Württemberg, H. 6, Juni 1982.

Leben in bedingtem Gesundsein

F. Hartmann

An den Beginn meiner Ausführungen stelle ich eine Krankengeschichte, die ich für unser Problem wesentlich gekürzt habe, eine historia aegroti:

Vor drei Wochen nahm ich einen 70jährigen Ingenieur auf, der mit einer 11 Jahre jüngeren Lehrerin verheiratet ist. Der Aufnahme war eine gründliche Untersuchung in einem anderen Krankenhaus kurz vorausgegangen wegen eines über 1½Jahre zu beobachtenden Persönlichkeitsverfalls: Antriebsarmut und Interesselosigkeit, zeitweise Sich-nicht-Zurechtfinden in Lebensgeschichte und Lebenslage, Wortfindungsstörungen, Wiederholung thematisch verarmender Gesprächsinhalte. Die der Ehefrau mitgeteilte klinische Diagnose und Prognose, schwere Hirnatrophie mit wahrscheinlich schnellem Fortschreiten und den entsprechenden Folgen für die innerehelichen und außerfamiliären zwischenmenschlichen Beziehungen, versetzten die Ehefrau in große Unruhe, zumal im Computertomogramm nur eine mäßige Hirnatrophie gesehen wurde – bei unauffälligem EEG. Diese Nichtübereinstimmung von CT-Befund und klinischem Urteil war für die Ehefrau der Grund, von mir Diagnose und Prognose überprüfen zu lassen. Sie hoffte auf ein günstigeres Urteil.

Das Aufnahmegespräch fand in Gegenwart der Ehefrau statt. Der Patient selbst hatte Mühe, geordnet seine Geschichte zu erzählen. Er brauchte lange Zeiten der Besinnung und hatte deutliche Wortfindungsstörungen. Aber er kam auch gar nicht zu Worte, weil die Ehefrau sofort die Gesprächsführung übernahm, etwa in der Weise „Das kannst du ja doch nicht; laß mich mal", aber auch wenn der Patient sich hilflos und etwas verwirrt zu ihr wandte – wie ein verwirrtes Kind zur Mutter. Auf drei Klagen kam der Kranke immer wieder zurück: Verschwommensehen beim Lesen, so daß er auch nicht mehr las; Schmerzen in der rechten Schulter, auf die er im Januar gefallen war; Schmerzen in der linken Brustseite, die als Angina pectoris mit Adalat und Isoket behandelt wurden.

Nach Erstgespräch und Eingangsuntersuchung hatte ich ein längeres Gespräch mit der Ehefrau, eigentlich ihr Sichaussprechen: Ihr Bericht war eine Mischung von Sorge und Ärger; Sorge über den Verfall der Persönlichkeit ihres Mannes, der ihr zunehmend Lasten der Pflege aufbürdete; vielleicht würde er bald ganz hilflos. Ärger über ein vorzeitiges Ende gmeinsamen harmonischen Alterns, wie sie es sich ursprünglich vorgestellt hatte; sie fühlte sich um einen Lebensentwurf betrogen; denn die Familie war eher extrovertiert, ging viel in Konzerte und Theater, hatte viele Gäste und wurde viel eingeladen, reiste auch gerne. Dies alles sollte nun zu Ende sein. Ihre Reaktion darauf waren auch Schuldvorwürfe – auch gegen sich selbst; daß sie sich gegen die Aufgabe wehrte. Das Ergebnis war die Haltung einer wohlgemeinten Vormundschaft über den Mann, den sie mehr entlastete als notwendig war, den sie aber – ebenso wie uns Ärzte – zu Aktivität drängte. Dieses Schicksal, das ja auch ihres war, wollte sie so und so früh nicht hinnehmen.

In den Tagen der Klinikbeobachtung habe ich nur wenige körperliche Untersuchungen gemacht, die die Voruntersuchungen bestätigten: keine Störungen der Funktionen innerer Organe und des Stoffwechsels. Es fehlten die Zeichen eines zerebralsklerotischen Parkinsonismus, ja auch die zunächst erwarteten Depressionen, Schlafstörungen und Affektinkontinenzen. Der psychiatrische Konsiliarius bestätigte die Diagnose einer Alzheimer-Hirnatrophie. Der Augenarzt konnte keine Ursache der Sehstörung finden; der Kranke bedarf aber nach dem Ergebnis der Hörprüfung eines Hörgeräts. Da der Blutdruck mit 100/60 – 110/70 niedrig lag, habe ich Adalat und Isoket weggelassen. Ich habe mit dem Kranken in entspannter, geduldiger, zugewandter Atmosphäre lediglich Gespräche über sein Leben geführt. Sein Bericht wurde immer klarer, geordneter, vollständiger. Manchmal gab es Stockungen des Erinnerungsvermögens oder Suchen nach Worten, auch Wiederholungen. Der Kranke konnte mir auch vorlesen. Er klagte nicht mehr von sich aus über Herz- und Schulterschmerzen; er benahm sich zunehmend wie ein Gesunder. In mir bildete sich die Vorstellung, daß er seine Beschwerden benutzt hatte, um sich vor dem Drängen und der Unruhe seiner Frau zu verbergen. Die entspannte Atmosphäre in der Klinik legte mehr Möglichkeiten bloß, als in der gespannten Betriebsamkeit des häuslichen Alltags in Erscheinung getreten waren. Eine Störung im Bericht war mir auffällig. Der Kranke kam immer wieder auf seine Pensionierung mit 65 Jahren zurück, legte aber Wert auf die Feststellung, daß er gebeten worden sei, noch drei Jahre auf seinem Posten zu bleiben. In Wirklichkeit waren es drei Monate. Der Beginn der Krankheit ließ sich in diese Zeit des Verlusts beruflich-sozialer Bestätigung zurückverfolgen; Selbstvertrauen, Selbstwertgefühl, Selbstmächtigkeit und schließlich Selbstverantwortung waren labil und schließlich mit der früh einsetzenden Zerebralsklerose schwach geworden.

Das Ergebnis meiner Eindrücke und Beurteilungen habe ich ausführlich mit der Ehefrau besprochen und dem Hausarzt mitgeteilt: Die Gestalt des Krankheitsbildes, Vielfalt und Gewicht der Krankheitszeichen, ist ein Beziehungsproblem in den zwischenmenschlichen Beziehungen; die Ehefrau ist Teil des krankhaften Geschehens, nicht nur Beteiligte, sondern auch Mitgestalterin, folglich im Krankheitsverlauf wahrscheinlich das entscheidende Therapeutikum mit dem Ziel, ein erträgliches Kranksein als in Grenzen bedingtes Gesundsein zu ermöglichen – für beide, für die Gestalt dieser Beziehung und deren Zukunft.

Das Problem ist für den Kranken, seine Frau, seine weitere Familie, seine Freunde und Bekannten – und auch für seinen Arzt – nicht so sehr die Krankheit als das Kranksein, von dem alle Genannten ein Teil sind, und nicht nur im Sinn von passivem Beteiligtsein, Betroffensein, sondern dynamisch, gestalterisch. Bild und Verlauf, Zeitgestalt der Krankheit hängen vom Verhalten der Beteiligten ab. Krank*sein* wirkt auf Krank*heit* als Bild von Zeichen und Beschwerden zurück.

Den Begriff bedingtes Gesundsein von dem des Krankseins her erörtern, erläutern, aufklären, entwerfen zu wollen, mag zunächst widersprüchlich scheinen. Aber er vermittelt zwischen Krankheit als einem aus der Person des Trägers herauslösbaren gesetzmäßigen Naturgeschehen und Gesundheit als einem Zustand nicht nachweisbarer Krankheit. Er vermittelt auch zwischen subjektivem Krankheitsgefühl, Befinden, und sog. objektivem Krankheitsbefund. Er ist aber auch ein moralischer Appell an uns Ärzte, aus dem Starren auf die Krankheit und aus der Vernachlässigung des Kranken herauszutreten. Kranksein meint auch mehr und anderes als Leiden. Leiden ist passiv, Erleiden, Dulden, Hinnehmen, über sich ergehen lassen. Krank*sein* ist dagegen aktiv, gestaltend, überwindend.

Die Formulierung des mir vorgegebenen Themas belegt die Schwierigkeit, sich in meine Absicht hineinzudenken. Diese Absicht ist pädagogisch und richtet sich in gleicher Weise an die Kranken wie an ihre Ärzte. Wenn das Thema lautet Leben mit Gesundsein, so entsteht vor den Augen das Bild: hier ein Vorgang, ein Prozeß – Leben –, dort eine Tatsache, ein Gegenstand, ein Sachverhalt, eine Eigenschaft – Gesundheit. Um meine Absicht zu erläutern gebe ich meinem Thema deswegen die Form: Leben in bedingtem Gesundsein. Der Kern meiner Erörterungen soll den ärztlichen Alltag reflektieren, genauer: Erfahrungen mit chronischem Kranksein. Den nun folgenden Hauptteil gliedere ich deswegen in einen wissenschaftsgeschichtlich-wissenschaftstheoretischen Exkurs über die Entwicklung modernen pathogenetischen Denkens und in einen praktischen Teil, der die Aufgabenaufteilung zwischen Krankem und Arzt bei chronischem Kranksein näher untersucht.

Die Entwicklung modernen pathogenetischen Denkens

Das Sein im Kranksein meint natürlich Dasein als menschliches Geschehen, als personale Leistung.

Alle Versuche, Gesundheit und Krankheit als Sache zu definieren, die man hat, besitzt, auf die man Rechte, gegenüber der man Pflichten und Verantwortung hat, können als gescheitert angesehen werden, auch dort, wo man neuerdings die Statik dieser Begriffe dynamisiert hat, etwa indem man Anpassungsfähigkeit und Regelmechanismen berücksichtigt. Es ist auffällig, daß solche Definitionen selten von praktizierenden Ärzten, häufiger dagegen von Theoretikern und Sozialpolitikern angeboten worden sind.

Indem die Medizin vom Kranksein und Gesundsein absah und sich auf Krankheit konzentrierte, forderte sie die Frage nach den Bedeutungen, den Wertbesetzungen dieser Begriffe heraus. Es wurde öffentlich nicht hingenommen, daß aus der Wertfreiheit medizinischer Forschung auch eine Wertentbundenheit ärztlichen Denkens und Handelns gefolgert werden dürfe. Übersehen wurde allerdings, daß Medizin und Arzt in bezug auf die Wertbegriffe gesund und krank kein Monopol haben, sie sind Berater, sachkundige Partner im öffentlichen Gespräch. Ein ärztlicher Beitrag dazu versucht das Angebot bedingten Gesundseins als Ziel ärztlichen Handelns bei chronischem Kranksein. Diese Einschränkung ist notwendig, um dem Einwand zu begegnen, alles Gesundsein als Gesundbleiben hinge von gesunderhaltenden Bedingungen z. B. Umwelt, Ernährung, Schlaf-Wach-Rhythmus, Lebensführung, Impfung usw. ab.

Mehr als akutes öffnet chronisches Kranksein den Blick auf den Menschen als geschichtliches, sich in vieler Richtung selbst übersteigendes Wesen: in die Vergangenheit fragend, in die Zukunft entwerfend, den Sinn suchend, sich an Bleibendem aus- und aufrichtend, in mitmenschlichen Beziehungen sein Selbst findend und bestätigend.

Die ältere ärztliche und schöne Literatur ist voller menschlicher Zeugnisse dafür, daß Menschen gesund und krank zugleich sein, auf eine gesunde Weise krank und auf eine krankhafte Weise gesund sein können, wenngleich die abstrakten Begriffe Gesundheit und Krankheit ihre Koexistenz nicht zulassen. Goethes Satz: „Krankheit erst bewährt den Gesunden" oder auch Nietzsches Ausspruch: „Der Wert aller morbiden Zustände ist, daß sie wie in einem Vergrößerungsglas gewisse Zustände, die normal, aber als normal schlecht sichtbar sind, zeigen" mögen als Beispiel stehen. Durch Kranksein erfahren und erleben wir Gesundsein, z. B. unseren Körper und seine Leistungen. Wir erinnern uns an das „durch Leiden lernen" der antiken Tragödie.

Wie sehr Begriff und menschliche Wirklichkeit nicht übereinstimmungsfähig werden können und in 200 Jahren geworden sind, möchte ich an einem unter dem Namen Schopenhauers oft zitierten Aphorismus erörtern: „Gesundheit ist nicht alles; aber alles ist nichts ohne Gesundheit." Das Problem liegt im zweiten Teil, in dessen Verallgemeinerung und in dessen Alternative: alles oder nichts. Wenn der erste Teil angenommen wird, wird der zweiten Satz als scheinbar logische Folge aus dem ersten fragwürdig. Wenn alles nichts ohne Gesundheit ist, dann ist eben Gesundheit doch alles – wenn auch nur im Sinne notwendiger

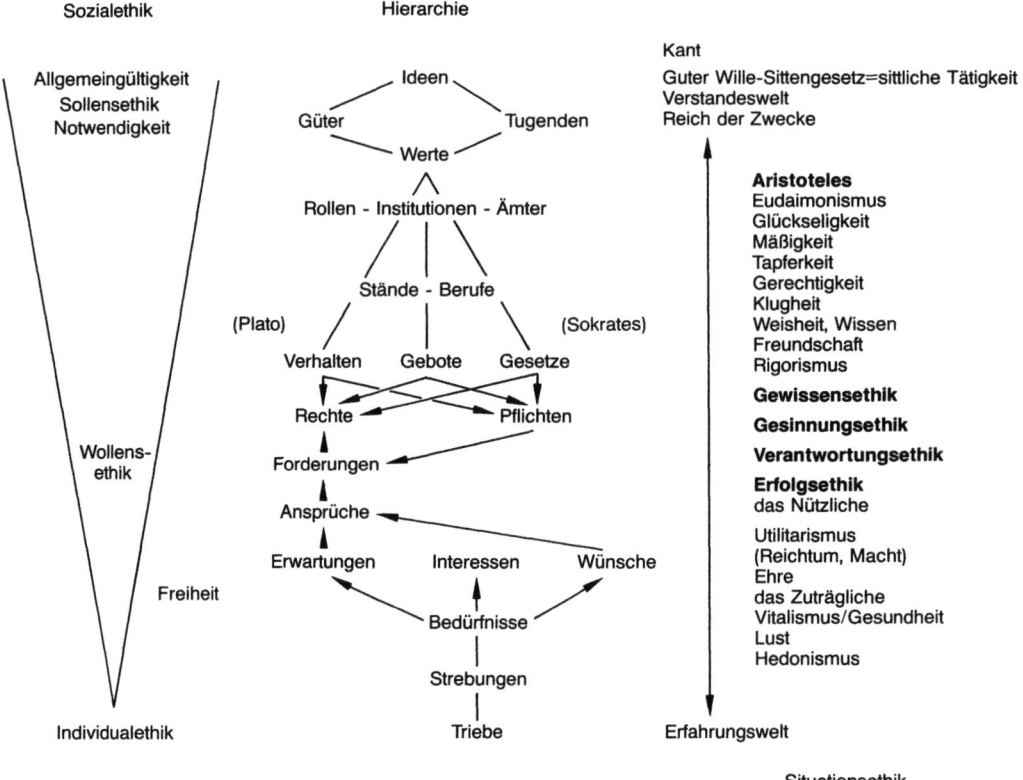

Abb. 1. Genese von Ethik

Voraussetzung. Das läßt sich nur prüfen, wenn man die Frage beantwortet: Voraussetzung wofür? Der moderne Zielbegriff heißt: Wohlbefinden, Well-being, Glück. Er entspricht dem antiken Begriff der Eudaimonia, d.h. im erfüllten Einverständnis mit seinem Personideal, dem Daimonion, sein. Für einen anderen Zweck habe ich dazu ein Schema der ethischen Theorien entworfen. (Abb. 1). Diese knüpfen an bestimmte Stufen des Verständnisses menschlicher Daseinsziele an. Gesundheit entspricht darin einer vitalistischen Ethik, die sittliches Verhalten an seiner Lebensdienlichkeit mißt. Die Antike kannte besonders im Zusammenhang mit der Diätetik, der Anleitung zu rechter Lebensordnung, Gesundheit auch auf einer höheren Ebene, der Ebene einer Tugend, einer Arete, also im Rahmen einer Verantwortungsethik. Krankheit aber schloß keineswegs Eudaimonia, Glückseligkeit, Meeresstille der Leidenschaften, aus. Wenigstens dachten so die stoischen Philosophen. Der Satz vom gesunden Geist, der in einem gesunden Körper wohnt, ist weder ursprünglich eine Tatsachenfeststellung noch eine Norm. Vielmehr heißt es im Original „Orandum sit mens sana in corpore sano", d.h. wir sollen darum bitten, daß ein gesunder Geist in einem gesunden Körper wohnen möge.

Unsere Begriffsbildungen von Gesundheit und Krankheit leiden daran, daß sie als abstrakte Begriffe utopische Maßstäbe setzen, die ihrerseits krankmachende Bedingungen und Lebensumstände werden können. Das extremste Beispiel dafür ist die Definition der Weltgesundheitsorganisation: „Gesundheit ist der Zustand vollkommenen körperlichen, seelischen und sozialen Wohlbefindens." Angesichts dieses Ideals erfüllt sich die christliche Anthropologie Augustins und Pascals. Zwar ist es richtig, daß das Mögliche in der Geschichte der Menschheit oft nur dadurch möglich, d.h. wirklich wurde, daß das Unmögliche entworfen und erstrebt wurde. Ebenso oft aber hat die Utopie Enttäuschungen und Versagen programmiert. In dieser Dialektik stehen auch Begriffe wie Gesundheit und Krankheit.

Während in der Hierarchie der Werte bei Aristoteles Gesundheit eine – verhältnismäßig niedrige – Voraussetzung von erfülltem Dasein, Glückseligkeit war, wird Gesundheit heute mit umfassendem Wohlbefinden gleichgesetzt. In der Definition der Weltgesundheitsorganisation wird Gesundheit ausdrücklich positiv definiert und nicht nur als die Abwesenheit von Krankheit oder Behindertheit. An dieser Definition fällt einmal das Statische auf, ein dauernder Zustand – state – nicht ein um eine Gleichgewichtsmitte schwankende Bewegung; dann vollständig – complete. Und schließlich ist Wohlbefinden nicht anders zu definieren als subjektiv. Heilberufe und Politiker müssen an solcher Aufgabe scheitern. Und die einzelnen Menschen müssen es auch. Eine Menschheit von Unzufriedenen, Kranken wäre die Folge, wenn solche Definition ernst genommen und die Lebenswirklichkeit tatsächlich bestimmen würden. Goethe behielte dann mit seiner Befürchtung recht, mit der er eine Zeit voraussah, in der jeder jedes Krankenpfleger sein würde. Wenn solche Definition schon die Gesunden in Verlegenheit bringen, wieviel mehr stürzen sie chronisch Kranke in Gefühle unwiederbringlich verlorenen Glücks, vorenthaltener Güter, versäumter Zukunft, unerfüllten und unerfüllbaren Daseins, kurz am Ende unvollendeten Lebens. Der einzige Trost ist, daß eigentlich alle sich selbst und gegenseitig ständiges Kranksein eingestehen müßten. Wir wären bei Augustinus und Pascal angelangt. Gerade das ist aber in den verweltlichten Bestimmungen von Gesundheit und Krankheit nicht gemeint.

Die in unserer Zeit scharfe und unversöhnliche Trennung von gesund und krank führt F. Basaglia auf die gleichzeitige Trennung und Gegeneinanderstellung von Leben und Tod zurück: Gesundheit und Leben sind an sich gut – Krankheit und Tod sind Unwerte, schlecht. Dies stellt einen säkularen Manichäismus dar, der die Welt, die Gesunden und die Kranken, unbewußt nach dem Schema von gut und böse aufteilt, von hell und dunkel. Augustinus und Pascal hatten diese Spannung noch aufgehoben in das Verhältnis Diesseits-Jenseits, Zeit-Ewigkeit, Mensch-Gott, Sünde-Gnade. Augustinus sah das ganze Leben als langes Kranksein (aegritudo). Pascal hält Kranksein für den eigentlichen Zustand des Christen. Die Verweltlichung unseres handlungsleitenden Denkens holt diese Spannung in den Alltag, in das Diesseits zurück. Vielleicht erklärt das einen merkwürdigen Verleugnungsvorgang: Gesundsein gilt als öffentliches Ideal, Kranksein als individuelles Schicksal. Das hat Folgen: die Absonderung des Kranken aus der Gemeinschaft, die durch ihn ihr Gleichgewicht gestört sieht, Abschieben als sichtbarer Vollzug von kollektiver innerseelischer Verdrängung (das ist eine Handlung gewordene Metapher); Einengung, Reduzierung, Anonymisierung, Entpersönlichung des Krankseins zur Krankheit. Das nennt man auch Objektivierung in einem wertenden Sinne, der dem Objektiven einen höheren Rang einräumt als dem Subjektiven. Dessen schämt sich der Kranke als Subjekt. Das Subjekt versteckt sich hinter der Krankheit; diese wird dadurch erträglicher; für den Arzt und die Solidargemeinschaft wird sie handhabbarer, meßbarer, berechenbarer; für beide, Arzt und Kranken, eine Versuchung. Die Gestalt eines Krankseins zerfällt in Einzelvorgänge; *Er*eignis, als das einem einzelnen als Eigenes zukommende, wird *Be*troffenheit durch Fremdes. Schicksal wird zum Machsal. Indem Krankheit das vielen Menschen mit einer bestimmten Krankheit Gemeinsame kondensiert, wird der einzelne Kranke unsichtbar. Die Konstruktion von Krankheitsbildern bedeutet einen Verlust von Komplexität, Vielgestaltigkeit, Vielfältigkeit. Sie bedeutet auch Verzicht auf die Anstrengung, Kranken als Personen gerecht zu werden. Gegen das daraus genährte Schuldgefühl begehren alle Versuche auf, Ganzheit wiederzugewinnen, gerechter zu sein. Das ist die Quelle der öffentlichen und innerständischen Medizinkritik.

Die Dialektik eines säkularen Manichäismus mag intellektuell spannend sein. Fürs Handeln, zumal für das ärztliche, hilft sie nicht. Dieses sucht nach dem Zwischen. Ein solches Zwischen war z. B. die Schwangerschaft. Während die einen sie aus pragmatischen Gründen für eine neun Monate dauernde Krankheit ansahen, bezeichnet z. B. Glorez von Mähren sie als einen Status neuter, zwischen gesund und krank. Durch die Geschichte der Naturheilkunde zieht sich der Gedanke hindurch, daß die Krankheitszeichen, die das Krankheitsbild zusammensetzen, wenigstens z.T. Äußerungen, Leistungen des Gesunden sind, z.B. Fieber, Entzündung, Schmerz. So dachten auch die Ärzte David Hieronimus Gaub und Johann Lukas Schönlein. Claude Bernard hat dieses Konzept so formuliert: „Gesundheit und Krankheit sind nicht zwei Zustände, die ihrem Wesen nach unterschieden wären ... keine getrennten Prinzipien ... keine Wesenheiten, die sich um den lebenden Organismus streiten. In Wirklichkeit gibt es zwischen diesen beiden Seinsweisen lediglich Gradunterschiede: Übersteigerung, Verzerrung, Disharmonie der normalen Phänomene machen den Krankheitszustand aus".

Als Antwort auf diese Fragen an die gegenwärtige Medizin und an die Ausbildung von Ärzten möchte ich keine Alternative entwickeln, sondern eine Vermittlung von Gesundheit und Gesundsein, von Krankheit und Kranksein, von gesund und krank, versuchen.

Dazu eignet sich ein Blick auf die Entwicklung des pathogenetischen Denkens in unserem Jahrhundert. Es ist der Weg von der Simplizität der Organ-, Gewebs-, Zellpathologie zu kybernetischen Modellen. Es bleibt jedoch zu beherzigen, daß es sich immer um Modelle, Abstraktionen und Konstruktionen handelt, Der Mensch, der Kranke, bleibt immer eine der jeweiligen medizinischen Erkenntnis nachgebildete „Gliederpuppe". Gesundheit ist nach wie vor nicht zu verwechseln mit dem gegenwärtigen Stand medizinischen Wissens und der z.Z. gültigen Form der Erklärungsmodelle. Denn Medizin naturalisiert die Geschichte des einzelnen und der Gesellschaft, d.h. sie verwandelt alle Geschichte in Naturgeschichte, wie Midas, dem sich alles, was er anfaßte, in Gold verwandelte – so Franca Basaglia. Es ist aber keine Frage, daß die Medizin aus ihrem Reduktionismus heraustritt und integrative Gehversuche macht. Das pathogenetische Modell von H. Schaefer ist ein Beleg dafür. Es zeigt aber auch die Schwierigkeiten; denn die Vermehrung der diagnostischen Informationen führt auch zur Erhöhung des Rauschpegels, des Signalhintergrunds, d. h. der überflüssigen Daten; die wichtigen Signale (Symptome) drohen darin unterzugehen, undeutlich zu werden. Das Problem des Auswählens, Wertens, Wägens, die qualitative Anstrengung bleibt bestehen. Dafür gibt es zwei ermutigende Zeichen: An die Stelle der Suche nach einzigen Ursachen der Krankheiten ist die Vorstellung von Multikonditionalität getreten; anthropologische Medizin begreift Natur und ihre Geschichte als Natur des Menschen, stammesgeschichtlich und lebensgeschichtlich. Sie öffnet sich über die Wirkursachen eines Ereignisses hinaus auch wieder den Einflüssen der pathoplastischen Kraft von Zweckursachen: dem Zusammenspiel von Motivation und Intention, von Emotionalität und Affektivität, von Trieb und Antriebsüberschuß, von Prägung und Spiel, von Trieb und Neugier, von Funktion und Phantasie.

Gesundsein ist ebenso ein Prozeß wie Leben. Und wie dieses ist es eine Leistung gegen Verfall, gegen die nach dem Zweiten Hauptsatz der Thermodynamik zu erwartende Entropie. Beide sind Aufrechterhaltung labiler Gleichgewichte, weit entfernt von stabilen Gleichgewichten. Weil das so ist, gibt es neuerdings, nach der Anerkennung der Theorie dissipativer Strukturen Prigogines, wieder einen Dialog zwischen Physikern und Biologen und Ärzten, der sich von dem des 19. Jahrhunderts grundsätzlich unterscheidet.

Der erste Unterschied pathogenetischer Modelle zu den Modellen der Physik besteht in der Komplexität biologischer Gebilde und der Grenzen, die ihrer Vereinfachung in Experimenten gezogen sind.

Der zweite Unterschied ist der, daß der Mensch Bedingungen auswählen, herstellen, erfinden, denkerisch und handelnd probieren kann, die ihm gesundes Leben ermöglichen, und das bis zu einem Grad von Komplexität, den wir individuell, einmalig, unwiederholbar, unverwechselbar – persönlich – nennen.

Diese Komplexität wiederholt sich auch im Kranksein. Je schwerer und akuter eine Krankheit ist, um so mehr reduziert sich diese Komplexität auf die vitalen Grundbedingungen des Überlebens. Der Schwerstkranke unter den Bedingungen vollständiger Abhängigkeit von Helfern und Pflegern, von apparativen Überlebenshilfen ist deswegen ein Modell unter künstlichen Bedingungen, ein „Scheinlebender", der schon weitgehend zurechtgestellter Natur wie im physikalischen Experiment angenähert ist.

Der von mir verwendete Begriff „bedingtes Gesundsein" ist kein Erklärungsversuch oder Modell, sondern eine Verständigungsgrundlage und Handlungshilfe oder Verhaltensempfehlung. Zugrunde liegt allerdings ein systemtheoretischer Ansatz, der der Erläuterung bedarf.

Das einfachste pathogenetische Denkmodell ist monokausal und eindimensional in der Richtung von Zeit- und Energiefluß (Abb. 2).

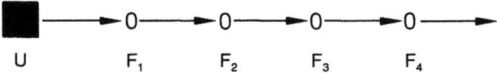

Abb. 2. Das vereinfachte Pathogenesemodell monokausal (U Ursache) beginnend; eindimensional kausale Ereignisfolge ($F_I \to F_n$)

Aber bei diesem Modell ist den Ärzten und medizinischen Forschern schon lange klar, daß die Zeichen und Beschwerden, aus denen wir Bilder von Krankheiten zusammensetzen, selten Glieder der Kausalkette sind; vielmehr sind sie Epiphänomene, an die Oberfläche der Organe, der Haut, des Bewußtseins tretende Erscheinungen, Signale der Primärereignisse.

So ist auch der von Morgagni konstruierte Zusammenhang von Sitz und Ursache zu verstehen (Abb. 3).

Nicht alle Ereignisse der Krankheitsentstehungskette müssen an die Oberfläche treten. Einige oder ein Zeichen kann für eine Krankheit kennzeichnend sein, pathognomonisch oder essentiell. Andere sind nebengeordnet, nicht notwendig, vieldeutig, zufällig, akzidentell. Andere wieder sind so allgemein, daß ihre Bedeutung prognostisch ist; d.h. sie geben Auskunft über Schwere und Verlauf. Sie hängen von fundamentalen Bedingungen ab, die beachtet werden müssen beim ersten Schritt von Krankheit zu Kranksein, d.h. zur individuellen Gestalt eines Krankheitsbilds und Verlaufs, z.B. Alter, Geschlecht, Ernährungszustand, Lebensumstände. Die Folge dieser Einsicht war die Erweiterung des monokausalen zum multikonditionalen oder plurifaktoriellen Denken in bezug auf die Anfangsbedingungen eines Krankwerdens. Diese können und sollen gegliedert werden in die begünstigenden Bedingungen und die auslösenden.

Die prognostischen Faktoren gehören zu den begünstigenden. Ein Beispiel für ein solches pathogenetisches Modell ist das von H. Schaefer (Abb. 4).

Der nächste Schritt ist die Berücksichtigung von positiven und negativen Rückkoppelungsschritten, wie wir sie aus der modernen Biochemie gelernt haben. Ihre Erkenntnis und Berücksichtigung weist uns auf Selbstheilungsmöglich-

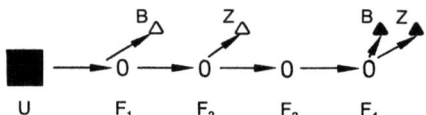

Abb. 3. Beziehungen der Beschwerden der Kranken (*B*) und der Zeichen der Krankheit (*Z*) zu den eindimensional-kausal gedachten Gliedern der pathogenetischen Ereigniskette. Es werden nebensächlich-zufällige (△ akzidentell) von hauptsächlich notwendigen (▲ essentiellen) Beschwerden und Zeichen unterschieden

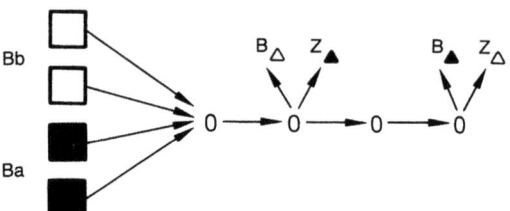

Abb. 4. Multikonditionale Entstehung von Krankheiten mit eindimensionaler Entwicklung. Es werden begünstigende Bedingungen (*Bb;* Alter, Geschlecht, Gewohnheiten, Ernährungszustand) und auslösende Bedingungen (*Ba;* Infekt, Unfall, Erschöpfung) unterschieden

keiten des natürlichen Krankheitsverlaufs und auf Ansätze für therapeutisches Handeln hin (Abb. 5).

Das Bild eines heute bevorzugten Netzwerks oder Wirkungsgefüges kann auch nur vorläufig sein, weil es nur zweidimensional ist.

Auch ein solches Netzwerkgebilde müssen wir uns nach allen Seiten offen und unabgeschlossen denken, außerdem müssen wir es uns in der Zeitdimension bewegt und plastisch verformbar vorstellen, wie in einem Schervorgang zwischen mehr und weniger bewegten Teilen (Abb. 6).

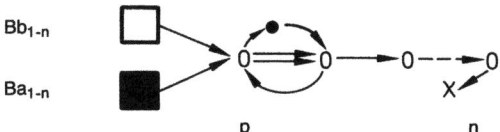

Abb. 5. Eindimensionale pathogenetische Ereignisfolge mit positiver (p) und negativer (n) Rückkoppelung

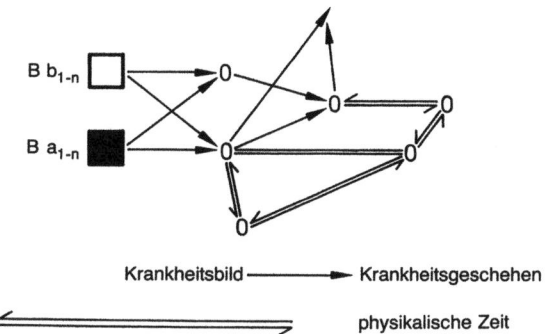

Abb. 6. Dreidimensionales (systemtheoretisches) Modell der Pathogenese aus miteinander vermaschten Altersgleichgewichten. Das Krankheitsbild entsteht durch den jeweiligen Zustand des Systems

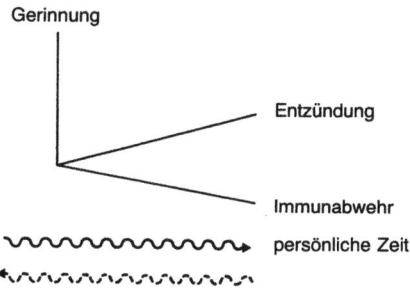

Abb. 7. Beispiel einer Entzündung in der im engeren Sinne entzündliche biochemische Vorgänge mit immunologischen und hämostasiologischen systematisch zusammenwirken. In der Dimension physikalischer Zeit besteht volle Umkehrbarkeit, in der persönlicher Zeit nicht

Der nächste Schritt wäre die Dreidimensionalität eines pathogenetischen Netzwerks oder Wirkungsgefüges. Die Abb. 7 macht deutlich, daß ein solches Gefüge das Ergebnis von Erkenntnissen ist, die wir von bestimmten Gesichtspunkten unter ausgewählten Perspektiven gewinnen. Als Beispiel ist hier der Zusammenhang von Gerinnungs-, Entzündungs- und Immunabwehrvorgängen gewählt.

Auch dieses Modell muß als in der vierten Dimension der Zeit bewegt gedacht werden. Es genügt nicht, hier nur die physikalische Zeit einzusetzen, die invariant gegen Vergangenheit und Zukunft wäre. Vielmehr enthalten diese Vorgänge ihre lebenswirkliche Bedeutung erst durch die Einführung der Dimension einer persönlichen Zeit, in der Vergangenheit und Zukunft in ein anderes, eben lebensgeschichtliches Verhältnis zueinander treten. Es ist die Zeit des Lebensgefühls und des Zukunftsentwurfs (Abb. 8).

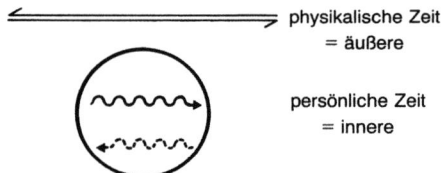

Abb. 8. Physikalische und persönliche Zeit

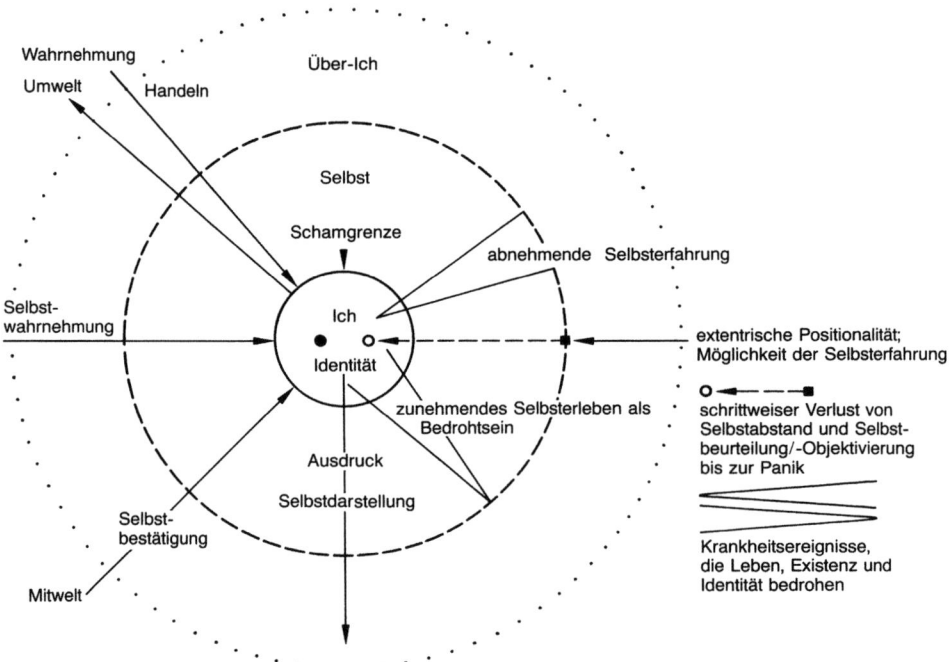

Abb. 9. Anthropologisches Modell der Störung der Person im Kranksein

Noch immer aber sind wir, obgleich wir schon bei hohen Graden von Komplexität unseres pathogenetischen Denkens angelangt sind, in einem Denken befangen, das von einem isolierbaren und isolierten, Individuum, einem Selbst mit einer Selbstbewußtseinsmitte, dem Ich, ausgeht.

In einem letzten Schritt möchte ich den bisherigen Erläuterungen eine anthropologische Ordnung geben. Sie integriert alle bisherigen Modelle, begrenzt und funktionalisiert ihren Wirkungsumfang im Sinne von N. Hartmanns Ontologie. Er führt außerdem den Gedanken der exzentrischen Positionalität H. Plessners ein. Dieser zeichnet jene Eigenart und Eigenmächtigkeit der Gattung Mensch aus, in der jedes Individuum die Fähigkeit hat, sich vom Rande seiner Existenz her sich selbst zu betrachten, kritisch zu beurteilen und das Verhältnis zur Umwelt und Mitwelt zu betrachten und zu bestimmen. Der geschlossene Kreis des Schemas wird auf diese Weise durchlässig (Abb. 9).

Diese Auffassung von Person überwindet den Körper-Seele-Dualismus oder den Körper-Seele-Geist-Trialismus zugunsten eines bewegten Gefüges von Beziehungen. Wir nennen es Leib – im Unterschied zum Körper. Seine Eigenschaft als Mittelpunkt eines Beziehungsgefüges entnehme ich der von Plügge in die ärztliche Anthropologie eingeführten Lehre von Merleau-Ponty: Leib ist jene Ordnung, durch die hindurch, mit deren Vermittlung ein Mensch sich in seine Umwelt hinein entfaltet, sich seiner Mitwelt darstellt, seine Vergangenheit deutet, seine Zukunft entwirft und all dies mit Sinn erfüllt. Leib ist aber auch jene Ordnung, durch die hindurch ein Mensch Umwelt, Mitwelt, Geschichte wahrnimmt, erfährt, erlebt und sich einverleibt, sie zum Eigen umgestaltet, zum Ereignis macht. Wie er nach außen wirkt und wie diese Wirkung auf ihn zurückkommt, das bildet wesentlich seine Identität, erhält, bestätigt, steigert sie; und es bewahrt seine Integrität, die Unverletztheit des Ganzen. Es sollte keine Bestimmung von Gesundheit oder Gesundsein geben, in der nicht Identität und Integrität einer Person vorkommen und zueinander in eine Wechselbeziehung gebracht sind, z. B. wie im Situationskreismodell von Thure v. Uexküll. Die meisten Definitionen beschränken sich auf Integrität – ob statische oder dynamische –, die weitestgehende der Weltgesundheitsorganisation macht davon keine Ausnahme.

Es ist unverkennbar, daß sich unser pathogenetisches Denken unter dem Einfluß der Vorstellungen von Regelkreisen, Gestaltkreisen, systemtheoretischen und kybernetischen Denkmodellen fortentwickelt hat und weiter fortentwickeln wird. H. Schaefer hat versucht, heterogene somatische, psychische, soziale Bedingungen aufeinander zu beziehen und in ein krankmachendes Wirkungsgefüge einzuordnen. Thure v. Uexküll hat einen Situationskreis als integrierenden Ordnungsrahmen entworfen. Er bezieht die physiologischen Funktionskreise und die persönlich möglichen Entscheidungskreise aufeinander (Abb. 10). Er ordnet die physiologischen Funktionen den stammes- und lebensgeschichtlich dem Menschen eröffneten Freiräumen ein und gibt damit Blick und Handeln auf das frei, das wir Kranksein als sowohl eingeschränkten wie auch auferlegten Freiraum von Gestaltung nennen.

Auf eine Lebenslage antwortet der Organismus des Menschen nicht nur mit instinktiven und automatischen vitalen Funktionen, sondern auch mit Verhaltensweisen und Handlungen, die aus mehreren Möglichkeiten gedachten Probe-

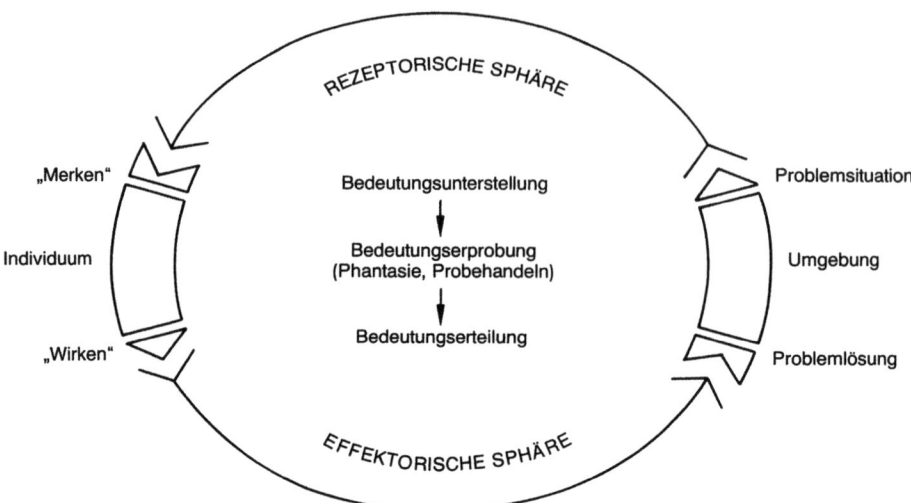

Abb. 10. „Der Situationskreis" unterscheidet sich von dem Funktionskreis durch Zwischenschaltung der *Phantasie*, in der Programme für Bedeutungserteilung („Merken") und Bedeutungsverwertung („Wirken") vor der endgültigen Bedeutungserteilung (die dann das bedeutungsverwertende Verhalten in Gang setzt) durchgespielt und erprobt werden. Dadurch wird die *Situation* in der Phantasie experimentell (durch *Probehandeln*) vorstrukturiert: d.h. Bedeutungserteilung erfolgt zunächst als (hypothetische) Bedeutungsunterstellung, deren Konsequenzen (in der Phantasie durch „Probehandeln") abgetastet werden

handelns ausgewählt worden sind. Sie wurden nach lebensgeschichtlich gewachsenen Bedeutungen und Wertgehalten ausgewählt.

Dies Arrangement dient nicht dem simplen vitalen Überleben, sondern dem persönlichen Weiterleben unter dem Gesichtspunkt der Identität, die sich in jeder Lebenswirklichkeit wiederfinden, bewähren und bestätigen will. Auch dies müssen wir in mehrdimensionaler zeitlicher Bewegung sehen: Lebensgeschichte des Kranken, Berufsgeschichte ärztlicher Erfahrung, Reflexionsgeschichte medizinischer Forschungsansätze.

Auf dieser Ebene hat unser Denken einen Grad von Komplexität erreicht, der dieses Denken zumindest auf die Komplexität menschlichen Lebens und Daseins als Gesund- und Kranksein ausrichtet. Folgen davon sind:
1) Der von Plato eingeführte und vom Christentum moralisierte, von Descartes schließlich verwissenschaftliche Gegensatz von Körper und Seele verschwindet.
2) Der Gültigkeitsbereich von Kausalität und einfacher Logik ist auf experimentelle Reduktionismen begrenzt.
3) An die Stelle von Eindeutigkeiten sind Mehrdeutigkeiten getreten. Sie beschreiben die Spielräume personalindividueller Daseinsgestaltung, Zukunftsentwürfe, Sinngebung, d.h. von Motivationen und Intentionen, Antriebs- und Zielstrebigkeiten.
4) Die Erkenntnis allgemein und die ärztliche im besonderen wird über das Erklären hinaus auf Verstehen verwiesen.

5) Die Trennung in ein Subjekt und ein Objekt der Erkenntnis ist nicht mehr vertretbar, da im Regelkreis mitmenschlicher Wechselbeziehungen jeder des anderen Anderer und zugleich Subjekt und Objekt von Wahrnehmung und Verhalten ist.
6) Je komplexer Gebilde der abgebildeten Art sind, umso größer sind seine Anfälligkeiten, seine möglichen Schwachstellen, um so vielfältiger aber auch seine Regelungs-, Ausgleichs-, Reparaturmechanismen. Das ist eine wichtige Voraussetzung für die Entwicklung des pragmatischen Begriffs eines bedingten Gesundseins.

Der historische Weg zu diesem gegenwärtigen Stand unseres Nachdenkens würde eine eigene Betrachtung erfordern. Aber die Trennung einer Krankheit von einer Gesundheit ist historisch jung, knapp 200 Jahre alt. Sie ermöglichte
1) die Ausgrenzung des Kranken aus der Gemeinschaft der Gesunden (gesellschaftliche Entstörung; Beispiel Geisteskranke, Seuchenkranke, Krüppel);
2) die Erforschung der Krankheit als eines vom einzelnen Menschen unabhängigen Naturgegenstands oder gesetzmäßigen Naturvorgangs oder -ereignisses;
3) die Behandlung (und Vorbeugung) der Krankheiten;
4) die Voraussage und damit die versicherungsmathematische Behandlung (Einschätzung) des „Gesundheitsmarkts";
5) die Organisation von Gesundheitsdiensten und ökonomische Bereitstellung von Mitteln im Staatshaushalt;
6) die Entlastung von Verantwortung:
   a) des einzelnen,
   b) der Gemeinschaft,
   durch Reduktion der Bedingungsgefüge von:
   a) krankwerden,
   b) krankbleiben
   c) gesundmachen/werden.

Medikalisierung bedeutet als Ergebnis dieser Entwicklung: Erscheinungen von Abweichung werden auf medizinische Begriffe gebracht, um sie erklärbar, abtrennbar, behandelbar, überwachbar zu machen. Der Medikalisierungsprozeß verdrängt, besetzt, ersetzt die Erfahrungen, Erlebnisse, Deutungen, Wertbesetzungen, Sinngebungen, Verzweiflungen der Menschen, die Erfahrungen mit Krankheiten und Kranken gemacht haben.

Kritische Untersuchungen des Umgangs mit Geisteskranken, der Vernünftigen mit den Unvernünftigen, haben darauf aufmerksam gemacht, daß solche Vorgänge dazu dienen, die Unvernunft in der Vernunft zu verdrängen und sich die Vernunft in der Unvernunft nicht eingestehen zu müssen. Es ist die Frucht des Entweder-oder-Denkens, entweder folgt ein Mensch der öffentlichen Norm oder er weicht davon ab. Der Begriff *Delirium* bedeutet Abweichung von der Lira, d.h. von der gerade gezogenen Ackerfurche. Der medizinische Positivismus, der die sichtbaren und in Laboratoriumsbefunden faßbaren Krankheitsbilder mit der Wirklichkeit in eins setzt, hat das Band zwischen Körper und Seele und das zwischen Person und Gemeinschaft zerschnitten. Gemeinschaft im Unterschied zu Gesellschaft definiere ich in diesem Zusammenhang als einen Teil von Gesellschaft, der dem Selbst, dem Einfluß- und Ausdrucks-, d.h. dem Wirkungsbereich eines Ich zugehört.

Aufgabenverteilung zwischen Kranken und Arzt

Ich möchte aus dieser Entwicklung in der Theorie der Medizin zwei Folgerungen hervorheben:
1) die Wiederherstellung eines Kontinuums zwischen gesund und krank;
2) die Therapie dessen, was Ivan Illich die Medikalisierung des Gemeinschaftslebens, die Enteignung der Gesundheit genannt hat.

Wie wir dies am Beispiel praktischen Umgangs mit chronischer Krankheit lernen und anwenden können, sollen die folgenden Ausführungen zeigen.

Die Wiederherstellung eines Kontinuums zwischen gesund und krank

Kranksein ist eine Leistung, dem Leben eine neue Ordnung mit der Krankheit und wenn notwendig mit dem Arzt zu geben. Kranksein ist eine *Um*ordnung zu neuen Möglichkeiten. Das läßt sich am chronisch Kranksein besser studieren als bei akuter Krankheit. Eine Anomalie kann, muß aber nicht zu Krankheit und Kranksein werden. Gesundsein ist nicht Normalität, sondern die Fähigkeit, normativ zu sein, d.h. neue individuelle Normen zu setzen. Canguilhelm kann deswegen in diesem Zusammenhang behaupten: „Die Krankheit ist noch eine Lebensnorm, allerdings eine niedrigere, da sie keine Abweichung von den Bedingungen duldet, unter denen sie Geltung hat; ist ihr doch jeder Übergang in eine andere Norm unmöglich. Das kranke Lebewesen ist auf ganz bestimmte Existenzbedingungen genormt; verloren hat es die normative Kraft, d.h. die Fähigkeit, unter anderen Bedingungen andere Normen zu setzen." Diese Behauptung legt allerdings die gestalterischen Möglichkeiten kranker Menschen nicht hinreichend offen. Denn Kranksein ist eine persönliche Normierung des Lebens mit Krankheit, die persönlichen Bedingungen des Überlebens und des Lebensentwurfs. Die einengende Behinderung bezieht sich auf die Normen vor dem Kranksein. „Der Kranke ist krank, weil er nur eine Norm zulassen kann, ... weil er nicht normativ zu sein vermag." Wiederum werden hier die gestalterischen Möglichkeiten des Kranksein, der Umgang mit der Krankheit oder die Bewältigungsarbeit, das sog. Coping, nicht angemessen berücksichtigt. Das zeigt auch der folgende Satz: „Krankheit variiert nicht bloß die Dimension der Gesundheit; sie ist vielmehr eine neue Dimension des Lebens." Dimension heißt hier Blick-, Entfaltungs-, Planungsrichtung. Krankheit ist ein Gesichtspunkt, der nicht gewählt werden kann. Das ist richtig. Auch läßt dieser Gesichtspunkt nur bestimmte Perspektiven zu, aber er erblickt als ein neuer bisher im Leben nicht einnehmbarer auch neue Perspektiven. Im Kranksein erarbeitet sich ein Kranker ein anderes Normgefüge, das nicht notwendig enger als das aus gesunden Tagen ist. Aber es ist anders. Haltungen und Leistungen von Kranken sind nicht der verbliebene Rest eines Gesundseins. Canguilhelm betont auch zu Recht, daß sich Kranksein nicht auf Regression reduzieren läßt, auch wenn noch so viele Regressionsmerkmale im Verhalten von Kranken auftreten. Vielmehr gilt: „Die dem Kranken verbliebenen Verhaltensweisen erscheinen in dieser Form niemals beim normalen Menschen, nicht einmal in den früheren Stadien seiner Onto- und Phylogenese." Hier wird das Schöpferische hervorgehoben. Ein Beispiel sind die Ergebnisse der Aphasieforschung. Zuzustimmen ist Canguilhelm auch, wenn er sagt: „Gesundheit ist eine bestimmte Toleranz gegenüber der Unverläßlichkeit der Umwelt" oder „Spezifikum der Krankheit ist umgekehrt eine Reduktion der Toleranzbreite gegenüber der Unverläßlichkeit der Umwelt". Deswegen braucht der Kranke eine verläßlichere Um- und Mitwelt. „Gesundheit ist ein Komplex von Sicherungen, Absicherungen in der Gegenwart und Versicherungen gegenüber der Zukunft", aber auch Rückversicherung der Vergangenheit.

Wenn Canguilhelm recht hat mit der Behauptung „Normativität (ist) jene biologische Fähigkeit ... in kritischen Situationen die gewohnten Normen infrage zu stellen", so wäre Krankheit eine solche kritische Situation, eine Grenzsituation, die gerade solche normativen Kräfte zugleich weckt und erfordert.

Gelegentlich wird Kranksein mit Identitätskrise gleichgesetzt. Das geschieht unter dem Einfluß psychoanalytischer und psychosomatischer Theorie und Erfahrung, die gelehrt hat, daß die Symptombildung der Psycho- oder Somatoneurose Ausdruck einer Identitätskrise, einer Lebenskrise ist. Dieser Zusammenhang darf nicht ohne weiteres auf Krankwerden, chronisch Kranksein, d.h. krank bleiben übertragen werden. Auch in bezug auf Identität hat der Mensch in Gefährdungssituationen, die seine Selbstsicherheit auslenken, Regelmechanismen, Ausgleichs- und Anpassungshilfen. Das gilt auch, wenn er durch körperliche Krankheit gefährdet und verunsichert ist. Eine Identitätskrise tritt erst dann ein, wenn eine gestörte Leibintegrität nicht durch das Selbstwertgefühl, das Selbstvertrauen, die Zukunftshoffnung ausgeglichen werden kann. Erst dann geht Krankheit in Kranksein über. Jedoch ist damit das Leistungsvermögen der Identitätswiederfindung nicht ausgeschöpft; vielmehr vermag der Mensch im Kranksein seine Identität wiederzufinden; allerdings müssen die Bedingungen bedacht werden, unter denen das leichter oder schwerer möglich ist. Um diese Bedingungen zu verstehen, kehren wir zu dem Leibschema zurück. Die Fähigkeit zur exzentrischen Positionalität bedeutet die Möglichkeit, zu Ereignissen nüchtern urteilenden Abstand halten zu können. Diese Fähigkeit wird durch Krankheit labilisiert. Mehr oder weniger rückt die exzentrische Position auf das Zentrum des Ich zu. Das eindrucksvollste Beispiel dafür sind die Schweregrade der Depression zwischen Hypochondrie und Verzweiflung. Verallgemeinernd kann man sagen, daß es Ich-nahe und Ich-ferne Krankheitsereignisse gibt. Die Schwere eines Krankseins hängt davon ab, wie sehr Krankheit den Abstand zwischen Ichzentrum und exzentrischer Positionalität verringert. Es ist leicht einzusehen, daß es sich dabei um einen individuellen Zustand handelt und um eine veränderliche Lage, deren Veränderbarkeit nicht nur vom Verlauf der Krankheit, sondern auch von der gestalterischen Leistung eines Krankseins abhängt.

Therapie der „Enteignung der Gesundheit"

Die Beschäftigung mit den chronischen Krankheiten verändert ärztliches Selbstverständnis und ärztliche Aufgaben. Sie gestaltet das Verhalten von Kranken und Ärzten um und bestimmt das Verhältnis Arzt-Kranker neu. Die Zeitoffenheit chronischer Krankheit erweitert auch den Blick auf die Inhalte. Der Arzt lernt, die Symptome und Beschwerden des Kranken neu zu lesen. Die Grammatik des Krankseins ist eine andere als die der Krankheiten. Das Leseraster, in dem der

Arzt diese Grammatik zu entziffern und zu verstehen sucht, ist durch seine Theorie und seine Empirie, seine Erwartung und seine Zwecke vorgegeben. Angesichts durch chronische Krankheit veränderten Daseins eines Kranken wird er unausweichlicher vor die Sinnfrage von Leben und speziell vom Leben dieses Kranken gestellt. Eindrücklicher als für das Verständnis akuter Krankheit gilt hier der Satz von Basaglia: „Alle Leseraster (sind) verdeckte Anthropologien." Umgang mit chronisch Kranken ist ein überzeugenderer Weg zu einer ärztlichen Anthropologie als die Behandlung von akut Kranken.

Eine Definition Raspes, die auch in die ärztliche Aufgabe bei chronischer Krankheit einleitet, lautet: „Chronisch nennen wir eine Krankheit, die dem Betroffenen, und meist auch anderen Personen, für den Rest seines Lebens eine merkliche materielle und immaterielle Last aufbürdet." Diese Lasten lassen sich gliedern in Lasten der chronischen Krankheit, Lasten des chronisch Kranken und Lasten des Dauerpatienten. Die Lasten sind nicht bei jeder chronischen Krankheit gleich verteilt; deswegen ist es zweckmäßig, die chronischen Krankheiten in Gruppen zusammenzufassen, in denen handlungsleitende Gemeinsamkeiten das Ordnungsprinzip sind (s. Abb. 11).

Die entscheidende Frage, um die es mir geht, ist diese: Soll man einen chronisch Kranken als einen Kranken ansehen oder unter bestimmten Bedingungen als einen Gesunden. Das setzt die Überzeugung und den Willen bei Krankem, Arzt und Öffentlichkeit voraus, daß es eine gesunde Weise, krank zu sein, geben soll, d. h. eine Norm, eine Bewertung. Im Begriff der Rehabilitation klingt eine solche Bereitschaft, zu bewerten und Bedeutungen zu berücksichtigen, an. Prävention wäre dann, alles zu versuchen, damit aus einem im idealen Sinne der

I Fortdauernde Krankheiten: chronische Bronchitis chronische Polyarthritis chronische Hepatitis chronische Pyelonephritis Lupus erythematodes arterielle Verschlußkrankheit Neurosen	II Leben- oder Lebensphasen begleitende Leiden: Asthma bronchiale Colitis ulcerosa Ulcus duodeni Psoriasis Herzinsuffizienz
III Symptomlose oder -arme Krankheiten mit dauernder Behandlungsbedürftigkeit: bedingt Gesunde Diabetis mellitus essentielle Hypertonie koronare Herzkrankheit perniziöse Anämie Leberzirrhosen	IV „Geheilte" Krankheiten, die Erlebnisspuren von dauernder Gefährdung hinterlassen: maligne Tumoren Nierentransplantierte Leukämien

V Defektheilungen mit Mängeln des Gebrauchs- oder Selbstbildwerts:
Deformitäten
Versteifungen
Amputationen
entstellende Narben
Schonhaltungen
Verzichtzwänge

Abb. 11. Typen chronischen Krankseins (Beispiele)

Restitutio ad integrum oder ad sanationem nicht heilbaren Menschen nicht ein chronisch Kranker, sondern ein bedingt Gesunder wird.

Wie sehen in einem allgemeinen Sinne die Bedingungen aus? Es müssen Bedingungen des Gesundseins sein:

Gesund ist
ein Mensch,
der mit oder ohne nachweisbare oder
für ihn wahrnehmbare Mängel
seiner Leiblichkeit
allein oder mit Hilfe anderer
Gleichgewichte findet, entwickelt und aufrechterhält,
die ihm ein sinnvolles, auf die Entfaltung
seiner persönlichen Anlagen und Lebensentwürfe
eingerichtetes Dasein
und die Erreichung von Lebenszielen in Grenzen ermöglicht,
so daß er sagen kann: mein Leben,
meine Krankheit,
mein Sterben.

Bei diesem Vorschlag hat ein eher beiläufig von G. Katsch eingeführter Begriff Pate gestanden: bedingte Gesundheit. 1937 hat der Greifswalder Internist G. Katsch seine „Garzer Thesen zur Ernährungsführung der Zuckerkranken" in der *Klinischen Wochenschrift* veröffentlicht. Er wollte sich nicht damit abfinden, daß ein Zuckerkranker, der mit Ernährung und Insulin und Lebensführung ohne diabetische Komplikationen wie ein Gesunder in Gemeinschafts- und Arbeitswelt lebt, sich als chronisch Kranker fühlt, verhält und von anderen als solcher angesehen und behandelt wird. In These 9 heißt es:

Man darf den Diabetiker nicht zum unheilbaren Stoffwechselkrüppel stempeln, sondern soll ihm die großen Möglichkeiten zeigen, seine Mängel auszugleichen. Er soll begreifen, daß er bedingt gesund ist. Man darf ebenso wenig dem Zuckerkranken vorgaukeln, mit etwas Insulin sei er normal und bedürfe der Kostführung nicht. Er muß seine Not klar erkennen, zugleich deren Biegsamkeit durch Wissen und Disziplin. In der Führung des Diabetikers ist die ärztliche Aufgabe nicht erschöpft und mit der Hergabe eines Diätzettels und der Verordnung eines Insulinrezepts. In jedem Einzelfall ist eine pädagogische und psychotherapeutische Aufgabe für den Arzt zu bewältigen.

Dies ist das Konzept, das ich versuche, in Richtung auf Gesundsein als immer bedingte Daseinsform zu vertiefen und auf alle chronischen Krankheiten auszudehnen. Das geht natürlich nur in bezug auf solche Bedingungen, die zu schaffen oder zu verändern sind. Die dabei dem Arzt zukommenden Aufgaben habe ich in der folgenden Übersicht zusammengestellt:
1) Vermeidung und Überwindung von Krisen,
2) Kontrolle der Symptome,
3) Ausarbeitung von Verhaltensweisen und Behandlungsplänen,
4) Verhütung und Beseitigung sozialer Isolation,
5) Vorbereitung auf Änderungen des Krankheitsverlaufs und auf Rückfälle,
6) Anregung und Hilfe, sich wie ein „bedingt Gesunder" zu verhalten,
7) Findung und Bereitstellung von Mitteln: soziale Hilfen, Geld, Arbeit, Kur,
8) Verantwortung des Kranken > Verantwortung des Arztes,
9) Arbeitsbündnis > Vertrauensverhältnis.

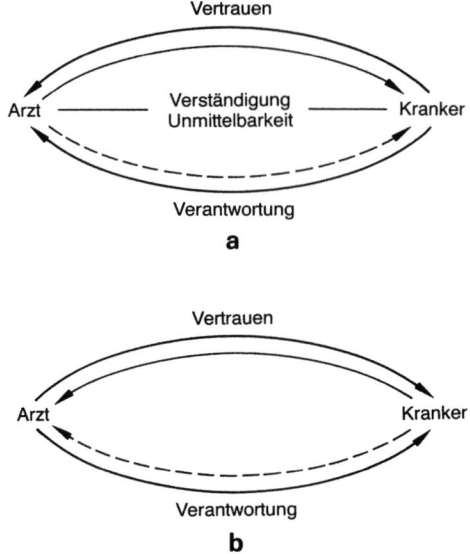

Abb. 12. a Akute Krankheiten, b chronisches Kranksein

Im Verhältnis von Krankem und Arzt vollzieht sich ein Wandel in der Verteilung von Vertrauen und Verantwortung (Abb. 12).

Aus dem Abhängigkeitsverhältnis wird ein Arbeitsbündnis, aus der Behandlung eine Betreuung. Der chronisch Kranke macht aus seinem Arzt auch den chronischen Arzt, der unbewußt mit seinen chronisch Kranken beschäftigt bleibt, sie mit Gedanken und Bereitschaft begleitet. Unbemerkt vollzieht sich angesichts des Wandels im Krankengut von akut zu chronisch auch ein Wandel des ärztlichen Selbstverständnisses vom Heiler zum Helfer:

$$\frac{\text{akut}}{\text{chronisch}} = \frac{\text{Krankheit/ Angst/ Gefahr/ Verzweiflung/ Fremdverantwortung/Fremdvertrauen/Be-Handlung}}{\text{Kranksein/Sorge/Behinderung/Niedergeschlagenheit/ Selbstverantwortung/ Selbstvertrauen/ Be-Treuung}}$$

Die überkommene starke Kompetenzverteilung zwischen Arzt und Schwester bzw. Pfleger wird demgemäß übergehen in ein Spektrum von Funktionsteilungen zwischen Ärzten – in mittelbaren und unmittelbaren Krankendiensten – und Hilfsberufen. Beide aber sind nur Teil jenes mitmenschlichen Netzwerks, das einem chronisch Kranken dazu verhilft, ein bedingt Gesunder zu werden, zu sein und zu bleiben. Deswegen habe ich in meiner Definition von bedingtem Gesundsein auch nicht die Ärzte oder das Pflegepersonal besonders genannt.

In diesem Zusammenhang sind auch diejenigen Hilfen untersucht worden, die einen Kranken in die Lage versetzen, das Kranksein zu meistern. Dafür hat man den englischen Begriff Coping übernommen. Er wird meist mit Bewältigungsmechanismen übersetzt oder mit Strategien des Fertigwerdens mit chronischer Krankheit. Die Bedingungen, die für den einzelnen dazu bereitstehen, hat Dietrich von Engelhardt vor einigen Jahren zusammengefaßt (s. Abb. 1 auf S. 256).

Sie zeigen, wie sehr die Kräfte und Möglichkeiten eines Menschen, aus chronischer Krankheit ein chronisches Kranksein und dann ein bedingtes Gesundsein zu machen, von den Traditionen abhängt, in denen er aufgewachsen ist, von der Erziehung und von den Wertmustern, die er angenommen hat. Sie liegen aber auch in seinen Persönlichkeitsmerkmalen. Dieses individuelle Coping muß aber ergänzt werden durch jene sich auf die Bedürfnisse des chronisch Kranken hin verändernden Rollenmuster seiner unmittelbaren mitmenschlichen Umgebung, unter anderem also der Familie. Man hat diese Möglichkeiten und Aufgaben auch als Familia spongia zusammengefaßt.

Abschließend möchte ich noch einmal die Merkmale der Bewertung chronischer Krankheiten zusammenfassen, wie sie sich aus der Sicht des Kranken bzw. des Arztes darstellen:

Aus der Sicht des Kranken

1) Dauerhaftigkeit und Unabsehbarkeit; 50% unserer chronisch Rheumakranken geben die Hoffnung auf ein Ende ihres Krankseins nicht auf;
2) Hinterlassung von Dauerschäden mit Verzicht auf erwerbsträchtige Arbeitsleistungen, befriedigende Freizeitleistungen, persönlichkeitsformende Ausdrucksdarstellungen;
3) die krankmachenden Bedingungen sind nicht rückbildungsfähig (Erbanlagen, Gewohnheiten, Umwelteinflüsse);
4) bleibender Bedarf an Rehabilitationsmaßnahmen;
5) voraussehbar lange Dauer der Überwachung, Beobachtung, Behandlung und/oder Pflege, d.h. bleibende Abhängigkeiten von anderen.

Aus der Sicht des Arztes

1) Häufigkeit in Allgemeinpraxis, Fachpraxen, Klinik, Kurort usw.;
2) Zeitaufwand der Ärzte und der übrigen medizinischen und sozialen Dienste;
3) Kosten der Inanspruchnahme sozialer Dienste;
4) Arbeitsausfälle, Frühinvaliditäten, Kuren, Renten, Umschulungen;
5) Häufigkeit und Dauer von Krankenhausaufenthalten;
6) Kosten der Behandlungsprogramme: Medikament, Krankengymnastik, physikalische Therapie, Prothesen;
7) Todesursachen;
8) nicht in Zahlen zu messender Verlust an Lebensqualität.

Schlußbemerkung zur Idee von Ganzheit und zur Utopie einer Ganzheitsmedizin

Die Idee der Ganzheit ist eine geschichtliche Hoffnung auf Vollkommenheit, Vollendung eines Plans persönlichen Lebens. Das gilt für die Menschheit als Ganzes und für den Lebensentwurf jedes einzelnen von uns. Philosophisch ist sie eine regulative Idee, die unsere Verwirklichungen leitet. Politisch – auch gesundheitspolitisch – vermittelt sie zwischen den geschichtsphilosophischen Extremen von Fortschritt, ewiger Wiederkehr und Verfall. Religiös ist sie verfaßt als Glaube an Rechtfertigung und ewiges ideales Leben. Spannung und Bewegung entstehen durch die gleichzeitige Einsicht in die Begrenztheit menschlicher Fähigkeiten und Vermögen angesichts der Artung des Menschen als eines „zum Hinfallen Geborenen" (Paracelsus), der geschichtlichen vor- und der gesellschaftlichen Randbedingungen, der Erfahrung der eigenen Zweifel und Kräfte.

Die Idee eines Ganzen ist der beständige Aufstand gegen die hartnäckige Ansicht von Teilen, sobald der Verstand sich der Lebenswirklichkeit auch nur zu nähern versucht. Die seit 300 Jahren bedrückendste Form, diese Erfahrung zu ordnen, ist das Denkmodell von Körper und Seele.

Diese Unzufriedenheit bedeutet in der Medizin die Suche nach Ergänzung oder Ersetzung ihres gegenwärtigen Zustands. Dieser wird geschichtlich zu Recht als Ergebnis eines zu stark am Vorbild physikalischen Modelldenkens ausgerichteten Forschens, Lehrens und Praktizierens gewertet.

Methodologisch gesprochen ist dieser Zustand Folge eines reduktionistisch-experimentellen Verfahrens der Erkenntnisgewinnung. Dabei geht viel verloren, angesichts der Komplexität einzelmenschlichen Leidens im Kranksein zu viel. Was ist verständlicher, als nach Abhilfe, Erweiterung der Perspektiven und Horizonte, Vervielfältigung der Gesichtspunkte zu suchen?

Eine nähere Betrachtung der angebotenen Lösungen belehrt uns aber schnell, daß auch alle alternativen und supplementären Ganzheitsmedizinen mit der Unausweichlichkeit von Reduktionismen behaftet sind. Das historisch eindrucksvollste Beispiel ist die 2500 Jahre wirksame antike Krankheitsentstehungslehre, die Humoralpathologie. Ihre Theorie reduziert die Natur auf vier Grundelemente. Das wiederholt sich in unserer Zeit in der anthroposophischen Krankheitslehre. Die Ergänzung körperlicher durch psychologische, soziale, biographische Befunde bedeutet nicht Ganzheit; denn alle sind durch je eigentümliche Reduktionismen gewonnen.

Das Dilemma, daß bei aller Erkenntnisgewinnung mit dem Ziel verallgemeinerbarer Aussagen vieles, meist auch später sich als wesentlich erweisendes vernachlässigt wird, verlorengeht, ist in theoriegeleiteter Forschung nicht auflösbar. Ich behaupte demgemäß, daß es keine wissenschaftliche Theorie menschlichen Ganzseins als Grundlage der Medizin geben kann.

Dennoch halte ich die regulative Idee einer Ganzheit für die wichtigste Triebkraft ärztlichen Denkens und Handelns. In der ärztlichen Praxis vermögen wir uns einer solchen Vorstellung weiter anzunähern als in der Theorie der Medizin und in der Praxis der Forschung. Dieses Vermögen beruht in der integrativen Kraft der Person des Kranken und der Person des Arztes und in der Bewegung in der Beziehung zueinander, ihres Bemühens um Verständigung. Sie liegt in den Wörtern und ihren Werten, die sie übertragen.

Diese Praxis wird – analog zur Trennung des Menschen in Körper und Seele – aufgelöst, um ihre ursprüngliche Ganzheit gebracht, wenn man sie zergliedert in präventive, kurative und rehabilitative Medizin. Die Erörterung chronischen Krankseins sollte uns belehren, daß all dies gleichzeitig geschieht: die Vielfalt vorbeugender Pläne und Aufmerksamkeiten; die Anpassungsbereitschaft und

-fähigkeit angesichts der unvorhersehbaren Zeitgestalt eines chronischen Verlaufs; die Wiederherstellung und Wiedereingliederung, die jederzeit zugleich vorbeugende Sicherung gegen Rückfall, Verschlimmerung und Gesundheitserziehung ist und auch Teil des kurativen Programms, Stützung der für die chronische Krankheit erforderlichen Behandlung, z. B. Krankengymnastik, angemessene Arbeitsbedingungen usw.

Es ist einer solchen Sicht und Einsicht der Kritiker sehr hinderlich, wenn die gegenwärtige Medizin – auch so, wie sie praktiziert wird und wie sie sich vielleicht auch im Bewußtsein der Ärzte darstellt – auf ihr kuratives Selbstverständnis reduziert wird. Der Begriff „curare" selbst, der diesen Kritikern in seiner Bedeutung offenbar nicht klar ist, leitet zu einem tieferen und breiteren Verständnis. Er wurzelt in einer Denktradition abendländischen Arzttums, die in dem Lehrsatz verfaßt ist: Medicus curat – natura sanat. Der Arzt sorgt nur, sorgt sich, besorgt den Kranken, stützt die Selbstheilungsfähigkeit, leitet den Organismus und die kranke Person zur Selbsthilfe. Wenn Heilung daraus folgt, dann nur durch ihn als einen Helfer. Der Umgang mit chronisch Kranken lehrt uns und fordert und dazu auf, ja verpflichtet uns auch da, wo die Natur des Kranken die Sanatio, die Restitutio ad integrum oder ad sanationem nicht vermag, nicht von dem Auftrag der Curatio, der phantasievollen Anstrengung kurativer Behandlungspläne und Betreuungsverhaltens abzulassen und uns nicht entmutigen zu lassen. Allerdings fordert uns das chronische Kranksein ein Vielfaches an Wissen und Können, an Geduld und Sicheinlassen auf die Kranken ab im Vergleich zum akut Erkrankten. Sie stellt auch höhere Ansprüche an uns Ärzte in bezug auf das Ertragenkönnen der Begrenztheit unseres menschlichen und fachlichen Vermögens, an eine höhere Frustrationstoleranz. Dieser am pejorativen Inhalt Frustration festgemachte psychologische Begriff verliert aber seine bedrückende Wirkung, wenn der Arzt sich vom Heilungserfolg als einzigem Ziel seines Wirkens zu jenen Mustern von Befriedigungen befreit, die die Betreuung chronisch Kranker den Kranken und auch ihm bereithält.

Gerade ein holistischer Ansatz, der die Ganzheits- und Alternativmedizinen kennzeichnet, daß nämlich das Ganze in lebendigen Systemen mehr ist als die Summe seiner Teile, führt uns zu Bescheidenheit, macht uns unsere Unvollkommenheit schmerzhaft deutlich. Chronisches Kranksein fordert uns aber zu Anstrengungen, die wir auch im Programm holistischer Heilkunden antreffen:
1) Integration geistiger, physischer, sozialer und spiritueller Eigenschaften.
2) Selbstverantwortung des Kranken, für den der Arzt Erzieher und Helfer sein soll.
3) Das Gesundheitshilfensystem soll Gewohnheiten, soziale und Umweltbedingungen bei der Krankheitsentstehung berücksichtigen.
4) Natürliche Hilfsmittel des Gesundungsvorganges sollen bevorzugt werden.
5) Krankheit ist immer Allgemeinkrankheit.
6) Wege der Entstehung und Heilung von Krankheiten wollen von allen Menschen verstanden werden können.

So könnte die eingehende Beschäftigung mit chronischem Kranksein auch zu einem gelasseneren und fruchtbareren Dialog zwischen der sog. Schulmedizin und den sich ihr polemisch gegenüberstellenden alternativen Medizinen vorbereiten.

Mit der Krankheit leben – Stile und Strategien des Patientencoping

D. v. Engelhardt

Vorbemerkung

Krankheit ist eine Grundtatsache der menschlichen Existenz; sie kann eingeschränkt und gelindert, aber nicht aufgehoben werden. Die Wendung „Mit der Krankheit leben" bezeichnet deshalb eine wesentliche Aufgabe für jeden Menschen; diese Aufgabe bezieht sich auf Einstellung wie Verhalten und umgreift verschiedene Gebiete, gilt keineswegs nur für die unmittelbare Reaktion auf die Krankheit. Je nach Situation und Persönlichkeit erweisen sich bestimmte Stile wie bestimmte Strategien als sinnvoll und müssen vom Kranken geprüft werden und auch bei der Umwelt und dem Arzt die angemessene Unterstützung finden. Therapie, Prävention und Rehabilitation setzen ihre jeweiligen Akzente oder machen diese notwendig.

Unter dem Ausdruck „Coping" hat dieser Umgang des Kranken mit der Krankheit in der Gegenwart verstärkt das Interesse der Forschung gefunden. Gemeint ist (to cope = bewältigen) ein glückender, ein positiver Umgang mit dem Kranksein. Die notwendige naturwissenschaftliche Orientierung der Medizin erfährt in dem Copingansatz ihre ebenso notwendige anthropologische Ergänzung; der Kranke in seiner Subjektivität und seiner individuellen Lebenssituation tritt in das Blickfeld der Medizin. Historische, psychologische, soziologische und philosophische oder, genauer, ethische Dimensionen verbinden sich mit den biologischen Dimensionen. Patientencoping geht in Arztcoping und Angehörigencoping über; Einstellung und Verhalten des Patienten werden von der Einstellung und dem Verhalten des Arztes und der Angehörigen beeinflußt.

Der neue Ausdruck ist allerdings weniger wichtig als die gemeinte Sache, und diese ist so alt wie die Medizin. Anthropologische Medizin und Copingansatz sind sich nahe, erfahrene Ärzte werden stets auf die Subjektivität und die Lebenssituation des Kranken achten und haben dies auch stets getan. Mit dem neuen Ausdruck wird die Aufmerksamkeit aber mit besonderem Nachdruck auf den Kranken gelenkt, der gegenüber der Orientierung an der Krankheit immer wieder in den Hintergrund zu geraten droht.

Die Dimensionen der Copingstruktur

Die für die oben genannten Zusammenhänge zutreffende Struktur sei in einer Graphik zur Verdeutlichung wiedergegeben (Abb. 1).

Der Patient (I) nimmt Veränderungen an seinem Körper oder in seinem Bewußtsein wahr und muß sich nun fragen, ob er in ihnen eine unbedenkliche und vorübergehende Störung oder eine ernstzunehmende Veränderung, eine Krankheit zu sehen hat. Entsprechend wird von ihm das Verhalten bestimmt, das keineswegs immer Arztkontakt und medizinische Therapie heißen muß, sondern ebenfalls Selbstbehandlung oder auch Verzicht auf therapeutische Versuche bedeuten kann.

Die drei Ebenen der Wahrnehmung, der Beurteilung und des Verhaltens hängen zusammen, sie beeinflussen sich gegenseitig; wer sich zu einer Therapie entschieden hat und von einem Arzt behandelt wird, beobachtet sich selbst und seine Empfindungen auch wieder aufmerksamer und ängstlicher.

Der Patient reagiert auf drei Bereiche (II): unmittelbar auf die Krankheit, auf ihre spezifische Art, ihre Ursachen und besonders ihren zukünftigen Verlauf; er reagiert auf die Medizin mit dem Arzt und seiner Therapie, auf den Pflegedienst und das Krankenhaus oder die ärztliche Praxis; er reagiert schließlich auf das Leben mit der Krankheit, d.h. konkret auf den Beruf, die Freizeit, auf seine Familie und sein Selbstbild und deren Veränderungen durch Krankheit und Therapie.

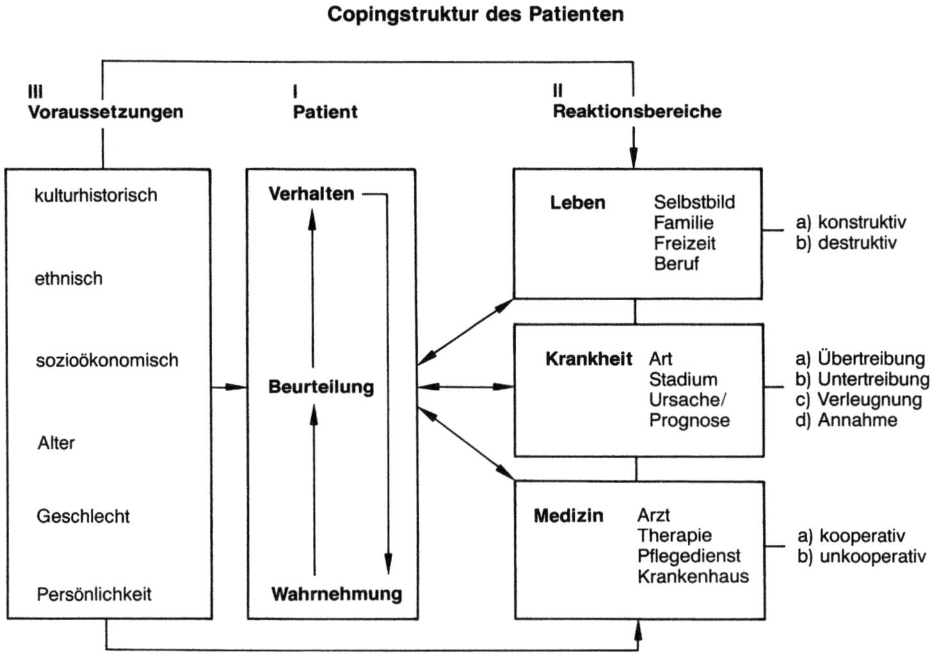

Abb. 1. Copingstruktur des Patienten

Die Reaktionen auf diese drei Bereiche fallen von Patient zu Patient recht unterschiedlich aus. Die Reaktion auf die Krankheit kann Übertreibung (Aggravierer) oder Untertreibung (Minimierer), Verleugnung (Negierer) oder Annahme (Akzeptierer) sein; die Reaktion auf die Medizin kann in den Extremen kooperativ oder unkooperativ sein, die Reaktion auf die Aufgabe, mit der Krankheit zu leben, konstruktiv oder destruktiv. Das Eingehen auf die therapeutischen Vorschläge des Arztes gehört in die Reaktion des Patienten auf die Medizin; Compliance ist ein Teilmoment von Coping.

Die Urteile über die Copingreaktionen sind nicht nur Seins-, sondern immer auch Werturteile; sie unterliegen normativen Voraussetzungen. Was heißt „kooperativ", „Übertreibung", „destruktiv" und „Verleugnung"? Selbstmord ist dem Christen untersagt, in stoischer Sicht kann der Freitod dagegen als besonderer Ausdruck der Würde des Menschen Anerkennung finden. Normen lassen sich statistisch, individuell und ideell begründen. Urteile über das Verhalten des Kranken werden meist Verbindungen dieser unterschiedlichen Ebenen sein.

Viele Zwischenformen finden sich in der Realität. Der Kranke kann mit der Krankenschwester gut zurechtkommen, sich mit dem Arzt aber überhaupt nicht verstehen; er kann einen neuen Beruf gefunden haben, sich selbst aber in der chronischen Behinderung nicht akzeptieren und sein Leben für sinnlos halten. Der Kranke ist auf eine bestimmte Reaktion auch nicht für immer festgelegt, er kann sich verändern und zu neuen Formen der Reaktion finden. Auch der „schwierige Patient" kann zur Kooperation bewegt werden, auch der „eingebildete Kranke" zur Anerkennung der Realität.

Alle Reaktionsbereiche haben ihre Bedeutung; von besonderer Wichtigkeit sind das Krankheitsverständnis und das Arztbild des Kranken. Das Spektrum der Möglichkeiten ist groß, ebenso vielfältig sind die möglichen Beziehungsformen zwischen dem Kranken und dem Arzt.

Krankheitsverständnis:
1) Schmerz/körperliche Schädigung,
2) Chance/Herausforderung,
3) Feind/Bedrohung,
4) Einsamkeit,
5) Berufsverlust,
6) Minderung des eigenen Wertes,
7) Befreitsein von Pflichten,
8) Gewinn von Mitleid/Herrschaft,
9) Steigerung des eigenen Wertes,
10) Strafe/Sühne.

Das Krankheitsverständnis wirkt sich auf das Patientencoping aus. Ätiologische Konzepte des Kranken beeinflussen seine Selbstverantwortung; von den Heilungsaussichten sind Copingaktivität und Kooperation mit dem Arzt nicht unabhängig; werden Krankheiten nicht nur als Übel und Widerspruch zum Leben betrachtet, kann ihr chronischer Zustand auch leichter akzeptiert werden; zur Übertreibung (Aggravierer) neigt, wer das Kranksein als strategische Möglichkeit begreift.

Arztbild:
1) Begleiter,
2) Berater,
3) Freund/Vertrauter,
4) menschliches Vorbild,
5) Wissenschaftler/Forscher,
6) Dienstleistung,
7) Führer/Erzieher,
8) Techniker,
9) Gesundheitspolitiker,
10) Organisator/Manager.

Empirische Untersuchungen lassen bestimmte Präferenzen erkennen; freundschaftliche Beratung und Begleitung werden vom Patienten der Gegenwart besonders gesucht, weniger überzeugend erscheint dagegen die technische, forscherische und organisatorische Haltung. Alle Formen oder Typen haben aber ihre Berechtigung. In bestimmten und nicht unwesentlichen Situationen kann nur der Techniker helfen; aus jedem chirurgischen Eingriff eine psychotherapeutische Sitzung machen zu wollen, ist absurd. Der Umgang des Kranken mit der Krankheit kann jedenfalls erheblich vom Arzt und seiner Art der Beziehung mitbestimmt werden. Umgekehrt gehen aber auch Einflüsse vom Patienten auf den Arzt aus. 25% der Zahnarztpatienten haben Angst vor der Behandlung, 80% erinnern sich an ausgesprochen schmerzhafte und unangenehme Empfindungen. Andererseits fühlen sich auch 30% der niedergelassenen Zahnärzte von den Ängsten ihrer Patienten stark bis sehr stark belastet. Die Reaktion der Ärzte hängt von ihrem Alter und ihrer Erfahrung ab; bei jüngeren Ärzten fällt sie eher rational-erklärend aus, bei älteren Ärzten emotional-beruhigend.

In seinem Umgang mit der Krankheit wird der Kranke von einer Reihe von Voraussetzungen beeinflußt (III). Diese Voraussetzungen sind soziokultureller wie individualpsychologischer Art. Auch sie hängen zusammen und durchdringen sich. Der Kranke ist das sie verbindende Medium; er handelt, urteilt und empfindet als Individuum. Auch wenn er keineswegs über den kulturellen, sozialen, psychologischen und biologischen Hintergründen steht, sondern von ihnen abhängt, von ihnen geprägt wird, kann er diese Hintergründe doch umgekehrt auch beeinflussen, kann sich von ihnen distanzieren, kann Position beziehen. Religiöse und moralische Bindungen geben einen Halt in der Annahme von Krankheit und Tod. Die zu einer Zeit nebeneinander vorkommende Vielfalt menschlicher Lebensweisen einerseits, wie die Kontinuität von Einstellungen und Verhaltensweisen während verschiedener Zeiten andererseits beweist die relative Unabhängigkeit des einzelnen Menschen von den historischen Umständen. Diagnostik und Therapie, Prävention und Rehabilitation werden mit Gewinn diese Voraussetzungen berücksichtigen.

Der Umgang mit Krankheit und Tod wird von historischen und kulturellen Traditionen geprägt. Die von der anthropologischen Medizin des 20. Jahrhunderts entworfene Grundfigur der Medizin, ein Mensch in Not und ein Mensch als Helfer, ist so alt wie die Geschichte der Medizin. Diese Figur hat sich ohne Zweifel gewandelt, ihr Wesen ist sich aber gleichgeblieben. Anthropologie findet ihre Grenze nicht an der Historie, sondern wird vielmehr manifest erst an und in der historischen Entwicklung.

Die ethnische Herkunft wirkt sich auf das Verhalten des Kranken aus. Die Heilkunde der Naturvölker, die Ethnomedizin und Volksmedizin bieten Einsichten, die bei allem historischem Wandel auch für die moderne Medizin noch keineswegs bedeutungslos geworden sind. Unterschiedlich sind bei verschiedenen Völkern oder einzelnen Volksgruppen die Urteile über Ursachen, Erscheinungen und Folgen des Krankseins. Auch Schmerzen werden ethnisch abweichend wahrgenommen. In jedem Kreißsaal der Bundesrepublik lassen sich entsprechende Beobachtungen machen, mit wichtigen weiteren Unterschieden, z. B. auch zwischen den Frauen der verschiedenen Völker Südeuropas. Puerto-Amerikaner besitzen ein geringeres Wissen über die Krankheit und Medizin als die weiße Bevölkerung der USA. Ihre Einstellung zur Prävention ist entsprechend schlechter, wie überhaupt ihre Skepsis größer gegenüber den therapeutischen Möglichkeiten der wissenschaftlichen Medizin ist. Flüchtlinge aus Vietnam zeigen sich in den USA durch die fremde Umwelt und ihre Zukunftsängste ebenfalls erheblich eingeschränkt in ihrem Umgang mit der Krankheit und Medizin. Der Zusammenstoß der westlichen Medizin mit den traditionellen Vorstellungen und Verhaltensweisen anderer Kulturkreise führt fast immer zu Konflikten.

Die äußeren Lebensbedingungen, die Berufssituation und der finanzielle Verdienst, die soziale Schicht, das Wohnmilieu prägen den Umgang des Kranken mit der Krankheit und Medizin. Alle historischen Veränderungen und sozialen Reformen haben das Gewicht dieser Faktoren nicht aufzuheben vermocht, auch wenn von der Entwicklung der modernen Welt und dem Fortschritt der medizinischen Versorgung diese Unterschiede eingeschränkt und nivelliert wurden. Wissen um medizinische Hilfe und Bereitschaft oder Fähigkeit, diese Hilfe in Anspruch zu nehmen, hängen aber weiterhin von sozialen und wirtschaftlichen Bedingungen ab; der Unterschied von Stadt und Land spielt bleibend eine Rolle; Herkunft und gesellschaftliche Position erleichtern oder erschweren den Umgang mit der Medizin, das Leben mit der Krankheit.

Soziale Voraussetzungen beeinflussen Einstellung und Verhalten des Kranken, sind bestimmend für seine Sprache, seine Kommunikation mit dem Arzt und den Angehörigen. Diese Zusammenhänge sind darüber hinaus nicht unabhängig vom Charakter der verschiedenen Krankheitsarten. Nach sprachsoziologischen Studien stehen der verfeinerte (elaborierte) und eingeschränkte (restringierte) Sprachstil nicht allein mit der sozialen Schicht des Kranken in einer Beziehung – jener Stil mit der oberen Mittelschicht und Überschicht, dieser Stil mit der unteren Mittelschicht und Unterschicht –, sie stehen darüber hinaus in einer Beziehung mit dem Modus der Krankheit, mit somatischen oder psychosomatischen Krankheiten. Arbeiter sprechen eher restringiert über körperliche, Angestellte eher elaboriert über psychosomatische Krankheiten. Der Arzt bleibt von dem Sprachstil seines Patienten selbst wieder nicht unbeeinflußt; sein Umgang nimmt einen eher anweisenden (perlokutionären) Charakter mit dem erkrankten Arbeiter an und einen eher diskutierenden (lokutionären) mit dem erkrankten Angestellten.

Eine wesentliche sozioökonomische Voraussetzung des Patientencoping liegt naturgemäß in den Bedingungen der Arbeit, des Berufs. Wirtschaftskrisen und

Zeiten der Arbeitslosigkeit sind pathogene Faktoren, können auf Entstehung und Verlauf körperlicher wie seelischer Krankheiten einwirken. Auf der anderen Seite wird mit Recht auch von „Wohlstandskrankheiten" gesprochen, zu denen etwa Zuckerkrankheit, Herzerkrankungen und Verkehrsunfälle gehören.

Die sozialen Ursachen der Krankheit sind aber von den sozialen Ursachen ihrer Bewältigung zu unterscheiden. Schizophrenie kommt in allen Schichten vor; mit der Dauer der Krankheit erfolgt indessen oft ein sozialer Abstieg, der dann auch wieder den Stil und die strategischen Möglichkeiten der Kranken verändert, auf die Krankheit und die Therapie zu reagieren.

Die Zusammenhänge zwischen wirtschaftlichen und sozialen Lebensbedingungen mit dem Auftreten bestimmter Krankheiten und dem Umgang des Kranken mit der Erkrankung sind komplex und noch keineswegs empirisch ausreichend erforscht. Psychische Belastungen aus ökonomischer Misere und ihre Umsetzung in körperliche Störungen lassen sich ebenso kaum bezweifeln wie die Tatsache, daß eine trostlose Zukunftsperspektive die Aktivität in der Bewältigung der Krankheit lähmt. Eine grundsätzliche Grenze des Wissens muß auf diesem Feld aber zugegeben werden; von empirisch nachgewiesenen Kausalbeziehungen kann kaum gesprochen werden.

Krankheit besitzt auch für die einzelnen Lebensphasen ihre jeweils spezifische Bedeutung. Krankheit wird vom Kind anders wahrgenommen und mit anderen Reaktionen beantwortet als vom Menschen im mittleren oder hohen Alter. Entsprechend unterschiedlich fällt der Kontakt zum Arzt aus. Die Vitalität der jüngeren Altersstufe läßt auch das Kranksein und seine Folgen leichter ertragen.

Einstellung und Verhalten des kranken und des sterbenden Kindes hängen wesentlich von den Angehörigen ab; diese können Hilfe bieten, sie verursachen nicht selten allerdings zusätzliche Belastungen. Das gemeinsame Gespräch mit anderen Eltern, die Unterrichtung und Stärkung der Familie durch Arzt und Pflegepersonen können sich als hilfreich erweisen, z.B. bei einer Krebserkrankung des Kindes. Das Spektrum der Copingmöglichkeiten ist beim Kind kleiner als beim Jugendlichen. Oft sind die Fähigkeiten beschränkt, über Gefühle und Vorstellungen zu sprechen. Malen, Schreiben und Unterhaltung über literarische Texte können diese sprachlichen Grenzen ausgleichen; diese Möglichkeiten sollten unbedingt vom Arzt wie von den Eltern aufgegriffen werden.

Der Erwachsene mittleren Alters besitzt dagegen größere Möglichkeiten des Ausdrucks und des Verhaltens; im allgemeinen ist sein Copingstil aktiver und flexibler, fällt es ihm auch leichter, sinnvolle Copingstrategien zu entwickeln. Zugleich greift die Krankheit in mehr Bereiche der Realität ein; notwendig ist deshalb eine entsprechend vielseitigere Reaktion. Mehr als für das Kind ist Krankheit für den Erwachsenen eine Erscheinung der sozialen Wirklichkeit und beruflichen Welt.

Aktivität und Flexibilität verringern sich wiederum beim älteren und alten Menschen. Psychische Belastbarkeit und äußere Beweglichkeit nehmen ab, die sich mit dem Alter verfestigenden Gewohnheiten erhöhen die soziale Abhängigkeit oder das Angewiesensein auf die vertraute Realität. Der Copingstil ist nun eher passiv, rigide und begrenzt. Krankheiten reißen den älteren Menschen nur zu oft einschneidend aus dem Lebenszusammenhang heraus; der Kontakt zu den Ärzten, insbesondere den Krankenhausärzten, fällt schwer. Das Krankenhaus selbst wird als ungewohnte und isolierende Welt empfunden, kann aber auch zu einem Ort der Zuflucht werden, wenn Verwandte und Freunde fehlen oder die notwendige Zuwendung von ihnen nicht geboten wird. Den Ärzten, Pflegepersonen und Angehörigen ist stets von neuem der Versuch aufgegeben, den alten Menschen zu einem seinem Alter und seiner Lebenssituation gemäßen Umgang mit Krankheit und Sterben zu verhelfen – möglichst ganzheitlich und nicht nur reduziert auf die medizinische Perspektive. Auch hier zeigt sich wieder, wie sehr Patientencoping mit Arztcoping und Angehörigencoping zusammenhängt.

Einfluß auf den praktischen und theoretischen Umgang mit dem Kranksein übt auch das Geschlecht aus. Mann und Frau nehmen Krankheiten keineswegs immer auf die gleiche Weise auf oder müssen sich keineswegs immer mit den gleichen Folgen auseinandersetzen. Physiologische Bedingungen sind von soziokulturellen Voraussetzungen zu trennen; nicht immer werden sich beide Ebenen allerdings deutlich auseinanderhalten lassen.

Zerstört die Krankheit sichtbar den Körper, werden weibliche Patienten in Kulturen und Schichten besonders zu leiden haben, in denen körperliche Schönheit mit dem Frauenideal eng verknüpft wird. Die Amputation der Brust bedrückt Frauen oft stärker wegen der Reaktion der Männer als wegen der Veränderung des Körpers selbst; nicht selten haben Frauen allerdings selbst dieses Schönheitsideal übernommen. Hilfe in diesem Bereich sekundärer und tertiärer Prävention geht deshalb auch weit über die medizinische Therapie hinaus, muß die soziale Umwelt einbeziehen, setzt einen Wandel in der allgemeinen Einstellung zur Frau voraus; notwendig ist die Überzeugung, daß nicht in der physischen, sondern in der seelisch-geistigen Vollkommenheit Wert und Anziehung des Menschen liegen.

Je nach der durch die Krankheit betroffenen Dimension der individuellen und sozialen Wirklichkeit manifestieren sich die geschlechtsspezifischen Folgen, d.h. die Möglichkeiten wie Grenzen, Krankheit zu bewältigen. Unter dem Berufsverlust leiden vor allem Männer, während Frauen diesen Verlust auch heute noch eher durch ein Engagement in der Pflege und Erziehung der Kinder auszugleichen vermögen. Von emotionalen Konsequenzen des Krankseins innerhalb der Familie oder einer Partnerschaft scheinen wiederum Frauen besonders betroffen zu sein. In einer Befragung von Multiple-Sklerose-Patienten äußerten sich 70% der Männer zufrieden über Einstellung und Verhalten ihrer Ehefrauen, während 60% der Frauen unzufrieden waren, sich von ihren Männern vernachlässigt oder übertrieben umsorgt fühlten. Ältere Frauen scheinen chronische Krankheiten besser als ältere Männer hinnehmen zu können. Die Therapiebereitschaft ist bei Frauen ebenfalls größer, sie scheinen körperliche Beschwerden auch stärker als Männer zu beachten und die Medizin häufiger in Anspruch zu nehmen. Ärzte sollen ihrerseits Frauen Krankheit eher zugestehen als Männern.

Die Persönlichkeit des Kranken

Entscheidend für das Leben mit der Krankheit ist aber die Persönlichkeit des Kranken. Alle bislang betrachteten kulturellen, sozialen und individuellen Voraussetzungen finden im einzelnen Menschen zusammen; seine Emotionalität und Intellektualität, sein Wissen und seine Bildung prägen die Weise, wie die Krankheit von ihm aufgenommen und bewältigt wird, wie seine Reaktionen auf die Medizin, den Arzt und die Therapie ausfallen. Familiäre Entwicklung, soziale Lage, historische Situationen beeinflussen den Umgang mit der Krankheit, der einzelne Mensch bleibt aber immer das denkende, empfindende, wollende und handelnde Subjekt; *er* kann erkranken, nicht aber soziale Verhältnisse oder soziale Gruppen. Der Kranke hat nicht nur Rechte, sondern auch Pflichten, er kann sogar Tugenden zeigen. Mit Recht wird heute wieder von einer Patientenethik gesprochen.

Die Anzahl der Persönlichkeitstheorien, den individuellen Umgang mit der Krankheit einsichtig zu machen, ist groß. Ebenso zahlreich sind die soziologischen und biologischen Theorien. Was immer diese Theorien an kausalen Erklärungen und verstehenden Deutungen anbieten, im Vordergrund sollten stets die beobachtbaren Erscheinungen und nachweislichen Zusammenhänge stehen. Wichtiger als die allein äußeren Zusammenhänge sind die inneren Zusammenhänge von Wertorientierungen, Einstellungen einerseits und Reaktionen, Verhaltensweisen andererseits; sie liefern die entscheidenden Orientierungen, auch wenn Natur und Gesellschaft ihren Tribut fordern, Abweichungen verursachen, die von den Angehörigen, den Ärzten und den Betroffenen hinzunehmen sind.

Je nach persönlicher Bewertung der Lebensbereiche, die von der Krankheit betroffen sind, wird die Bewältigung ausfallen. Von dem einzelnen Menschen und seinem Lebensstil, seinen Neigungen, Fähigkeiten und Kenntnissen hängt es ab, was von ihm an der Krankheit als bedrückend und einschränkend oder auch als Chance empfunden wird. Ohne weiteres läßt sich nachvollziehen, daß die Beinamputation einen Athleten im Durchschnitt mehr belasten wird als einen Büroarbeiter, der Haarverlust eine Frau mehr als einen Mann. Wer sportlich aktiv ist, wird eine Erkrankung an Rheuma oder multipler Sklerose als schwerwiegender erleben als jemand, der an körperlicher Bewegung weniger interessiert ist. Mit größeren geistigen Interessen können offensichtlich infarktgefährdete Patienten notwendige Isolierbedingungen leichter ertragen. Neben individuellen stehen soziale Faktoren nicht selten nachweislich nebeneinander in einer Verbindung. Diabetikern weitgehende Selbstbehandlung mit Erfolg beizubringen, ist nach empirischen Untersuchungen weniger von ihrem Intelligenzquotienten als von psychosozialen Problemen und von der räumlichen Distanz zu einem Behandlungszentrum sowie erschwerenden Komplikationen der Krankheit abhängig.

Aus Untersuchungen über die Auswirkungen belastender Situationen (Streßforschung) wurde eine Theorie unterschiedlicher Persönlichkeitstypen entwickelt, von denen Reize, Krisen und Belastungen höchst abweichend aufgenommen und verarbeitet werden. Neben Krankheitstypen (etwa Typ-I-Diabetes und Typ-II-Diabetes) wird auch von Krankentypen gesprochen; dies ist bedeutsam für die Entstehung von Krankheiten wie für ihre Bewältigung. Die Unterscheidung einer Typ-A-Persönlichkeit und Typ-B-Persönlichkeit soll die abweichende Anfälligkeit für Herzinfarkt erklären können. Der Typ A zeichnet sich durch Aggressivität und Ehrgeiz gegenüber dem in dieser Hinsicht eher unauffälligen Typ B aus; Leistungs-, Konkurrenz- und Zeitdruck sind die Folgen und mit ihnen eine häufigere Erkrankung an den koronaren Blutgefäßen. Zum Typ A können Männer wie Frauen gehören. Da der Typ A vor allem in den oberen Schichten anzutreffen ist, Herzinfarkte aber auch häufig in den unteren Schichten vorkommen, müssen die Zusammenhänge allerdings noch komplizierter sein. Offensichtlich stehen stets biologische, sozialpsychologische und geistig-kulturelle Dimensionen in Wechselbeziehungen. Neurohormonale Prozesse werden für die individuelle Anfälligkeit ebenso in Erwägung zu ziehen sein wie Belastungen, die sich aus dem persönlichen Schicksal, der Arbeitslage, der Zivilisation und Kultur ergeben. Streß ist eine komplexe Erscheinung des Körpers wie des Geistes.

Phantasie und Einfühlung lassen viele weitere Zusammenhänge erkennen. Therapie und präventive wie rehabilitative Hilfe werden diese Einsichten mit Gewinn beachten, ohne die theoretische Ableitung aus der Persönlichkeit des Kranken oder den Bedingungen der Gesellschaft immer geklärt zu haben. Wie intellektuell unbefriedigend eine praktische Unterstützung, die nur von der Kenntnis äußerer Phänomene und ihrer Zusammenhänge bestimmt wird, auch erscheinen mag, aus pragmatischer Sicht muß dieser Weg nur zu oft genügen. Die Notwendigkeit einer Grundlagenforschung sei damit keineswegs bestritten; eine solche Forschung wird den tieferen Ursachen und komplexeren Relationen nachgehen und zu einem biosoziopsychologischen Modell zu gelangen versuchen, zu einem Modell körperlicher, gesellschaftlicher, seelischer und geistiger Bedingungen und ihrer Integration zuletzt in der Person des Kranken.

Die Persönlichkiet des Kranken bestimmt bei aller Abhängigkeit von äußeren Bedingungen entscheidend den Umgang mit der Krankheit. Diese Persönlichkeit existierte bereits vor der Krankheit (prämorbide Persönlichkeit), verändert sich aber auch mit und während der Krankheit. Krankheit ist ein Prozeß auf mehreren Ebenen; sie kann das Bewußtsein und Weltbild erweitern, kann zu physischen, psychischen, sozialen und geistigen Wandlungen führen, kann Strategien auslösen, die Umwelt zu beherrschen (sekundärer Krankheitsgewinn), oder Geduld lernen lassen, kann zu egoistischer Durchsetzung motivieren, aber ebenso zum Verständnis für die Bedürfnisse der Umwelt bewegen.

Wie der kranke Mensch auf die Krankheit reagiert und mit ihr zu leben versteht, hängt mit seinem allgemeinen Stil zusammen, auf Krisensituationen zu reagieren und mit ihnen fertigzuwerden. Frühere Erlebnisse und Erfahrungen spielen eine Rolle: der Verlust der Eltern, das Scheitern in der Schule, die Konfrontation mit Hunger und Krieg, der Bruch einer Beziehung. Diese persönlichkeitsbedingte, von den Lebensverhältnissen aber mitbestimmte allgemeine Reaktionsweise muß für die jeweils besondere Erkrankung auch eine jeweils besondere Gestalt annehmen; dem „Copingstil" steht die „Copingstrategie" gegenüber.

Mit Copingstil wird die Art bezeichnet, wie Menschen allgemein mit Krisen umgehen, welche Interpretations- und Verhaltensweisen ihnen grundsätzlich zur

Verfügung stehen, um einer plötzlich auftretenden Belastung zu begegnen. Copingstrategie meint dagegen die auf eine spezifische Krankheit hin entwickelte spezifische Reaktionsweise. Diese Strategie wird immer von den Möglichkeiten des einzelnen Menschen abhängen, sie kann vom Arzt nicht abstrakt und einheitlich für alle Kranken entworfen und von allen Kranken verlangt oder erwartet werden. Dem Patienten läßt sich nur eine Copingstrategie vorschlagen, die seinem persönlichen Stil entspricht, Krisen zu bewältigen; Copingstrategien sind deshalb immer ein Resultat aus den Möglichkeiten des Individuums und den Anforderungen der Situation.

Eine Reihe formaler Eigenschaften des Copingstils spielen für die Entwicklung von Copingstrategien eine erhebliche Rolle; von ihnen müssen Prävention, Therapie und Rehabilitation ausgehen, auf sie müssen sich Schwestern, Ärzte und Angehörige einstellen.

Wichtig ist die Differenz von „passiv" und „aktiv". Der passive Kranke vermag von sich aus eine Copingstrategie kaum zu entwickeln; er ist durch Diagnose, Therapie und Kranksein zu gelähmt, um selbst eine adäquate Form des Verhaltens und der Einstellung finden zu können, während der aktive Kranke in der Krankheit und Therapie produktive Herausforderungen erblickt und den Umgang mit seiner Krankheit weitgehend selbst entwirft und in die Wirklichkeit umsetzt. Die Therapie kann aber auch, wenn sie in geeigneter Weise vom Patienten Mitarbeit verlangt, die Aktivität steigern und damit die Annahme der Krankheit fördern – das hat sich bei der Heimdialyse zeigen lassen.

Bedeutsam ist weiter der Unterschied „rigid – flexibel". Der rigide Stil bedeutet, in seinem Copingverhalten festgelegt zu sein und bei enttäuschendem Erfolg rasch aufzugeben, zu verzweifeln, während flexible Patienten verschiedene Reaktionen ausprobieren und eine bestimmte Strategie, wenn sie sich gegenüber der Krankheit, der Medizin und vor allem dem Leben mit dem Kranksein als ungünstig erwiesen hat, zugunsten einer anderen, mehrversprechenden aufzugeben vermögen.

Nicht unerheblich für die Bewältigung der Krankheit ist auch – der Rigidität und Flexibilität nahestehend – der Gegensatz von „begrenzt – weitgespannt". Begrenzt ist, wer nur über wenige, weitgespannt dagegen, wer über eine Fülle unterschiedlicher Interpretationen und Reaktionsweisen verfügt. Je aktiver, flexibler und weiter gespannt der Kranke ist, desto vielversprechender sind seine Versuche, eine Copingstrategie zu entwickeln. Im entgegengesetzten Fall sind die Chancen entsprechend geringer; um so stärker und verständnisvoller muß dann das Engagement der Ärzte und Schwestern, der Angehörigen und Freunde ausfallen. Bei einem passiven, rigiden und begrenzten Patienten sollten die Vorschläge des Arztes überaus präzise und individualisiert sein, bei einem Patienten mit entgegengesetztem Copingstil können sie dagegen sehr viel offener gefaßt werden, können unterschiedliche Wege anbieten und sehr viel mehr der Initiative des Patienten überlassen.

Der Umgang mit der Krankheit kann von Kranken auch im voraus geübt werden; das vorwegnehmende Training (anticipating coping) ist hilfreich für Rehabilitation und Resozialisierung, aber auch alle Formen der Prävention. Krebspatienten sollte diese praktisch-theoretische Vorbereitung angeboten werden, bevor sie mit der Entlassung unvermittelt auf bislang unbekannte Situationen stoßen. Auf den Umgang mit psychisch-physischen Belastungen kann vorbereitet werden – über allgemeine Bildung und theoretische Information, über konkretes Erleben und generalisierende oder analogisierende Übertragung.

Perspektiven

Die Erforschung des kranken Menschen und seines Lebens mit der Krankheit soll nicht nur Theorie bleiben; Copingwissen muß die Praxis beeinflussen. Viele Fragen müssen von der zukünftigen Forschung noch untersucht werden, vor allem das Krankheitsverständnis und Arztbild der Patienten bei den unterschiedlichen Krankheitsarten und bezogen auf Alter und Geschlecht, sozialen Hintergrund und Persönlichkeit sowie in ihrem Zusammenhang mit dem Copingstil und den möglichen Copingstrategien. Die formalen Urteile über das Verhalten des Patienten – Übertreibung, Untertreibung, Verleugnung, Annahme; kooperativ und unkooperativ; konstruktiv und destruktiv – müssen durch qualitative Urteile ergänzt und konkretisiert werden. Diese Urteile sollten nicht nur beim einzelnen Kranken immer wieder von neuem überprüft, sondern auch auf die jeweils konkrete Situation bezogen werden. Verleugnung kann auch positiv sein, so z. B. bei Kindern; Kooperation hängt mit Suggestibilität zusammen, diese Patienten sind dem Placeboeffekt stärker ausgesetzt.

Coping bezeichnet eine notwendige Dimension der Medizin und nicht eine Alternative; Coping meint den Umgang des Kranken mit der Krankheit und nicht eine bestimmte Ursachentheorie, ist also weder Psychosomatik noch Psychoanalyse. Die möglichen praktischen Folgerungen sind vielfälig, sie beziehen sich auf alle Ebenen der Copingstruktur, können vom Arzt und den Pflegepersonen, von den Angehörigen, der Öffentlichkeit und dem Staat aufgegriffen werden. Auch die Medien können einen Beitrag leisten, können das öffentliche Bewußtsein in den Einstellungen gegenüber Krankheit, Leiden und Tod positiv beeinflussen. Selbst die pharmazeutische Industrie kann noch stärker auf den Kranken eingehen, auf sein Bewußtsein, seine Sprache und seine Lebenssituation. Der Kranke schließlich kann ebenfalls seine Einstellung und sein Verhalten verändern, kann seinem Umgang mit der Krankheit, mit der Medizin und dem durch die Krankheit veränderten Leben eine bestimmte Form geben.

Prävention und Therapie, Rehabilitation und Resozialisierung müssen auf die bei dem einzelnen Patienten jeweils vorherrschenden Wertorientierungen, auf seinen Stil und seine Möglichkeiten bezogen werden, sinnvolle Strategien der Krankheitsbewältigung zu entwickeln. Das geglückte Verhältnis zwischen dem Arzt und dem Patienten und ebenso zwischen dem Patienten und seinen Angehörigen geht auf die Beachtung dieser Voraussetzungen zurück. Arzt und Angehörige können dem Patienten nicht ihre eigenen Lebensideale oder die der Gesellschaft aufdrängen und von ihm verlangen, sich so zu verhalten, wie es ihnen selbst richtig erscheint und ihnen vielleicht auch möglich ist. Die Autonomie des Kranken muß anerkannt werden. Autonomie aber heißt nicht Freiheit zur Beliebigkeit, sondern Freiheit zur Vernunft, zur Selbstbestimmung nach vernünftigen Prinzipien – im Rahmen der individuellen Möglichkeiten im Zustand des Krankseins.

Als Geistwesen wird der kranke Mensch nicht nur von physischen Trieben oder sozialen und psychischen Zwängen gesteuert, sondern kann sich nach Ideen und Werten richten, nach überlieferten wie selbstgesetzten. Auch der Patient bleibt noch ein freier Mensch, auch er kann sein Verhalten und seine Einstellung beeinflussen, kann zu einem sinnvollen Umgang mit der Krankheit, mit den Ärzten und den therapeutischen Mitteln selbst finden oder bewegt werden. Das Leben mit der Krankheit basiert auf dieser Möglichkeit, entfaltet sich in diesem Freiraum, ist keineswegs nur eine Frage der Biologie, Psychologie und Soziologie. Copingstile und Copingstrategien sind auf Autonomie und Vernunft bezogen, gewinnen von dieser Basis her erst ihren wahren Sinn. Zentral bleibt immer der einzelne Kranke, sein Selbst- und Weltbild, seine eigene Auseinandersetzung mit Krankheit und Tod, mit den Möglichkeiten und Grenzen der menschlichen Existenz.

Literatur

Battegay, R.: Die Angst um die Zähne und die Angst beim Zahnarzt. In: Schweizerische Monatsschrift für Zahnheilkunde 92 (1982) 196–226.
Coelho, G., D. Hamburg u. J. Adams (eds): Coping and Adaption, New York 1974.
Denecke, P.: Die Bewältigung chronischer Krankheit in der Familie. In: Der praktische Arzt 21 (1984) 767–776.
Ebenbeck, G., u.a.: Aspekte der Patientenangst im zahnärztlichen Behandlungssystem. In: FZV-Information (1983) Nr. 3.
Engel, G. L.: Psychisches Verhalten in Gesundheit und Krankheit. A. d. Engl. (1962), Bern 1978.
Engelhardt, D. v.: Mit der Krankheit leben. Grundlagen und Perspektiven der Copingstruktur des Patienten. Heidelberg 1986.
Ferber, Chr. v. u. L. v. Ferber: Der kranke Mensch in der Gesellschaft. Reinbek bei Hamburg 1976.
Gebsattel, V. E. v.: Zur Sinnstruktur der ärztlichen Handlung. In: Studium Generale 6 (1953) 464–471.
Goltz, D.: Krankheit und Sprache. In: Sudhoffs Archiv 53 (1969) 224–269.
Hartmann, F.: Patient, Arzt und Medizin, Beiträge zur ärztlichen Anthropologie. Göttingen 1984.
Heim, E.: Coping oder Anpassungsvorgänge in der psychosomatischen Medizin. In: Zeitschrift für Psychosomatische Medizin und Psychoanalyse 25 (1979) 251–262.
Houtaud, A. d': Ce que les gens attendent du médecin et de la médecine au sujet de leur santé. In: Cahiers de Sociologie et de Démographie médicales 17 (1977) (3) 89–96.
Jaco, E. G., Hg.: Patients, physicians and illness. Glencoe, Ill., 1958, [3]1979.
Laín Entralgo, P.: Arzt und Patient. Zwischenmenschliche Beziehungen in der Geschichte der Medizin. München 1969.
Lazarus, R. S.: Psychological stress and coping in adaptation and illness. In: International Journal of Psychiatry in Medicine 5 (1974) 321–333.
Lin, K. M., u.a.: Adaptational problems of vietnamese refugees. In: Archives of General Psychiatry 36 (1979) 955–961.
Lipowski, Z. J.: Physical illness, the individual and the coping processes. In: Psychiatry in Medicine 1 (1970) 91–102.
Lüth, P. (Hrsg.): Kommunikation in der Medizin. Stuttgart 1974.
Marcel, G. (Hrsg.): Was erwarten wir vom Arzt?, a. d. Franz. (1953), Stuttgart 1956.

Mechanic, D.: Sex, illness, illness behavior and the use of health services. In: Social Science and Medicine 13 (1978) 207–214.
Moos, R. H. (ed): Coping with physical illness. London u. New York 1977.
Pflanz, M.: Über ätiologische Vorstellungen, 1958. In: Pflanz, Die soziale Dimension in der Medizin, Stuttgart 1975, S. 572–579.
Pfleiderer, B., u. W. Bichmann: Krankheit und Kultur. Eine Einführung in die Ethnomedizin. Berlin 1985.
Plügge, H.: Wohlbefinden und Mißbefinden. Beiträge zu einer medizinischen Anthropologie. Tübingen 1962.
Raimbault, G.: Kinder reden vom Tod. A. d. Franz. (1975). Frankfurt a. M. 1980.
Ridder, P.: Die Patientenkarriere. Von der Krankheitsgeschichte zur Krankengeschichte. Stuttgart 1974.
Schipperges, H.: Die Sprache des Arztes. Stuttgart 1976.
Schmidt, Th. H.: Typ-A-Verhalten – was ist davon geblieben? Münchener Medizinische Wochenschrift 127 (1985) 428–431.
Viney, L. L., u. M. T. Westbrook: Coping with chronic illness: The mediating role of biographic and illnessrelating factors. Journal of Psychosomatic Research 26 (1982) 595–605.
Weisenberg, M., u. a.: Pain, anxiety and attitudes in black, white and Puerto-Rican patients. In: Psychosomatic Medicine 37 (1975) 123–135.
Zborowski, M.: Cultural components in responses to pain. In: Journal of Social Issues 8 (1952) 16–30.

Prävention in der Medizin

Eine Bibliographie

G. Wagner, U. Wolber

Das Schrifttum zum Thema „Prävention in der Medizin" ist für den einzelnen Arzt oder Wissenschaftler praktisch nicht mehr übersehbar. Wir haben uns daher in diesem Beitrag bemüht, dem Leser dieses Bandes aus der Überfülle der vorliegenden Literatur eine nach Sachgebieten unterteilte, repräsentative Stichprobe zu bieten. Dabei wurde die Auswahl aus mehreren tausend Titeln folgendermaßen gegliedert:

1 Primäre Prävention

1.1 Historische Leitlinien
1.2 Gesundheitsbegriff
1.3 Gesundheitserziehung
1.4 Gesundheitsfürsorge, Selbsthilfegruppen
1.5 Umweltproblematik
1.6 Prävention am Arbeitsplatz

2 Sekundäre Prävention

2.1 Screening, Krankheitsfrüherkennung
    Allgemeines, Methodik
    Ergebnisse bei verschiedenen Krankheiten
2.2 Risikofaktorenforschung
    Allgemeines, Methodik
    Ergebnisse bei verschiedenen Krankheiten
2.3 Präventive Intervention
    Allgemeines, Methodik
    Ergebnisse bei verschiedenen Krankheiten

3 Gesundheitspolitik

3.1 Planung der Prävention
3.2 Kosten der Prävention
3.3 Perspektiven der Prävention

Wir hoffen, daß die Zusammenstellung dem interessierten Leser einen Einblick in die jeweiligen Themenkreise bietet und gegebenenfalls den Einstieg in weiterführende Studien erleichtert.

1 Primäre Prävention

1.1 Historische Leitlinien

Abderhalden, E.:
Das Recht auf Gesundheit und die Pflicht sie zu erhalten. Die Grundbedingungen für das Wohlergehen von Person, Volk, Staat und der gesamten Nation. Leipzig: Hirzel 1921.

Bertele, G. A.:
Versuch einer Lebenserhaltungskunde. Landshut: Thomann 1804.

Brown, M. C.:
The health care crisis in historical perspective. Canad. J. publ. Hlth 70 (1979) 300–306.

Cipolla, C. M.:
Public Health and Medical Profession in the Renaissance. Cambridge: Cambridge Univ. Press 1976.

Cleveland, F. P.:
History of environmental pathology. Amer. J. forens. Med. Path. 4 (1983) 331–336.

Deneke, V.:
Das Gesundheitswesen der ersten Hälfte des 19. Jahrhunderts im Spiegel der Amts- und Intelligenzpresse. (Düsseldorfer Arbeiten zur Geschichte der Medizin, Beiheft 9). Düsseldorf: Triltsch 1983.

Faust, B. C.:
Gesundheits-Katechismus zum Gebrauche in den Schulen und beim häuslichen Unterricht. Bückeburg: Althaus 1794.

Fischer, A.:
Geschichte des deutschen Gesundheitswesens. Berlin: Herbig 1933.

Fox, D. M.:
From reform to relativism: a history of economists and health care. Milbank mem. Fd Quart. 57 (1979) 297–336.

Hirsch, A.:
Über die historische Entwicklung der öffentlichen Gesundheitspflege. Berlin: Hirschwald 1889.

Hüppe, F.:
Zur Geschichte der Sozialhygiene. In Gottstein, A., Schlossmann, A., Teleky, L. (Hrsg.): Handbuch der sozialen Hygiene, Bd. 1, S. 1–70. Berlin: Springer 1925.

Hufeland, C. W.:
Die Kunst das menschliche Leben zu verlängern. Jena: Academische Buchhandlung 1797.

Jahn, C.:
Norma diaetetica. Dresden: Gerlach 1757.

King, L. S. (Ed.):
Mainstreams of Medicine. Essays on the Social and Intellectual Context of Medical Practice. Austin: Univ. of Texas Press 1971.

Leonard, F. E.:
A Guide to History of Physical Education. Philadelphia: Lea and Febiger 1923.

Lesky, E. (Hrsg.):
Sozialmedizin. Entwicklung und Selbstverständnis. Darmstadt: Wissenschaftliche Buchgesellschaft 1977.

Lippincott, R. C., Begun, J. W.:
Competition in the health sector: a historical perspective. J. Hlth Polit. Policy Law 7 (1982) 460–487.

Mackenzie, J.:
Die Geschichte der Gesundheit und die Kunst, dieselbe zu erhalten. Altenburg: Richter 1762.

Mai, F. A.:
Medizinische Fastenpredigten, oder Vorlesungen über Körper- und Seelendiäthetik. 2 Theile. Mannheim: Schwan 1793/94.

Manger-König, L. von:
Der öffentliche Gesundheitsdienst zwischen gestern und morgen. Öff. Gesundh.-Wes. 37 (1975) 433–448.

Mosse, M., Tugendreich, G. (Hrsg.):
Krankheit und soziale Lage. München: Lehmann 1913.

Nasse, F.:
Von der Stellung der Aerzte im Staate. Leipzig: Cnobloch 1823.

Neumann, S.:
Die öffentliche Gesundheitspflege und das Eigenthum. Berlin: Riess 1847.

Osterhausen, J. K.:
Über die medicinische Aufklärung. Zürich: Gessner 1798.

Reich, E.:
System der Hygieine. 2 Bände. Leipzig: Fleischer 1870/71.

Rosen, G.:
Medical care for urban workers and the poor: two 19th century programs. Amer. J. publ. Hlth 65 (1975) 299–303.

Rothschuh, K. E.:
Konzepte der Medizin in Vergangenheit und Gegenwart. Stuttgart: Hippokrates 1978.

Schipperges, H.:
Gesundheit und Geschichte des Gesundheitswesens. Ärztebl. Baden-Württ. 32 (1977) 82–94.

Schipperges, H.:
Geschichte und Gliederung der Gesundheitserziehung. In Blohmke, M., v. Ferber, C., Kisker, K. P., Schaefer, H. (Hrsg.): Handbuch der Sozialmedizin, Bd. 2, S. 550–567. Stuttgart: Enke 1977.

Schipperges, H.:
Die öffentliche Aufgabe des Arztes in medizinhistorischer Sicht. Mensch Med. 5 (1984) 9–15.

Schmitt, W.:
Gesundheitstheorien in Antike und Mittelalter. In M. Blohmke, H. Schipperges, G. Wagner (Hrsg.): Medizinische Ökologie. Heidelberg: Hüthig 1979.

Seidler, E.:
Lebensplan und Gesundheitsführung. Franz Anton Mai und die medizinische Aufklärung in Mannheim. Mannheim: Boehringer 1975.

Weisspfenning, I.:
Die Hausväterliteratur in Barock und Aufklärung. In M. Blohmke, H. Schipperges, G. Wagner (Hrsg.): Medizinische Ökologie. Heidelberg: Hüthig 1979.

1.2 Gesundheitsbegriff

Altmann, P. L., Katz, D. D. (Eds):
Human Health and Disease. (Biological Handbooks, Vol. 2). Bethesda, MD: Fed. Amer. Soc. Exp. Biol. 1977.

Balog, J. E.:
The concepts of health and disease: a relativistic perspective. Hlth Values 6 (1982) 7-13.

Baranowski, T.:
Toward the definition of concepts of health and disease, wellness and illness. Hlth Values 5 (1981) 246-256.

Erde, E. L.:
Philosophical considerations regarding defining ‚health', ‚disease' etc. and their bearing on medical practice. Ethics Sci. Med. 6 (1979) 31-48.

Kötschau, K.:
Vorsorge oder Fürsorge? Aspekte einer Gesundheitslehre. Stuttgart: Hippokrates 1954.

Schipperges, H.:
Gesundheit im Wandel. Bildung Gesundh. 9 (1979) 5-23.

Schwartz, F. W.:
Grenzen der Präventivmedizin. Niedersächs. Ärztebl. 36 (1982) 679-685.

Smith, J. A.:
The idea of health: a philosophical inquiry. Adv. Nurs. Sci. 3 (1981) 43-50.

Svensson, P. G.:
The concept of health - some comments from a social science perspective. Scand. J. soc. Med., Suppl. 18 (1980) 25-55.

1.3 Gesundheitserziehung

Abel, D. von:
Erziehung zu einem gesundheitsbewußten Verhalten. Dtsch. Arzt 29 (1979) H. 4, 14-24.

Abelin, T.:
Selbstverantwortung für die Gesundheit? Eine Überprüfung gewisser Voraussetzungen aufgrund der Resultate eines öffentlichen Gesundheitsfragespiels. (Sandoz-Institut-Publikation, Nr. 1). Genf: Sandoz-Institut 1976.

Affemann, R.:
Erziehung zur Gesundheit. München: Kösel 1978.

Affemann, R.:
Durch Gesundheitserziehung zur Gesundheitsbildung. Dtsch. Ärztebl. 76 (1979) 2099-2102.

Alcalay, R.:
The impact of mass communication campaigns in the health field. Soc. Sci. Med. 17 (1983) 87-94.

Ammon, E.:
Gesundheitserziehung, Gesundheitsaufklärung und Gesundheitsbildung - eine Chance für die Zivilisation. 10 Jahre Gesundheitsstudio Nürnberg. Öff. Gesundh.-Wes. 45 (1983) 305-307.

Balog, J. E.:
The concept of health and the role of health education. J. School Hlth 51 (1981) 461-464.

Baric, L.:
Wissenschaftliche Methoden und theoretische Modelle als Grundlage der Gesundheitserziehung. Öff. Gesundh.-Wes. 37 (1975) 546-553.

Bartlett, E. E.:
The contribution of school health education to community health promotion: what can we reasonably expect? Amer. J. publ. Hlth 71 (1981) 1384-1391.

Bartlett, E. E.:
Teaching health education in medical education: selected perspectives. Prev. Med. 13 (1984) 100-114.

Biener, K.:
Wirksamkeit der Gesundheitserziehung. (Medizinische und pädagogische Jugendkunde, Bd. 8). Basel – München – New York: Karger 1970.

Biener, K.:
Gesundheitserziehung und Präventivmedizin. Öff. Gesundh.-Wes. 43 (1981) 40–47.

Blobel, R., Tölle, R. (Hrsg.):
Gesund sein, gesund bleiben. Ärzte und Wissenschaftler informieren über präventive Medizin. München – Zürich: Piper 1975.

Botvin, G. J., Baker, E., Renick, N. L.:
The effects of scheduling format and booster sessions on a broad-spectrum psychosocial approach to smoking prevention. J. Behav. Med. 6 (1983) 359–379.

Deutsche Zentrale für Volksgesundheitspflege e. V. (Hrsg.):
Gesundheit in Selbstverantwortung.
Kongressbericht. (Schriftenreihe DZV, Bd. 33). Frankfurt: Dtsch. Zentr. Volksges.pfl. 1980.

Dickerson, O. B., Mandelblit, C.:
A new model for employer-provided health education programs. J. occup. Med. 25 (1983) 471–474.

Eiser, C., Eiser, J. R., Patterson, D.:
Children's knowledge of health and illness: implications for health education. Child Care Health Dev. 9 (1983) 285–292.

Ellis, L. B., Raines, J. R.:
Health education using microcomputers: initial acceptability. Prev. Med. 10 (1981) 77–84.

Femmer, H. J.:
Gesundheitserziehung und öffentlicher Gesundheitsdienst. Öff. Gesundh.-Wes. 45 (1983) 125–129.

Fischer, B., Fischer, U., Lehrl, S.:
Strategie der Gesundheitsbildung im Heilverfahren. Öff. Gesundh.-Wes. 43 (1981) 539–544 und 617–623.

Ford, A. S., Ford, W. S.:
Health education and the primary care physician: the practitioner's perspective. Soc. Sci. Med. 17 (1983) 1505–1512.

Franke, M.:
Erwartungen an die Gesundheitserziehung. Öff. Gesundh.-Wes. 40 (1978) 167–172.

Franke, M.:
Erzogene Gesundheit. Pädagogische Aspekte der Sozialhygiene. Stuttgart: Fischer 1967.

Fuchs, V. R.:
Setting priorities in health education and promotion. Health Aff. 2 (1983) 56–69.

Gleichmann, S., Gleichmann, U., Mannebach, H., Murza, G., Sassen, G.:
Gesundheitsforum. Ein Programm zur Prävention von Herz-Kreislauf-Krankheiten im Rahmen der Erwachsenenbildung. Dtsch. med. Wschr. 108 (1983) 1604–1607.

Goldberg, J.:
Die Rolle des Arztes bei der Gesundheitserziehung der Bevölkerung, insbesondere bei Jugendlichen. Z. ärztl. Fortbild. 75 (1981) 76–77.

Graehn, G.:
Gesundheitserziehung als Bestandteil präventiver Betreuung im Vorschulalter. Stomatol. 33 (1983) 733–740.

Green, L. W., Iverson, D. C.:
School health education. Ann. Rev. publ. Hlth 3 (1982) 321–338.

Halhuber, M. J.:
Mehr Hilfe zur Selbsthilfe. Nur der informierte Patient ist mündig. Med. Mensch Gesellsch. 5 (1980) 182–183.

Hartmann, F.:
Gesundheitserziehung – eine neue Dimension der Medizin? Dtsch. Ärztebl. 75 (1978) 81–89.

Hartung, K.:
Gesundheitserziehung zur Vorbeugung von Behinderungen. Krankenpflege 33 (1979) 380–382.

Horrowitz, A. M.:
Effective oral health education and promotion programs to prevent dental caries. Int. Dent. J. 33 (1983) 171–181.

Jacob, W., Schipperges, H. (Hrsg.):
Kann man Gesundsein lernen? Kolloquium zu Grundfragen der Gesundheitsbildung. (Schriftenreihe des Instituts für Gesundheitsbildung, Bd. 1). Stuttgart: Gentner 1981.

Janz, H. W.:
Das Alkohol- und Drogenproblem als Aufgabe der Gesundheitserziehung. Drug Alcohol Depend. 11 (1983) 67–70.

Karpf, D., Henkelmann, Th.:
Gesundheitserziehung – gestern und heute. Ergebnisse einer Umfrage. Stuttgart: Gentner o. J.

Karsdorf, G. (Hrsg.):
Gesundheitserziehung. 2. Aufl. Berlin: Volk und Wissen 1976.

Katholische Ärztearbeit Deutschlands (Hrsg.):
Hilfe zur Selbsthilfe. Köln: Bachem 1983.

Kickbusch, I., Trojan, A. (Hrsg.):
Gemeinsam sind wir stärker. Selbsthilfegruppen und Gesundheit. Frankfurt: Fischer-Taschenbuch-Verlag 1981.

Kolbe, L. J., Newman, I. M.:
The role of school health education in preventing heart, lung, and blood diseases. J. School Health 54 (1984) 15–26.

Laberke, J. A.:
Psychohygiene und Gesundheitserziehung im Krankenhaus. Krankenpflege 36 (1982) 283–284.

Levine, D. M.:
Health education for behavioral change – clinical trial to public health program. Johns Hopkins med. J. 151 (1982) 215–219.

Lewis, C. E.:
Teaching medical students about disease prevention and health promotion. Publ. Hlth Rep. 97 (1982) 210–215.

Meinecke, G.:
Gesundheitserziehung, ihre psychologischen Voraussetzungen und ihre zeitgemäße Organisation. (Schriftenreihe aus dem Gebiet des öffentl. Gesundh.-Wes., H. 4). Stuttgart: Thieme 1957.

Neilson, E. A.:
Reflections on health promotion through health education; historical perspectives: options for the future. Hlth Values 4 (1980) 161–167.

Neitaanmäki, L., Koskela, L., McAlister, A. L., Puska, P.:
The role of lay workers in community health education: experiences of the North Karelia project. Scand. J. Soc. Med. 8 (1980) 1–7.

Noack, H. (Ed.):
Medical Education and Primary Health Care. London: Croom Helm 1980.

Pirrie, G. D., Dalzell-Ward, A. J. (Eds):
A Textbook of Health Education. London: Tavistock Publ. 1962.

Schaefer, H., Schipperges, H.:
Gesundheitserziehung. In: Funkkolleg Umwelt und Gesundheit. Aspekte einer sozialen Medizin. Studienbegleitbrief 8, 11-42, 75. Weinheim – Basel: Beltz 1979.

Schipperges, H.:
Zur Lage der Gesundheitserziehung. Erste Ergebnisse einer Umfrage – Plädoyer für eine Enquête. Dtsch. Ärztebl. 76 (1979) 238-242.

Schweizerische Stiftung Pro Juventute und Schweizerische Gesellschaft für Präventivmedizin (Hrsg.):
Erziehung zur Gesundheit. Ein Handbuch für die Schule, für Lehrerseminarien und Behörden. 2. Aufl. Zürich: Orell-Füssli 1972.

Serfass, R. C., Gerberich, S. G.:
Exercise for optimal health: strategies and motivational considerations. Prev. Med. 13 (1984) 79-99.

Voigt, D.:
Gesundheitsverhalten. Zur Soziologie gesundheitsbezogenen Verhaltens. Stuttgart – Berlin – Köln – Mainz: Kohlhammer 1978.

Von Freytag-Loringhoven, W. F.:
Frühestprophylaxe als Prinzip moderner Gesundheitserziehung. Prax. Kinderpsychiatr. 24 (1983) 140-144.

Worden, J. K., Constanza, M. C., Foster, R. S., Lang, S. P., Tidd, C. A.:
Content and context in health education: Persuading women to perform breast self-examination. Prev. Med. 12 (1983) 331-339.

Wurst, F.:
Die Familie als Träger der Gesundheitserziehung im Vorschulalter. Österr. Krankenpflegez. 37 (1984) 105-113.

1.4 Gesundheitsfürsorge, Selbsthilfegruppen

Albee, G. W.:
Preventing psychopathology and promoting human potential. Amer. Psychol. 37 (1982) 1043-1050.

Back, K. W., Taylor, R. C.:
Self-help groups: Tool or symbol? J. appl. Behav. Sci. 12 (1976) 295-309.

Badelt, C.:
Selbsthilfegruppen als Phänomen der Neuen Politischen Ökonomie. Wirschaftspol. Bl. (1979) 60-70.

Badelt, C.:
Sozioökonomie der Selbstorganisation: Beispiele zur Bürgerselbsthilfe und ihre wirtschaftliche Bedeutung. Frankfurt – New York: Campus-Verlag 1980.

Badura, B.:
Volksmedizin und Gesundheitsvorsorge. WSI-Mitteilungen 10 (1978) 542-548.

Carlaw, R. W., DiAngelis, N. M.:
Promoting health and preventing disease. Some thoughts for HMOs. Health Educat. Quart. 9 (1982) 81-95.

Davis, A. L., Faust, R., Ordentlich, M.:
Self-help smoking cessation and maintenance programs: a comparative study with 12-month follow-up by the American Lung Association. Amer. J. Public Health 74 (1984) 1212–1217.

Ferber, C. von:
Volks- und Laienmedizin als Alternative zur wissenschaftlichen Medizin: Zur Partizipation im Gesundheitswesen. Soz. Sicherh. 24 (1976) 203–209.

Ferber, C. von, Badura, B. (Hrsg.):
Laienpotential, Patientenaktivierung und Gesundheitsselbsthilfe. München – Wien: Oldenbourg 1983.

Gartner, A., Riessmann, F. (Eds):
Self-Help and Health: A Report. New York: 1976.

Gleichmann, U., Halhuber, C., Mannebach, H.:
Die aktuelle Situation in den ambulanten Koronargruppen der Bundesrepublik Deutschland. Ergebnisse einer bundesweiten Umfrage. Z. Kardiol. 72 (1983) 418–425.

Grohs, N.:
Zu einigen Fragen der Theorie des Gesundheitsschutzes. Z. ges. Hyg. 27 (1981) 768–773.

Herder-Dorneich, P., Schuller, A. (Hrsg.):
Vorsorge zwischen Versorgungsstaat und Selbstbestimmung. 1. Kölner Kolloquium. (Ordnungspolitik im Gesundheitswesen, Bd. 1). Stuttgart – Berlin – Köln – Mainz: Kohlhammer 1982.

Itzwerth, R., Winkelvoss, H.:
Selbsthilfegruppen im Gesundheitswesen. Eine Übersicht über den Stand der Gesundheitsselbsthilfegruppen. Forum Med. Gesundh.-Politik 14 (1980) 34–43.

Kaprio, L. A.:
Primäre Gesundheitsversorgung als Gemeinschaftsaufgabe. Krankenpflege 36 (1982) 274–276.

Kellner, W.:
Soziale Situation und Krankheit. Eine medizinsoziologische Untersuchung. (Abhandlungen zu Grenzgebieten von Medizin und Sozialwissenschaften, Bd. 1). München: Rathgeber 1975.

Lohmann, H.:
Krankheit oder Entfremdung? Psychische Probleme in der Überflussgesellschaft. Stuttgart: Thieme 1978.

Relman, A. S.:
Encouraging the practice of preventive medicine and health promotion. Publ. Hlth Rep. 97 (1982) 216–219.

Roman, P. M.:
From employee alcoholism to employee assistance. Deemphases on prevention and alcohol problems in work-based programs. J. Stud. Alcohol. 42 (1981) 244–272.

Schröder, E.:
Kompendium der Gesundheitsfürsorge. Einführung in die Lehre ihrer Prinzipien, Funktionen und Institutionen. Stuttgart: Thieme 1959.

Schwartz, F. W.:
Prävention im System der gesetzlichen Krankenversicherung. Thesen und Empfehlungen. Köln-Lövenich: Dtsch. Ärzte-Verlag 1980.

Teleky, L.:
Die Entwicklung der Gesundheitsfürsorge. Berlin – Göttingen – Heidelberg: Springer 1950.

Trojan, A., Döhner, H.:
Gesundheitsselbsthilfegruppen. Münch. med. Wschr. 123 (1981) 1851–1854.

Trojan, A., Waller, H. (Hrsg.):
Gemeindebezogene Gesundheitssicherung. München: Urban & Schwarzenberg 1980.

Troschke, J. von, Stössel, U. (Hrsg.):
Möglichkeiten und Grenzen ärztlicher Gesundheitsberatung. Freiburg: Gesomed 1981.

Wallack, L. M.:
Mass media campaigns: the odds against finding behavior change. Health Educ. Quart. 8 (1981) 209–260.

Williamson, J. D., Daneher, K.:
Self-Care in Health. London: 1978.

1.5 Umweltproblematik

Anderson, H. A.:
Evolution of environmental epidemiologic risk assessment. Environ. Hlth Perspect. 62 (1985) 389–392.

Beyer, S. V.:
Regulation and its alternatives: some remarks on organophosphate pesticides. Neurotoxicology 4 (1983) 99–104.

Blohmke, M., Schipperges, H., Wagner, G. (Hrsg.):
Medizinische Ökologie. Aspekte und Perspektiven. Heidelberg: Hüthig 1979.

Brady, J. P.:
Behavior, the environment, and the health of the individual. Prev. Med. 12 (1983) 600–609.

Eckert, R. R., Lopez, E., Perez, V.:
Microcomputer-controlled plotting of environmental health data. Int. J. biomed. Comput. 14 (1983) 109–130.

Egyed, M. N., Shlosberg, A.:
The contribution of veterinary toxicology to environmental health. Arch. Toxicol., Suppl., 6 (1983) 271–274.

Fischbein, A., Lerman, Y.:
Environmental and occupational factors in general medical practice. Mt. Sinai J. Med. (N.Y.) 50 (1983) 468–475.

Forth, W.:
Unvermeidbare und vermeidbare Gefahren für die Gesundheit aus der Umwelt. Münch. med. Wschr. 125 (1983) 351–356.

Goldsmith, J. R.:
Epidemiological monitoring in environmental health: introduction and overview. Sci. total Environ. 32 (1984) 211–218.

Hapke, H. J.:
Aktuelle Fragen der allgemeinen Toxikologie der Schädlingsbekämpfungsmittel. Dtsch. tierärztl. Wschr. 91 (1984) 264–266.

Heinisch, E.:
Zum gezielten und ungezielten Eintrag biozider Wirkstoffe in die Ökosphäre. Z. ges. Hyg. 29 (1983) 250–255.

Hohenemser, C., Kates, R. W., Slovic, P.:
The nature of technological hazard. Science 220 (1983) 378–384.

Kohlenberger, H. (Hrsg.):
Umweltvorsorge und Gesundheitspolitik. (Bouvier disputanda, Bd. 9). Bonn: Bouvier 1973.

Lafontaine, A.:
L'écotoxicologie et l'homme. Arch. belg. 41 (1983) 177–193.

Lafontaine, A.:
La santé et l'environnement face aux progrès de la biotechnologie. Bull. Mem. Acad. roy. Med. Belg. 139 (1984) 437–448.

Lave, L. B.:
Improving the management of environmental health. Environm. Hlth Perspect. 62 (1985) 359–363.

Lohs, K., Dobberkau, H. J.:
Zur Aktualität der Umwelthygiene und Umwelttoxikologie. Z. ges. Hyg. 29 (1983) 499–501.

Michael, J. M.:
The second revolution in health. Health promotion and its environmental base. Amer. Psychol. 37 (1982) 936–941.

Neumayr, A.:
Epidemiologie und grundsätzliche pathogenetische Mechanismen der umweltbedingten und iatrogenen Erkrankungen. Akt. Geront. 13 (1983) 167–172.

Pedroli, R.:
Prävention in Gesundheits- und Umweltpolitik. Soz. Präventivmed. 30 (1985) 184–186.

Schaefer, H. (Hrsg.):
Folgen der Zivilisation. Therapie oder Untergang? Frankfurt: Umschau-Verlag 1974.

Schaefer, H. (Hrsg.):
Funkkolleg Umwelt und Gesundheit. Aspekte einer sozialen Medizin. 2 Bände. Frankfurt: Fischer-Taschenbuch-Verlag 1982.

Schipperges, H.:
Medizin und Umwelt. Analysen, Modelle, Strategien. Heidelberg: Hüthig 1978.

Seeber, E.:
Eröffnung und Einleitung zur Umwelthygiene aus humanrelevanter Sicht. Schriftenr. Ver. Wasser-, Boden-, Lufthyg. 63 (1985) 1–5.

Sidorenko, G. I., Horn, K.:
Aktuelle Probleme der Hygiene der Umwelt. Z. ges. Hyg. 29 (1983) 495–498.

Sidorenko, G. I., Litwinow, N. N.:
Grundsätze und Methoden der Prophylaxe negativer Umweltauswirkungen auf die Bevölkerung. Z. ges. Hyg. 30 (1984) 310–313.

Sterling, T. D., Sterling, E. M.:
Environmental tobacco smoke. Investigations on the effect of regulating smoking on levels of indoor pollution and on the perception of health and comfort of office workers. Europ. J. respir. Dis., Suppl., 133 (1984) 17–32.

1.6 Prävention am Arbeitsplatz

Amstutz, P.:
Für Gesundheitsschutz am Arbeitsplatz: Die Fachkommission der Schweizerischen Gesellschaft für Arbeitsmedizin, Arbeitshygiene und Arbeitssicherheit. Soz.-, Präventivmed. 26 (1981) 120–125.

Castillo-Salgado, C.:
Assessing recent developments and opportunities in the promotion of health in the American workplace. Soc. Sci. Med. 19 (1984) 349–358.

Fuhrmann, R., Jönsson, M., Zühr, M.:
Zum Gesundheitsschutz der Werktätigen in der VR Bulgarien. Z. ges. Hyg. 28 (1982) 816–817.

Goldsmith, J. R., Lemesch, C.:
Prevention of occupational cancer: a different approach. Scand. J. Work Environm. Hlth 8 (1982) 83–88.

Hauss, F. (Hrsg.):
Arbeitsmedizin und präventive Gesundheitspolitik. Frankfurt – New York: Campus-Verlag 1982.

Hauss, F., Kühn, H., Rosenbrock, R.:
Betrieblicher Arbeitsschutz als gesundheitspolitische Strategie. Berlin: Internat. Inst. für vergleichende Gesellschaftsforschung 1980.

Hauss, F. O., Rosenbrock, R. D.:
Occupational health and safety in the Federal Republic of Germany: a case study of co-determination and health politics. Int. J. Hlth Serv. 14 (1984) 279–287.

Knappe, E. F., Thiess, A. M., Vetter, G. W.:
Gesundheitsschutz in der Lackindustrie aus der Sicht des Werksarztes. Zbl. Arbeitsmed. Arbeitsschutz 31 (1981) 368–373.

Kreibich, H.:
Arbeitsmedizinische Dispensairebetreuung – eine wichtige Aufgabe bei der Profilierung des Gesundheitsschutzes der Werktätigen. Z. ges. Hyg. 29 (1983) 611–613.

Kristein, M. M.:
The economics of health promotion at the worksite. Health Educ. Quart. 9 (1982) 27–36.

Loock, R., Holstein, K.:
Gesundheitsschutz des älteren Werktätigen – eine Pilotstudie über die Kategorie F 03 nach der 2. DB zur Verordnung über die Verhütung, Meldung und Begutachtung von Berufskrankheiten im Stadtbezirk Berlin-Mitte. Z. ges. Hyg. 29 (1983) 473–478.

Meubrink, H., Harloff, W., Laubinger, B., Trzeczak, A.:
Zu einigen aktuellen Fragen des Gesundheitsschutzes der Werktätigen in der sozialistischen Landwirtschaft. Teil II: Zum Ursachengefüge des Krankenstandes. Z. ärztl. Fortbild. 76 (1982) 855–858.

Millar, J. D., Myers, M. L.:
Occupational safety and health: progress toward the 1990 objectives for the nation. Publ. Hlth Rep. 98 (1983) 324–336.

Novelli, W. D., Ziska, D.:
Health promotion in the workplace: an overview. Hlth Educ. Quart. 9 (1982) 20–26.

Parkinson, R. S., Baugh, T., Denniston, R. W., Dunn, J. P., Schwartz, T. L.:
Breast cancer: health education in the workplace. Hlth Educ. Quart. 9 (1982) 61–72.

Schechter, D.:
Genetic screening in the workplace. Occup. Hlth Saf. 52 (1983) 8–12.

Schramm, T.:
Short-term tests in assessment of cancer risks and in primary prevention of occupational cancer. Arch. Geschwulstforsch. 52 (1982) 75–81.

Schreiber, M.:
Betriebshygiene in der ärztlichen Praxis. Folge 1: Unfallverhütungsvorschrift „Gesundheitsdienst", Grundlagen für den Hygieneplan in der Arztpraxis, praktische Hinweise zur Betriebshygiene in Laboratorien. Fortschr. Med. 99 (1981) 298–304.

Wagner, G.:
Die Rolle des Krebsregisters bei der Erkennung von Krebsrisiken am Arbeitsplatz. Arbeitsmed., Sozialmed. Präventivmed. 18 (1983) 223–226.

2 Sekundäre Prävention

2.1 Screening, Krankheitsfrüherkennung

2.1.1 Allgemeines, Methodik

Bernstein, A., Vitner, S., Webber, J. M.:
Evaluation of a new tampon device for cytologic autocollection and mass screening of cervical cancer and its precursors. Amer. Obstet. Gynec. 151 (1985) 351–355.

Berwick, D. M.:
Screening in health fairs. A critical review of benefits, risks, and costs. J. Amer. med. Ass. 254 (1985) 1492–1498.

Brownie, C., Habicht, J. P.:
Selecting a screening cut-off point or diagnostic criterion for comparing prevalences of disease. Biometrics 40 (1984) 675–684.

Chamberlain, J., Clifford, R. E., Nathan, B. E., Price, J. L., Burn, I.:
Repeated screening for breast cancer. J. Epidem. Community Hlth 38 (1984) 54–57.

Chen, J. S., Prorok, P. C.:
Lead time estimation in a controlled screening program. Amer. J. Epidem. 118 (1983) 740–751.

Day, N. E.:
The assessment of lead time and length bias in the evaluation of screening programmes. Maturitas 7 (1985) 51–58.

Day, N. E.:
Estimating the sensitivity of a screening test. J. Epidem. Community Hlth 39 (1985) 364–366.

Döring, A., Filipiak, B.:
Evaluation of an automatic blood pressure device for use in blood pressure screening programs. Meth. Inform. Med. 23 (1984) 75–81.

Eddy, D. M.:
Screening for cancer in adults. Ciba Found. Symp. 110 (1985) 88–109.

Feig, S. A.:
Benefits and risks of mammography. Recent Results Cancer Res. 90 (1984) 11–27.

Geertsema, J. C., Reinecke, C. J.:
The application of a sequential procedure with elimination as a method for the screening for metabolic diseases. Biometrics 40 (1984) 663–673.

Goerttler, K., Köhler, C. O., Wagner, G., Wanzek, L.:
War die „Woche der Krebsvorsorge" in Baden-Württemberg ein Erfolg? Med. Welt 26 (1975) 961–971.

Gohagan, J. K., Spitznagel, E. L., McCrate, M. M., Frank, T. B.:
ROC analysis of mammography and palpation for breast screening. Invest. Radiol. 19 (1984) 587–592.

Habbema, J. D., van Oortmarssen, G. J., Lubbe, J. T., van der Maas, P. J.:
Model building on the basis of Dutch cervical cancer screening data. Maturitas 7 (1985) 11–20.

Hakama, M., Chamberlain, J., Day, N. E., Miller, A. B., Prorok, P. C.:
Evaluation of screening programmes for gynaecological cancer. Brit. J. Cancer 52 (1985) 669–673.

Hammes, P. H., Gnauck, R.:
Verbessert „Rehydrieren" das Hämoccult-Screening nach Darmkrebs? Z. Gastroent. 23 (1985) 676–680.

Herity, B.:
The prevention and early detection of cancer. Ir. J. Med. Sci. 152 (1983) 223–237.

Magdowski, E., Knabe, H.:
Der Einfluss der Gesundheitserziehung auf die Beteiligung der Frauen an den Krebsvorsorgeuntersuchungen in einem ländlichen Versorgungsbereich. Z. ges. Hyg. 28 (1982) 268–271.

Meade, T. W.:
The value of preventive medicine. Screening in adults. Ciba Found. Symp. 110 (1985) 69–87.

Moskowitz, M.:
Screening for breast cancer: how effective are our tests? A critical review. CA (N.Y.) 33 (1983) 26–39.

Parkin, D. M.:
A computer simulation model for the practical planning of cervical cancer screening programmes. Brit. J. Cancer 51 (1985) 551–568.

Reynolds, P., Austin, D. F.:
Epidemiologic-based screening strategies for malignant melanoma of the skin. Prog. Clin. Biol. Res. 156 (1984) 245–254.

Rösch, W.:
Zahl und Bedeutung falsch-negativer und falsch-positiver Okkultbluttestungen. In P. Frühmorgen (Hrsg.): Prävention und Früherkennung des kolorektalen Karzinoms, S. 221–226. Berlin - Heidelberg - New York - Tokyo: Springer 1984.

Rozovsky, L. E., Rozovsky, F. A.:
Genetic screening: public health and the law. Can. J. Publ. Hlth 72 (1981) 15–16.

Schwartz, F. W., Brecht, J. G.:
Evaluation of German cancer screening by cross-sectional data. Int. J. Epidem. 13 (1984) 283–286.

Schwartz, F. W., Holstein, H., Brecht, J. G.:
Ergebnisse der gesetzlichen Krebsfrüherkennung unter Effektivitätsgesichtspunkten. Öff. Gesundh.-Wes. 41 (1979) 347–354.

Skrabanek, P.:
False premises and false promises of breast cancer screening. Lancet 1985, II: 316–320.

Wagner, G.:
Effektivität der Krebsfrüherkennung. In H. Schipperges, G. Wagner (Hrsg.): Effektivität und Effizienz in der Medizin, S. 53–68. (Schriftenreihe Bez. Ärztekammer Nordwürtt. Nr. 27.) Stuttgart: Gentner 1981.

Wagner, G., Wolber, U.:
Screeningverfahren beim kolorektalen Karzinom - Bibliographie 1971–1982. In P. Frühmorgen (Hrsg.): Prävention und Früherkennung des kolorektalen Karzinoms, S. 243–251. Berlin - Heidelberg - New York - Tokyo: Springer 1984.

Winchester, D. P., Maher, M. L., Sylvester, J.:
Risks and benefits of mass screening for colorectal neoplasia with the stool guaiac test. CA (N.Y.) 33 (1983) 333–343.

2.1.2 Herz / Kreislauf - Screening

Aigner, A.:
Die Bedeutung des Sportes in der Prävention und Rehabilitation der koronaren Herzkrankheit. Wien. med. Wschr. 131 (1981) 566–570.

Austin, M. A., Barrett-Connor, E., Criqui, M. H.:
Impact of a heart disease risk factor screening survey on an upper-middle class community. J. Commun. Hlth 8 (1982) 42–49.

Butler, W. J., Ostrander, L. D., Carman, W. J., Lamphiear, D. E.:
Mortality from coronary heart disease in the Tecumseh study. Long-term effect of diabetes mellitus, glucose tolerance and other risk factors. Amer. J. Epidem. 121 (1985) 541–547.

Epstein, L.:
Israel's prevention programs and screening policies for cardiovascular disease. Publ. Hlth Rep. 99 (1984) 242–248.

Faris, J. V.:
Exercise testing: screening and reproducibility in asymptomatic subjects. Cardiol. Clin. 2 (1984) 415–428.

Gerhard, W., Hempel, W. E., Richter, K., Vogelreuter, K., Wagenknecht, C. U.:
Das Verhalten biochemischer Parameter bei kardiovaskulär befundverdächtigen Probanden in Abhängigkeit von Alter und Geschlecht. Untersuchungen an einer repräsentativen Stichprobe nach Röntgenschirmbildscreening (EBMO-Cor). Z. ges. inn. Med. 40 (1985) 619–624.

Grace, J. F.:
Practice research. Screening in general practice: implications for cost and extra work. Brit. med. J. 287 (1983) 589–590.

Kelly, H. B.:
Cardiovascular screening. Practitioner 225 (1981) 625–630.

Kokurina, E. V., Metelitsa, V. I., Aleksandrov, A. A., et al.:
Detection of ischaemic heart disease by electrocardiography in clinical practice and in mass population studies. Comparative investigation. Cor Vasa 25 (1983) 321–325.

Magnus, P., Armstrong, B., McCall, M.:
A comparison of populations self-selected and randomly selected for coronary risk factor screening. Prev. Med. 12 (1983) 340–350.

Michaelis, J.:
Use of quantitative ECG analysis for early detection and prediction of coronary heart disease. Med. Inf. (Lond) 10 (1985) 207–214.

Sigurdsson, G., Sigfusson, N., Thorsteinsson, T., Olafsson, O., Davidsson, D., Samuelsson, S.:
Screening for health risks. How useful is a questionnaire response showing positive family history of myocardial infarction, hypertension or cerebral stroke? Acta med. scand. 213 (1983) 45–50.

Simons, L. A., Simons, J.:
How ‚representative' are subjects attending a coronary risk factor screening programme? Aust. NZ. J. Med. 14 (1984) 35–38.

Uhl, G. S., Froelicher, V.:
Screening for asymptomatic coronary artery disease. J. Amer. Coll. Cardiol. 1 (1983) 946–955.

2.1.3 Bluthochdruck – Screening

Antrobus, M.:
Hypertension screening. Nurs. Times 79 (1983) No. 48, 24–26.

Gordon, H.:
Screening for hypertension. Brit. med. J. 287 (1983) 659–662.

Johnson, C. B., Meyers, A. W., Schleser, R., Thackwray, D.:
The role of student volunteers in door-to-door hypertension screening. J. Community Hlth 9 (1984) 206–215.

Keil, U., Hense, H. W., Stieber, J.:
Screening for hypertension: results of the Munich Blood Pressure Program. Prev. Med. 14 (1985) 519–531.

Radice, M., Alberti, D., Alli, C., Avanzini, F., Di Tullio, M., Mariotti, G., Taioli, E., Zussino, A.:
Long-term efficacy of screening for hypertension in a community. J. Hypertens. 3 (1985) 255–259.

Rosner, B., Polk, B. F.:
Predictive values of routine blood pressure measurements in screening for hypertension. Amer. J. Epidem. 117 (1983) 429–442.

Wagner, G. (Hrsg.):
Hypertonie. Methodik und Ergebnisse einer Vorsorgeuntersuchung in einem chemischen Grossbetrieb – BASF-Studie III. Stuttgart – New York: F. K. Schattauer 1976.

2.1.4 Krebs – Screening

Abe, R., Kimura, M., Sato, T., Yoshida, K., Hariu, T., Kanno, H., Takahashi, K., Matoba, N., Kumagai, N.:
Trial of early detection of breast cancer by mass screening. Cancer 56 (1985) 1479–1483.

Armitage, N. C., Hardcastle, J. D.:
Screening for colorectal cancer. Europ. J. surg. Oncol. 11 (1985) 327–332.

Baines, C. J., Wall, C., Risch, H. A., Kuin, J. K., Fan, I. J.:
Changes in breast self-examination behavior in a cohort of 8214 women in the Canadian National Breast Screening Study. Cancer 57 (1986) 1209–1216.

Barclay, T. H., MacIntosh, J. H.:
Screening for occult lung cancer. Canad. med. Ass. J. 128 (1983) 940–944.

Berger, G. S., Keith, L. G.:
Screening for breast cancer and cost–effectiveness of thermal diagnostic techniques. Prog. Clin. Biol. Res. 107 (1982) 839–849.

Box, V., Lallemand, R. C., Nichols, S., Pearson, P., Vakil, P. A.:
Haemoccult compliance rates and reasons for non-compliance. Publ. Hlth 98 (1984) 16–25.

Breslow, L., Thomas, L. B., Upton, A. C.:
Summary Report of NCI ad hoc Working Groups on Mammography in Screening for Breast Cancer. Bethesda, MD: Office of Cancer Communications, NIH, 1977.

Cappel, J., Blum, U., Ungeheuer, E.:
Bedeutung der Vorsorgeuntersuchung für die Prognose des Dickdarmkarzinoms. Schweiz. med. Wschr. 113 (1983) 550–552.

Crespi, M., Weissman, G. S., Gilbertsen, V. A., Winawer, S. J., Scherlock, P.:
The role of proctosigmoidoscopy in screening for colorectal neoplasia. CA (N.Y.) 34 (1984) 158–166.

Cummings, K. M., Michalek, A., Mettlin, C., Mittelman, A.:
Screening for colorectal cancer using the Hemoccult II stool guaiac slide test. Cancer 53 (1984) 2201–2205.

Day, N. E.:
Effect of cervical cancer screening in Scandinavia. Obstet. Gynec. 63 (1984) 714–718.

Dubin, N., Pasternack, B. S., Strax, P.:
Epidemiology of breast cancer in a screened population. Cancer Detect. Prev. 7 (1984) 87–102.

Ebeling, K.:
Screening in der gynäkologischen Onkologie. Zbl. Gynäk. 105 (1983) 1225–1238.

Flehinger, B. J., Melamed, M. R., Zaman, M. B., Heelan, R. T., Perchick, W. B.:
Early lung cancer detection: results of the initial (prevalence) radiologic and cytologic screening in the Memorial Sloan-Kettering study. Amer. Rev. resp. Dis. 130 (1984) 555–560.

Fontana, R. S., Sanderson, D. R., Taylor, W. F., Woolner, L. B., Miller, W. E.:
Early lung cancer detection: results of the initial (prevalence) radiologic and cytologic screening in the Mayo Clinic study. Amer. Rev. resp. Dis. 130 (1984) 561–565.

Frost, J. K., Ball, W. C., Levin, M. L., Tockman, M. S., Baker, R. R.:
Early lung cancer detection: results of the initial (prevalence) radiologic and cytologic screening in the Johns Hopkins study. Amer. Rev. resp. Dis. 130 (1984) 549–554.

Frühmorgen, P. (Hrsg.):
Prävention und Früherkennung des kolorektalen Karzinoms. Berlin – Heidelberg – New York – Tokyo: Springer 1984.

Gad, A., Thomas, B. A., Moskowitz, M.:
Screening for breast cancer in Europe: achievements, problems, and future. Recent Results Cancer Res. 90 (1984) 179–194.

Ghys, R.:
Natural history of benign and malignant breast tumors seen in a screening center. 15-year retrospective study. Cancer 57 (1986) 1618–1626.

Gnauck, R.:
Übersicht und Beweiskraft europäischer und amerikanischer Hämoccult-Studien. In P. Frühmorgen (Hrsg.): Prävention und Früherkennung des kolorektalen Karzinoms, S. 99–107. Berlin – Heidelberg – New York – Tokyo: Springer 1984.

Lightdale, C. J., Winawer, S. J.:
Screening diagnosis and staging of esophageal cancer. Semin. Oncol. 11 (1984) 101–112.

Lunt, R.:
Worldwide early detection of cervical cancer. Obstet. Gynec. 63 (1984) 708–713.

Mashberg, A., Barsa, P.:
Screening for oral and oropharyngeal squamous carcinomas. CA (N.Y.) 34 (1984) 262–268.

Miller, A. B.:
Screening for brest cancer. Breast Cancer Res. Treat. 3 (1983) 143–156.

Miller, A. B., Lindsay, J., Hill, G. B.:
Mortality from cancer of the uterus in Canada and its relation to screening for cancer of the cervix. Int. J. Cancer 17 (1976) 602–612.

Nauth, H. F., Schilke, E.:
Die zytologische Krebsvorsorge am äusseren weiblichen Genitale. Morphologische Studie an einem grossen Untersuchungsgut. Geburtsh. Frauenheilk. 42 (1982) 739–746.

Parkin, D. M., Nguyen-Dinh, X., Day, N. E.:
The impact of screening on the incidence of cervical cancer in England and Wales. Brit. J. Obstet. Gynaec. 92 (1985) 150–157.

Pedersen, E., Hoeg, K., Kolsbach, P.:
Mass screening for cancer of the uterine cervix in Östfold County, Norway: An Experiment. Acta obstet. gynecol. scand., Suppl. 11 (1971).

Sawada, T., Kidowaki, T., Sakamoto, I., Hashida, T., Matsumura, T., Nakagawa, M., Kusunoki, T.:
Neuroblastoma. Mass screening for early detection and its prognosis. Cancer 53 (1984) 2731–2735.

Shapiro, S., Venet, W., Strax, P., Venet, L., Röser, R.:
Selection, follow-up, and analysis in the Health Insurance Plan Study: a randomized trial with breast cancer screening. Nat. Cancer Inst. Monogr. 67 (1985) 65–74.

Strax, P.:
Mass screening for control of breast cancer. Cancer 53 Suppl. (1984) 665–670.

Tabar, L., Akerlund, E., Gad, A.:
Five-year experience with singleview mammography randomized controlled screening in Sweden. Recent Results Cancer Res. 90 (1984) 105–113.

Takenaga, N., Kai, I., Ohi, G.:
Evaluation of three cervical cancer detection programs in Japan with special reference to cost—benefit analysis. Cancer 55 (1985) 2514–2519.

2.1.5 Diabetes – Screening

Frost-Larsen, K., Larsen, H. W.:
Macular recovery time recorded by nyctometry – a screening method for selection of patients who are at risk of developing proliferative diabetic retinopathy. Results of a 5-year follow-up. Acta ophthal. (Kbh.), Suppl. 173 (1985) 39–47.

Haffner, S. M., Rosenthal, M., Hazuda, H. P., Stern, M. P., Franco, L. J.:
Evaluation of three potential screening tests for diabetes mellitus in a biethnic population. Diabet. Care 7 (1984) 347–353.

Jovanovic, L., Peterson, C. M.:
Screening for gestational diabetes. Optimum timing and criteria for retesting. Diabetes 34, Suppl. 2 (1985) 21–23.

Lavin, J. P.:
Screening of high-risk and general populations for gestational diabetes. Clinical application and cost analysis. Diabetes 34, Suppl. 2 (1985) 24–27.

Marquette, G. P., Klein, V. R., Repke, J. T., Niebyl, J. R.:
Cost—effective criteria for glucose screening. Obstet. Gynec. 66 (1985) 181–184.

Modan, M., Halkin, H., Karasik, A., Lusky, A.:
Effectiveness of glycosylated hemoglobin, fasting plasma glucose, and a single post load plasma glucose level in population screening for glucose intolerance. Amer. J. Epidem. 119 (1984) 431–444.

O'Sullivan, J. B., Kannel, W. B.:
The worth of diabetes screening programs. J. publ. Hlth Policy 4 (1983) 162–167.

Wagner, G. (Hrsg.):
Diabetes und Nierenkrankheiten. Methodik und Ergebnisse einer Vorsorgeuntersuchung – BASF-Studie I. Stuttgart – New York: F. K. Schattauer 1971.

2.1.6 Sonstige Krankheiten – Screening

Adolphs, H. D., Hildenbrand, G., Schwabe, H. W., Vahlensieck, E. W.:
Urinary cytology in workmen engaged in the petrochemical industry with reference to non-industrial risk factors. Urol. Res. 13 (1985) 61–65.

Atkinson, J., Braddick, O.:
The use of isotropic photorefraction for vision screening in infants. Acta ophthal. (Kbh.), Suppl. 157 (1985) 36–45.

Barness, N. D.:
Screening for congenital hypothyroidism: the first decade. Arch. Dis. Childh. 60 (1985) 587–592.

Bisno, A. L.:
Primary prevention of acute rheumatic fever: Quo vadis? J. Lab. clin. Med. 98 (1981) 323–325.

Bloom, B. L.:
Prevention of mental disorders: recent advances in theory and practice. Community ment. Hlth J. 15 (1979) 179–191.

Borwein, S., Ghent, C. N., Valberg, L. S.:
Diagnostic efficacy of screening tests for hereditary hemochromatosis. Canad. med. Ass. J. 131 (1984) 895–901.

Cooper, B., Bickel, H.:
Population screening and the early detection of dementing disorders in old age: a review. Psychol. Med. 14 (1984) 81–95.

Cross, A. W.:
Health screening in schools. Part II. J. Pediat. 107 (1985) 653–661.

Keltner, J. L., Johnson, C. A.:
Screening for visual field abnormalities with automated perimetry. Surv. Ophthal. 28 (1983) 175–183.

Kirby, L. T., Norman, M. G., Applegarth, D. A., Hardwick, D. F.:
Screening of newborn infants for galactosemia in British Columbia. Canad. med. Ass. J. 132 (1985) 1033–1035.

Sander, J., Niehaus, C.:
Mukoviszidose-Screening durch Bestimmung des immunreaktiven Trypsins. Klin. Pädiat. 196 (1984) 224–227.

2.2 Risikofaktorenforschung

2.2.1 Allgemeines, Methodik

Abholz, H.-H. (Hrsg.):
Risikofaktorenmedizin, Konzept und Kontroverse. Berlin – New York: de Gruyter 1982.

Beck, E. G., Schmidt, P.:
Risikoabschätzung in der Umwelthygiene. Zbl. Bakt., Mikrobiol., Hyg. B 177 (1983) 1–10.

Bruzzi, P., Green, S. B., Byar, D. P., Brinton, L. A., Schairer, C.:
Estimating the population attributable risk for multiple risk factors using case-control data. Amer. J. Epidem. 122 (1985) 904–914.

Cordle, F.:
The use of epidemiology, scientific data, and regulatory authority to determine risk factors in cancers of some organs of the digestive system. 1. Introduction. Regul. Toxicol. Pharmacol. 5 (1985) 225–237.

Fülgraff, G. (Hrsg.):
Bewertung von Risiken für die Gesundheit. Wissenschaftl. Symposium. Stuttgart – New York: Gustav Fischer 1977.

Hakama, M., Pukkala, E.:
The projection of chronic diseases using data on risk factors and risk factors intervention: the case of cancer. Wrld Hlth Stat. Rep. 37 (1984) 318–327.

Higginson, J.:
Cancer risk factors in human studies. Nat. Cancer Inst. Monogr. 67 (1985) 187–192.

Schwartz, Z., Dgani, R., Flugelman, M. Y., Lancet, M., Gelerenter, I.:
A novel approach to the analysis of risk factors in endometrial carcinoma. Gynec. Oncol. 21 (1985) 228–234.

Soong, S.-J.:
A Computerized Mathematical Model and Scoring System for Predicting Outcome in Melanoma Patients. In Ch. M. Balch, G. W. Milton (Eds): Cutaneous Melanoma. Philadelphia: Lippincott 1985.

Tautu, P., Wagner, G.:
Betrachtungen zum Risikoproblem in der Krebsepidemiologie. Lebensversicherungsmedizin 31 (1979) 88-93.

2.2.2 Herz / Kreislauf

Britton, M., Gustafsson, C.:
Non-rheumatic atrial fibrillation as a risk factor for stroke. Stroke 16 (1985) 182-188.

Cederholm, J.:
Findings in a health survey of middle-aged subjects in Uppsala 1981-82. Risk factors for diabetes mellitus and cardiovascular disease. Upsala J. med. Sci. 90 (1985) 201-227.

Cooper, R., Liu, K., Stamler, J., Schoenberger, J. A., Shekelle, R. B., Collette, P., Shekelle, S.:
Prevalence of diabetes/hyperglycemia and associated cardiovascular risk factors in blacks and whites: Chicago Heart Association Detection Project in Industry. Amer. Heart J. 108 (1984) 827-833.

Cullen, K., Stenhouse, N. S., Wearne, K. L., Welborn, T. A.:
Multiple regression analysis of risk factors for cardiovascular disease and cancer mortality in Busselton, Western Australia - 13-year study. J. chron. Dis. 36 (1983) 371-377.

Fletcher, G. F.:
Exercise and coronary risk factor modification in the management of atherosclerosis. Heart Lung 10 (1981) 811-813.

Kirkby, H., Gyntelberg, F.:
Blood pressure and other cardiovascular risk factors of long-term exposure to lead. Scand. J. Work environm. Hlth 11 (1985) 15-19.

Koskenvuo, M., Kaprio, J., Partinen, M., Langinvainio, H., Sarna, S., Heikkilä, K.:
Snoring as a risk factor for hypertension and angina pectoris. Lancet 1985, I: 893-896.

Levey, R. I., Leren, P.:
Selection of initial antihypertensive therapy: new perspectives on coronary heart disease. Risk factors provide new insights. Introduction. Amer. J. Med. 80 (1986) 1-2.

Metzner, H. L., Carman, W. J., House, J.:
Health practices, risk factors, and chronic disease in Tecumseh. Prev. Med. 12 (1983) 491-507.

Miller, W. W.:
Familial cardiovascular risk factors: diagnosis and management in the young. Primary Care 12 (1985) 3-14.

Osonoi, T., Onuma, T., Kudo, M., Tsutsui, M., Ochiai, S., Takebe, K.:
Analyses of risk factors of ischemic heart disease in diabetics - multivariate analyses. Tohoku J. exp. Med. 141, Suppl. (1983) 517-521.

Rector, W. G., Reynolds, T. B.:
Risk factors for haemorrhage from oesophageal varices and acute gastric erosions. Clin. Gastroent. 14 (1985) 139-153.

Rowland, M. L., Fulwood, R.:
Coronary heart disease risk factor trends in blacks between the first and second National Health and Nutrition Examination Surveys, United States, 1971-1980. Amer. Heart J. 108 (1984) 771-779.

Stern, M. P., Haffner, S. M.:
Body fat distribution and hyperinsulinemia as risk factors for diabetes and cardiovascular disease. Arteriosclerosis 6 (1986) 123-130.

Zenker, G., Bone, G., Ladurner, G., Lechner, H.:
The myxomatous mitral valve. A risk factor for ischemic stroke in young patients? Europ. Neurol. 24 (1985) 82-84.

2.2.3 Bluthochdruck

Branca, G. F., Satta, A., Faedda, R., Soggia, G., Olmeo, N. A., Bartoli, E.:
Risk factors for the progression of renal insufficiency in essential hypertension. Panminerva Med. 25 (1983) 13-18.

Cairns, V., Keil, U., Kleinbaum, D., Döring, A., Stieber, J.:
Alcohol consumption as a risk factor for high blood pressure. Munich Blood Pressure Study. Hypertension 6 (1984) 124-131.

Carel, R. S., Shoenfeld, Y., Eldar, M., Silverberg, D. S., Eldar, Z., Pinkhas, J., Mor, G.:
Casual blood pressure: its relationship to several cardiovascular risk factors in middle-aged men. Publ. Hlth 98 (1984) 209-215.

Gillum, R. F., Prineas, R. J., Gomez-Marin, O., Chang, P. N., Finn, S.:
Recent life events in school children: race, socioeconomic status, and cardiovascular risk factors. The Minneapolis Children's Blood Pressure Study. J. chron. Dis. 37 (1984) 839-851.

Gillum, R. F., Prineas, R. J., Gomez-Marin, O., Finn, S., Chang, P. N.:
Personality, behavior, family environment, family social status and hypertension risk factors in children. The Minneapolis Children's Blood Pressure Study. J. chron. Dis. 38 (1985) 187-194.

Johansen, H. L.:
Hypertension in Canada: risk factor review and recommendations for further work. Canad. J. publ. Hlth 74 (1983) 123-128.

MacMahon, S. W., Blacket, R. B., Macdonald, G. J., Hall, W.:
Obesity, alcohol consumption and blood pressure in Australian men and women. The National Heart Foundation of Australia Risk Factor Prevalance Study. J. Hypertens. 2 (1984) 85-91.

Sorensen, H.:
The complement C3F gene as a risk factor for vascular events in hypertension. Acta. med. scand. 686 Suppl. (1983) 49-58.

Thomas, J., Semenya, K. A., Neser, W. B., Thomas, D. J., Green, D. R.:
Risk factors and the incidence of hypertension in black physicians: the Meharry Cohort Study. Amer. Heart J. 110 (1985) 637-645.

Trell, E., Henningsen, N. C., Mattiasson, I.:
Blood pressure and other risk factors in healthy middle-aged men in relation to self-reported first-degree family history of hypertension. Scand. J. prim. Hlth Care 2 (1984) 129-132.

2.2.4 Krebs

Adami, H. O., Bergkvist, L., Krusemo, U., Persson, I.:
Breast cancer as a risk factor for other primary malignant diseases. A nationwide cohort study. J. nat. Cancer Inst. 73 (1984) 1049-1055.

Allende, H. D., Ona, F. V., Davis, H. T.:
Gallbladder disease: risk factor for colorectal carcinoma? J. clin. Gastroent. 6 (1984) 51-55.

Armstrong, R. W., Armstrong, M. J., Yu, M. C., Hendersen, B. E.:
Salted fish and inhalants as risk factors for nasopharyngeal carcinoma in Malaysian Chinese. Cancer Res. 43 (1983) 2967-2970.

Berg, J. W.:
Clinical implications of risk factors for breast cancer. Cancer 53, Suppl. (1984) 589-591.

Berkowitz, R. S., Cramer, D. W., Bernstein, M. R., Cassells, S., Driscoll, S. G., Goldstein, D.:
Risk factors for complete molar pregnancy from a case-control study. Amer. J. Obstet. Gynec. 152 (1985) 1016-1020.

Blohmke, M., von Engelhardt, B., Stelzer, O.:
Psychosocial factors and smoking as risk factors in lung carcinoma. J psychosom. Res. 28 (1984) 221-229.

DeCosse, J. J., Bayle, J. C.:
Overview of epidemiology and risk factors associated with colorectal cancer. Progr. clin. biol. Res. 186 (1985) 1-12.

De Thé, G., Gazzolo, L., Gessain, A.:
Viruses as risk factors or causes of human leukaemias and lymphomas? Leuk. Res. 9 (1985) 691-696.

Dixon, J. M., Lumsden, A. B., Miller, W. R.:
The relationship of cyst type to risk factors for breast cancer and the subsequent development of breast cancer in patients with breast cystic disease. Europ. J. Cancer clin. Oncol. 21 (1985) 1047-1050.

Dupont, W. D., Page, D. L.:
Risk factors for breast cancer in women with proliferative breast disease. New Engl. J. Med. 312 (1985) 146-151.

Eisenbrand, G., Adam, B., Peter, M., Malfertheiner, P., Schlag, P.:
Formation of nitrite in gastric juice of patients with various gastric disorders after ingestion of a standard dose of nitrate - a possible risk factor in gastric carcinogenesis. In I. K. O'Neill, R. C. von Borstel, C. T. Miller et al. (Eds): N-Nitroso Compounds: Occurrence, Biological Effects and Relevance to Human Cancer, pp. 963-968. Lyon: IARC 1984. (IARC Sci. Publ. No. 57).

Flanders, W. D., Cann, C. I., Rothman, K. J., Fried, M. P.:
Work-related risk factors for laryngeal cancer. Amer. J. Epidem. 119 (1984) 23-32.

Gallagher, R. P., Elwood, J. M., Rootman, J., Spinelli, J. J., Hill, G. B., Threlfall, W. J., Birdsell, J. M.:
Risk factors for ocular melanoma: Western Canada Melanoma Study. J. nat. Cancer Inst. 74 (1985) 775-778.

Gallagher, R. P., Spinelli, J. J., Elwood, J. M., Skippen, D. H.:
Allergies and agricultural exposure as risk factors for multiple myeloma. Brit. J. Cancer 48 (1983) 853-857.

Ghadirian, P., Stein, G. F., Gorodetzky, C., Roberfroid, M. B., Mahon, G. A., Bartsch, H., Day, N. E.:
Oesophageal cancer studies in the Caspian littoral of Iran: some residual results, including opium use as a risk factor. Int. J. Cancer 35 (1985) 593-597.

Gold, E. B., Gordis, L., Diener, M. D., Seltser, R., Boitnott, J. K., Bynum, T. E., Hutcheon, D. F.:
Diet and other risk factors for cancer of the pancreas. Cancer 55 (1985) 460-467.

Hecker, E.:
Cocarcinogens of the tumour-promoter type as potential risk factors of cancer in man. A first complete experimental analysis of an etiological model situation and some of its consequences. In M. Börzsönyi, N. E. Day, K. Lapis et al. (Eds): Models, Mechanisms and Etiology of Tumour Promotion, pp. 441-463. Lyon: IARC 1984. (IARC Sci. Publ. No. 56).

Hellberg, D., Valentin, J., Nilsson, S.:
Long-term use of oral contraceptives and cervical neoplasia: an association confounded by other risk factors? Contraception 32 (1985) 337-346.

Helmrich, S. P., Shapiro, S., Rosenberg, L., Kaufman, D. W., Slone, D., Bain, C., Miettinen, O. S., Stolley, P. D., Rosenhein, N. B., Knapp, R. C., Leavitt, T., Schottenfeld, D., Engle, R. L., Levy, M.:
Risk factors for breast cancer. Amer. J. Epidem. 117 (1983) 35-45.

Hendershot, G. E.:
Coitus-related cervical cancer risk factors: trends and differentials in racial and religious groups. Amer. J. publ. Hlth 73 (1983) 299-301.

Hochberg, F., Toniolo, P., Cole, P.:
Head trauma and seizures as risk factors of glioblastoma. Neurology 34 (1984) 1511-1514.

Hoshino, H., Hirayama, T., Arimoto, H., Maruyama, K., Kitaoka, H., Yamada, T., Hirota, T., Watanabe, S., Tanaka, M., Suzuki, S.:
Gastric cancer risk factors: a case-control study based on medical records. Jap. J. Cancer Res. 76 (1985) 846-850.

Khan, A. H.:
Colorectal carcinoma: risk factors, screening, early detection. Geriatrics 39 (1984) 42-47.

Koo, L. C., Ho, J. H., Lee, N.:
An analysis of some risk factors for lung cancer in Hong Kong. Int. J. Cancer 35 (1985) 149-155.

La Veccia, C., Franceschi, S., Decarli, A., Gallus, G., Tognoni, G.:
Risk factors for endometrial cancer at different ages. J. nat. Cancer Inst. 73 (1984) 667-671.

Marrett, L. D., Meigs, J. W., Flannery, J. T.:
Bladder cancer in Connecticut: the role of cigarette smoking and other risk factors. Conn. Med. 49 (1985) 718-726.

Messerli, M. L., Lilienfeld, A. M., Parmley, T., Woodruff, J. D., Rosenschein, N. B.:
Risk factors for gestational trophoblastic neoplasia. Amer. J. Obstet. Gynec. 153 (1985) 294-300.

Moore, J. R., LaMont, J. T.:
Colorectal cancer. Risk factors and screening strategies. Arch. intern. Med. 144 (1984) 1819-1823.

Olsen, J., Sabreo, S., Fasting, U.:
Interaction of alcohol and tobacco as risk factors in cancer of the laryngeal region. J. Epidem. Community Hlth 39 (1985) 165-168.

Packe, G. E., Clarke, C. W.:
Is porphyria cutanea tarda a risk factor in the development of hepatocellular carcinoma? A case report and review of the literature. Oncology 42 (1985) 44-47.

Rebelakos, A., Trichopoulos, D., Tzonou, A., Zavitsanos, X., Velonakis, E., Trichopoulos, A.:
Tobacco smoking, coffee drinking, and occupation as risk factors for bladder cancer in Greece. J. nat. Cancer Inst. 75 (1985) 455-461.

Stemhagen, A., Slade, J., Altman, R., Bill, J.:
Occupational risk factors and liver cancer. A retrospective case-control study of primary liver cancer in New Jersey. Amer. J. Epidem. 117 (1983) 443-454.

Tollefson, L.:
The use of epidemiology, scientific data, and regulatory authority to determine risk factors in cancer of some organs of the digestive system. 2. Esophageal cancer. Regul. Toxicol. Pharmacol. 5 (1985) 255-275.

Tschintschaladze, Z. W.:
Untersuchungen einiger Risikofaktoren bei der Entstehung verschiedener Typen der akuten Leukose. Folia hämat. (Lpz.) 111 (1984) 32-42.

Tucker, M. A., Shields, J. A., Hartge, P., Augsburger, J., Hoover, R. N., Fraumeni, J. F., Jr.:
Sunlight exposure as risk factor for intraocular malignant melanoma. New Engl. J. Med. 313 (1985) 789-792.

Wagner, G.:
Epidemiologische Risikofaktoren. In F. Kubli, D. von Fournier (Hrsg.): Neue Konzepte der Diagnostik und Therapie des Mammakarzinoms, S. 3-10. Berlin - Heidelberg - New York - Tokyo: Springer 1984.

Wagstaff, D. J.:
The use of epidemiology, scientific data, and regulatory authority to determine risk factors in cancers of some organs of the digestive system. 3. Liver cancer. Regul. Toxicol. Pharmacol. 5 (1985) 384-404.

2.2.5 Diabetes

Addanki, S.:
Roles of nutrition, obesity, and estrogens in diabetes mellitus: human leads to an experimental approach to prevention. Prev. Med. 10 (1981) 577-589.

Barnett, A. H., Britton, J. R., Leatherdale, B. A.:
Study of possible risk factors for severe retinopathy in non-insulin dependent diabetes. Brit. med. J. 287 (1983) 529.

Breddin, H. K., Krzywanek, H. J., Althoff, P., Schöffling, K., Überla, K.:
PARD: platelet aggretion as a risk factor in diabetics: results of a prospective study. Horm. Metab. Res. 15, Suppl. (1985) 63-68.

Cavender, D. E., Wagener, D. K., Rabin, B. S., Becker, D. J., Orchard, T. J., Eberhardt, M. S., LaPorte, R. E., Drash, A. L., Kuller, L. H.:
The Pittsburgh Insulin-Dependent Diabetes Mellitus (IDDM) study. HLA antigens and haplotypes as risk factors for the development of IDDM in IDDM patients and their siblings. J. chron. Dis. 37 (1984) 555-568.

Cederholm, J.:
Findings in a health survey of middle-aged subjects in Uppsala 1981-1982. Risk factors for diabetes mellitus and cardiovascular disease. Upsala J. med. Sci. 90 (1985) 201-227.

Dorman, J. S., Tajima, N., LaPorte, R. E., Becker, D. J., Cruickshanks, K. J., Wagener, D. K., Orchard, T. J., Drash, A. L.:
The Pittsburgh Insulin-Dependent Diabetes Mellitus (IDDM) Morbidity and Mortality Study: case-control analyses of risk factors for mortality. Diabet. Care 8, Suppl. 1 (1985) 54-60.

Fekete, T., Moesler, R., Panduru, V.:
Vascular risk factors in the obliterative peripheral arteriopathy of diabetic patients. Med. interna (Buc.) 23 (1985) 23-28.

Ishihara, M., Yukimura, Y., Yamada, T., Ohto, K., Yoshizawa, K.:
Diabetic complications and their relationships to risk factors in a Japanese population. Diabet. Care 7 (1984) 533-538.

Kadowaki, T., Miyake, Y., Hagura, R., Akanuma, Y., Kajinuma, H., Kuzuya, N., Takaku, F., Kosaka, K.:
Risk factors for worsening to diabetes in subjects with impaired glucose tolerance. Diabetologia 26 (1984) 44-49.

Kajinuma, H., Miyake, Y., Kuzuya, N.:
Analysis of risk factors in the development of diabetic retinopathy. Tohoku J. exp. Med. 141, Suppl. (1983) 337-342.

King, H., Zimmet, P., Raper, L. R., Balkau, B.:
Risk factors for diabetes in three Pacific populations. Amer. J. Epidem. 119 (1984) 396-409.

Malone, J. I., Grizzard, S., Espinoza, L. R., Achenbach, K. E., Van Cader, T. C.:
Risk factors for diabetic retinopathy in youth. Pediatrics 73 (1984) 756-761.

Paisey, R. B., Arredondo, G., Villalobos, A., Lozano, O., Guevara, L., Kelly, S.:
Association of differing dietary, metabolic, and clinical risk factors with macrovascular complications of diabetes: a prevalence study of 503 Mexican type II diabetic subjects. Diabet. Care 7 (1984) 421-427.

Philipson, E. H., Kalhan, S. C., Edelberg, S. C., Williams, T. G.:
Maternal obesity as a risk factor in gestational diabetes. Amer. J. Perinat. 2 (1985) 268-270.

Robinson, N., Eduoard, L., Diehl, A., Fuller, J. H.:
Social class and risk factors for vascular disease in diabetes. Diabet. Metab. 10 (1984) 245-249.

Stout, R. W.:
Hyperinsulinaemia - a possible risk factor for cardiovascular disease in diabetes mellitus. Horm. Metab. Res. 15 Suppl. (1985) 37-41.

Uusitupa, M., Siitonen, O., Pyörälä, K., Aro, A., Hersio, K., Penttilä, I., Voutilainen, E.:
The relationship of cardiovascular risk factors to the prevalence of coronary heart disease in newly diagnosed type 2 (non-insulin-dependent) diabetes. Diabetologia 28 (1985) 653-659.

West, K. M., Ahuja, M. M., Bennett, P. H., Czyzyk, A., De Acosta, O. M., Fuller, J. H., Grab, B., Grabauskas, V., Jarrett, R. J., Kosaka, K., et al.:
The role of circulating glucose and triglyceride concentrations and their interactions with other „risk factors" as determinants of arterial disease in nine diabetic population samples from the WHO multinational study. Diabet. Care 6 (1983) 361-369.

Wingard, D. L., Barrett-Connor, E., Criqui, M. H., Suarez, L.:
Clustering of heart disease risk factors in diabetic compared to nondiabetic adults. Amer. J. Epidem. 117 (1983) 19-26.

Young, R. J., McCulloch, D. K., Prescott, R. J., Clarke, B. F.:
Alcohol: another risk factor for diabetic retinopathy? Brit. med. J. 288 (1984) 1035-1037.

2.3 Präventive Intervention

2.3.1 Allgemeines, Methodik

Cuckle, H. S., Van Vunakis, H.:
The effectiveness of a postal smoking cessation ‚kit'. Community Med. 6 (1984) 210-215.

Dagenais, D. L., Courville, L., Dagenais, M. G.:
A cost—benefit analysis of the Quebec network of genetic medicine. Soc. Sci. Med. 20 (1985) 601-607.

Enterline, J. P., Gold, E. B.:
A method for estimating the potential effects of primary and secondary prevention activities in high risk populations. Prog. clin. biol. Res. 130 (1983) 249-259.

Hart, J. T.:
Still nobody's business? Prevention of coronary disease through primary care. Practitioner 228 (1984) 41-50.

Kabisch, D.:
Development of a national system of physical training to decrease risk factors of disease in GDR. Ann. clin. Res. 14 (1982) 42-47.

Rawson, G.:
Results and cautionary implications of a randomized controlled trial of screening for risk indices and intervention. Publ. Hlth 95 (1981) 276-283.

Wilhelmsson, C., Vedin, A., Wedel, H.:
Methodological aspects in the design of secondary prevention trials. Acta med. scand. 651 (1981) 271-279.

2.3.2 Herz / Kreislauf

Bergqvist, D.:
Pharmacological prevention of thrombotic occlusion in arterial reconstructive surgery. Acta chir. scand. 149 (1983) 721-727.

Gaglio, M., Trovato, G. M., Vancheri, F.:
Vera a falsa prevenzione delle coronariopatie. Recenti Prog. Med. 71 (1981) 207-234.

Hilger, H. H., Tauchert, M.:
Primäre und sekundäre Prevention bei koronarer Herzkrankheit und arterieller Verschlußkrankheit. Internist 22 (1981) 79-85.

Junod, B., Gutzwiller, F.:
Programme national suisse de recherche sur la prévention des maladies cardiovasculaires: L'examen de santé initial. Schweiz. med. Wschr. 12 (1981) 8-14.

Kakkar, V. V.:
Prevention of venous thromboembolism. Clin. Haematol. 10 (1981) 543-582.

Kannel, W. B., Doyle, J. T., Jenkins, C. D., Kuller, L., Ostfeld, A. M., Podell, R. N., Stamler, J.:
Optimal resources for primary prevention of atherosclerotic diseases. Atherosclerosis Study Group. Circulation 70 (1984) 155A-205A.

Knappe, J., Dueck, K. D., Graefner, L., Heinrich, K., Holtz, H.:
Zur Wirksamkeit eines Präventionsprogramms gegen Herz-Kreislauf-Krankheiten. Z. ges. inn. Med. 37 (1982) 633-641.

Langeluddecke, P. M.:
The role of behavioral change procedures in multifactorial coronary heart disease prevention programs. Prog. Behav. Modif. 20 (1986) 199-225.

Lasser, N. L., Grandits, G., Caggiula, A. W., Cutler, J. A., Grimm, R. H., Kuller, L. H., Sherwin, R. W., Stamler, J.:
Effects of antihypertensive therapy on plasma lipids and lipoproteins in the Multiple Risk Factor Intervention Trial. Amer. J. Med. 76 (1984) 52-66.

Levine, D. M., Bone, L. R., Green, L. W., Lewis, C., Morisky, D. E., Ward, W. B.:
Data-based planning for educational interventions through hypertension control programs for urban and rural populations in Maryland. Publ. Hlth Rep. 97 (1982) 107-112.

Lewis, B.:
Dietary prevention of ischaemic heart disease – a policy for the '80s. Brit. med. J. 281 (1980) 177-180.

Lewis, B.:
Nutrition in coronary heart disease prevention: a program for the 1980s. Prev. Med. 12 (1983) 168-174.

May, G. S., DeMets, D. L., Eberlein, K. A., Furberg, C. D., Passamani, E. R.:
Secondary prevention after myocardial infarction: a review of long-term trials. Prog. Cardiovasc. Dis. 24 (1982) 331-352.

Nüssel, E., Lamm, G. (Hrsg.):
Prävention im Gemeinderahmen. Europäische Erfahrung in der Herz-Kreislauf-Vorsorge. München – Bern – Wien: Zuckschwerdt 1983.

Oliver, M. F.:
Strategies for preventing and screening for coronary heart disease. Brit. Heart J. 54 (1985) 1-5.

Olson, R. E.:
Mass intervention vs screening and selective intervention for the prevention of coronary heart disease. J. Amer. med. Ass. 255 (1986) 2204–2207.

Pfaffenbarger, R. S., Hyde, R. T.:
Exercise in the prevention of coronary heart disease. Prev. Med. 13 (1984) 3–22.

Rowland, T. W.:
Physical fitness in children: implications for the prevention of coronary artery disease. Curr. Probl. Pediatr. 11 (1981) 1–54.

Salonen, J. T.:
Primary prevention of sudden coronary death: a community-based program in North Karelia, Finland. Ann. N. Y. Acad. Sci. 382 (1982) 423–437.

Shea, S., Cook, E. F., Kannel, W. B., Goldman, L.:
Treatment of hypertension and its effect on cardiovascular risk factors: data from the Framingham Heart Study. Circulation 71 (1985) 22–30.

Thiele, G.:
Wirksames physikalisches Verfahren zur Verhütung tiefer Beinvenenthrombosen. Z. ges. Inn. Med. 39 (1984) 115–119.

2.3.3 Bluthochdruck

Alderman, M. H., Madhavan, S., Davis, T.:
Reduction of cardiovascular disease events by worksite hypertension treatment. Hypertension 5 (1983) 138–143.

Connett, J. E., Stamler, J.:
Responses of black and white males to the special intervention program of the Multiple Risk Factor Intervention Trial. Amer. Heart J. 108 (1984) 839–848.

Cooke, C. J., Meyers, A.:
The role of community volunteers in health interventions: a hypertension screening and follow-up program. Amer. J. Publ. Hlth 73 (1983) 193–194.

Grimm, R. H., Cohen, J. D., Smith, W. M., Falvo-Gerard, L., Neaton, J. D.:
Hypertension management in the Multiple Risk Factor Intervention Trial (MRFIT). Six-year intervention results for men in special intervention and usual care groups. Arch. intern. Med. 145 (1985) 1191–1199.

Rhomberg, H. P.:
Koronare Risikofaktoren und deren Beeinflußbarkeit auf Gemeindeebene. Fortschr. Med. 101 (1983) 1935–1938.

Stamler, J., Stamler, R.:
Intervention for prevention and control of hypertension and atherosclerotic diseases: United States and international experience. Amer. J. Med. 76 (1984) 13–36.

Stamler, J., Wentworth, D., Neaton J. D.:
Prevalence and prognostic significance of hypercholesterolemia in men with hypertension. Prospective data on the primary screenees of the Multiple Risk Factor Intervention Trial. Amer. J. Med. 80 (1986) 33–39.

Takala, J.:
Screening, treatment and adherence to treatment for hypertension. Scand. J. prim. Hlth Care 1 (1983) 114–119.

The IPPPSH Collaborative Group:
Cardiovascular risk and risk factors in a randomized trial of treatment based on the beta-blocker oxprenolol: the International Prospective Primary Prevention Study in Hypertension (IPPPSH). J. Hypertens. 3 (1985) 379–392.

Unger, T., Ganten, D.:
Einrichtung des Nationalen Blutdruck-Programms (NBP). Prävention durch Risikofaktorenbehandlung. Fortschr. Med. 103 (1985) 1085–1086.

WHO Scientific Group:
Primary Prevention of Essential Hypertension. WHO Tech. Rep. Ser. 686 (1983) 1–40.

2.3.4 Krebs

Baines, C. J., Wall, C., Risch, H. A., Kuin, J. K., Fan, I. J.:
Changes in breast self-examination behavior in a cohort of 8214 women in the Canadian National Breast Screening Study. Cancer 57 (1986) 1209–1216.

Chen, S. S., Lee, L.:
Retroperitoneal lymph node metastases in Stage I carcinoma of the endometrium: correlation with risk factors. Gynec. Oncol. 16 (1983) 319–325.

Farrands, P. A., Britton, D. C.:
Intervention in large bowel carcinogenesis – does screening improve prognosis? Scand. J. Gastroent. 104, Suppl. (1984) 151–159.

Graham, S.:
Dietary factors in the prevention of cancer. Transplant. Proc. 16 (1984) 392–400.

Schechter, M. T.:
Breast cancer risk factors: can we select women for prophylactic mastectomy? Canad. J. Surg. 28 (1985) 242–244.

Schramm, T.:
Krebsursachen und Krebsprophylaxe – Aktuelle Aufgaben und Probleme aus hygienischer Sicht. Z. ges. Hyg. 30 (1984) 138–140.

Silverman, J.:
Nutritional aspects of cancer prevention: an overview. J. Amer. vet. med. Ass. 179 (1981) 1404–1409.

Spratt, J. S.:
The primary and secondary prevention of cancer. J. Surg. Oncol. 18 (1981) 219–230.

Wynder, E. L.:
Some thoughts on preventive oncology. Prog. Clin. Biol. Res. 132 E (1983) 339–345.

2.3.5 Diabetes

Doft, B. H., Blankenship, G.:
Retinopathy risk factor regression after laser panretinal photocoagulation for proliferative diabetic retinopathy. Ophthalmology 91 (1984) 1453–1457.

England, W. L., Roberts, S. D.:
Immunization to prevent insulin-dependent diabetes mellitus? The economics of genetic screening and vaccination for diabetes. Ann. intern. Med. 94 (1981) 395–400.

Jovanovic, L., Peterson, C. M.:
Screening for gestational diabetes. Optimum timing and criteria for retesting. Diabetes 34, Suppl. 2 (1985) 21–23.

Klein, B. E.:
Secondary prevention in diabetes mellitus. J. chron. Dis. 37 (1984) 671–673.

Rivellese, A., Riccardi, G., Giacco, A., Postiglione, A., Mastranzo, P., Mattioli, P. L.:
Reduction of risk factors for atherosclerosis in diabetic patients treated with a high-fiber diet. Prev. Med. 12 (1983) 128–132.

Viberti, G. C., Keen, H., Mackintosch, D., Wiseman, M.:
Peut-on prévenir la nephropathie diabétique? J. Ann. Diabét. Hôtel Dieu (1983) 79–88.

2.3.6 Sonstige Krankheiten

Fuhrmann, W., Weitzel, H. K.:
Maternal serum alpha-fetoprotein screening for neural tube defects. Report of a combined study in Germany and short overview on screening in populations with low birth prevalence of neural tube defects. Hum. Genet. 69 (1985) 47–61.

Cnattingius, S., Axelsson, O., Eklund, G., Lindmark, G.:
Early pregnancy screening for intrauterine growth retardation. Early hum. Dev. 10 (1984) 35–44.

Cooper, B., Bickel, H.:
Population screening and the early detection of dementing disorders in old age: a review. Psychol. Med. 14 (1984) 81–95.

Einarsdottir, B., Bjarndottir, K.:
Use of the direct haemolysis-in-gel test for rubella antibodies in the Icelandic prevention programme for congenital rubella. J. clin. Path. 36 (1983) 1253–1255.

Harris, M. S., Carriere, A. R.:
Planning a statewide genetic screening program: defining program functions to achieve desired outcomes. Amer. J. med. Genet. 22 (1985) 759–767.

Johnson, C. A., Solis, J.:
Comprehensive community programs for drug abuse prevention: implications of the community heart disease prevention programs for future research. Nat. Inst. Drug Abuse Res. Monogr. Ser. 47 (1983) 76–114.

Kornhuber, H. H.:
Präventive Neurologie. Nervenarzt 54 (1983) 57–68.

Mahle, M., Schmidt, H., Lutz, P., Wendel, U.:
Behandlungsbeginn nach der Vorsorgeuntersuchung auf Phenylketonurie. Mschr. Kinderheilk. 132 (1984) 865–866.

Persson, P. H., Kullander, S.:
Long-term experience of general ultrasound screening in pregnancy. Amer. J. Obstet. Gynec. 146 (1983) 942–947.

Reis, J. S., Pliska, S. R., Hughes, E. F.:
A synopsis of federal-state sponsored preventive child health. J. Community Hlth 9 (1984) 222–239.

Vogt, R. L., Clark, S. W.:
Premarital rubella vaccination program. Amer. J. publ. Hlth 75 (1985) 1088–1089.

3 Gesundheitspolitik

3.1 Planung der Prävention

Ashton, J. R.:
Towards prevention - an outline plan for the development of health promotion teams. Community Med. 4 (1982) 231-237.

Burt, B. A.:
New priorities in prevention of oral disease. J. publ. Hlth Dent. 42 (1982) 170-179.

Carter, J. T.:
Responsibility and accountability - health protection programmes. J. soc. occup. Med. 32 (1982) 112-118.

Colt, A. M.:
Elements of comprehensive health planning. Amer. J. publ. Hlth 60 (1970) 1194-1204.

Deschamps, J. P., Merckx, V., Senault, R.:
Services de santé et détermination des besoins de santé. Rev. Prat. 32 (1982) 2245-2250.

Doll, R.:
Prospects for prevention. Brit. med. J. 286 (1983) 445-453.

Gitter, W.:
Zur Weiterentwicklung der Sozialversicherung. In Zacher, H. F. (Hrsg.): Soziale Sicherung durch soziales Recht (Festschrift für Horst Peters), S. 59-81. Stuttgart: Kohlhammer 1975.

Göckenjan, G.:
Politik und Verwaltung präventiver Gesundheitssicherung. Soz. Welt 31 (1980) 156-175.

Häfner, H.:
Planung und Organisation von Diensten für die seelische Gesundheit. Öff. Gesundh.-Wes. 45 (1983) 87-94.

Henke, K. D.:
Gesundheitsplanung im Sinne makroökonomischer Ressourcenplanung. Öff. Gesundh.-Wes. 45 (1983) 349-361.

Herder-Dorneich, P.:
Systemsteuerung und Ordnungspolitik im Gesundheitswesen. Soz. Präventivmed. 26 (1981) 67-70.

Herder-Dorneich, P.:
Gesetzliche Krankenversicherung heute. Erfahrungen aus der Kostenexplosion und Steuerungsaufgaben in den 80er Jahren. Köln: Deutscher-Instituts-Verlag 1983.

Hofemann, K.:
Präventive Sozialpolitik. Ideologie und Realität. WSI-Mitteilungen 32 (1979) 554-564.

Jeute, K.:
Systementwicklung im Gesundheitswesen im Dienste einer optimalen Patientenversorgung. Dtsch. Ärztebl. 70 (1973) 2591-2597.

Klages, H.:
Planungspolitik, Probleme und Perspektiven der umfassenden Zukunftsgestaltung. Stuttgart - Berlin - Köln - Mainz: Kohlhammer 1971.

Klausing, M.:
Effizienz und Effektivität im Gesundheitswesen. Karlsruhe: Wahl 1981.

Klegon, D. A., Gregory, D. D., Kingstrom, P. O.:
Planning for ambulatory care delivery systems: a market segment approach. Hlth Care Mngmt Rev. 7 (1982) 35-45.

Krysmanski, R., Schäfers, B. (Hrsg.):
Planung und Interessen im Gesundheitswesen. (Beiträge zur Raumplanung, Bd. 11). Düsseldorf: Bertelsmann Universitätsverlag 1972.

Malchow, H., Bergdolt, H., Ebschner, K.-J., Neumeister, H., Nüssel, E.:
Prävention in der Praxis. Grundlagen, Ziele, Erfahrungen. München: Münchner Wissenschaftliche Publikationen 1984.

Molina-Guzman, G.:
Third World experiences in health planning. Int. J. Hlth Serv. 9 (1979) 139-150.

Pearson, R. J., Neas, L., Raich, P. C.:
Using cancer mortality data to plan a statewide cancer program. Prog. clin. biol. Res. 156 (1984) 307-311.

Plant, M. A.:
Drugtaking and prevention: the implications of research for social policy. Brit. J. Addict. 75 (1980) 245-254.

Royal College of General Practitioners:
Promoting prevention. A discussion document prepared by a Working Party of the Royal College of General Practitioners. J. Roy. Coll. gen. Pract. 22 (1983) 1-11.

Sachsse, H. (Hrsg.):
Möglichkeiten und Maßstäbe für die Planung der Forschung. München - Wien: Oldenbourg 1974.

Salmon, J. W.:
The competitive health strategy: fighting for your health. Hlth Med. 1 (1982) 21-30.

Schwefel, D., Brüggemann, I., Zöllner, H.:
Bedarfsplanung im Gesundheitswesen. In I. Brüggemann, D. Schwefel, H. Zöllner (Hrsg.): Bedarf und Planung im Gesundheitswesen, S. 11-22. Köln-Lövenich: Dtsch. Ärzteverl. 1978.

Selby, P.:
Health in 1980-1990. A Predictive Study Based on an International Inquiry. Basel: Karger 1974.

Sigmond, R. M.:
Health planning. Milbank mem. Fd. Quart. 46 (1968) 91-117.

Stephan, J. C.:
La méthode des scénarios en planification sanitaire. Cah. Sociol. Démogr. méd. 23 (1983) 139-148.

Tannen, L.:
Health planning as a regulatory strategy: a discussion of its history and current uses. Int. J. Hlth Serv. 10 (1980) 115-132.

Tulchinsky, T. H.:
New concepts in primary care: prevention as policy. Israel J. med. Sci. 19 (1983) 723-726.

Verband der Ärzte Deutschlands, Hartmannbund e.V. (Hrsg.):
Thesen zur Sozial- und Gesundheitspolitik. 5. Aufl. Bonn: Hartmannbund 1981.

Wilson, P. A.:
Health planning: structure, processes, and social work involvement. Soc. Work Hlth Care 7 (1981) 87-97.

3.2 Kosten der Prävention

Andreae, C.-A.:
Grundprobleme der Gesundheitsökonomie. Ärztebl. Baden-Württ. 35 (1980) 3-11.

Andreae, C.-A.:
Anmerkungen zum Stellenwert ökonomischer Überlegungen im Gesundheitswesen. Dargestellt am Beispiel der Nutzen-Kosten-Analyse. Wiesbaden: Steiner 1981.

Badura, B., Ferber, C. von (Hrsg.):
Selbsthilfe und Selbstorganisation im Gesundheitswesen. Die Bedeutung nichtprofessioneller Sozialsysteme für Krankheitsbewältigung, Gesundheitsvorsorge und die Kostenentwicklung im Gesundheitswesen. München – Wien: Oldenbourg 1981.

Balthasar, R.:
Ökonomische Aspekte zur Kostenexplosion im Gesundheitswesen. Metamed 1 (1977) 43–54.

Banta, H. D., Luce, B. R.:
Assessing the cost–effectiveness of prevention. J. Community Hlth 9 (1983) 145–165.

Beske, F., Boschke, W. L., Ruschmann, H. H.:
Effizienzanalyse der medikamentösen Hypotonietherapie. Kiel: Institut für Gesundheits-System-Forschung 1983.

Blohmke, M. (Hrsg.):
Kosten des Gesundheitswesens. Sozialökologie und Sozialmedizin. (Schriftenreihe Arbeitsmedizin, Sozialmedizin, Präventivmedizin, Bd. 56). Stuttgart: Gentner 1975.

Brüngger, H.:
Die Nutzen-Kosten-Analyse als Instrument der Planung im Gesundheitswesen. (Basler sozialökonomische Studien, Bd. 3). Zürich: Schulthess 1974.

Camphausen, B.:
Auswirkungen demographischer Prozesse auf die Berufe und die Kosten im Gesundheitswesen. (Medizinische Informatik und Statistik, Bd. 44). Berlin – Heidelberg – New York: Springer 1983.

Chester, T. E., Eichhorn, S.:
The challenge of rising health care costs and the response of the developed nations. A comparative evaluation of policies, performance and problems. Acta Hosp. 23 (1983) 5–16.

Cohodes, D. R.:
Problems in measuring the cost of illness. Eval. Hlth Prof. 5 (1982) 381–392.

Courtwright, D. T.:
Public health and public wealth: Social costs as a basis for restrictive policies. Milbank mem. Fd Quart. 58 (1980) 268–282.

Deneke, V.:
Steuerungsmechanismen für die Kostenentwicklung im Gesundheitswesen. Dtsch. Ärztebl. 72 (1975) 2951–2953.

Eichhorn, S.:
Gesundheitsökonomie. Ein Beitrag zur Begrenzung der Kostenexplosion. Ärztl. Praxis 28 (1976) 2433–2434.

Ginzberg, E.:
The political economy of health. Bull. N.Y. Acad. Med. 41 (1965) 1015–1036.

Henke, K.-D., Reinhardt, U. (Hrsg.):
Steuerung im Gesundheitswesen. (Beitr. Gesundh. Ökonomie, Bd. 4). Gerlingen: Bleicher 1983.

Herder-Dorneich, P.:
Gesundheitsökonomie. Systemsteuerung und Ordnungspolitik im Gesundheitswesen. Stuttgart: Enke 1980.

Klarman, H. E.:
The Economics of Health. New York: Columbia Univ. Press 1965.

Mach, E. P., Abel-Smith, B.:
Planning the Finances of the Health Sector. A Manual for Developing Countries. Geneva: World Health Organization 1983.

Schicke, R. K.:
Ökonomie des Gesundheitswesens. (Grundriss der Sozialwissenschaft, Bd. 29). Göttingen: Vandenhoeck und Ruprecht 1981.

Seyfarth, L.:
Zur Ökonomie des Gesundheitssicherungssystems und seiner präventiven Steuerung. Frankfurt – Bern: Lang 1981.

Stoddart, G. L.:
Economic evaluation methods and health policy. Eval. Hlth Prof. 5 (1982) 393–414.

Summers, J. W.:
Money, health, and the health care industry. Hosp. Hlth Serv. Adm. 26 (1981) 7–24.

Thompson, M. S.:
Health versus money. Value judgements in the perspective of decision analysis. Med. Decis. Making 3 (1983) 285–297.

Vogel, H. R. (Hrsg.):
Bedarf und Bedarfsplanung im Gesundheitswesen. Bericht über ein Symposium der Internationalen Gesellschaft für Gesundheitsökonomie, Mainz. Stuttgart: Fischer 1983.

Weiner, S. M.:
On public values and private regulation: some reflections on cost containment strategies. Milbank mem. Fd Quart. 59 (1981) 269–296.

Weinstein, M. C.:
Economic assessments of medical practices and technologies. Med. Decis. Making 1 (1981) 309–330.

Weinstein, M. C.:
Cost—effective priorities for cancer prevention. Science 221 (1983) 17–23.

Weissenböck, H.:
Studien zur ökonomischen Effizienz von Gesundheitssystemen. (Schriftenreihe aus dem Gebiet des öffentlichen Gesundheitswesens, H. 36). Stuttgart: Thieme 1974.

Weltgesundheitsorganisation, Regionalbüro für Europa:
Eindämmung der Kosten für die Gesundheitsversorgung in Systemen der sozialen Sicherung. Kopenhagen: WHO 1983.

3.3 Perspektiven der Prävention

Arnold, C. B.:
The road ahead. The place of prevention in medical education: past, present, and future. Prev. Med. 10 (1981) 736–740.

Baier, H.:
Gesundheit – öffentliches oder privates Gut? Über die Entfremdung des Arztberufes im Sozialstaat. In H. Schaefer, H. Schipperges, G. Wagner (Hrsg.): Gesundheitspolitik – historische und zeitkritische Analysen. Köln: Dtsch. Ärzteverlag 1984.

Beske, F.:
Die Bedeutung der Gesundheitssystem-Forschung für die Weiterentwicklung des Gesundheitswesens. Öff. Gesundh.-Wes. 43 (1981) 125–127.

Beske, F., Wilhelmy, H.-J.:
Ziele und Aufgaben der Gesundheitssystemforschung. Dtsch. Ärztebl. 73 (1976) 2729–2734.

Bezold, C.:
Alternative futures for health care: emerging issues and society's future. Nat. J. 13 (1981) 998–1001.

Brandt, E. N.:
Prevention policy and practice in the 1980s. Amer. Psychol. 37 (1982) 1038–1042.

Brasfield, J. M.:
Health planning reform: a proposal for the eighties. J. Hlth Polit. Policy Law 6 (1982) 718–738.

Bryant, J. H.:
WHO's program of health for all by the year 2000: a macrosystem for health policy making – a challenge to social science research. Soc. Sci. Med. 14A (1980) 381–386.

Bundesministerium für Forschung und Technologie (Hrsg.):
Forschung und Technologie im Dienste der Gesundheit. Diskussionsentwurf eines längerfristigen Rahmenprogramms. Bonn: BMFT 1976.

Bundesvereinigung für Gesundheitserziehung (Hrsg.):
Gesundheit für alle bis zum Jahre 2000. Weltgesundheitstag 1981. Bonn: Bundesvereinigung für Gesundheitserziehung 1981.

Cochrane, A. L.:
Effectiveness and Efficiency: Random Reflections on Health Services. London: Nuffield Provincial Hospitals Trust 1972.

Deppe, H.-U. (Hrsg.):
Vernachlässigte Gesundheit. Zum Verhältnis von Gesundheit, Staat, Gesellschaft in der Bundesrepublik Deutschland. Köln: Kiepenheuer u. Witsch 1980.

Eimeren, W. van (Hrsg.):
Perspektiven der Gesundheitssystemforschung. (Medizinische Informatik und Statistik, Bd. 10). Berlin – Heidelberg – New York: Springer 1978.

Färber, K. P.:
Formen des öffentlichen Gesundheitsdienstes in der Zukunft. Öff. Gesundh.-Wes. 34 (1972) 645–653.

Hamilton, R.:
Perspectives on health planning. A state view. J. leg. Med. 3 (1982) 535–555.

Klages, H.:
Prävention als Sozialutopie. In Herder-Dorneich, P., Schuller, A. (Hrsg.): Vorsorge zwischen Versorgungsstaat und Selbstbestimmung. 1. Kölner Kolloquium, S. 26–42. Stuttgart – Berlin – Köln – Mainz: Kohlhammer 1982.

Lee, P. R.:
Mary E. Switzer memorial lecture. A new perspective on health, health planning, and health policy. J. allied Hlth 6 (1977) 8–15.

Marmor, T. R.:
The new health policy: promises and pitfalls. Hlth Policy Quart. 2 (1982) 70–78.

McClure, W.:
The competition strategy for medical care. Ann. Amer. Acad. Pol. soc. Sci. No. 468 (1983) 30–47.

Medizinische Pharmazeutische Studiengesellschaft e.V. (Hrsg.):
Vorstellungen zur Weiterentwicklung des Gesundheitswesens. Modelle, Programme und Kommentare. Frankfurt: Med. Pharm. Stud.ges. 1974.

Moloney, T. W.:
Grantmarking in health – setting priorities in the 1980s. Issues Hlth Care 3 (1982) 70–75.

Salmon, J. W.:
The competitive health strategy: fighting for your health. Hlth Med. 1 No. 2 (1982) 21-30.

Schaefer, H. (Hrsg.):
Die Medizin in der Gesellschaft von morgen. (Schriftenreihe Arbeitsmedizin, Sozialmedizin, Arbeitshygiene, Bd. 39). Stuttgart: Gentner 1971.

Schaefer, H.:
Gesellschaft und Gesundheit. In Fülgraff, G. (Hrsg.): Bewertung von Risiken für die Gesundheit, S. 12-16. Stuttgart - New York: Fischer 1977.

Schaefer, H.:
Plädoyer für eine neue Medizin. München - Zürich: Piper 1979.

Schipperges, H.:
Der Arzt von morgen. Von der Heiltechnik zur Heilkunde. Berlin: Severin und Siedler 1982.

Schipperges, H., Wagner, G. (Hrsg.):
Effektivität und Effizienz in der Medizin. (Schriftenreihe der Bezirksärztekammer Nord-Württemberg, Nr. 27). Stuttgart: Gentner 1981.

Selby, P.:
Health in 1980-1990. A Predictive Study Based on an International Inquiry. Basel: Karger 1974.

Swertz, P.:
Perspektiven der Gesundheits-Systemforschung. Dtsch. Ärztebl. 75 (1978) 1332-1334.

Teeling-Smith, G.:
Medicines in the 1990s. Prospects. Int. J. environm. Stud. 1 (1970) 219-225.

Thompson, W. L.:
Critical care tomorrow: economics and challenges. Crit. Care Med. 10 (1982) 561-568.

Townsend, P.:
The policy implications of a positive approach to health. Hlth Visit 56 (1983) 97-101.

Wolters, H. G.:
Perspektiven der Gesundheitspolitik. Ortskrankenkasse 55 (1973) 700-704.

Sachverzeichnis

A

Abtreibung 89
Abwehr von Risikofaktoren 41
Accident proneness 141 f.
Ärzteverordnung von 1926 48
Ärztezahl 76
Ärztlicher Heileingriff als Tatbestand der Körperverletzung 92
Aktion Gesundheit 172
Aktionsprogramm der Bundesregierung 1
Aktivierung, sozialtherapeutische 171
Allgemeine Gesundheitslehre, Inhalte 190
Alters- und Invalidenversicherung 113
Altershilfe der Landwirte 115
Altersruhegeld 121
Angestelltenversicherung 115
Anonyme Alkoholiker 167, 169
Anpassungspotential 216
Ansprüche an die Solidargemeinschaft 19
Antihypertensiva, Langzeitwirkungen 162
Antikarzinogene 19
Arbeiterrentenversicherung 113 ff.
Arbeitslosigkeit 126
Arbeitsunfall 136 ff.
Argumentation, antipräventive 7
Arzt als Staatsdiener 86
– und Recht 83 ff.
Arzt-Patient-Beziehung 68
Arztbild des Kranken 257
Arztfehlerprozeß 93
Außenseitermethoden 95
Aufklärung, therapeutische 94
Aufklärungsbroschüren 67
Aufklärungspflicht 91
– in Schadensprozessen 93
Aufwendungen für die Gesundheit 75
Ausgaben für Genußmittel 36
Australische Hypertonie-Studie 160
Automated Multiphasic Health Testing and Services (AMHTS) 204

B

Bedingtes Gesundsein 239
Bedingungen gesunden Lebens 34, 186
Begriff der Diätetik 3, 30, 41
– der Gesundheit 25
– der Prävention 40
– des Risikofaktors 42
Begriffsfeld Prävention 39 ff.
Belastung und Erholung 215
Benzpyrene 151
Bergmannsrente 118
Berufliche Autonomie 86
Berufshaftpflicht 93
Berufskrebs 150
Berufsordnung für die deutschen Ärzte 88
Berufsunfähigkeit 119
Beschränkung der solidaren Haftung 8
Beurteilung von Präventivmaßnahmen 106
Bewertung chronischer Krankheiten 251
Biographische Dimension 188
Bundesärzteordnung 86
Bundeszentrale für gesundheitliche Aufklärung 67
BMFT-Programm 1

C

Chancen der Prävention 22
Chronisches Kranksein 236
Chronischwerden einer Krankheit 185
Clofibrat-Studie 161
Compliance 36, 219, 257
Comprehensive Care 216
Coping 17, 36, 246, 250, 255 ff.
Copingstil 260, 263
Copingstrategien 264
Copingstruktur, Dimensionen 256
Coronary Clubs 18

D

Definition der Gesundheit 181
Denken, pathogenetisches 243
Deutsche Herz-Kreislauf-Präventionsstudie 165
– Rentenversicherung 113
Diätetik (Lebensordnungslehre) 30, 46
Diätetische Erhaltung der Gesundheit 45
Diaita 3, 41

Dimensionen einer allgemeinen Gesundheitslehre 187
Diskontierung 106

E
Early sick 201
Eberbach-Wiesloch-Studie 180
Einflüsse, soziale 15
Einfluß der Juristen auf den ärztlichen Beruf 83
Einstandspflicht des Arztes 83
Einwilligung des Patienten nach Aufklärung 90
Elektrounfall 139
Elemente sozialer Anthropologie 54
Embryotransfer 89
Enteignung der Gesundheit 247
Entstehung von Krankheiten, multikonditionale 240
Entwicklung des pathogenetischen Denkens 238
Ereignisfeld der Biographie 186
Ernährung und Stoffwechsel 214
–, westliche 151
Ernährungskultur 29
Ernährungsphysiologie 182
Erstursache 15
Erwerbsunfähigkeit 118 f.
Ethnomedizin 259
Eudaimonia 236
European Multifactorial Risk Prevention Trial 163

F
Faktor, menschlicher 140 f.
Faktoren, protektive 18
Forschung zur Humanisierung des Arbeitslebens 1
Früherkennung 12
Frühinvalidisierung 119
Framingham-Studie 13, 160

G
Ganzheitsmedizin 251
Garfield-Modell 204
Gegenwartspräferenz 106
Genese von Ethik 235
Genom und Peristase 183
Geophysikalische Krebsnoxen 149
Gerätemedizin, Amortisationszwang 76
Gesellen- und Gewerbevereine 112
Gesellschaft für Gesundheitsbildung 214
Gesellschaftliche Faktoren 44
Gestaltungsfaktoren von Gesundheit und Krankheit 186
Gesundheit als kulturelle Aufgabe 215
Gesundheitsüberwachung 199 ff.

Gesundheits- und Lebensberatung 218
Gesundheitsbildung 35, 179, 212
Gesundheitsdefinition der WHO 69, 237
Gesundheitsdisziplin 73
Gesundheitserziehung 78, 179 ff.
Gesundheitsforschung 179, 192
Gesundheitsforum 172, 218
Gesundheitsgerechtes Verhalten als Mode 20
Gesundheitslehre, allgemeine 179, 181
Gesundheitsordnung 60
– als soziale Kontrolle 51
Gesundheitspark 172
Gesundheitsplanung 34
Gesundheitspräferenz 73
Gesundheitsräson 26
Gesundheitssicherung 35
Gesundheitsstrategie, vorbeugende 217
Gesundheitstest 204
Gesundheitsversorgungszentrum 204
Gesundheitswesen, Marktformen 49
Gesundsein, bedingtes 233 ff.
Gewerbeordnung von 1869 87, 91
Gleichgewicht von Arbeit und Muße 31
Gründerjahre 111
Grundmuster vorbeugender Gesundheitspflege 210
Gruppenarbeit in der Prävention 167 ff., 220

H
Handwerkerversicherung 115
Health Care Center 204
– Check-up 203
– Maintenance Organization (HMO) 207
– Testing and Referral Service 203
Heidelberger Schule 75
Heilauftrag, ärztlicher 85 ff.
Heileingriff als Körperverletzung 92
Heilkultur 47
Heilmethoden, alternative 26
Heiltechnik 25
Herrschaft durch kollektive Daseinsfürsorge 4
Herz-Kreislauf-Erkrankungen, Prävention 155 ff.
Herz-Kreislauf-Präventionsstudie, deutsche 165
Herzinfarktinzidenz 158
Herzinfarktregister Heidelberg 158
Herzinfarktsterblichkeit 155, 158
Hierarchie der Risikofaktoren 13, 43
Hinterbliebenenrenten 121 f., 127
Hirsch-Duncker-Gewerbeverein 111
Hochkulturen, archaische 27
Human factors 139
Human-factor-Forschung 141

Humanisierung der Arbeitswelt 30
Humoralpathologie 252
Hygieia 35
Hypertoniestudie, australische 160

I
Idee der Ganzheit 251
In-vitro-Fertilisation 89
Informed consent 84, 90
Innersekretorischer Stoffhaushalt 30
Institut für Gesundheitsbildung 172, 214
Interesse der Solidargemeinschaft 20
Intersubjektivität 56
Intervention, ärztliche 16
Interventionsbegriff 164
Invalidenversicherung 113

K
Körper-Seele-Dualismus 243
Körperkultur 215
Kaiser Foundation Health Plan 199
Kaiser-Permanente-System 206
Kardinaltugenden 29
Kassenversicherungszwang 111
Kategorientafel der Gesundheit 35, 189
Kathedersozialisten 112
Kindervorsorgeprogramm 65
Knappschaftsversicherung 115
Kommunale Prävention 172
Kommunikation in der Präventivmedizin 67
Konditionalismus 14
Konfliktgeschehen, psychosoziales 189
Konsens, gesellschaftlicher 8
Konstruktion von Krankheitsbildern 238
Kontrollen des Verhaltens 20
Kosten der Krebsfrüherkennung 66
– des Gesundheitswesens 11, 108
– multiphasischer Screeningverfahren 207
Kosten-Nutzen-Analyse 103
Kosten, Komponenten 104
Kostensenkung im Gesundheitswesen 103, 207
Krankheit als Grenzsituation 247
– und Alter 260
Krankheitsverhütung durch gesunde Lebensführung 22
Krankheitsverständnis 257
Kranksein 234
Krebsfrüherkennung 66
Krebsprävention 70
–, primäre 147 ff.
Krebsregister 153
Krebsursachen 148
Krebsvorsorge 147
Kriterien des Todes 88
Kritik des Risikofaktoren-Konzepts 43, 53

Kultur der Freizeit 31
Kulturkampf 112
Kurierzwang 87
Kurpfuschereiverbot 87

L
Leben in bedingtem Gesundsein 233 ff.
Lebenserwartung 18
Lebensführung, diätetische 34
–, gesunde 3, 18, 212
Lebensjahre, gewonnene 105
Lebenskunst 3
Lebensordnungslehre 31, 46
Lebensqualität 33
Lebensraum der Natur 214
Lebensrhythmus 214
Lebensstil, persönlicher 18, 149
Lebenswelt 212
Leibliche Ordnung 243
Leistungen, berufsfördernde 117
Leistungsfähigkeit 105
Life style 18, 182
Life-style-Faktoren 149
Locus-of-control-Forschung 73
Luftverschmutzung 150
Lungenkrebs 152

M
Makroumwelt 149
Malignisierung einer Zelle 148
Medical-Care-System 199
Medikalisierung 5
Mergentheimer Modell 172
Migrationsstudien 151
Mikroumwelt 149
Modell der Lebenskreise 46
Modelle der Prävention 21, 41
Motivation zu Vorsorgeverhalten 71
Multikausalität 43
Multikonditionalität 239
Mykotoxine 151
MONICA-Programm 158

N
National Health Service 101
Naturheilkunde 19
Nei-ching 26
Neutralitas 28, 60, 191
Nitrosamine 151
Noxen, industrielle 150
Nutzendimensionen 104

O
Ohnmacht der modernen Medizin 155

P
Panakeia 35
Paradigmawechsel 3
Pathogenese, klassisches Konzept 12
Pathogenesemodell 239
Patientencoping 255
Peristase 183
Persönlichkeitstyp 189, 262
Philosophie des Leibes 35
Politische Ambivalenz der Prävention 50
Prägung, frühkindliche 79
Pränotation 12
Prävention als Herrschaftsmittel des Sozialstaats 51
- als Kostendämpfungsmaßnahme 101
- als provokative Parole 3
- als Theorie vom rechten Leben 6
- durch Konsumlenkung 18
- und Planung 53
-, Definition 2f.
-, kommunale 170
-, kostensenkende 103
-, primäre, Modelle 12, 209ff.
-, Problematik 11ff.
-, wirtschaftliche Aspekte 101ff.
Präventionsstrategien, neue 5
Präventives Verhalten, psychologische Voraussetzungen 65ff.
Präventivmaßnahmen, personenorientierte 70
-, systemorientierte 70
Präventivmedizin als Herrschaftsmittel des Sozialstaates 4, 51
-, Entwicklung 25ff.
-, Grenzen 4
-, Programme 29
Preferred Provider Organization (PPO) 207
Prepaid System 202
Preventive Maintenance Center 204
Primäre Prävention 12, 45
- -, Schwierigkeiten 221
- -, Zielgruppen 210
Primärprävention als Programm politischer Intervention 5
Primat des Sozialen 56
Prinzip der multifaktoriellen Genese 14
- der Risikohierarchie 13
- der Subsidiarität 6
Programm der Bundesregierung „Forschung und Entwicklung im Dienste der Gesundheit" 1
Prozeß der sukzessiven Desillusionierung 55

Q
Quality adjusted life-years 105

R
Rückkehrförderung 127
Rechtliche Kontrolle der Medizin 85
Regelkreis der gesunden Lebensführung 32
Regelkreise, diätetische 30, 213
Regulation des Affekthaushalts 30
Regulierung des Gemütslebens 215
Rehabilitation 13, 116
-, Ausgaben 117
Reichsärzteordnung von 1935 87
Reichsangestelltenversicherung 113
Renten und Preise 125
Rentenbeiträge 122
Rentenformel 120
Rentenleistungen 117
Rentenversicherung, gesetzliche 111ff.
-, Aufgaben 115
-, Leistungen 116
Reparaturmentalität 77
Res non naturales 30, 60, 213
Restrisiko 136
Richtlinien für die Sterbehilfe 88
- zur Forschung an frühen menschlichen Embryonen 89
Risiko, attributives 163
-, relatives 136
Risikoabwägung 137
Risikoaufklärung 90
Risikobereitschaft 141
Risikofaktoren 5, 15, 158
Risikomodell 44
Risikoträchtigkeit bestimmter sozialer Situationen 53
Rolle des Gesundheitsökonomen 102

S
Salus privata 28
- publica 28
Schadensersatzprozesse 84
Schlafkultur 30
Schule, Rolle bei der Gesundheitserziehung 81
Schutz des ungeborenen Lebens 89
Schwangerschaftsabbruch 89
Schwankungsreserve 124
Screening, multiphasisches 204
Sechs Regelkreise der Lebensführung 30, 214
Sekundäre Prävention 12, 41
Selbstbeteiligung 36
Selbsthilfegruppen 18, 167, 170
Selbsthilfekassen 112
Selbstverantwortung 36
Seminare zur Individualberatung 220
Sicherheitsingenieur 140
Sick Care Center 204

Situationskreismodell 243
Social support 45, 163
Sorgfaltspflicht, ärztliche 93
Soziale Anthropologie 55
Soziales Umfeld 169
Sozialhygiene, klassische 45
Sozialistengesetze 112
Sozialpolitik, falsch verstandene 5
Sozialversicherung 114
Staatsdiätetik 48
Staatssozialismus 112
Standesethik 85
Strategien der Lebensführung 34
– der Prävention 21
Streß 19
Streßforschung 262
Subjektive Krankheitstheorien 73
Subsidiarität 6
System der medizinischen Betreuung 200
– der sozialen Sicherung 20
– der Lebensordnung 27
Systematik präventiven Handelns 69
Syzygiologie 182

T
Tabak als Krebsnoxe 152
Tao-te-king 27
Technischer Aufsichtsdienst 140
Tertiäre Prävention 13
Theorie der Prävention 11, 13
Therapeutisierung 5
Therapiefreiheit 94
Therapiestudien 161
Todesfälle durch Unfälle 135
Todesrealbegriff 88
Transzendentale Phänomenologie 58
Trennung zwischen krank und gesund 245
Typen chronischen Krankseins 248

U
Übungsgruppe 170
Übungsgruppen, ambulante 173
Ultraviolettstrahlen und Krebs 149
Umfeld, zwischenmenschliches 169
Umwelt als Noxe 44
Umwelt-Begriff 148
Umwelteinflüsse 15
Umweltprogramm der Bundesregierung 1
Umweltschutz 29

Unfälle von Kindern 144
Unfäller 141
Unfallhäufigkeiten 138
Unfallverhütung 135 ff.
Unfallverhütungsvorschriften 140
Ursache-Wirkung-Beziehung 107
Ursachenbündel 14
Utopie einer Ganzheitsmedizin 251

V
Verantwortung für die Gesundheit 69
Verhältnis zwischen Arzt und Patient 84
Verhalten, präventives 71
Verkehrsunfälle 138
Verstehende Soziologie 57
Vis medicatrix naturae 19
Volksgesundheit 180
Volkskrankheiten, chronisch-degenerative 157
Volksmedizin 259
Vollzahl der Zeiten 188, 195
Voraussetzungen des Patientencoping 259
Vorbild und Nachahmung als Vehikel der Prävention 75 ff.
Vorläufer-Konzept 13
Vorsorgedienst 205
Vorsorgemedizin, Perspektiven 177 ff.
Vorsorgeuntersuchungen 18

W
Waisenrenten 120
Wasserverschmutzung 150
Wegeunfall 138
Weltbild, neues 3
Werbung, präventivmedizinische 72
Wertewelt des Kranken 188
Wiederherstellung eines Kontinuums zwischen gesund und krank 246
Wieslocher Modell 18
Witwenrenten 120
Worried well 201
WHO-Definition der Hypertonie 16

Y
Yin und Yang 27

Z
Zahlungsbereitschaft 104
Zweite sanitäre Revolution 26

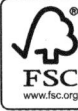

If you have any concerns about our products,
you can contact us on
ProductSafety@springernature.com

In case Publisher is established outside the EU,
the EU authorized representative is:
**Springer Nature Customer Service Center GmbH
Europaplatz 3, 69115 Heidelberg, Germany**

Printed by Libri Plureos GmbH
in Hamburg, Germany